Checkliste Psychiatrie und Psychotherapie

Th. R. Payk

131 Tabellen
19 Abbildungen

3., völlig neubearbeitete und erweiterte Auflage

1998
Georg Thieme Verlag
Stuttgart · New York

Umschlaggrafik: Major Disorders of Mind and Brain, Scientific American, Sept. 1992
Anonymous; courtesy of Edward Adamson and John Timlin © 1990

Die Deutsche Bibliothek – CIP-Einheitsaufnahme

Payk, Theo R.:
Checkliste Psychiatrie und Psychotherapie : 131 Tabellen / T. Payk. –
3., völlig neu bearb. und erw. Aufl. – Stuttgart ; New York : Thieme,
1998
(Checklisten der aktuellen Medizin)
2. Aufl. u.d.T.: Payk, Theo R.: Checkliste Psychiatrie

Wichtiger Hinweis:

Wie jede Wissenschaft ist die Medizin ständigen Entwicklungen unterworfen. Forschung und klinische Erfahrung erweitern unsere Erkenntnisse, insbesondere was Behandlung und medikamentöse Therapie anbelangt. Soweit in diesem Werk eine Dosierung oder eine Applikation erwähnt wird, darf der Leser zwar darauf vertrauen, daß Autoren, Herausgeber und Verlag große Sorgfalt darauf verwandt haben, daß diese Angabe dem **Wissensstand bei Fertigstellung des Werkes** entspricht.

Für Angaben über Dosierungsanweisungen und Applikationsformen kann vom Verlag jedoch keine Gewähr übernommen werden. **Jeder Benutzer ist angehalten,** durch sorgfältige Prüfung der Beipackzettel der verwendeten Präparate und gegebenenfalls nach Konsultation eines Spezialisten festzustellen, ob die dort gegebene Empfehlung für Dosierungen oder die Beachtung von Kontraindikationen gegenüber der Angabe in diesem Buch abweicht. Eine solche Prüfung ist besonders wichtig bei selten verwendeten Präparaten oder solchen, die neu auf den Markt gebracht worden sind. **Jede Dosierung oder Applikation erfolgt auf eigene Gefahr des Benutzers.** Autoren und Verlag appellieren an jeden Benutzer, ihm etwa auffallende Ungenauigkeiten dem Verlag mitzuteilen.

Satz und Druck: Druckhaus Götz GmbH, Ludwigsburg
Gesetzt auf CCS Textline (Linotronic 630)

ISBN 3-13-710203-0 1 2 3 4 5 6

Vorwort

Nachdem die beiden ersten Auflagen der Checkliste, die bald zum Vorbild für andere, ähnlich konzipierte Psychiatrietexte wurde, großen Anklang gefunden hatten und inzwischen vergriffen sind, entschlossen sich Verlag, Herausgeber und Autor, eine erneute Auflage mit einer umfassenden Überarbeitung und Erweiterung zu verbinden. Wie weit durch zusätzlich eingefügte Übersichten und tabellarische Instruktionen gelungen ist, Informationsdichte, Aktualität und Lesbarkeit der Checkliste zufriedenstellend zu verknüpfen, bleibt dem Leser überlassen, dem wir im übrigen wie stets für kritische Anmerkungen und Ergänzungen dankbar wären. Besonderer Dank gebührt allen, die mit der Bearbeitung und Durchsicht des Textmaterials in ebenso motivierter wie kooperativer Weise befaßt waren.

Bochum, im Juni 1998 Th. R. Payk

Anschriften

Prof. Dr. med. Dr. phil. Theo R. Payk
Westfälisches Zentrum für Psychiatrie und Psychotherapie Bochum
– Universitätsklinik –
Alexandrinenstraße 1
44791 Bochum

Grauer Teil: Diagnostische Grundlagen

Grüner Teil: Leitsymptome – vom Symptom zur Diagnose

Blauer Teil: Psychiatrische Krankheitsbilder (mit psychiatrischen Notfällen)

Roter Teil: Therapieverfahren, Forensik

Anhang

1.1 Untersuchungsmethoden

Vorbemerkungen

Unerläßliche Voraussetzung für eine wirksame und rationelle Behandlung psychischer Störungen ist deren diagnostische Abklärung. Im Gegensatz zur Organmedizin stützt sich jedoch das Erkennen psychischer Erkrankungen weniger auf apparative Untersuchungstechniken als vielmehr auf die durch einen hohen Grad an Interaktion mit dem Patienten gekennzeichneten Methoden der Exploration und Verhaltensbeobachtung.
Psychiatrische Diagnostik verläuft mehrdimensional: während sich die sprachliche Verständigung auf die inhaltlich-begriffliche Seite der mitgeteilten Symptome bezieht (digitale Kommunikation), umfaßt die nonverbale Kommunikation die Registrierung des äußeren Verhaltens (analoge Kommunikation). Hierzu gehören Gestik, Mimik und Sprechweise des Patienten ebenso wie Gesamteindruck und Verhalten in der Gruppe (s. Abb. 1).
Die zusätzliche körperliche Untersuchung ist dennoch unersetzlich. Je nach Bedarf wird das Untersuchungsprogramm durch apparative Methoden wie auch mit Hilfe psychometrischer Verfahren ergänzt. Stets sollten fremdanamnestische Angaben herangezogen werden. Die gewonnenen Informationen können differieren; sie müssen dann überprüft und gegebenenfalls gewichtet werden.
Kernstück der Diagnostik bildet die Erhebung des aktuellen psychopathologischen Befundes (Psychostatus). Dieser setzt sich zusammen aus der Beschreibung der einzelnen psychischen Elementarfunktionen wie Bewußtseinslage, Orientiertheit, Antriebsverhalten, Motorik, kognitive Leistungen und affektive Besonderheiten (s. Lehrbücher der Psychopathologie). Der Gesamtbefund stellt jedoch mehr dar als

Tabelle 1 Gliederung der Krankengeschichte

aktuelle Beschwerden spezielle Anamnese weitere Anamnese Familienanamnese Sozialanamnese, Biographie
psychopathologischer Befund körperlich-neurologischer Befund (neurosenpsychologischer Befund) (verhaltensdiagnostischer Befund) (neuropsychologischer Befund)
Laborbefunde apparative Diagnostik (Elektroenzephalographie, bildgebende Verfahren) Konsiliarbefunde
Diagnose, Differentialdiagnose
Therapiekonzept therapeutische Schritte
Verlauf, Therapiekontrolle Prognose, Epikrise

nur die Summe der einzelnen Erlebens- und Verhaltensdimensionen; hinzu tritt immer auch der Globaleindruck der Persönlichkeit mit gestalthaften und ganzheitlichen Qualitäten samt Motivationen, Strebungen und Zielsetzungen.
Die oft nur annäherungsweise beschreibbaren, auf vorbewußter Ebene ablaufenden Anmutungen und Eindrücke, die dem individuellen psychischen Befund seine besondere Färbung verleihen, können durch Gegenübertragungsprozesse oder anderweitige Besonderheiten der subjektiven Wahrnehmung des Untersuchers verzerrt werden. Diese Gefahr, die einen Verlust an diagnostischer Objektivität (und therapeutischer Distanz) bedeuten kann, läßt sich anhand von Vergleichen interindividueller Untersuchungsergebnisse belegen. Sie sollte erkannt, reflektiert und gegebenenfalls durch Supervision (z.B. Balint-Gruppe) kontrolliert werden.
Vorgeschichte, Fremdangaben und aktueller psychopathologischer Befund sind in verständlicher Sprache nachvollziehbar abzufassen und übersichtlich gegliedert zu dokumentieren.

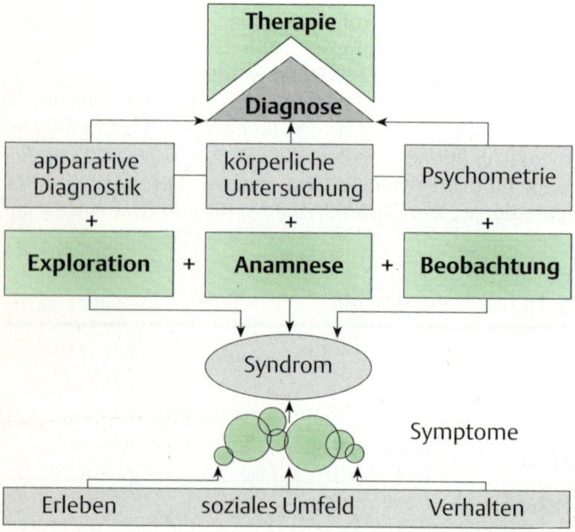

Abb. 1 Diagnostisches Vorgehen

Unstrukturierte Befragung

- **Definition:** Psychopathologische Standarduntersuchungsmethode bei Erstkontakt in Form eines ausführlichen Gesprächs mit dem Patienten. Ziele sind die Bestandsaufnahme der subjektiven Beschwerden und die Ermittlung des aktuellen psychopathologischen Befundes.
- **Prinzip:** Routineuntersuchung zur ersten – oft auch nur vorläufigen – diagnostischen und differentialdiagnostischen Orientierung (insbesondere bei akuteren psychiatrischen Krankheitsprozessen). Die Informationssammlung kann entsprechend der aktuellen klinischen Situation mehr global oder detailliert gestaltet werden.
- **Durchführung:** Anzustreben ist ein nur wenig gelenktes Explorationsgespräch in ungezwungener, ungestörter und vertrauensbildender Atmosphäre. Der hinreichend orientierte und kommunikationsfähige Patient sollte sich frei und ohne Zeitdruck äußern können. Verschlossene oder gar mutistische Patienten sollten nicht hartnäckig bedrängt werden. Besser sind hier häufigere, kurze Aufwärmkontakte. Eine mögliche Entlastung durch das Gespräch kann bereits therapeutisch wirksam werden. (Gesprächsdauer in der Regel 30 – 40 Minuten).
- **Aussage:**
  - Eine ausreichende diagnostische Valenz kann bei gutem Einfühlungsvermögen und beruflicher Erfahrung erreicht werden. Manchmal gelingt eine verläßliche Diagnose bereits nach kurzer Kontaktaufnahme.
  - Wahrnehmungs- und Interpretationsverfälschungen können durch die hohe subjektive Evidenz des ersten Eindrucks sowie durch Gegenübertragungsprozesse entstehen. Nachuntersuchung und Supervision sind daher bei weniger Geübten dringend erforderlich. Auf jeden Fall ist eine Absicherung durch fremdanamnestische Angaben anzustreben. Dokumentation!

Strukturierte Befragung

- **Definition:** Untersuchungsmethode in Form gezielter Befragung des Patienten, die sich an einer bestimmten Intention des Untersuchers orientiert.
- **Prinzip:** Hinsichtlich der Thematik und der Inhalte mehr oder weniger gelenktes Gespräch mit vorgegebener Zielrichtung, unter Umständen auch im Rahmen strafferer zeitlicher Begrenzung. Es gibt dabei keinen strukturierten Fragenkatalog, einzelne Themen werden aber besonders betont.
- **Durchführung:**
  - Wiederholte psychopathologische Nachuntersuchungen einer Erkrankung mit dem Ziel, Umfang, Ausprägung und Intensität bestimmter Symptome oder Syndrome gezielt zu verfolgen und in ihrem Verlauf zu vergleichen.
  - Die Patienten müssen ausreichend reflexions- und kommunikationsfähig sein und sich verständlich äußern können.
    (Dauer nicht > 40 – 50 Minuten.)

1.2 Explorationsmethoden

- **Aussage:**
  - Ausreichend zuverlässig bei bereits stabiler Diagnose bzw. zur Überprüfung der Differentialdiagnose.
    (Die Validitätsproblematik liegt in einer möglichen Verfestigung einer vorgefaßten diagnostischen Meinung oder therapeutischen Strategie, weniger in der Gefahr von Wahrnehmungs- und Urteilsverzerrungen. Gegenkontrollen und Supervision durch Fachkollegen sind daher auch hier empfehlenswert. Dokumentation!)

Erstinterview

- **Definition:** Frei flottierendes, inhaltlich und zeitlich eher breit angelegtes Gespräch, das als Standarduntersuchungsmethode zur Indikationsstellung für eine tiefenpsychologisch orientierte Psychotherapie Verwendung findet (s. S. 20 neurosenpsychol. Diagnostik).
- **Prinzip:**
  - Abklärung von Entstehungsbedingungen und Entwicklung psychischer Störungen, insbesondere solcher erlebnisreaktiver bzw. neurotischer Art.
  - Der tiefere Einstieg in die Psychodynamik berührt immer auch schon therapeutische Aspekte auf der Basis der sich entwickelnden Übertragungseinwirkungen.
- **Durchführung:**
  - Ziel ist ein umfassender Eindruck über die Persönlichkeit, deren Entwicklung und Sozialisation wie auch über die aktuelle Symptomatik des Patienten.
  - Volle Kommunikationsfähigkeit und -bereitschaft des Patienten sind wesentliche Voraussetzungen.
  - Die Atmosphäre sollte weitgehend ungestört und von gegenseitigem Vertrauen geprägt sein.
    (Dauer um 90 Minuten.)
- **Aussage:**
  - Ziel ist ein möglichst geschlossenes Bild über Person, Charakter und Entwicklung des Patienten und die daraus abzuleitenden pathogenetischen Faktoren (je nach Introspektionsfähigkeit und Verbalisationsvermögen).
    Die so gewonnene biographische Anamnese (s. S. 11) sollte die spezifischen dynamischen Krankheitsfaktoren weitgehend authentisch beinhalten (z. B. Einfluß eines bestimmten Erziehungsstiles oder einer bestimmten familiären Atmosphäre auf spätere Angst oder Depression).
  - Informationsdefizite können dadurch entstehen, daß der Gesprächsverlauf vom Patienten bestimmt wird. Diese sollten in weiteren Sitzungen ausgeglichen werden. Eventuell sind fremdanamnestische Angaben mit heranzuziehen. Dokumentation!

Semistandardisiertes Interview

- **Definition:** Grob strukturierte Befragung des Patienten als vorherrschend einseitige Erhebungsmethode, bei der Art, Inhalt und Umfang der Fragen vom Untersucher bestimmt werden und der Ablauf weitgehend festgelegt ist.

➤ **Prinzip:**
- Wegen der zweckgebundenen Zielsetzung wird der Kommunikationsprozeß zwischen Untersucher und Patienten asymmetrisch, läßt aber noch Spielraum für eine Gesprächsgestaltung. Der Fragenkatalog liegt mehr oder weniger fest.
  Die Antworten dienen meist größeren Datenerhebungen, etwa zu Forschungszwecken.

➤ **Durchführung:**
- Ökonomischer Informationsgewinn, der sich auch in der strafferen Gesprächsführung mit thematischer Leitlinie widerspiegelt (im Gegensatz zur unstrukturierten Befragung). Die atmosphärischen Bedingungen treten eher in den Hintergrund.
- Die Patienten müssen voll orientiert, kommunikationsfähig und kooperativ sein. Die Antworten werden nur stichwortartig festgehalten.
  (Gesprächsdauer um 30–40 Minuten.)

➤ **Aussage:**
- Bessere Objektivität und höhere Operationalisierbarkeit im Vergleich zu den vorgenannten Untersuchungsverfahren.
- Die Einbeziehung statistischer Methoden zur Auswertung ist möglich und wird meist angestrebt. Nicht abgefragte Symptome werden dagegen kaum erreicht, da der Antwortspielraum des Patienten deutlich eingeengt ist. Dokumentation!

Standardisiertes Interview

➤ **Definition:** Strukturierte, zielgerichtete Befragung des Patienten mittels nach Anzahl und Inhalt vorgegebener Items, meist in Form sogenannter Persönlichkeitsinventare (s. S. 54 ff).

➤ **Prinzip:**
- Ziel dieser im Vergleich am höchsten standardisierten Explorationsform ist die Erfassung bestimmter, vorformulierter psychopathologischer Daten.
- Durch Übernahme der entsprechenden Reliabilitäts- und Validitätskriterien besteht große Ähnlichkeit mit psychologischen Tests.
- Die hohe Objektivität und Vergleichbarkeit wird zu Forschungszwecken (etwa bei multizentrischen Studien oder zur Aufstellung systematisierter Therapie- und Trainingsprogramme) benötigt.

➤ **Durchführung:**
- Vorgegebener Fragenkatalog mit (gestaffelt) binärer Antwortmöglichkeit (Ja/Nein-Antworten).
- Der Patient muß voll orientiert und kommunikationsfähig und hinsichtlich seiner Antworten korrekt und motiviert sein.
  (Interviewdauer in der Regel um 30 Minuten.)

➤ **Aussage:**
- Standardisierte, einfache Auswertungsmöglichkeiten, deren Resultate statistisch gut bearbeitet werden können.
- Weitgehende Unabhängigkeit vom Untersucher und von anderen Variablen. Andererseits Informationsverlust durch das einseitige Abfragen bezüglich weitergehender Befunde.

1.3 Verhaltensbeobachtung

Physiognomie

- **Definition:** Überdauernder Gesichtsausdruck, der langsam geprägt wurde und „gewachsen" ist, unabhängig von der Fluktuation der Gesichtszüge im Mienenspiel.
- **Prinzip:**
  - Kontinuierlich einwirkende habituelle Gestimmtheiten und Befindlichkeiten können Einfluß auf die Physiognomie nehmen, wenn sich bestimmte mimische Attitüden allmählich verfestigen.
  - Rückwirkend können daraus Vermutungen hinsichtlich der zugrundeliegenden prägenden Faktoren angestellt werden.
- **Anwendung:** Ziel der Beobachtung ist der hinter der aktuellen Mimik liegende Ausdruckskern, der vom Untersucher bewußt wahrgenommen und „entschlüsselt" werden muß.
- **Aussage:**
  - Irrtümer sind häufig, die diagnostische Valenz ist spekulativ und daher kritisch zu bewerten.
    (Sowohl angeborene wie erworbene Knochen-, Muskel- und Hautveränderungen können mit physiognomischen Besonderheiten einhergehen, denen keine der vermuteten besonderen seelischen Eigenschaften zugrunde liegt (Pseudoexpressivität). Die vermeintliche „„Denkerstirn" oder das „brutale Kinn" stellen keine psychopathologisch verwertbaren Kriterien dar!)

Mimik

- **Definition:** Im Gegensatz zur Physiognomie Dynamik des Mienenspiels als Ausdruck ständig wechselnder Innervation von Muskulatur und Hautdurchblutung.
- **Prinzip:**
  - Ausgegangen wird von einer evolutionsbiologisch verankerten Widerspiegelung seelischer Qualitäten im mimischen Ausdrucksverhalten, das als unreflektiertes, vorbewußtes Anmutungserlebnis vom Untersucher registriert, eingeschätzt und eingeordnet wird.
  - Grundlage ist die enge Verknüpfung von lust- und unlustbetonten Gefühlen mit zentralnervösen und hormonellen Vorgängen über entsprechende Schaltstellen in Hypothalamus, limbischem System und Hirnrinde.
    (Hauptausdrucksträger der Mimik sind die Stirn-, Augen- und Mundregion.)
- **Anwendung:**
  - Im Bereich der nonverbalen Untersuchungsmethoden nimmt die Beurteilung der Mimik eine zentrale Rolle ein.
  - Betrachtung und Deutung der mimischen Äußerungen lassen Rückschlüsse auch auf Gemütszustände und Gestimmtheiten zu, die nicht verbal geäußert werden wollen oder können (insbesondere können sich depressive, ängstliche, aggressive wie auch wahnhafte Inhalte in der Mimik widerspiegeln).
- **Aussage:**
  - Bei geschulter Wahrnehmung und gutem Einfühlungsvermögen kann eine diagnostische Validität erzielt werden, die testpsychologisch überprüft werden kann.
    (Verfälschte Rückschlüsse können entstehen bei einer Entkoppelung von mimischem Ausdruck und vermuteten Affekten, wie dies bei zentralnervösen und Muskelerkrankungen vorkommen kann: z.B. Zwangslachen oder

Zwangsweinen bei hirnorganischen Erkrankungen, Paramimie, Bewegungsstereotypien, Hyperkinesien, Automatismen, Jaktationen, Greifreflexe, Tics, Myoklonien, mimisches Beben, Spasmen, fokale bzw. psychomotorische Anfälle.)

Phonik

- **Definition:** Art und Weise des Sprachausdrucks und des Sprechverhaltens.
- **Prinzip:**
  - Das Sprechverhalten umfaßt Lautstärke, Betonung, Deutlichkeit, Modulation und Tonfall des Sprechens. Es wird weitgehend durch psychische Vorgänge mitbestimmt. Der Sprachausdruck repräsentiert die globale Expression des Sprechens unter Integration der genannten Elemente (Phonik).
  - Registrierung und Analyse von Sprechweise und Sprachausdruck lassen somit Rückschlüsse auf die seelische Befindlichkeit zu, insbesondere bestehen enge Beziehungen zu Motivation, Volition, Antriebsverhalten und Gestimmtheit.
- **Anwendung:**
  - Sprechverhalten und Sprachausdruck des Patienten sollten stets bei allen verbalen Interaktionen im Rahmen der Verhaltensbeobachtung beachtet und bewußt wahrgenommen werden.
    (Voraussetzungen sind die Bereitschaft und Fähigkeit des Patienten, sich hörbar mitzuteilen.)
- **Aussage:**
  - Funktionelle Sprachstörungen wie Stottern oder Stimmlosigkeit (Aphonie) können auftreten bei Belastungs-, Anpassungs- und neurotischen bzw. somatoformen Störungen (s. S. 215 ff, S. 306 ff).
  - Stammeln, Poltern oder Lispeln gibt es als Begleiterscheinungen hirnorganischer Leistungsschwäche.
  - Sprechstörungen aufgrund einer inneren Gehemmtheit (Logophobie) können bis zum Mutismus (s. S. 100) reichen.
  - Logorrhoe deutet auf einen Verlust von sprachlicher Selbstkontrolle hin, der emotional wie auch hirnorganisch bedingt bzw. auch Symptom eines maniformen Syndroms (s. S. 114) sein kann.

Hinweis: Von den Veränderungen des Sprachausdrucks bzw. den psychogenen Sprachstörungen sind krankhafte Beeinträchtigungen der Sprach*inhalte* zu unterscheiden wie z. B. wahnhafte Äußerungen, Neologismen, Echolalie und Sprachzerfall bei Psychosen (s. S. 180 ff).

Gestik (Pantomimik)

- **Definition:** Dynamische, expressive Bewegungskomplexe der Gliedmaßen, vor allem der Hände (im Gegensatz zur statischen Körperhaltung).
- **Prinzip:**
  - Aus der Wahrnehmung der Körperbewegungen wird auf vermutlich zugrundeliegende Antriebs-, Stimmungs- und Aktivitätsimpulse geschlossen.
    Mimik, Phonik und Gestik sind Formen der analogen Kommunikation, die humanbiologisch den wesentlichen Verständigungsmodus im Sinne von angeborenen Auslöseschemata darstellt, d. h. eine spezifische Reizsituation löst in der Regel eine adäquate Antwortreaktion aus (z. B. beim sogenannten Kindchenschema).

1.3 Verhaltensbeobachtung

➤ **Anwendung:** Die gezielte Wahrnehmung des gestikulatorischen Verhaltens wird als wichtige diagnostische Hilfe bei allen psychischen Erkrankungen einbezogen, die mit voluntativen (den Willen betreffenden), emotionalen und kognitiven kommunikativen Beeinträchtigungen einhergehen.

➤ **Aussage:**
- Die Beurteilung von Mimik und Gestik ist der oft wichtigste klinisch-diagnostische Zugang bei Patienten, die nicht verbal kommunikationsfähig sind (z. B. im Stupor [s. S.355], bei Sprachstörungen oder hirnorganischen Ausfällen).
- Gestikulatorische und mimische Auffälligkeiten (z. B. Bewegungsstereotypien in Form von Automatismen, Echopraxie, Katalepsie oder Manieriertheit) treten vorrangig bei schizophrenen Psychosen auf (s. S. 180 ff).
- Die Valenz wird relativiert, je mehr unwillkürliche – seelisch nicht fundierte – motorische Abläufe infolge organischer Störungen vorliegen (z. B. extrapyramidale Hyperkinesen, Tics oder andere Zwangsbewegungen).

Psychomotorik

➤ **Definition:** Aufeinander abgestimmte, zielgerichtete Bewegungsabläufe des Körpers und der Gliedmaßen als Folge des Zusammenwirkens psychischer, neuronaler und muskulärer Faktoren.
(Hiervon zu unterscheiden ist die Motilität als Ausdruck der allgemeinen Beweglichkeit!)

➤ **Prinzip:** Erfassung und Beurteilung der psychisch organisierten Bewegungsabläufe erfolgen unter dem Aspekt ihres Ausdrucksgehaltes bzw. der Prägung durch die Gesamtpersönlichkeit einschließlich ihrer Antriebsgerichtetheiten und Motivationen.

➤ **Anwendung:**
- Die Wahrnehmung und Beurteilung der Psychomotorik stellt – neben neurologischen – auch bei allen psychischen Störungen eine wichtige Untersuchungsmethode dar.
- Besonders zu beachten ist die zielgerichtete und kontrollierte Steuerung der Bewegungsabläufe bzw. deren Beeinträchtigungen in Form von Unruhe, Hektik, Fahrigkeit, Ziellosigkeit, Unkoordiniertheit, Verlangsamung, Iteration (stereotype Wiederholung von Lauten, Silben, Wörtern, Satzteilen bzw. Sätzen), Gebundenheit und Erstarrung.
(Auch die Beurteilung der Handschrift gehört in diesen Bereich.)

➤ **Aussage:** Mögliche Ursachen für Veränderungen der Psychomotorik im psychiatrischen Bereich sind:
- Zugrundeliegende Bewußtseins- (s. S. 87), Antriebs- (s. S. 98) und Willensstörungen (s. S. 99) aufgrund von zentralen Integrations- und Steuerungsschwächen (z. B. bei innerer Angespanntheit, Impulskontrollstörung, intoxikationsbedingter Hyperaktivität oder Vigilanzstörung).
- Begleitwirkungen psychopharmakologischer Behandlung, z. B. unter Neuroleptika (Tremor, Tonusveränderungen der Muskulatur mit Einbußen an Feinmotorik und Kraft, Dyskinesien, Akathisie, Tasikinese).

Körperhaltung

- **Definition:** Durch Skelettsystem und Muskulatur geprägte körperliche Gesamterscheinung, die durch psychische Einflüsse mitbestimmt wird.
- **Prinzip:** Seelische Faktoren wirken über Vegetativum und Endokrinum auf Gefäß- und Muskeltonus ein, die ihrerseits die Körperhaltung beeinflussen. Aus letzterer lassen sich daher in gewissem Umfang Hinweise auf allgemeine Befindlichkeit, Aktivitätsniveau, Selbstwertgefühl, Stimmungslage u.ä. gewinnen.
- **Anwendung:**
  - Die Beurteilung der Körperhaltung stellt einen Aspekt der Verhaltensbeobachtung dar. Die Registrierung der Körperhaltung im Zusammenhang mit der Gesamterscheinung und dem Ausdrucksverhalten des Patienten begleitet daher die klinische Diagnostik von der ersten Kontaktaufnahme an. (Kommunikationsfähigkeit oder -willigkeit des Untersuchten sind im Gegensatz zu den gesprächsgebundenen Untersuchungsmethoden nicht zwingend erforderlich.)
- **Aussage:**
  - Die diagnostische Wertigkeit der Beurteilung von Körperhaltung wie auch anderer Ausdrucksträger erscheint bei geschulter Wahrnehmung durchaus ergiebig (unter der Vorstellung, daß eine intendierte oder unbewußte Verfälschung von Ausdrucksverhalten über längere Zeit nur schwer möglich ist).
  - Zu beachten sind jedoch Veränderungen der körperlichen Erscheinung infolge organischer, insbesondere orthopädischer und neurologischer Erkrankungen, die keine Ausdrucksfunktion besitzen (vgl. S. 6, Physiognomie).

Gesamteindruck

- **Definition:** Ganzheitliches Anmutungserlebnis bezüglich der gesamten Erscheinung einer Person, das aus dem Zusammenwirken der geistig-seelischen und körperlichen Funktionen resultiert.
- **Prinzip:** Aus dem summarischen, aber durchaus gestalthaften Gesamteindruck wird global auf Persönlichkeit bzw. Persönlichkeitsveränderungen geschlossen.
- **Anwendung:**
  - Die Wahrnehmung und Bewertung des äußeren Erscheinungsbildes des Patienten stellt einen integrativen Bestandteil der psychopathologischen Beurteilung dar und wird im Befund dokumentiert.
  - Wesentlich ist die Beurteilung des Gesamteindrucks z. B. dann, wenn Abweichungen in Richtung Ungepflegtheit, Verwahrlosung, Kommunikationsstörungen, Verschrobenheit, Unreife u. a. zu registrieren sind.
- **Aussage:**
  - Der Gesamteindruck vermittelt unreflektiert eine innere Bewertung der Persönlichkeit des Untersuchten, die durch eine hohe subjektive Evidenz gekennzeichnet ist, sich aber andererseits nur mangelhaft wissenschaftlich überprüfen läßt. Abhängigkeiten von aktuell-modischen und kulturellen Einflüssen sind zu berücksichtigen (v. a. hinsichtlich Auftreten, Benehmen, Kleidung und Schmuck).
  - Gröbere Beeinträchtigungen werden am häufigsten gesehen bei Demenz, Oligophrenie (s. S. 118), Suchterkrankungen (s. S. 243 ff), Persönlichkeitsstörungen (s. S. 271) und chronischen Psychosen (s. S. 180 ff).

1.4 Anamneseerhebung

Familienanamnese

- **Definition:** Ermittlung und Bewertung von Erkrankungen bei Familienmitgliedern bzw. innerhalb der Lebensgemeinschaft.
- **Prinzip:** Die Familienanamnese kann wichtige Hinweise zur Diagnose von psychiatrischen Erkrankungen liefern, bei denen genetische Faktoren oder prägende psychosoziale Einwirkungen eine Rolle spielen.
- **Durchführung:** Der Patient bzw. dessen Angehörige werden auf Erkrankungen und Lebensalter – gegebenenfalls Todesursache – bei Geschwistern, Eltern und Großeltern sowie anderen Bezugspersonen angesprochen. Dokumentation!
- **Aussage:** Aus vollständigen und korrekten familienanamnestischen Angaben lassen sich diagnostische Hinweise auf Erkrankungen mit hereditärer oder milieubedingter Belastung gewinnen, wie z. B.
  - Schizophrene und affektive Psychosen (s. S. 180 ff und 201 ff).
  - Angsterkrankungen bzw. Phobien (s. S. 108, 110, 225 ff).
  - Suchterkrankungen (s. S. 243 ff).
  - Oligophrenie (s. S. 118).
  - Degenerative Systemerkrankungen (z. B. Morbus Pick [s. S. 139], Morbus Alzheimer [s. S. 130], Chorea Huntington [s. S. 144]).

  (Bei älteren Patienten ist mit größeren Erinnerungslücken zu rechnen, oft fehlen Kenntnisse über Erkrankungen und Todesursachen vorausgegangener Generationen.)

  Hinweis: Suizidversuche und Suizide, Suchterkrankungen und Oligophrenien in der weiteren Familie sind dem Patienten selbst nicht immer bekannt oder werden von ihm verschwiegen.

Weitere Anamnese

- **Definition:** Die weitere Anamnese umfaßt über die spezielle Vorgeschichte (s. S. 12) hinaus alle anderen bedeutsamen früheren Erkrankungen des Patienten bis hin zu eventuellen Schwangerschafts- und Geburtskomplikationen.
- **Prinzip:** Die Ergänzung der Krankheitsgeschichte durch zusätzliche Beiträge auch über andere Krankheiten dient der Vervollständigung aller Angaben, die für die psychiatrische Diagnostik und Therapie Bedeutung haben können.
- **Durchführung:**
  - Obgleich die Erhebung und Dokumentation der weiteren Anamnese im Rahmen der strukturierten Exploration älterer Patienten einen größeren zeitlichen Umfang einnehmen kann, sollte darauf nicht verzichtet werden.
  - *Bedeutung für den psychiatrischen Bereich können insbesondere haben:*
    - Prä- und perinatale Komplikationen.
    - Alle späteren Erkrankungen, welche mit Schädigungen des zentralen Nervensystems in Verbindung gebracht werden können.
- **Aussage:**
  - Bei kritischer Einordnung wird die weitere Anamnese zu einem wichtigen Bestandteil der gesamten Krankheits- und Lebensgeschichte. Sie trägt zur Beurteilung von Art und Entwicklung der jetzigen Erkrankung bei, wenn Interferenzen vermutet werden.

    (Eine Absicherung durch fremdanamnestische Angaben ist stets empfehlenswert.)

Biographische Anamnese, Sozialanamnese

- **Definition:** Ausführliche Erhebung der Lebensgeschichte des Patienten.
- **Prinzip:** Neben der speziellen Anamnese (s.S. 12) stellt die Biographie den psychiatrisch wichtigsten Teil der Vorgeschichte dar, da:
  - Viele psychische Erkrankungen durch Besonderheiten des Milieus, der frühkindlichen Entwicklung und der Sozialisation verursacht, in Gang gesetzt oder geprägt werden können, und
  - Umgekehrt auch psychische Erkrankungen den Lebenslauf eines Menschen entscheidend mitgestalten können (insbesondere chronische Krankheiten).

Tabelle 2 Mögliche Schwerpunkte der biographischen Anamnese

Themenkatalog	mögliche Fragen
Atmosphäre und Milieu der Kindheit und der frühkindlichen Entwicklung	Verlauf der Schwangerschaft und der Geburt, Geburtskomplikationen, frühkindlicher Hirnschaden, Kindergarten, Spielkameraden
soziale Herkunft und berufliche Verhältnisse der Eltern	Beziehung zu den Eltern, Erziehungsstil
Verhältnis zu Geschwistern	Rivalität, Aufgabenverteilung, Stellung zu den Eltern
Schulbesuch und eigene Berufswahl, berufliche Entwicklung	Schulbildung, Schulabschluß, Berufsausbildung, beruflicher Status, Wechsel der Arbeitsstelle, berufliche Erfolge und Mißerfolge, Verhältnis zu Kollegen
Freundschaften und Partnerschaften einschließlich Sexualität	soziale Bindungen, Entwicklung in der Kindheit und Pubertät, erste sexuelle Erfahrungen, Ausrichtung, Masturbation, Potenz, Libido, Orgasmuserleben; bei Frauen auch zu Menarche, Menstruation, Schwangerschaften, Geburten
Situation der eigenen Familie	Wohnsituation, Kinder
private und besondere berufliche Belastungen	Trennung, Scheidung, Partnerverlust, Arbeit, Prüfungen, „Mobbing"
wirtschaftliche Verhältnisse	finanzielle Situation, Schulden, Verpflichtungen
Sozialkontakte	Freunde, Bekannte, Hobbies, Sport, Mitgliedschaften, Interesse an Kulturveranstaltungen, Religion und Kirche
Wohnungswechsel	berufliche, finanzielle, private Gründe
weitere Lebensplanung	berufliche und private Ziele (beruflicher Aufstieg, Heirat, Kinder, Anschaffungen)

1.4 Anamneseerhebung

- **Durchführung:**
  - Gewöhnlich hoher Zeitbedarf (es kann daher hilfreich sein, den Patienten zusätzlich um eine Niederschrift seines Lebenslaufes zu bitten).
    (Fremdangaben von Angehörigen, Bekannten, Freunden oder Arbeitskollegen sind immer für eine zusätzliche Absicherung anzustreben.)
  - Schwerpunktmäßig sind hierbei die in Tabelle 2 aufgeführten Punkte und Fragenkomplexe zu erfassen und zu dokumentieren.
- **Aussage:** Die Kenntnis biographischer Fakten ist wichtig zur Beurteilung der Krankheitsentwicklung. Sie dient ferner dem Aufbau von Behandlungsstrategien psychotherapeutischer und sozialpsychiatrischer Art (vgl. S. 4 Erstinterview, neurosenpsychologische Diagnostik S. 20).

Spezielle Anamnese

- **Definition:** Vorgeschichte der psychiatrischen Erkrankung, die den Patienten zur Untersuchung und Behandlung geführt hat.
- **Prinzip:** Aus der möglichst vollständig zu erfassenden Krankheitsvorgeschichte lassen sich die notwendigen diagnostischen Hinweise zu Beginn, Ablauf und Form der aktuellen Erkrankung gewinnen.
- **Durchführung:**
  - Die spezielle Anamnese ist qualitativ (ansprechend differenziert, „intensiv") und quantitativ (ausreichend umfangreich, „extensiv") im Rahmen der Untersuchungsexploration sorgfältig zu entwickeln und in Stichworten zu dokumentieren. Fehlende Daten sind möglichst durch fremdanamnestische Angaben zu ergänzen.
    (Stets bisherige und aktuelle Medikation abfragen!)
  - *Hinweis:* Die Verwendung von Bild- oder Tonträgern bedarf der Einwilligung des Patienten.

Tabelle 3 Altersgebundene psychische Erkrankungen

typisches Alter	Krankheitsbild
jüngeres Lebensalter	– Hebephrenie (s. S. 183) – Drogenabhängigkeit (s. S. 243 ff) – Phobien, Zwänge (s. S. 110, 112) – Verhaltensstörungen (s. S. 271 ff) – Autismus – Oligophrenie
mittleres Lebensalter	– Schizophrene und affektive Psychosen anderer Art (s. S. 186 ff, S. 201 ff) – Alkoholismus (s. S. 247) – Belastungs- und Anpassungsstörungen (s. S. 215) – Neurosen (s. S. 224)
höheres Lebensalter	– hirnorganische Störungen bzw. Demenzen (s. S. 127) – Involutionspsychosen (s. S. 211 ff)

- **Aussage:**
  - Zumindest die Verdachtsdiagnose läßt sich als Arbeitshypothese in der Regel aus spezieller Anamnese und aktuellem psychopathologischem Befund stellen.
  - Divergierende Informationen können aus Erinnerungs- und Wahrnehmungsverzerrungen resultieren, da der Patient seine eigene Krankheitsvorgeschichte aus der momentanen subjektiven Befindlichkeit heraus schildert (so schildern depressive Patienten z. B. ihre Vorgeschichte meist negativer, als dies tatsächlich der Fall war).
  - Die Ermittlung des Erkrankungsbeginns erscheint insofern wichtig, als einige psychische Erkrankungen an bestimmte Lebensalter gebunden sind bzw. häufiger vorkommen (Beispiele siehe Tabelle 3).

Fremdanamnese

- **Definition:** Angaben zur Erkrankung des Patienten von Personen, die mit ihm näher bekannt waren oder sind.
- **Prinzip:**
  - Zusätzliche fremdanamnestische Informationen von Angehörigen oder anderen Bezugspersonen sind oft verläßliche Hinweise zu Krankheitsgeschehen bzw. zur Symptomatik.
    (Dies ist besonders wichtig, wenn der Patient selbst nur unvollständige oder gar keine Angaben machen will oder kann.)
- **Durchführung:**
  - Die nächsten Kontaktpersonen sind in die Erstuntersuchung einzubeziehen. Bei bewußtseinsgestörten, dementen oder stuporösen Patienten sind deren Angaben unverzichtbarer Bestandteil der Diagnostik.
  - Fremdanamnestische Angaben sind ferner wichtig bei verminderter Krankheitseinsicht bzw. Unfähigkeit zur kritischen Selbstbeobachtung und -beurteilung.
    (Zu den fremdanamnestischen Angaben gehören auch ärztliche Berichte aus früheren Behandlungen u. ä., die mit Einverständnis des Patienten einzuholen sind.)
- **Aussage:**
  - Der Informationsgewinn der Fremdanamnese ergibt sich aus den patientenunabhängigen Mitteilungen. Dokumentation!
  - Die eigenen Angaben des Patienten sind mit den fremdanamnestischen Daten nicht immer in Einklang zu bringen: Beschönigende oder aggravierende zweckgerichtete Angaben kommen vor bei einer engen Beziehung zum Patienten (emotional getönte Wahrnehmungsverzerrungen) oder wenn persönliche Interessen miteingebracht werden.

Katamnese

- **Definition:** Beobachtung und Beschreibung einer bestimmten Erkrankung über einen längeren Zeitraum.
- **Prinzip:** Das Zurückverfolgen der Krankheit von ihren Anfängen an und die weitere Beobachtung ihres Verlaufs haben zum Ziel, nähere diagnostische Aufschlüsse zu erhalten und vor allem Anhaltspunkte für die weitere Prognose zu gewinnen (Streckenprognose, Langzeitprognose, Richtungsprognose, soziale Prognose).

1.4 Anamneseerhebung

- **Durchführung:**
  - Während der (ambulanten oder stationären) Behandlung wird der Krankheitsverlauf kurz, aber möglichst prägnant dokumentiert, gegebenenfalls unter Einbeziehung fremdanamnestischer Angaben.
    (Die Verlaufsbeurteilung orientiert sich wie auch die übrige Diagnostik an der Untersuchungsdichotomie „subjektives Befinden – objektiver Befund".)
- **Aussage:**
  - Eine verläßliche Katamnese erleichtert prognostische Aussagen hinsichtlich des weiteren Krankheitsverlaufs, was z. B. bei degenerativen Erkrankungen, Psychosen und Süchten bedeutsam ist. Ferner können Wirksamkeit, Art und Form der Krankheitsbewältigung (Coping-Strategien) beobachtet werden.
  - In Einzelfällen gelingt erst durch die Verlaufsbeobachtung die endgültige diagnostische Klärung, z. B. bei initial wenig prägnanten Psychosen oder unspezifisch beginnenden hirnorganischen Prozessen.
    (Eine exakte Dokumentation schützt vor forensischen oder abrechnungstechnischen Mißverständnissen!)

Psychopathologischer Befund (Psychostatus)

- **Definition und Prinzip:** Wahrnehmung, Explikation, Registrierung und Dokumentation von Abweichungen im Erleben und Verhalten des Patienten (Symptome) im Rahmen der klinischen Untersuchung sind Bausteine der Diagnose. Sie richten sich auf die in der Tabelle 4 dargestellten elementaren und komplexen psychischen Funktionen.

Tabelle 4 Der psychopathologische Befund – elementare und komplexe psychische Funktionen

Funktion, Befindlichkeit	mögliche Abweichungen (Beispiele)
erster Eindruck	überangepaßt, umtriebig, devot, ungepflegt, verwahrlost, erschöpft, ablehnend, unkooperativ, autistisch, desorganisiert, abgebaut
Bewußtseinslage, Vigilanz	somnolent, soporös, komatös, delirant, umdämmert, eingeengt, fluktuierend, überwach
Aufmerksamkeit, Konzentration	desinteressiert, zerstreut, wechselnd, fahrig, gelangweilt, abwesend
Orientiertheit (Person, Ort, Zeit, Situation)	uninformiert, falschinformiert, verwirrt, desorientiert
Interaktion, Kontakt	negativistisch, ablehnend, verschlossen, introvertiert, gehemmt, scheu, angepaßt, extrovertiert, aggressiv, distanzlos
Antriebsverhalten, Psychomotorik	stuporös, kataton, verlangsamt, ambitendent, manieriert, unruhig, impulsiv, erregt, kataleptisch, stereotyp
Sprechweise, Sprache	mutistisch, leise, monoton, aphasisch, paraphasisch, stotternd, lispelnd, gepreßt, überlaut, logorrhoisch, neologistisch
Kontrolle, Steuerung	haltarm, impulsiv, sprunghaft, gespannt, verkrampft
Denkabläufe	gehemmt, gesperrt, verlangsamt, ambivalent, verworren, inkohärent, perseverierend, weitschweifig, ideenflüchtig, sprunghaft, zerfahren
Denkinhalte	hypochondrisch, mißtrauisch, zwanghaft, paranoid, expansiv, ängstlich, phobisch
Intelligenz, intellektuelles Niveau	hochbegabt, genial, im unteren Normbereich, minderbegabt, debil, dement

Fortsetzung Tabelle 4 ▸

Tabelle 4 Fortsetzung

Funktion, Befindlichkeit	mögliche Abweichungen (Beispiele)
mnestische Funktionen (Neu-, Altgedächtnis)	zerstreut, lückenhaft, vergeßlich, amnestisch, verworren, konfabulatorisch
Gestimmtheit, Affektivität	bedrückt, depressiv, pessimistisch, ratlos, parathym, ängstlich, feindselig, verzweifelt, läppisch, dysphorisch, heiter, gehoben, hyperthym, euphorisch
affektive Resonanz	eingeengt, verflacht, verarmt, bewegt, blockiert, gereizt, affektlabil, affektinkontinent, überschießend
Empfindung, Wahrnehmung	mißtrauisch, sensitiv, situationsverkennend, verzerrt, dysästhetisch, halluzinatorisch, synästhetisch
Ich-Erleben	Fremdbeeinflussung, Gedankenentzug und -eingebung, Gedankenausbreitung, Derealisation, Depersonalisation
Gesamtpersönlichkeit, Charakterzüge	Krankheitseinsicht, Motivation, Ich-Stärke, Belastbarkeit, Suizidalität, Leidensdruck, Steuerungsfähigkeit, Compliance, Aggravation, Simulation, Sexualität

- Die Befunderhebung erfolgt aufgrund der vorlaufend beschriebenen Explorationsmethoden und Verhaltensbeobachtungen. Sie kann durch psychometrische Methoden abgesichert und ergänzt werden.

Neuropsychologische Untersuchung

- **Definition:** Klinische Erfassung komplexer kognitiver Defizite aufgrund hirnorganischer Funktionsstörungen.
- **Prinzip:** Schädigungen bestimmter Hirnabschnitte verursachen umschriebene, klinisch faßbare kognitive Defizite. Diffuse, weitergehende Hirnschädigungen können schließlich zum Bild eines dementiellen Syndroms (s. S. 118) führen. Die Erfassung kognitiver Funktionen und damit verknüpfter Erlebens- und Verhaltenskomplexe hat zum Ziel, eventuell vorhandene kognitive Defizite aufzudekken, zu analysieren und zu klassifizieren.
- **Durchführung:** Die in der Tabelle 5 dargestellten Leistungsbereiche werden durch ein exploratives Gespräch, gezieltes Nachfragen sowie Verhaltensbeobachtung klinisch geprüft. Die Untersuchung kann durch spezielle Leistungstests (s. S. 38 ff) ergänzt werden.

Hinweis: Bei Linkshändern bzw. sprachdominanter rechter Hemisphäre umgekehrte Verhältnisse!

Tabelle 5 Neuropsychologische Leistungsbereiche

Leistungsbereich	klinische Parameter, Aufgaben	Läsionsort – Aussage	mögliche Leistungstests
Orientierung, Vigilanz	*Person:* Name, Alter, Geburtsdatum	diffuse Hirnfunktionsstörungen	MMST (s. S. 47) DCS (s. S. 48)
	Zeit: Jahr, Jahreszeit, Datum, Wochentag, Uhrzeit		
	Ort, Situation: Stadt, Gebäude, Etage, Station		
Sprache, Aphasie: Störung der verbalen Kommunikation	*Spontansprache:* Flüssig, stockend, Neologismen, Paraphasien, Geschwindigkeit, Anstrengung, Prosodie	linkshemisphärische Störung durch lokale oder diffuse Läsion einschließlich Demenz	Aphasie-Test FWIT (s. S. 43) LEILA (s. S. 52)
	Sprachverständnis: Binärfragen, Zeigeaufgaben		
	Nachsprechen: Worte, Sätze steigender Schwierigkeit		
	Benennen: Gegenstände, Teile von Gegenständen, Körperteile, Farben		
	Lesen: Worte, Sätze, kurzer Text		
	Schreiben: Spontan + diktiert		

Fortsetzung Tabelle 5 ▶

Tabelle 5 Fortsetzung

Leistungsbereich	klinische Parameter, Aufgaben	Läsionsort – Aussage	mögliche Leistungstests
Neglect: Störung des Raumverständnisses und der Raumverarbeitung bei erhaltener Wahrnehmung	spontanes Zeichnen u./o. Kopieren von geometr. Objekten (z. B. Würfel, Haus, Blume), Linienhalbieren	rechtsparietale Schädigung	Mosaiktest (HAWIE, s. S. 45) Raven-Test (s. S. 43) DCS (s. S. 48) Benton-Test (s. S. 46)
Apraxie: Störung der geordneten, willkürlichen und zielgerichteten Bewegungsausführung	Koordination, Spontanbewegung, Willkürbewegung, Handlungsgestalt, Handlungsabläufe, optisch-räumliches Orientierungsvermögen. Beispiele: *ideomotorisch:* Einzelne Handlung betroffen (z. B. mit der Hand grüßen, Vogel zeigen, winken *ideatorisch:* Handlungsabfolge betroffen (z. B. Papier falten, in Umschlag stecken, zukleben, Briefmarke aufkleben) *konstruktiv:* Gestaltende Handlungen können nicht durchgeführt werden, z. B. zeichnen	linksseitige temporoparietale Schädigung	MMST (s. S. 47) DCS (s. S. 48) HIS (s. S. 50) Neurostatus
Alexie: Störungen des Lesens	*literal:* Fehler bei der Buchstabenerkennung	Leitungsunterbrechung der visuellen Assoziationsfelder beider Hemisphären	
	Verbal: Fehlerhafte Erfassung ganzer Wörter		

Tabelle 5 Fortsetzung

Leistungsbereich	klinische Parameter, Aufgaben	Läsionsort – Aussage	mögliche Leistungstests
Akalkulie: Gestörte Rechenoperationen	Rechenaufgaben steigender Schwierigkeit	linksparietale Schädigungen (Gyrus angularis)	KVT (s. S. 42) Arbeitskurve (s. S. 42) HAWIE (s. S. 45) KLT (s. S. 41)
Agnosie: Störungen des Erkennens ohne Wahrnehmungs-, Intelligenz- oder Aufmerksamkeitsdefizit	*visuell:* Erkennen trotz normalen Sehvermögens gestört	visueller Assoziationskortex beidseits	Benton-Test (s. S. 46) Raven-Test (s. S. 43) HAWIE (s. S. 45) LEILA (s. S. 52)
	Farbagnosie: Unfähigkeit, Farben zu erkennen	linksseitige Okzipitallappenschädigung	
	Prosopagnosie: (Vertraute) Gesichter werden nicht erkannt	inferior temporookzipital rechts oder beidseits	
	Anosognosie: Eigener krankhafter Zustand wird nicht erkannt		
	taktil: Trotz normaler Sensibilität Erkennen durch Betasten nicht möglich	gegenseitiger Parietallappen	
Amnesie: Störungen der Gedächtnisleistung	Kurz- und Langzeitgedächtnis Neu- und Altgedächtnis anterograde und retrograde Amnesie	globale Hirnschädigung	HAWIE (s. S. 45) d2-Test (s. S. 40) Memo-Test (s. S. 40) Demenz-Test (s. S. 49)

1.5 Psychiatrische Untersuchung

Neurosenpsychologische Untersuchung

➤ **Definition:** Beschreibung einer psychischen Störung aufgrund psychoanalytischer bzw. psychodynamischer Hypothesen (vgl. S. 403, 405).

➤ **Prinzip:** Die Darstellung der Diagnose erfolgt auf symptomatischer (deskriptiv-klinisch) und struktureller Ebene (Beziehung zu Persönlichkeit und deren Lebensgeschichte). Sie dient als Grundlage für den psychoanalytisch oder tiefenpsychologisch fundierten Therapieplan und enthält auch prognostische Schlußfolgerungen.

➤ **Durchführung:** Das mehrschrittige Vorgehen umfaßt die Technik des psychoanalytischen Erstinterviews bzw. der biographischen Anamnese unter tiefenpsychologischen Gesichtspunkten (s. S. 405).

- *Erfaßt werden:*
  - Gegenwärtige Störung, Problem, Konflikt?
  - Erleben, Reaktion, Bewältigung? Auslöser? Krankheitsgewinn?
  - Lebensbereiche, v. a. mit konfliktauslösender Funktion: Partnerschaft, Familie, Beruf, Wohnen, Freizeit.
  - Biographie und soziale Entwicklung: Herkunft, Eltern, Schule, Kindheit, Berufswahl, Freundschaften, Sexualität, Hobbies.
- *Zusammenfassend sind in Form einer Epikrise darzustellen:*
  - Angaben des Patienten.
  - Lebensgeschichtliche Entwicklung.
  - Krankheitsanamnese.
  - Psychischer Befund.
  - Psychodynamik der neurotischen Störung.
  - Diagnose.
  - Behandlungsplan, therapeutische Zielsetzung (Dokumentation!).

➤ **Aussage:** In sich stimmige und nachvollziehbare Darstellung der neurotischen Störung unter Einsatz tiefenpsychologisch-explorativer, ggf. zusätzlich projektiver testpsychologischer Verfahren zur Therapieeinleitung. Auch notwendig zur Antragsstellung bei den Krankenkassen (Kostenübernahme).

Verhaltensdiagnostik

➤ **Definition:** Beschreibung einer psychischen Störung unter verhaltenstherapeutischen Gesichtspunkten (vgl. S. 419 ff).

➤ **Prinzip:** Aufgrund mehrschichtiger Diagnostik (Verhalten, Kognitionen, Psychophysiologie, Somatik) werden Krankheitsbild und darauf aufbauend die Therapieplanung entwickelt.

➤ **Durchführung:** Der verhaltensdiagnostische Preozeß verläuft mehrschrittig:

- *Problemanalyse:* Was stört? Was ist krankhaft? Problem?
- *Situationsanalyse:* Bei welcher Gelegenheit, bei welchem Anlaß tritt die Störung auf?
- *Verhaltensanalyse:* Was zeigt sich äußerlich? Welche Reaktionen treten auf? Welche Empfindungen und Gefühle?
- *Bedingungsanalyse:* Womit hängt die Störung zusammen? Was geht voraus? Was wird vermieden? Wie ändert sich das Symptom?
- *Funktionsanalyse:* Welche Funktion könnte die Störung haben? Wie ist das Symptom einzuordnen?

- *Zielanalyse* (Indikationsstellung und Therapieplanung): Was liegt diagnostisch vor und mit welcher therapeutischen Strategie ist das Krankheitsbild zu beheben? Welche nächsten Schritte sind notwendig, welche spezielle verhaltenstherapeutische Methode erscheint am geeignetsten, wie sind die therapeutischen Schritte zu planen umzusetzen, zu dokumentieren und zu evaluieren?

➤ **Aussage:** Angestrebt wird eine möglichst komplette, jedoch straffe Beschreibung des verhaltenstheoretischen Störungsmodells. Hierzu werden psychodiagnostische, explorative und anamnestische Verfahren eingesetzt. Darüber hinaus werden die individuelle Lerngeschichte und deren pathogene Auswirkungen berücksichtigt sowie Verstärkermechanismen, die möglicherweise zu einer Aufrechterhaltung der Krankheit beitragen.

1.6 Körperliche Untersuchung

Allgemein-körperlicher Befund (Somatostatus)

- **Definition:** Ergebnis einer orientierenden klinischen Untersuchung der allgemeinen körperlichen Verfassung sowie der einzelnen körperlichen Funktionsbereiche.
- **Prinzip:** Die körperliche Untersuchung dient der Suche nach einer eventuellen organischen Ursache der Erkrankung.
- **Durchführung:**
  - *Überprüfung von Zustand und Funktion:*
    - Haut und Schleimhäute (z.B. Zyanose, Einstichstellen, Effloreszenzen, Hämatome, Schnittwunden).
    - Gliedmaßen und Skelettsystem (z.B. Mißbildungen, Veränderungen nach Trauma).
    - Lunge (z.B. Tachypnoe, Dyspnoe).
    - Herz und Kreislauf (z.B. Pulsfrequenz, Blutdruck, Herzrhythmus, Stenose- bzw. Insuffizienzgeräusche).
    - Innere Organe (z.B. Lebervergrößerung).
    - Allgemeinzustand: Körperhaltung (vgl. S. 9), Gesamteindruck (vgl. S. 9), Kleidung.
    - Körpergewicht bzw. Ernährungszustand.

  Hinweis: Ausreichende Dokumentation notwendig (Verlaufsbeobachtung, forensische Gründe)!
- **Aussage:**
  - *Beeinträchtigung der allgemeinen Leistungsfähigkeit und körperlichen Gesamtverfassung* durch kardiale, zirkulatorische, hormonelle und/oder metabolische Störungen mit psychiatrisch relevanten Auswirkungen.
  - *Beeinträchtigung von Körpergewicht und Allgemeinbefinden* bei Anorexie (s. S. 325), Suchterkrankungen (s. S. 243), Demenz (s. S. 128 ff) und chronischer Depression (s. S. 201 f).
  - *Hinweise auf Selbstbeschädigung* finden sich bei schweren Persönlichkeitsstörungen, Suizidalität und bei Psychosen (s. S. 180 ff).
  - *Haut- und/oder Skelettanomalien* zeigen sich gehäuft bei hereditär bedingten Systemerkrankungen (z.B. Mikrozephalie, Neurofibromatose, Hydrozephalus). Einstichstellen in der Haut bei i.v.-Drogenabhängigen (Fixern).
  - *Nebenwirkungen einer medikamentösen Therapie:*
    - Neuroleptika: Dyskinesien, Parkinsonoid, Stereotypien, Akathisie, vegetative (v.a. anticholinerg: z.B. Blutdruckabfall, Mundtrockenheit) und endokrine (z.B. Menstruationsstörungen, Änderung des Glukosestoffwechsels) Nebenwirkungen (vgl. S. 362).
    - Antidepressiva: Kardiale Funktionsstörungen (vgl. S. 369), Tremor, Schwitzen.
    - Tranquilizer und Betarezeptorenblocker: Orthostatische Regulationsstörungen mit Müdigkeit und Antriebsmangel, Muskelschwäche (vgl. S. 377).

Neurostatus

- **Definition:** Klinischer Untersuchungsbefund hinsichtlich der Funktionen des zentralen und peripheren Nervensystems.
- **Prinzip:** Die neurologische Untersuchung dient in der Psychiatrie vorrangig dem Ausschluß zentralnervöser Ursachen psychischer Störungen. (Im Zweifel stets neurologisches Konsil!).
- **Durchführung:** Es erfolgt eine klinische Überprüfung der folgenden wichtigsten neurologischen Funktionsbereiche (schriftliche Dokumentation!):
  - Hirnnerven (Untersuchung siehe Tabelle 6).
  - Motorik und Muskeltrophik.
  - Eigen- und Fremdreflexe, pathologische Reflexe.
  - Tonus und Motilität.
  - Oberflächen- und Tiefensensibilität.
  - Koordination.
  - Vegetativum.
- **Aussage:** Nahezu alle hirnorganischen Erkrankungen führen früher oder später zu psychischen Funktionsstörungen und Leistungseinbußen, daher ist zu achten auf Symptome folgender Krankheitsbilder, die in Tabelle 7 dargestellt werden (s. a. neuropsychologische Untersuchung S. 16).

Tabelle 6 Hirnnerven – Funktion und klinische Untersuchung

Hirnnerv		Funktion	klinische Untersuchung
I	N. olfactorius	Riechen	aromatische Riechstoffe
II	N. opticus	Sehen	Visus-Testtafel oder Text lesen lassen
		Gesichtsfeld	orientierend Fingerperimetrie
		Augenhintergrund	Funduskopie
III	N. oculomotorius	Augenmotilität	Augenfolgebewegungen, Frage nach Doppelbildern
IV	N. trochlearis		
VI	N. abducens		
V	N. trigeminus	Sensibilität im Gesichtsbereich, motorisch Kaumuskulatur	Sensibilität im Gesicht prüfen
VII	N. facialis	mimische Muskulatur	Stirn runzeln, Nase rümpfen, Mund spitzen, Backen aufblasen
VIII	N. vestibulocochlearis	Hören, Gleichgewicht	orientierende Hörprüfung, Nystagmus, Augenfolgebewegung

Fortsetzung Tabelle 6 ▶

Tabelle 6 Fortsetzung

Hirnnerv		Funktion	klinische Untersuchung
IX	N. glossopharyngeus	Würgreflex, Pharynxsensibilität, Geschmack/ Sens. hinteres Zungendrittel	Berührung der Rachenhinterwand
X	N. vagus	Würgreflex, Schlucken	s. N. IX + Schluckversuch
XI	N. accessorius	M. sternocleidomastoideus, M. trapezius	Kopfdrehung zur Gegenseite, Schulterhebung
XII	N. hypoglossus	Zungenmotilität	Herausstrecken der Zunge

Tabelle 7 Mögliche Symptome hirnorganischer Erkrankungen

Ursache	mögliches klinisch-neurologisches Erscheinungsbild	Diagnostik und mögliche Differenzierungskriterien
zerebrale degenerative Systemerkrankungen	Herdsymptome (Ataxie, Spastik)	Anamnese, bildgebende Verfahren
entzündliche Erkrankungen des Gehirns einschließlich Enzephalomyelitis disseminata	Kopfschmerzen, Nackensteifigkeit, Herdsymptome	Anamnese, Labordiagnostik, Liquor, bildgebende Verfahren
toxische Schädigungen	neuropsychologische Auffälligkeiten, evtl. extrapyramidale Symptome	Anamnese, neuropsychologische Untersuchung, Psychometrie
zerebrale Raumforderungen (Hirndruck)	Erbrechen, Kopfschmerzen, Herdsymptome (z. B. Visusminderung, Paresen, Aphasie, s. o.), Stauungspapille	Anamnese, bildgebende Verfahren, EEG
zerebrale Arteriosklerose	Schwindel, Kopfdruck	Anamnese, Risikofaktoren, Labordiagnostik, Bildgebung, Dopplersonographie, Psychometrie

Hämatologischer Status (blutchemische Befunde)

- **Definition und Prinzip:** Die Bestimmung der Blutparameter hat im Rahmen der psychiatrischen Untersuchung einen wichtigen Stellenwert. Ihre Bewertung ermöglicht im Zusammenhang mit dem klinischen Befund und anderen Untersuchungsergebnissen den Ausschluß organisch begründbarer psychischer Störungen.
- **Durchführung:** Die standardmäßig und fakultativ zu erfassenden Parameter sind in der Tabelle 8 und 9 zusammenfassend dargestellt.

Tabelle 8 Standard-Laboruntersuchungen

Laborparameter	diagnostischer Hinweis
Blutkörperchensenkungsgeschwindigkeit (BKS)	Entzündung, Infektion, Anämie, Malignom
Differentialblutbild	Anämie, Entzündung, Infektion, Malignom, Medikamentennebenwirkungen (z. B. Leukopenie)
Blutzucker	diabetische Stoffwechsellage, Hypoglykämie
Lipidstatus (Triglyceride, Cholesterin)	Risikofaktoren für arteriosklerotische Veränderungen
GOT, GPT, γ-GT, Cholinesterase, Alkalische Phosphatase, LDH	↑: Leberfunktionsstörung, Cholestase, Medikamentennebenwirkung, Abusus
Kreatinkinase (CK)	↑: Muskelerkrankung, Trauma, Epilepsie, (Myokardischämie)
Kreatinin	↑: Akute, chronische Niereninsuffizienz, Nebenwirkung einer med. Therapie, evtl. Dosisanpassung
Harnsäure	↑: Gicht, Alkoholabusus, Malignom (erhöhter Zellumsatz), Fasten

Tabelle 9 Fakultative Laboruntersuchungen

Laborparameter	diagnostischer Hinweis
endokrinologische Untersuchungen:	
TSH (wenn pathol. fT_3, fT_4)	↑: Hypo-, ↓: Hyperthyreose
Parathormon PTH	Hypo-, Hyperparathyreoidismus (wegweisend: Ca^{2+} i. S. ↓ oder ↑)
ACTH	↑: Nebennierenrindeninsuffizienz

Fortsetzung Tabelle 9 ▶

1.7 Labordiagnostik

Tabelle 9 Fortsetzung

Laborparameter	diagnostischer Hinweis
Wachstumshormon (STH)	↑: Akromegalie
LH, FSH, Testosteron, Östrogene, Gestagene	Sexualhormonstörungen
Prolaktin	↑: Neuroleptikatherapie, Prolaktinom
Noradrenalin, Adrenalin, Metanephrine, Vanillinmandelsäure (24-h-Urin)	↑: Phäochromozytom
Vitamine (B_1, B_6, B_{12}, Folsäure, evtl. Schilling-Test)	Alkoholismus, makrozytäre/hyperchrome Anämie, Polyneuropathie, Malassimilation
Drogen- und Medikamentenspiegel	Screening s. u.
bakteriologisch-virologische Untersuchungen: Lues-Suchtest (TPHA-Test) Hepatitis-Serologie (B, C) HIV-Serologie	chronische Infektion

Hinweis: Blutentnahme und -transport sind unter besonderen Vorsichtsmaßnahmen (z. B. Handschuhe, Schutzkleidung) durchzuführen, auf eine fachgerechte Entsorgung der benutzten Materialien ist zu achten. Bei Untersuchung auf HIV-Infektion müssen die Aufklärung und Einwilligung des Patienten dokumentiert werden.

➤ **Aussage:**
- Hämatologische Veränderungen sind Begleiterscheinungen zahlreicher organisch begründbarer bzw. symptomatischer Psychosen und anderer psychischer Erkrankungen.
- Veränderungen können auch auftreten unter Pharmakotherapie, insbesondere unter Behandlung mit Neuro- und/oder Antidepressiva einschl. Lithium (s. S. 362, 369). Regelmäßige Kontrollen des weißen Blutbilds sind beispielsweise unter der Behandlung mit Clozapin gesetzlich vorgeschrieben.
- Eine Untersuchung auf HIV-Infektion ist notwendig bei Fixern, Kontaktpersonen von HIV-Infizierten und Personen mit häufig wechselnden sexuellen Partnern, insbesondere männlichen Homo- und Bisexuellen. (Bei verdächtigen Befunden stets internistisches Konsil!)

Serumspiegelbestimmungen, Drogenscreening

➤ **Definition und Prinzip:**
- Überprüfung der im Blut zur Verfügung stehenden Menge eines verabreichten Medikaments oder anderer psychotroper Substanzen.

– *Notwendig bei verschiedenen psychischen Störungen bzw. psychiatrischen Erkrankungen (Beispiele):*
  - Verdacht auf (suizidale) Intoxikation.
  - Sucht- und Abhängigkeitserkrankung (Drogenscreening).
  - Kontrolle eines Beigebrauchs bei Substitutionsbehandlung (s. S. 385).
  - Medikamentöse Rezidivprophylaxe rezidivierender affektiver Störungen (s. S. 374) mit Lithiumsalzen, Carbamazepin und Valproinsäure.
  - Medikamentöse Behandlung epileptischer Psychosen.

➤ **Durchführung:**
– Blutentnahme, gegebenenfalls ohne vorherige Ankündigung.
– Bei Drogrenscreening Urinkontrollen – hiermit nachweisbar:
  - Opiate.
  - Tetrahydrocannabinol.
  - Kokain.
  - Amphetamine.
  - Lysergsäurediäthylamid.
  - Benzodiazepin.
  - Alkohol.

Tabelle 10 Serumspiegel häufig verwendeter Psychopharmaka (therapeutische Richtwerte):

Substanzen	Serumspiegel	Einheit
Antidepressiva		
Amitriptylin	30 – 280	ng/ml
Clomipramin	25 – 190	ng/ml
Doxepin	25 – 110	ng/ml
Trimipramin	10 – 240	ng/ml
Maprotilin	110	ng/ml
Mianserin	10 – 170	ng/ml
Fluvoxamin	130	ng/ml
Citalopram	9 – 200	ng/ml
Paroxetin	100 – 570	ng/ml
Fluoxetin	70 – 450	ng/ml
Trazodon	250 – 4 500	ng/ml
Moclobemid	110 – 500	ng/ml
Sulpirid	500 – 4 500	ng/ml

Fortsetzung Tabelle 10 ▶

1.7 Labordiagnostik

Tabelle 10 Fortsetzung

Substanzen	Serumspiegel	Einheit
Neuroleptika		
Haloperidol	0,3–20	ng/ml
Fluphenazin	2–4	ng/ml
Thoiridazin	90–1000	ng/ml
Clozapin	80–1000	ng/ml
Antikonvulsiva (Phasenprophylaktika)		
Carbamazepin	4–10	µg/ml
Valproinsäure	50–100	µg/ml
Lithium	0,6–0,8	mmol/l
Benzodiazepine		
Diazepam	0,2–25	µg/ml
Clonazepam	0,02–0,07	µg/ml
Lorazepam	10–50	ng/ml

➤ **Aussage:**
- Qualitativer und quantitativer Nachweis der Einnahme unerwünschter psychotroper Substanzen (z.B. Schmerz-, Schlaf- u. Beruhigungsmittel, Drogen und Alkohol).

Hinweis: Alternativ Urinkontrolle (nachweisbare Substanzen siehe oben)!
- Lithium- und Carbamazepinspiegel s. Tab. 10.

Hinweis: Bisherige Serumspiegelbestimmungen von Neuro- und/oder Antidepressiva mit eingeschränkter klinischer Relevanz wegen nicht gesicherter Korrelation zwischen Bioverfügbarkeit und therapeutischer Effizienz.

Liquoruntersuchung

➤ Definition: Untersuchung des Liquor cerebrospinalis zum Ausschluß zentralnervöser organischer Erkrankungen.

➤ **Prinzip:** Entzündliche, degenerative, hämorrhagische, traumatische und raumfordernde Prozesse in Gehirn und Rückenmark können zu definierten Veränderungen der Liquorflüssigkeit führen.

➤ **Durchführung** (Lumbalpunktion):

Hinweis: Zunächst Ausschluß eines erhöhten Hirndrucks (Spiegelung des Augenhintergrundes, evtl. CCT)! Aktuelle Gerinnungsparameter, Aufklärung und Desinfektion.

- Am gekrümmt sitzenden oder liegenden Patienten durch Punktion zwischen L3 und L4 Entnahme von etwa 10 – 15 ml Liquor.
- Anschließend Bettruhe für etwa 6 Stunden. Bei (postpunktionellen) Kopfschmerzen Flüssigkeitszufuhr, gegebenenfalls Acetylsalicylsäure.

➤ **Aussage:** Beurteilung der Farbe des Liquors, der Zellzahl sowie des angefertigten zytologischen Präparates, gegebenenfalls immunologische Diagnostik (Einzelheiten s. Lehrbücher der Neurologie). Wesentliche Liquorveränderungen werden in Tabelle 11 dargestellt. (Bei verdächtigen Befunden stets neurologisches Konsil!).

Tabelle 11 Liquordiagnostik – mögliche Aussagen

Parameter	Normwert	Aussage
Farbe	wasserklar	– *rötlich:* Frische Blutung – *xanthochrom:* ältere Blutung – *milchig trüb:* Meningitis
Zellzahl	< 5 Zellen/µl	– *mäßige Pleozytose:* virale bzw. chronisch entzündliche Erkrankungen, nach Traumen, Ischämie, epileptischem Anfall, Vorpunktion – *massive Pleozytose (> 100 Zellen):* Hinweis auf bakterielle Meningitis („exsudatives Liquorsyndrom“)
Zellbild	2/3 Lymphozyten 1/3 Monozyten	– *lymphozytär:* z. B. chronische Entzündungen, – *granulozytär:* bakterielle Meningitis – *Tumorzellen*
Gesamtprotein	150 – 450 mg/l	*Beispiele:* ↑ („transsudatives Liquorsyndrom“): – Blockade der Liquorpassage im Spinalbereich – entzündlich-immunologische Erkrankungen
Glukose	45 – 75 mg/dl bzw. ca. 50 % des Serumwertes	↑: Diabetes mellitus ↓: bakterielle Meningitis
oligoklonale Banden	negativ	positiv bei intrathekaler IgG-Produktion

1.8 Apparative Diagnostik

Elektroenzephalographie (EEG)

- **Definition:** Ableitung der Hirnströme (Registrierung von Potentialschwankungen) und Beurteilung ihrer kontinuierlichen graphischen Darstellung als Methode der zerebralen Funktionsdiagnostik.
- **Prinzip:**
  - Aus den qualitativen und quantitativen Besonderheiten des Hirnstrombildes wird auf Art und Ausmaß möglicher Störungen der bioelektrischen Hirntätigkeit geschlossen.
  - Pathologische Befunde können durch Einsatz von Aktivierungsverfahren (Provokationsverfahren) und Brain Mapping verdeutlicht werden. Synchron mit Elektromyographie ist das EEG Bestandteil der Polysomnographie (s. S. 314).
- **Durchführung:**
  - Über 23 Oberflächenelektroden (internationales 10/20- oder Ten-Twenty-System, s. Abb. 2) werden die sich aus der bioelektrischen Hirnaktivität ergebenden Potentialdifferenzen im Bereich der äußeren Rindenschicht unipolar und bipolar abgeleitet, verstärkt und graphisch aufgezeichnet. Interpretiert und beurteilt wird die Hirnstromkurve nach Frequenz, Amplituden und Verlaufsform der Graphoelemente.
  - Darstellung der räumlichen Verteilung von Potentialen unter Erfassung der mittleren Amplitude als Zielvariablen mittels Brain Mapping (Vielkanal-EEG-Ableitung).

  (Untersuchungsdauer bei einfacher Ableitung ca. 20 – 30 Minuten.)

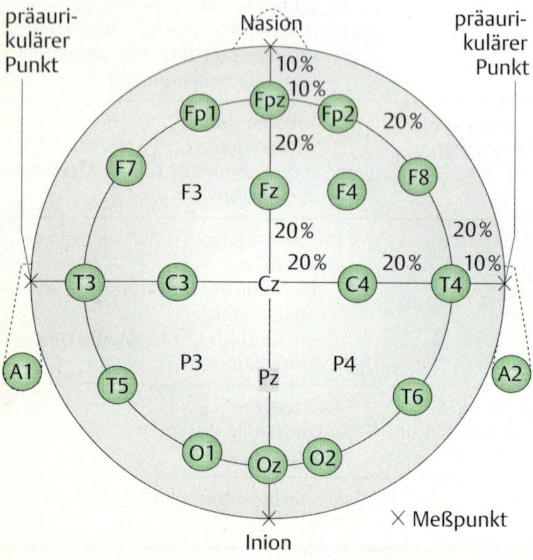

Abb. 2 Elektrodenpositionierung im Ten-Twenty-System (aus Mumenthaler, Mattle. Neurologie. 10. Aufl. Stuttgart: Georg Thieme; 1997)

- *Die Hirntätigkeit kann durch stimulierende Reize aktiviert werden (Provokationsmethoden):*
  - Physiologische Provokation (Hyperventilation, Schlaf, Schlafentzug).
  - Künstliche Provokation (Photostimulation, pharmakogene Provokation durch Hypnotika, Sedativa oder Bemegrid).

➤ **Aussage:**

Hinweis: Das EEG stellt ein Funktionsdiagramm dar, d. h. morphologische Besonderheiten werden nicht wiedergegeben.
(Orientierende Frequenznormwerte siehe Tabelle 12 und Abb. 3.)

Tabelle 12 EEG – Frequenznormwerte

Aktivität	Frequenz (Hz)
Alpha-Rhythmus	8 – 13
Beta-Rhythmus	14 – 30
Theta-Rhythmus	4 – 7
Delta-Rhythmus	1 – 3
Subdelta-Rhythmus	< 1

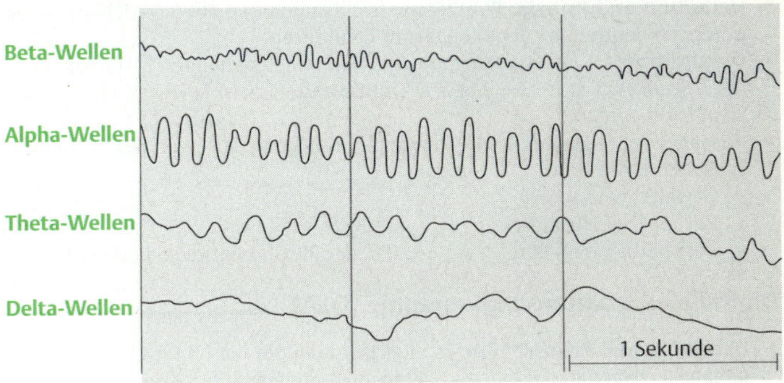

Abb. 3 EEG-Rhythmen aus verschiedenen Frequenzbereichen (aus Mumenthaler, Mattle. Neurologie. 10. Aufl. Stuttgart: Georg Thieme; 1997)

- *Grundsätzlich pathologisch sind:* Allgemeinveränderung, Herdbefunde und Krampfpotentiale bzw. Dysrhythmien (Einzelheiten s. Lehrbücher der Neurologie und Neurophysiologie).
- *Bedeutung in der Psychiatrie:*
  - Unter Anspannung und Konzentration Blockierung der Alphaaktivität.
  - Als Ausdruck von Vigilanzstörungen (z. B. bei verschiedenen Schlafstadien, Intoxikation, Hirndruck und Enzephalitis) Frequenzabnahme bzw. allgemeine Verlangsamung.
  - Unter Einwirkung psychotroper Substanzen (z. B. Stimulantien, Tranquilizer, Barbiturate) Frequenzzunahme mit gesteigerter frontaler Betaaktivität.
  - Bei epileptischen Psychosen (s. S. 153) und im Entzug bzw. Delir (s. S. 351) dysrhythmische Gruppen bzw. Krampfaktivitäten.
  - Bei Schizophrenie (s. S. 180) überzufällig häufig gruppierte Dysrhythmien, okzipitale Alphaminderung und Frequenzlabilität.
  - Bei affektiven Psychosen (s. S. 201) verkürzte REM-Latenzzeit im Schlaf-EEG sowie Verschiebung der REM-Phasen in die zweite Nachthälfte.
  - Bei Persönlichkeitsstörungen (s. S. 271) überzufällig häufig diffuse Dysrhythmien und okzipital betonte Grundrhythmusunregelmäßigkeiten.
  - Bei Abhängigkeitserkrankungen (s. S. 243) häufiger leichte allgemeine Verlangsamung.

  (Polysomnographie, evozierte Potentiale und transkranielle Magnetstimulation siehe Lehrbücher der Neurologie.)

Schädelröntgen

➤ **Definition und Prinzip:** Röntgenübersichtsaufnahme des Schädels zur orientierenden Beurteilung der knöchernen Strukturen.

➤ **Durchführung:** Untersuchung am sitzenden oder stehenden Patienten. In der Regel Strahlengang in zwei Ebenen (frontal und seitlich), gelegentlich zusätzlich Schrägaufnahmen.

➤ **Aussage:** Bei folgenden Erkrankungen ist mit Veränderungen des knöchernen Schädels zu rechnen:
- Gewalteinwirkungen.
- Chronischer Hirndruck.
- Verkalkungen im Bereich der Gefäße, der Plexus chorioidei und der Falx.

Digitale Subtraktionsangiographie (DSA)

➤ **Definition und Prinzip:** Übereinanderlagerung der vor und nach Kontrastmittelgabe angefertigten Bilder, so daß nach Wegfallen (Subtraktion) der Übereinstimmungen lediglich die resultierenden Abweichungen (z. B. Kontrastmittelschatten) dargestellt werden.

➤ **Durchführung:** (Siehe Lehrbücher der Radiologie).

➤ **Aussage:**
- Untersuchung zur Darstellung von Aneurysmen, Gefäßstenosen (bei Hirninfarkt, TIA, PRIND), bei Sinusvenenthrombosen, Neoplasien.
- Präoperative Diagnostik bei geplanter Carotisdesobliteration.

  (Bei verdächtigen Befunden evtl. neurologisches Konsil.)

Kraniale Computertomographie (CCT)

- **Definition:** Nichtinvasives, computergesteuertes Röntgenschichtuntersuchungsverfahren des Schädels.
- **Prinzip:** Während der Rotation eines Röntgenstrahlenbündels erfolgen computergestützte Messung und quantitative Analyse der Strahlenintensitätsabschwächung beim Durchtritt durch die verschiedenen Hirnstrukturen. Die Dichtewerte (gemessen in HE = Hounsfield-Einheiten, vgl. Tabelle 13) werden zu Querschnittsbildern zusammengesetzt, aus denen sich Rückschlüsse auf die intrakraniellen morphologischen Verhältnisse gewinnen lassen.

Tabelle 13 Beispiele für CT-Dichtewerte

Gewebe, Organ	Dichtewert (HE)
Hirnsubstanz, weiß	+20 – +35
Hirnsubstanz, grau	+35 – +45
Knochen	+200 – +3000
Fett	– 150 – – 85
Liquor	etwa +7
Luft	–1000
Wasser	etwa 0

- **Indikation:** Weiterführende Abklärung bei allen unklaren psychischen Störungen als Bestandteil der Standarddiagnostik. (Bei verdächtigen Befunden evtl. neurologisches Konsil!).
- **Durchführung:**
  - Aufklärung und Registrierung der schriftlichen Einwilligung des Patienten bei geplanter Kontrastmittelgabe (Dokumentation!). Lagerung des Patienten (gegebenenfalls nach leichter Sedierung, z.B. mit Lorazepam).
  - Auf die zusätzliche intravenöse Kontrastmittelgabe sollte nur im Ausnahmefall verzichtet werden (Einzelheiten s. Lehrbücher der Radiologie). (Untersuchungsdauer etwa 15–20 Minuten.)
- **Aussage:**
  - Wenig belastende, routinemäßige Untersuchungsmethode zur Erfassung morphologischer bzw. struktureller Hirnveränderungen infolge intrazerebraler Blutungen, Raumforderungen, Substanzdefekten und Atrophien mit einer Treffsicherheit von über 95%.
    (In der Notfalldiagnostik apparatives Verfahren der ersten Wahl.)
  - *Im einzelnen sind folgende Resultate erwähnenswert:*
    - Vaskuläre Demenz (s.S. 135): Multiple hypodense Areale bzw. periventrikuläre Läsionen.

- Demenz vom Alzheimer-Typ (s. S. 130): Globale Hirnatrophie mit diffuser Erweiterung der Liquorräume und Minderung der Parenchymdichte in der Hirnrinde und Atrophie des Hippocampus.
- Subkortikale Demenz, Morbus Parkinson und AIDS-Enzephalopathie (s. S. 147): Ähnliche Befunde.
- Morbus Pick (s. S. 139) und Chorea Huntington (s. S. 144): Eher regionalsymmetrische und frontale Hirnatrophie.
- Chronische schizophrene Psychosen (s. S. 180 ff): Gelegentlich Substanzdefizite in limbischen und paralimbischen Anteilen des Temporallappens und des parasagittalen frontalen Kortex.
- Alkoholismus (s. S. 247): Erweiterung der frontalen äußeren Liquorräume und Kleinhirnatrophie.

Magnetresonanztomographie (MRT)

➤ **Definition:** Nichtinvasive Untersuchungsmethode zur Erfassung morphologischer Veränderungen mittels Magnetresonanz.

➤ **Prinzip:** Grundlage ist die Registrierung der nuklearmagnetischen Resonanz, die aufgrund einer Exposition stärkerer Magnetfelder entsteht. Da die verschiedenen anatomischen Strukturen des Gehirns durch unterschiedliche Kerndichten und Relaxationszeiten (Rückkehr der angeregten Protonen in den Gleichgewichtszustand) gekennzeichnet sind, werden mit Hilfe abgestufter Feldstärken schichtweise eine punktförmige räumliche Auflösung und computergestützte Bildgebung möglich.

➤ **Indikation:** Weiterführende Diagnostik, falls mit CCT keine ausreichende Klärung erzielt werden konnte. (Bei verdächtigen Befunden evtl. neurologisches Konsil!).

➤ **Durchführung:**

- Aufklärung des Patienten und Registrierung der schriftlichen Einwilligung. Lagerung (gegebenenfalls nach leichter Sedierung, z. B. mit Lorazepam).
- Registrierung und Beurteilung der Signalintensitäten, der obere Richtwert für die magnetische Flußdichte für kurzzeitige Ganzkörperexposition beträgt 2 Tesla.
  (Untersuchungsdauer etwa 20 – 30 Minuten.)

Hinweis: Vorsicht bei Patienten mit Schrittmachern, Hämoclips, Herzklappen etc.! (Einzelheiten siehe Lehrbücher der Radiologie).

➤ **Aussage:**

- Die MRT stellt infolge der hohen Bildauflösung und besseren Differenzierung von grauer und weißer Substanz die bisher differenzierteste apparative Untersuchungsmethode dar, bei der auch basisnahes Hirngewebe und Hirnstamm unbeeinträchtigt zur Darstellung gelangen.
- *Psychiatrisch relevant erscheinen:*
  - Bessere Abgrenzung zwischen vaskulärer und degenerativer Demenz (s. S. 130, 135) als mit Hilfe der kranialen Computertomographie (s. S. 33).
  - Früherkennung von Demenzerkrankungen mit subkortikalen Läsionen (subkortikale Enzephalopathie) und strukturellen Hirnstammveränderungen.
  - Bei chronischer Schizophrenie (s. S. 180 ff) Hinweise auf Erweiterung des Ventrikelsystems, der frontalen Hirnareale sowie der basalen Ganglien in Abhängigkeit von Residualsymptomatik.

Positronenemissionstomographie (PET)

- **Definition:** Nichtinvasive nuklearmedizinische Methode zur dreidimensionalen regionalen Messung physiologischer Parameter. In der Psychiatrie quantitative Erfassung des Hirnstoffwechsels (zerebraler Blutfluß, Blutvolumen, Sauerstoff- und Glukoseverbrauch).
- **Prinzip:**
  - Erfassung stoffwechselabhängiger zerebraler Aktivitätsunterschiede der Positronenstrahlung über eine Messung von Vernichtungsquanten, die durch das Zusammentreffen von Positronen mit Elektronen entstehen.
    (Die Vernichtungsquanten werden als Gammastrahlen über eine Freisetzung von Photonen registriert, die computergestützt erfaßt und dargestellt werden.)
- **Durchführung:**
  - Aufklärung und schriftliche Einwilligung des Patienten (Dokumentation!).
  - Intravenöse Applikation von ^{18}F-Desoxyglukose, ^{15}O-markiertem Wasser, ^{15}O-Sauerstoff oder anderen radioaktiven Substanzen und anschließende Messung der Stoffwechselaktivität bzw. Durchblutung bestimmter Hirnregionen (Einzelheiten s. Lehrbücher der Nuklearmedizin). Wichtig für die Psychiatrie ist die Erfassung des Neurotransmitter- und regionalen Glukosestoffwechsels, der Hirndurchblutung und des Sauerstoffumsatzes.
    (Untersuchungsdauer etwa 40 – 60 Minuten.)
- **Aussage:** Bisherige Ergebnisse zur Pathophysiologie psychiatrischer Krankheitsbilder erbrachten folgende Hinweise:
  - *Demenz vom Alzheimer-Typ* (s. S. 130): Frontoparietale Verminderung von Glukosestoffwechsel, Sauerstoffverbrauch und Durchblutung proportional dem Schweregrad der Erkrankung.
  - *Morbus Pick* (s. S. 139): Ausgeprägte Stoffwechselveränderungen beiderseits frontotemporal.
  - *Chorea Huntington* (s. S. 144): Signifikant verminderte Glukoseumsatzrate im Neostriatum.
  - *Schizophrenie* (s. S. 180):
    - Bei überwiegender Negativsymptomatik Stoffwechselminderung im frontalen Kortex („Hypofrontilität") und im Nucleus caudatus.
    - Bei produktiven Symptomen gesteigerter Stoffwechsel in subkortikalen Strukturen.
  - *(Endogene) Depression* (s. S. 201 ff): Gehäuft Stoffwechselminderung im (linken) präfrontalen Kortex.
  - *Panikattacken* (s. S. 229): Im Rahmen einer Angsterkrankung Stoffwechselsteigerung im Gyrus parahippocampalis, den Nuclei caudati und amygdala.
  - *Epileptische Psychosen* (s. S. 153): Anhaltspunkte für erniedrigte Sauerstoffextraktionsrate in der Frontotemporalregion.

Single-Photonen-Emissions-Computertomographie (SPECT)

- **Definition:** Nichtinvasive nuklearmedizinische Erfassung der regionalen Hirndurchblutung.
- **Prinzip:** Erweiterung der bisherigen Hirnszintigraphie unter Einsatz rotierender Gammakameras mit quantitativer Registrierung und tomographischer Darstellung der Hirndurchblutung.

1.8 Apparative Diagnostik

➤ **Durchführung:**
- Aufklärung und schriftliche Einwilligung des Patienten (Dokumentation!).
- Intravenöse Injektion von ^{123}J-Amphetamin oder ^{99m}Tc-Hexamethyl-Propylenaminoxim (HMPAO) und anschließender Messung der Radioaktivitätskonzentrationen über 20–30 Minuten in verschiedenen Schichten. (Untersuchungsdauer etwa 30–40 Minuten; Einzelheiten s. Lehrbücher der Nuklearmedizin.)

➤ **Aussage** (zu erwarten sind unter anderem folgende Befunde):
- *Demenz vom Alzheimer-Typ* (s. S. 130): Bilaterale, temporo-parieto-okzipitale Bezirke mit verminderter Speicherung.
- *Vaskuläre Demenz* (s. S. 135): Disseminierte, fleckförmige irreguläre Perfusionsminderungen in verschiedenen Gefäßbereichen.
- *Morbus Pick* (s. S. 139): Ausgeprägte frontale Perfusionsminderung.
- *Schizophrenie* (s. S. 180 ff): Minderperfusion im Bereich der Frontallappen.
- *(Endogene) Depression* (s. S. 201 ff): Regionale Minderperfusionen wechselnder Lokalisation.

Vorbemerkungen

Wenn Anamneseerhebung und klinisch-psychopathologische Untersuchung nicht zur notwendigen diagnostischen Klarheit führen oder weitergehende Kenntnisse über die psychische Verfassung des Patienten etwa im Rahmen von Verlaufsbeobachtungen, Therapiestudien oder Rehabilitationsverfahren wichtig sind, gelangen testpsychologische Untersuchungen zum Einsatz. Gebündelt werden sie als Testbatterien – neuerdings computergestützt – verwendet.

Es handelt sich dabei um standardisierte Meßverfahren zur Ermittlung psychischer Leistungen bzw. Persönlichkeitseigenschaften, d. h. Methoden zur (quantitativen) Erfassung der Intelligenz und kognitiven Funktionen wie auch solche zur Diagnostik von Befindlichkeit und Charaktermerkmalen.

Als klinische Tests am längsten bekannt sind psychometrische Verfahren, d. h. Leistungstests, die anhand der vom Patienten gelieferten Antworten und Reaktionen auf bestimmte, normierte Aufgaben Hinweise auf dessen kognitiven Leistungsfähigkeiten liefern.

Bei den projektiven Verfahren (Persönlichkeits-Entfaltungstests), deren Ergebnisse Raum für Spekulationen lassen, wird aus Deutungen und Interpretationen des Patienten auf hintergründige Motivationen, Bedürfnisse, Phantasien oder sogar Charaktereigenschaften geschlossen.

Im Gegensatz zu den projektiven Verfahren lassen Persönlichkeitsinventare in Form von standardisierten Fragebögen oder strukturierten Interviews klar erkennen, worauf die Testfragestellung jeweils abzielt. Erfaßt werden sollen hier eher Denkinhalte, Gestimmtheit, Befindlichkeit oder bestimmte Verhaltensweisen über eine Selbst- oder Fremdbeurteilung.

Die anerkannten psychologischen Testverfahren beruhen auf einer differenten Meßtheorie (Testtheorie) und sind ausreichend standardisiert. Ihre Eignung als klinischer Test ergibt sich jeweils aus den folgenden *Gütekriterien:*

- *Objektivität* (Unabhängigkeit der Resultate vom Untersucher).
- *Validität* (tatsächliche, inhaltlich genaue Messung der gewünschten Eigenschaften oder Fähigkeiten).
- *Reliabilität* (Verläßlichkeit bei wiederholter Anwendung).

Die Gütekriterien hängen ab von Testtheorie, Testmethode und Eichung. Sie sind naturgemäß am niedrigsten bei den projektiven Verfahren, am höchsten bei den psychometrischen Tests im engeren Sinne, den Leistungstests (Einzelheiten s. Lehrbücher der Psychodiagnostik).

Die im folgenden beschriebenen Verfahren stellen eine Auswahl aus einer Vielzahl von Tests dar, die für den klinischen Einsatz bei Erwachsenen geeignet erscheinen. Ihnen ist jeweils eine tabellarische Übersicht vorangestellt.

2.2 Psychometrische Verfahren, Leistungstests

Tabellarische Übersicht

Tabelle 14 Leistungstests (Auswahl)

Zielsetzung	Test	Aussage, Anwendung	Beschreibung des Tests
Erfassung der verbalen Lern- und Gedächtnisleistung	Memo-Test	Verlaufsbeobachtung in der klinischen Demenz- und Hirnverletztendiagnostik	S. 40
Aufmerksamkeit und Konzentrationsvermögen bei visueller Wahrnehmung	Aufmerksamkeitsbelastungstest d2 (Test d2)	bei Verdacht auf Leistungseinbußen durch hirnorganische Schäden	S. 40
Tempoleistung und Merkfähigkeit Erwachsener	Tempoleistung und Merkfähigkeit Erwachsener (TME)	Rehabilitation und Gerontopsychiatrie	S. 41
kontinuierliche Konzentrationsleistung	Konzentrationsleistungstest (KLT)	Eignungs- und Ausleseuntersuchungen, wissenschaftliche Untersuchungen	S. 41
kognitive Genauigkeit, Ausdauer und Konzentrationsvermögen	Arbeitskurve (Pauli-Test)	Leistungsfähigkeit hirnorganisch geschädigter Patienten	S. 42
Konzentration bei geistiger Tempoarbeit	Konzentrationsverlaufstest (KVT)	gutachterliche Fragestellungen (Verdacht auf Hirnleistungsschwäche, posttraumatische Hirnschäden)	S. 42
sensomotorische Leistungsfähigkeit	Farbe-Wort-Interferenztest (FWIT)	Forschung, Eignungsdiagnostik, Rehabilitation, Maß für Streßbewältigungsvermögen	S. 43
sprachfreie Grundintelligenz	Progressive Matrizen (Raven-Test)	bildungsunabhängige, nicht sprachgebundene intellektuelle Ausstattung	S. 43

Messung des allgemeinen Intelligenzniveaus	Mehrfachwahl-Wortschatz-Intelligenztest (MWT-B)	globale Intelligenz und einzelne Intelligenzfaktoren	S. 44
quantitative Erfassung der Intelligenz	HAWIE, HAWIE-R	globale Intelligenz und einzelne Intelligenzfaktoren	S. 45
visuelle Merkfähigkeit	Benton-Test	Erfassung hirnorganischer Störungen und Schäden, Beurteilung von Hirnleistungsschwächen	S. 46
Intelligenzstruktur	Intelligenzstrukturtest (IST 70)	Begabungsschwerpunkte im Rahmen von Berufsberatung, Eignungsuntersuchungen, Rehabilitation	S. 46
Erfassung kognitiver Störungen	Mini-Mental-Status-Test (MMST)	Screening-Untersuchung, Ergänzung der neuropsychologischen Untersuchung	S. 47
mnestische Defizite bei Hirnschädigungen	Diagnostikum für Zerebralschädigung (DCS)	Hirnschaden- und Hirnschadenfolgendiagnostik	S. 48
	Neglect-Test (NET)	Erfassung visueller Neglect-Phänomene	S. 49
Demenz	Demenz-Test	Erfassung dementieller Syndrome	S. 49
	Hachinski-Ischämie-Skala (HIS)	Differenzierung zwischen vaskulärer und degenerativer Demenz	S. 50
	Strukturiertes Interview zur Diagnose von Demenzen (SIDAM)	V. a. klinische Forschung (Epidemiologie, Therapie, Verlaufskontrolle)	S. 51
allgemeine geistige Leistungsfähigkeit	Leistungsdiagnostisches Labor (LEILA)	psychol. Labor, Praxis, Therapieindikation, Verlaufskontrolle	S. 52
Leistungsfähigkeit, Verhalten und Befindlichkeit im höheren Lebensalter	Nürnberger-Alters-Inventar (NAI)	Patienten in höherem und hohem Lebensalter, z. B. zur Therapiekontrolle, für Verlaufsstudien	S. 53

2.2 Psychometrische Verfahren, Leistungstests

Memo-Test

- **Definition:** Screening-Verfahren zur Erfassung der Gedächtnisleistung.
- **Beschreibung:** Erfaßt werden sollen mnestische Defizite mit Quantifizierung der verbalen Lern- und Gedächtnisleistung.
- **Durchführung:**
  - In insgesamt 5 Durchgängen werden 10 Wörter vorgelesen, die anschließend vom Patienten reproduziert werden müssen. 15 Minuten nach dem letzten Versuchsdurchgang erfolgt ein verzögerter, weiterer Abruf.
  - Die Beurteilung des Ergebnisses erfolgt anhand von Mittelwerten und Standardabweichungen.
    (Bearbeitungsdauer nur wenige Minuten (nach 15 Minuten erneuter Durchgang).)
- **Aussage und Indikation:**
  - Geeignet für Verlaufsuntersuchungen (Parallelform vorhanden).
  - Einsatz in der klinischen Demenz- und Hirnverletztendiagnostik.
  - *Hinweis:* Nicht geeignet bei Sprachstörungen!
    (Zufriedenstellende Korrelation zu anderen Testverfahren bei Patienten mit Demenz. Gute Reliabilität ($r \approx 0,8$).)

Aufmerksamkeitsbelastungstest d2 (Test d2)

- **Definition:** Testverfahren zur Ermittlung von Aufmerksamkeit und Konzentrationsvermögen bei visueller Wahrnehmung.
- **Beschreibung:**
  - Der Test besteht aus optischem Reizmaterial, das – unter Zeitdruck – korrekt bearbeitet werden soll: 16 verschiedene Kombinationen der Buchstaben d und p mit oben und/oder unten gesetzten Strichen sind zu markieren. Aus der erzielten Leistung wird auf die Fähigkeit geschlossen, einander ähnliche visuelle Einzelreize rasch und sicher zu unterscheiden.
  - Das Maß für die visuelle Aufmerksamkeitsspannung gilt als Ausdruck der Konzentrationsfähigkeit.
- **Durchführung:**
  - Innerhalb von 20 Sekunden ist vom Patienten eine Zeile zu bearbeiten.
  - Die Auswertung erstreckt sich auf die Anzahl der bearbeiteten Zeichen, insbesondere der damit einhergehenden absoluten und relativen Fehlerzahl. Die Rohdaten werden mit Hilfe von Schablonen ausgewertet. Die Beurteilung der „Gesamtleistung" und „Mengenleistung" wird anhand von Normwerten vorgenommen, die nach Altersklassen getrennt und in Prozenträngen angegeben sind (Testzeit ca. 8 – 10 Minuten).
- **Aussage und Indikation:**
  - Der Einsatz erfolgt bei Verdacht auf Leistungseinbußen infolge hirnorganischer Schäden. Hier findet sich eine Abnahme der Gesamtleistung unter gleichzeitiger Zunahme des Fehleranteils.
    (Das Testverfahren stellt ein verläßliches und objektives Meßverfahren dar, das weitgehend unabhängig ist von der intellektuellen Kapazität wie auch von Bildungseinflüssen. Befriedigende Validität.)

Tempoleistung und Merkfähigkeit Erwachsener (TME)

➤ **Definition:** Testverfahren zur Erfassung von Tempoleistung und Merkfähigkeit Erwachsener.

➤ **Beschreibung:** Tempoleistung, auditive und visuelle Merkfähigkeit werden mit drei verschiedenen Subtests untersucht.

➤ **Durchführung:**
- *Messung der Tempoleistung – Zahlen-Zeige-Test:*
  - Auf verschiedenen Tafeln mit Zahlen von 1 – 25 soll so schnell wie möglich in 10 hintereinander ablaufenden Durchgängen die richtige Reihenfolge gefunden werden.
  - Die Zeitwerte werden für jeden Durchgang registriert und in Wertpunkte transformiert, aus denen ein Durchschnittsgesamtwert ermittelt werden kann.
- *Prüfung der visuellen Merkfähigkeit:*
  - 30 Kärtchen mit mehrfarbigen Abbildungen einfacher Gegenstände sollen vom Patienten memoriert werden.
  - Der Reproduktionsmenge im ersten und zweiten Versuch wird ein gesonderter Wertpunkt zugeordnet.
- *Prüfung der auditiven Merkfähigkeit:*
  - 20 zweisilbige Begriffe, die ebenfalls reproduziert werden sollen (2 Durchgänge).
  - Auch hier werden die Reproduktionsmengen ausgewertet.
- Aus den beiden letztgenannten Subtests kann ein Merkfähigkeitsgesamtwert ermittelt werden.
  (Durchführungszeit ca. 20 Minuten.)

➤ **Aussage und Indikation:**
- Einsatz erfolgt bei allen leistungsdiagnostischen Fragestellungen, insbesondere im Rahmen der Rehabilitation und Gerontopsychiatrie (s. S. 16, neuropsychologische Untersuchung).
- Standardwerte für erwachsene Männer und Frauen im Alter von 20 – 70 Jahren in verschiedenen Berufsgruppen. (Zufriedenstellende Validität im Vergleich zu biologischen, sozialen und psychologischen Außenkriterien. Reliabilität $r \approx 0{,}8$).

Konzentrationsleistungstest (KLT)

➤ **Definition:** Standardisiertes Testverfahren zur Messung der kontinuierlichen Konzentrationsleistung (psychische Ausdauer und Belastbarkeit).

➤ **Beschreibung:**
- Es handelt sich um einen Rechentest mit 250 Additions- und Subtraktionsaufgaben. Aus der Menge und Qualität der Rechenleistungen wird auf die konzentrative Ausdauer geschlossen, darüber hinaus auch auf die Leistungsmotivation und psychische Energie insgesamt.

➤ **Durchführung:**
- Der Patient hat mittels Kopfrechnen für eine Dauer von 30 Minuten ununterbrochen insgesamt 250 Aufgaben zu lösen. Die Rohwerte werden für die Leistungsmenge und die Fehlerzahl ermittelt und die entsprechenden Standardwerte auf Tabellen abgelesen.

- Es gibt zwei Schwierigkeitsstufen mit Normwerten in Abhängigkeit von Lebensalter, Geschlecht und Ausbildung.
  (Dauer ca. 30 Minuten.)

➤ **Aussage und Indikation:**
- Das Testverfahren wird vor allem eingesetzt bei Eignungs- und Ausleseuntersuchungen, aber auch im Rahmen wissenschaftlicher Erhebungen.
- Die Leistungsmenge wird recht zuverlässig erfaßt, die Arbeitsgenauigkeit weniger korrekt. (Bei vergleichenden Validitätsprüfungen ergaben sich insgesamt zufriedenstellende Resultate ($r \approx 0{,}3$)).

Arbeitskurve (Pauli-Test)

➤ **Definition:** Aus dem Kraepelinschen Arbeitsversuch entwickelter standardisierter Rechentest zur Prüfung der psychischen Leistungsfähigkeit.

➤ **Beschreibung:** Aus der Rechenleistung bei fortlaufenden Additionen einstelliger Zahlen wird auf kognitive Genauigkeit, Ausdauer und Konzentrationsvermögen geschlossen.

➤ **Durchführung:**
- Innerhalb von rund 60 Minuten sind zeilenweise fortlaufend auf entsprechenden Rechenbögen Additionsaufgaben zu lösen. Die Leistungen werden auf einem Auswertungsblatt graphisch dargestellt. (Zu Beginn meist eine durch Übung ansteigende, am Ende eine durch Ermüdung abfallende „Arbeitskurve").
- Die Beurteilung erfolgt anhand von Altersnormen für Erwachsene und Jugendliche, darüber hinaus gibt es berufsspezifische Normen. Dabei werden auch Rechenfehler und Verbesserungen berücksichtigt (aufwendige Auswertung).

➤ **Aussage und Indikation:**
- Das in der Praxis gängige Testverfahren dient vor allem der Überprüfung der Leistungsfähigkeit hirnorganisch geschädigter Patienten, insbesondere im Zusammenhang mit Rehabilitationsverfahren. In Rechnung zu stellen ist allerdings eine Beeinflussung der Testresultate durch individuelle Lern- und Übungsfaktoren bzw. schulisches Training. (Hohe Reliabilität ($r \approx 0{,}8-0{,}9$), Angaben zur Validität mangelhaft.)

Konzentrationsverlaufstest (KVT)

➤ **Definition:** Standardisierter Zahlensortiertest zur Messung der Konzentrationsleistung und des Arbeitsverlaufs (Daueraufmerksamkeitsbelastung).

➤ **Beschreibung:** Aus der Zahl und Art möglicher Fehler bei Sortieraufgaben wird auf die Sorgfaltsleistung und das Konzentrationsvermögen bei geistiger Tempoarbeit geschlossen.

➤ **Durchführung:**
- Vom Patienten sollen 60 Zahlenkarten mit je 36 zweistelligen Zahlen nach vier Kriterien sortiert werden. Die Einzelergebnisse werden festgehalten, das gesamte individuelle Testresultat wird mit Hilfe einer Auswertungsschablone bestimmt.
  Keine zeitliche Begrenzung (durchschnittliche Dauer 10–20 Minuten).
- Die Konzentrationsleistung ergibt sich aus dem Verhältnis von Fehlern zu benötigter Zeit, das Aufmerksamkeitsprofil aus dem Verlaufsdiagramm.

➤ **Aussage und Indikation:**
- Der Einsatz erfolgt häufiger bei gutachterlichen Fragestellungen, insbesondere bei Verdacht auf Hirnleistungsschwäche bzw. nach traumatischen Hirnschädigungen.
- Die Erfassung von Aumerksamkeitsleistung und Konzentrationsvermögen geschieht unabhängig vom Intelligenzgrad.
  (Insgesamt ist eine ausreichende Objektivität (≈ 0,7 – 0,8) dieses in der klinischen Psychiatrie seltener verwendeten psychodiagnostischen Verfahrens zu erreichen. Die Reliabilität ist dagegen nicht befriedigend (r ≈ 0,4 – 0,6).

Farbe-Wort-Interferenztest (FWIT)

➤ **Definition:** Testverfahren zur Erfassung der sensomotorischen Leistungsfähigkeit.

➤ **Beschreibung:** Mit Hilfe von 9 Testtafeln werden als Maßstab für die kognitive Leistungsfähigkeit Lesegeschwindigkeit, Nomination, Selektivität bzw. Interferenzneigung (konzentrativer Widerstand gegen dominierende Reaktionsneigung) und sensomotorische Aktionsgeschwindigkeit registriert.

➤ **Durchführung:**
- *Im Einzelversuch werden folgende drei Aufgabenarten vorgelegt:*
  - Lesen von Farbwörtern.
  - Benennen von Farbstrichen.
  - Benennungen zur Farbe-Wort-Inkongruenz.
- Registriert werden Bearbeitungszeit, Fehler und Wiederholungen.
- Die Auswertung liefert ein Grundleistungsprofil für Farbwörterlesen, Farb-Benennen und Interferenzversuch. Ein Leistungsprofil kann darüber hinaus mit den Faktoren „Aktionsgeschwindigkeit", „Nomination" und „Selektivität" dargestellt werden.
- Ermittlung der Leistungskriterien aus den Bearbeitungszeiten mit Erstellung eines Rohwertprofils einschließlich Medianwerten, der Normwerte und Leistungsprofile.
- *Sonstige Informationen:*
  - Sprachliche Auffälligkeiten (z. B. Stottern, Wortneubildungen, Kontaminationen).
  - Streßreaktionen (z. B. Blockierungen, Kommentare, Entschuldigungen).

  (Testdauer ca. 10 – 15 Minuten.)

➤ **Aussage und Indikation:**
- Leistungstest für Forschung und Eignungsdiagnostik bzw. Rehabilitation.
- Maßstab für Streßbewältigungsvermögen (s. S. 16, neuropsychologische Untersuchung).
- Normwerte gibt es für Jugendliche und Erwachsene bzw. Angestellte und Studenten/Akademiker. (Reliabilität r > 0,9 mit guter Profilzuverlässigkeit (bei Testwiederholung gleiches Ergebnisprofil)).

Progressive Matrizen (Raven-Test)

➤ **Definition:** Sprachfreier Intelligenztest.

➤ **Beschreibung:**
- Verschiedene Zeichen und geometrische Figuren sollen in bestimmter Weise als zusammengehörig erkannt und entsprechend geordnet werden.

- Die Resultate ermöglichen Rückschlüsse auf folgende Schwerpunkte der sprachfreien Grundintelligenz:
  - Logisches Denken.
  - Erfassen von räumlichen Beziehungen.
  - Unterscheiden und Vergleichen.

➤ **Durchführung:**
- In der Standardform werden dem Patienten 60 Aufgaben in je 5 Gruppen mit ansteigendem Schwierigkeitsgrad vorgelegt (in Form von Zeichen, Zeichnungen und abstrakten Mustern). Mit Hilfe eines Lösungsschlüssels wird die Zahl der richtig gelösten Aufgaben ermittelt; anhand von Normwerten werden der Prozentrangwert des Testergebnisses und die zugehörige Güteklasse der Leistung berechnet.
- Die Normwerte sind altersgebunden aufgeschlüsselt und ermöglichen eine Zuordnung zu einem bestimmten Intelligenzgrad.
  (Untersuchungsdauer abhängig von Motivation und Leistungsvermögen, keine zeitliche Begrenzung (durchschnittlich 45 Minuten).)

➤ **Aussage und Indikation:**
- Anwendung bei Patienten mit Sprachproblemen, z. B. solchen mit Stummheit oder aus einem anderen Kulturkreis. Der Einfluß von Bildung soll minimiert werden.
  (Objektive Meßmethode zur Ermittlung der allgemeinen Intelligenz mit faktorenanalytisch belegter Verläßlichkeit der Testresultate ($r \approx 0{,}5 - 0{,}7$). Hervorzuheben ist die hohe Übereinstimmung mit den Ergebnissen anderer Intelligenztests, auch solcher sprachgebundener Art mit einer Reliabilität von $r \approx 0{,}8 - 0{,}9$.)

Mehrfachwahl-Wortschatz-Intelligenztest (MWT-B)

➤ **Definition:** Testverfahren zur Messung des allgemeinen (kristallisierten) Intelligenzniveaus.

➤ **Beschreibung:** Ein umgangssprachlich und bildungsmäßig bekanntes Wort soll aus einer Reihe von vier weiteren (sinnlosen) Wörtern erkannt und benannt werden (Parallelform: MWT-A).

➤ **Durchführung:**
- Dem Patienten werden insgesamt 37 Wortreihen mit ansteigendem Schwierigkeitsgrad vorgelegt, aus denen das jeweils bekannte Wort angestrichen werden soll. Jede korrekt bearbeitete Zeile wird registriert; die Gesamtzahl wird als Rohpunktzahl bewertet (demnach maximal 37 Punkte).
- Die Gesamtpunktzahl wird – in Anlehnung an den Intelligenzquotienten – fünf Intelligenzstufen zugeordnet, von „sehr niedrig" bis „sehr hoch".
  (Testdauer etwa 5 Minuten, jedoch keine obligate zeitliche Begrenzung.)

➤ **Aussage und Indikation:**
- Anwendung z. B. zur Einschätzung des Intelligenz*abbaus* bei Demenz.
- Durchschnittliche Intelligenz: 21 – 30 Punkte (die Normen gelten für 20- bis 65jährige Personen, welche die deutsche Sprache beherrschen und nicht durch körperliche, neurologische oder pharmakogene Einflüsse beeinträchtigt sind).
  (Das ökonomische und einfach zu handhabende Testverfahren soll hinreichend zuverlässige Auskunft über das prämorbide Intelligenzniveau bei Erwachsenen geben.)

Hamburg-Wechsler-Intelligenztest für Erwachsene (HAWIE, aktualisiert: HAWIE-R)

➤ **Definition:** Standardisiertes Testverfahren zur quantitativen Erfassung der Intelligenz.

➤ **Beschreibung:**
- Aus den Bearbeitungsergebnissen von insgesamt 10 Aufgabengruppen mit je 6 sprachgebundenen und 4 sprachfreien Untertests wird auf die intellektuelle Leistungsfähigkeit geschlossen, ausgedrückt durch den Intelligenzquotienten (IQ) und das Testprofil.
- HAWIE-R: 6 sprachgebundene und 5 sprachfreie Untertests.

➤ **Durchführung:**
- *Nach Instruktion mit detaillierten Anweisungen werden abgefragt:*
  - Verbalteil: Allgemeines Wissen und Verständnis, Gedächtnisleistung, rechnerisches Denken, Integrationsfähigkeit und Bildungsstand.
  - Handlungsteil: Erkennen und Erfassen von Zeichen und Symbolen, räumliches Vorstellungsvermögen, Kombinationsfähigkeit und Schlußfolgern.
- Zeitbedarf und Qualität der Lösungen werden nach Punkten bewertet. Die IQ-Werte werden auf Tabellen abgelesen. Die Normwerte hierfür sind altersabhängig gestaffelt.
- Außer dem Gesamt-IQ können Verbal-IQ und Handlungs-IQ gesondert ermittelt werden, deren Quotient den sogenannten Abbauindex angibt (Verbal-IQ/Handlungs-IQ): Je höher dieser Wert ist, desto wahrscheinlicher ist eine organische Ursache des Intelligenzdefizits bzw. eine erworbene Störung (z. B. Demenz).
  (Untersuchungsdauer etwa 60 – 80 Minuten.)
- Die Kurzform (WIP) umfaßt lediglich 4 Subtests. Sie wird vorzugsweise bei psychisch Kranken eingesetzt (Dauer ≈ 20 Minuten). Für Kinder gibt es eine spezielle Form (HAWIK).

➤ **Aussage und Indikation:**
- Bei dem HAWIE handelt es sich um das weltweit am meisten verwendete Intelligenzmeßverfahren mit umfassender praktischer Bewährung.
- Anwendung bei allen Formen der Intelligenzstörung.
  (Abgesicherte Validität ≈ 0,7 – 0,8, Reliabilität r ≈ 0,8 – 0,9.)
- IQ-Richtwerte siehe Tabelle 15.
- HAWIE-R: Altersnormen von 16 – 74 Jahren. IQ-Wert bis 150 Punkte erreichbar.

Tabelle 15 IQ-Richtwerte bei HAWIE (Intelligenzquotient)

IQ-Wert	Aussage zur Intelligenz
90 – 110	normale Intelligenz
70 – 100	leichter Schwachsinn
50 – 70	mittelgradiger Schwachsinn
20 – 50 und weniger	ausgeprägter bis hochgradiger Schwachsinn

2.2 Psychometrische Verfahren, Leistungstests

Benton-Test

➤ **Definition:** Sprachfreier Text zur speziellen Erfassung der visuellen Merkfähigkeit.

➤ **Beschreibung:** Aus der Fähigkeit, geometrische Figuren korrekt wahrzunehmen und nachzuzeichnen, wird auf die Leistung des visuellen Gedächtnisses geschlossen.

➤ **Durchführung:**
- Dem Patienten werden verschiedene geometrische Figuren jeweils 10 Sekunden lang demonstriert, die anschließend nachgezeichnet werden sollen.
- *Die Auswertung erfolgt nach einem standardisierten Schema:*
  - Ermittlung von Grundfehlern (z. B. falsche Wiedergabe).
  - Ermittlung von spezifischen Fehlern (z. B. falsche Ergänzungen).
  - Auswertung und Interpretation der Gesamtleistung.
- Die aufgeführten Normwerte sind abhängig von Lebensalter und Intelligenzgrad.

  (Untersuchungsdauer etwa 15 – 20 Minuten.)

➤ **Aussage und Indikation:**
- Der trennscharfe und objektive Test hat sich bewährt bei der Erfassung hirnorganischer Störungen und Schäden und wird daher besonders zur Beurteilung von Hirnleistungsschwächen herangezogen (s. neurologische Untersuchung, S. 23).

  (Keine verläßliche differentialdiagnostische Hilfe bei nichtorganisch begründeten Leistungseinbußen! Schulische und berufliche Ausbildung haben auf die Testleistung keinen Einfluß. Reliabilität $r \approx 0{,}85$.)

Intelligenzstrukturtest (IST 70)

➤ **Definition:** Sprachgebundenes Testverfahren, das schwerpunktmäßig die Intelligenzstruktur (s. u.) erfassen soll.

➤ **Beschreibung:**
- Aus den Leistungen des Patienten bei der Lösung von insgesamt 9 verschiedenen verbalen und nonverbalen Aufgabengruppen wird auf Struktur und Profil der zugrundeliegenden Intelligenz geschlossen.
- *Im einzelnen werden erfaßt:*
  - Sprachliches Denken.
  - Urteilsbildung.
  - Kombinationsfähigkeit.
  - Abstraktionsfähigkeit.
  - Vorstellungsvermögen.
  - Rechnerisches Denken.
  - Merkfähigkeit.

➤ **Durchführung:**
- Die standardisierte Testreihe enthält zwei gleichwertige Parallelformen (A und B). Die Antworten werden eingetragen und mittels Schablonen ausgewertet.
- Die Summe der Standardwerte kann als Intelligenzquotient (IQ) ausgedrückt werden. Die Intelligenzstruktur kann anhand des Leistungsprofils graphisch dargestellt werden.

  (Untersuchungsdauer ca. 90 Minuten.)

- **Aussage und Indikation:**
  - Der IST findet Anwendung vor allem zur Ermittlung von Begabungsschwerpunkten im Rahmen von Eignungsuntersuchungen, Berufsberatungen und Rehabilitationsverfahren. Die Resultate ermöglichen eine verläßliche Begabungsdiagnose.
  - Es gibt Normen für verschiedene Altersgruppen unter Berücksichtigung der Schulbildung und der beruflichen Entwicklung, darüber hinaus beispielsweise Gruppenprofile für etwa 30 verschiedene Berufe.
  - *Abgrenzung zu HAWIE:* Der IST 70 ist eher berufsbezogen mit einem hierarchischen Aufbau, der HAWIE sehr allgemein. (Hohe Objektivität, Reliabilität $r \approx 0{,}9$, Validität $\approx 0{,}45-0{,}6$).

Mini-Mental-Status-Test (MMST)

- **Definition:** Einfaches Screening-Instrument zur Erfassung kognitiver Störungen bei älteren Patienten (Demenz).
- **Beschreibung:** Interviewsystem mit Handlungsaufgaben bzw. praxisnahen Fragen.
  - *Ziel ist die Erfassung von:*
    - Orientierung.
    - Aufnahmefähigkeit, Aufmerksamkeit.
    - Gedächtnis und Rechnen.
    - Sprache, Lesen, Schreiben.
    - Ausführung einer Anweisung, Konstruktivpraxie.

Tabelle 16 Mini-Mental-Status-Test (nach Folstein)

Klinischer Bereich	Fragemöglichkeiten	Punkte
Orientierung	*Zeit:*	
	Jahr	1
	Jahreszeit	1
	Monat	1
	aktuelles Datum	1
	Wochentag	1
	Ort:	
	Land	1
	Bundesland	1
	Ortschaft	1
	Stockwerk	1
	Gebäude	1
Aufnahmefähigkeit, Aufmerksamkeit, Gedächtnis, Rechnen	*Nachsprechen:* 3 Wörter (Vorsprechen im 1-Sek.-Rhythmus)	1 Punkt je richtige Antwort (max. 3)
	Rechnen: 100 – 7	1 Punkt je richtige Antwort (max. 5)

Fortsetzung Tabelle 16 ▸

Tabelle 16 Fortsetzung

Klinischer Bereich	Fragemöglichkeiten	Punkte
Aufnahmefähigkeit, Aufmerksamkeit, Gedächtnis, Rechnen	*Reproduzieren* der 3 zuvor genannten Wörter	1 Punkt je richtige Antwort (max. 3)
	Benennen: Stift, Uhr	1 Punkt je richtige Antwort (max. 2)
Sprache, Lesen, Schreiben, Ausführung einer Anweisung, Konstruktivpraxie	*Nachsprechen:* „Bitte kein wenn und aber".	1
	Lesen eines Satzes: „schließe beide Augen" und Ausführung dieser Anweisung	1
	Ausführung einer Anordnung: Ein Blatt Papier nehmen, falten, auf den Boden legen	maximal 3 Punkte
	einen Satz schreiben	1
	eine Figur nachzeichnen	1
	mögliche Totalpunktzahl	30

- **Durchführung:**
  - Abfragen der genannten Bereiche einschließlich Lese-, Schreib- und praktischer Übung. Auswertung als einfache Addition der vergebenen Punkte.
  - Beurteilung über Mittelwerte und Standardabweichungen. (Normalscore: 30 Punkte).
    (Bearbeitungsdauer beträgt etwa 5 – 10 Minuten.)
- **Aussage und Indikation:**
  - Ergänzung der neuropsychologischen Untersuchung (s. S. 16).
  - *Zur Differentialdiagnostik dementieller Syndrome:*
    - 11 – 22 Punkte: Mäßige Demenz.
    - < 10 Punkte: Schwere Demenz.

  (Reliabilität r = 0,89, Interrater-Reliabilität r = 0,83 (Vergleich der Ergebnisse verschiedener Untersucher).)

Diagnostikum für Zerebralschädigung (DCS)

- **Definition:** Leistungstest zur Erfassung von mnestischen Defiziten bei Hirnschädigung.
- **Beschreibung:** Mehrphasiger Lernversuch zum Einprägen optischer Muster mit dem Ziel, die Lern- und Gedächtnisleistung bei Verdacht auf Hirnfunktionsstörungen zu messen. (Einsatz nicht bei IQ < 80).

- **Durchführung:**
  - Dem Patienten werden 9 Kärtchen mit Strichmustern in drei Durchgängen gezeigt mit der Maßgabe, die jeweiligen Muster mit Hilfe von 5 Stäbchen nachzulegen. Im ersten Durchgang werden die Kärtchen jeweils 10 Sekunden, im zweiten und dritten Durchgang jeweils 5 Sekunden lang aufgedeckt.
  - Die Ergebnisse werden nach einem vorgegebenen Bewertungsschema protokolliert und anhand qualitativer Fehlerkriterien (z. B. Form, Lage und Plazierung der Stäbchen) bewertet.
  - Für Form-, Lage- und Reihenfolgefehler werden zwischen 0 und 7 Punkte registriert.
    (Untersuchungszeit etwa 20 – 60 Minuten.)
- **Aussage und Indikation:**
  - Aufgrund der klinischen Brauchbarkeit routinemäßiger Einsatz in der Hirnschaden- und Hirnschadenfolgendiagnostik (s. S. 16, neuropsychologische Untersuchung).
  - Beurteilung anhand von Normwerten für 4 Altersgruppen von 20 – 60 Jahren. Beurteilung der Merkfähigkeitsleistung und Lernleistung im Vergleich mit IQ-Werten. (Gesicherte Objektivität mit guter Reliabilität).

Neglect-Test (NET)

- **Definition:** Testverfahren zur neuropsychologischen Diagnostik bei Hirnschädigung.
- **Beschreibung:** Anhand von 17 Aufgaben zu altersrelevanten Tätigkeiten werden quantitativ visuelle Defizite erfaßt.
- **Durchführung:** Die Antworten werden ausgewertet und mit Referenzwerten für klinische Gruppen und für Normalpersonen verglichen.
  (Dauer: Etwa 15 – 35 Minuten.)
- **Aussage:** Sensitives Verfahren zur Erfassung visueller Neglect-Phänomene bei neurologischen Patienten mit externer Validität zu anderen entsprechenden kognitiven Leistungen. (Retest-Reliabiltät r = 0,93).

Demenztest

- **Definition:** Standardisierte Testbatterie zur Erfassung dementieller Symptome.
- **Beschreibung:** Anhand von insgesamt 13 Skalen wird auf kognitive und nichtkognitive Funktionen bzw. deren alters- oder krankheitsbedingte Minderung geschlossen.
- **Durchführung:**
  - Im zuvor durchgeführten Mini-Mental-Status-Test (MMST, s. S. 47) werden Orientierung, Merkfähigkeit, Aufmerksamkeit und Zahlenverständnis, Erinnerungsfähigkeit und Sprache mit Hilfe von 30 Items überprüft (Demenzgrenze: 22 Punkte).
  - *Weitere Prüfungsaufgaben ergeben sich aus:*
    - Reproduktions-Gedächtnis-Test.
    - Wortproduktionstest.
    - Handlungstest.
    - Gedächtnistest.
    - Fragen zur Orientierung.

- Der Ischämie-Score nach Hachinski (HIS) als fakultativer Bestandteil dieses Tests wird ermittelt anhand von Fragen nach neurologischer Symptomatik (Maximalwert: 18 Punkte).
- *Die Skala zur Einschätzung des Allgemeinverhaltens dient der Validitätssicherung und bezieht sich auf folgende Bereiche:*
  - Kognitive Funktionen: Aufmerksamkeit und Konzentration, intellektuelle Beeinträchtigung, Gedächtnis und Kommunikationsfähigkeit (maximal 110 Punkte).
  - Nichtkognitive Funktionen: Emotionalität, Gestimmtheit, Motivation und Aktivierungsniveau sowie Sozialverhalten (maximal 175 Punkte).

(Testdauer etwa 60–90 Minuten.)

➤ **Aussage und Indikation:**
- *Je nach Fragestellung sind schwerpunktmäßig einzelne der Subtests heranzuziehen z.B. mit folgendem Ziel:*
  - Erfassung eines Intelligenzabbaus überhaupt (Demenz).
  - Differenzierung zwischen vaskulärer und andersartiger Demenz.
  - Differenzierung zwischen Demenz und Pseudodemenz.
- Die Kombination von Gesamtscore und detailliertem Leistungsprofil soll außerdem eine Verlaufskontrolle bei therapeutischen Maßnahmen ermöglichen. Es gibt Altersnormen für die zweite Lebenshälfte bzw. das höhere Lebensalter. (Werte für die Validität und Reliabilität bei den einzelnen Subtests sehr unterschiedlich.)

Hachinski-Ischämie-Skala (HIS)

➤ **Definition:** Fremdbeurteilungsskala zur klinischen Differenzierung zwischen vaskulärer und degenerativer Demenz.

➤ **Beschreibung:** Aus der Fremdbeurteilung des Patienten hinsichtlich psychopathologischer und neurologischer Ausfälle wird die Art der eventuell vorliegenden dementiellen Erkrankung bestimmt.

➤ **Durchführung:**
- Zu beurteilen sind folgende Besonderheiten der vorliegenden Störung: Siehe Tabelle 17.

  (Untersuchungsdauer etwa 30–40 Minuten.)

➤ **Aussage und Indikation:**
- *Auswertekriterien:*
  - Primär degenerative Demenz: 0–4 Punkte.
  - Vaskuläre Demenz: > 7 Punkte.
  - Mischtyp: 5–6 Punkte.
- Zufriedenstellende Korrelationen zu den Ergebnissen apparativer Untersuchungsverfahren. Diagnostische Hilfe mit unterschiedlich trennscharfen und validen Items. (Die psychopathologischen Items scheinen den Differenzierungsanforderungen allerdings weniger zu entsprechen.)

Tabelle 17 Hachinski-Ischämie-Score

klinische Parameter	Punktwert
plötzlicher Beginn, aktuelle Symptomatik	2
mögliche (stufenweise) Verschlechterung	1
(fluktuierender) Verlauf der Symptomatik	2
nächtliche Verwirrtheit	1
Persönlichkeit (relativ gut) erhalten	1
Depressivität	1
emotionale Labilität	1
körperliche Beschwerden	1
anamnestische Hinweise auf Hypertonie	1
frühere Enzephalomalazien (Schlaganfälle)	2
neurologische Herdsymptome (subjektiv)	2
neurologische Herdzeichen (objektiv)	2
Hinweise auf Arteriosklerose	1
Gesamtscore	**18**

Strukturiertes Interview zur Diagnose von Demenzen (SIDAM)

- **Definition:** Gemischter Leistungstest zur Demenzdiagnostik.
- **Beschreibung:** Strukturiertes Interview zur Quantifizierung von kognitiven Störungen bzw. Demenzen.
- **Durchführung:**
  - *Folgende Testbatterie steht zur Verfügung:*
    - Halbstrukturierter klinischer Überblick (in den Test obligat integrierter Fragenkatalog).
    - Standardisierter Leistungsteil mit 55 Items bezüglich der allgemeinen kognitiven Funktionen einschließlich Mini-Mental-Status-Test (MMST s.S. 47) und Hachinski-Ischämie-Score (HIS, s.S. 50).
    - Klinische Beurteilung unter Einbeziehung der Persönlichkeitseinschätzung und des psychosozialen Leistungsstandes. Darin integriert werden fremdanamnestische Angaben.
  - Der kognitive Leistungsstand wird als SIDAM-Score ermittelt (SISCO).
  - Der Schweregrad einer Demenz wird darüber hinaus gemäß DSM-IV- und ICD-10-Kriterien kodiert.

    (Dauer etwa 30 Minuten.)

2.2 Psychometrische Verfahren, Leistungstests

➤ **Aussage und Indikation:**
- Einsatz vor allem in der klinischen Forschung (Epidemiologie, Therapie- bzw. Verlaufskontrolle). Einfache Handhabung. (Laut Angaben sehr gute Validität (≈ 0,85 – 0,9) und Reliabilität (r ≈ 0,85 – 0,95)).

Hinweis: Vereinheitlichung der Diagnostik für Demenzen in Anlehnung an DSM-IV (kategorial-kriterienbezogen) und ICD-10 (quantifizierend-dimensional).

Leistungsdiagnostisches Labor (LEILA)

➤ **Definition:** Aufwendiges, computergestütztes Diagnostikprogramm zur Erfassung der geistigen Leistungsfähigkeit und ihrer Störungen.

➤ **Beschreibung:**
- Das Programmsystem umfaßt derzeit ca. 45 Leistungstests zur Erfassung der verschiedenen Formen der Intelligenz sowie spezieller kognitiver Funktionen (Gedächtnis, Merkfähigkeit, Aufmerksamkeit, Psychomotorik u. a.), von denen die wichtigsten bereits beschrieben wurden.
- *Merkmalsbereiche:*
  - Intelligenz.
  - Gedächtnis.
  - Aufmerksamkeit.
  - Lernfähigkeit.
- *Gerätetechnisch stehen zur Verfügung:*
  - Spezielle Tastatur, Touch-Screen, Moduleinsatz.
  - Spezifische Itemanzeige sowie skalenspezifische Antwortzeit-Auswertung, integrierte Datenbank und Dateiverwaltung mit Textsuchfunktionen.
  - Umfangreiche Hilfsprogramme bei Bedienung, Testauswahl, Auswertung und Interpretation (Standardsoftware). Automatisierte Auswertung mit übersichtlicher Befundung einschließlich Auswertung von Paper-Pencil-Verfahren.

➤ **Durchführung:**
- Unter Festlegung der Fragestellung Auswahl des entsprechenden Testprogramms (Testdurchführung mit Fehlerkontrolle). Datenschnelleingabe der Ergebnisse.
- Systemanforderungen: Betriebssystem MS-DOS ab Version 4.0 (bzw. hierzu kompatibel), etwa 4 MB HD-Speicherbedarf.
  (Dauer abhängig von Zahl der Tests.)

➤ **Aussage und Indikation:**
- Rationeller Einsatz in der Leistungsdiagnostik (z. B. im psychologischen Labor oder in der psychologischen Praxis) über allerdings hohe Anschaffungskosten.
- *Darüber hinaus mögliche Anwendungen:*
  - Feststellung der Therapieindikation.
  - Verlaufskontrolle.
  - Bewertung von Interventions- oder Rehabilitationsmaßnahmen.

Nürnberger-Alters-Inventar (NAI)

- **Definition:** Testbatterie zur Erfassung von kognitiver Leistungsfähigkeit, Verhalten und Befindlichkeit im höheren Lebensalter.
- **Beschreibung:**
  - Die Testbatterie umfaßt objektive Leistungstests, Selbst- und Fremdbeurteilungen und Personenmerkmale. Sie besteht insgesamt aus 11 Leistungsprüfungen (4 tempo- und 7 gedächtniszentrierte Verfahren) und 5 Fragebögen in bis zu 5 parallelisierten Versionen (A–E).
  - Erfaßt werden im Alter auftretende Veränderungen der intellektuellen Leistungsfähigkeit, der allgemeinen Befindlichkeit und des individuellen Verhaltenspotentials, darüber hinaus auch interventions- oder therapiebedingte Veränderungen und prognostische Aspekte.
- **Durchführung:**
  - Nach Vortestung wird eine Auswahl der Leistungstests vorgegeben, wobei eine Sitzung 45 Minuten nicht überschreiten sollte. Die Testabfolge ist so anzulegen, daß ähnliche Tests nicht unmittelbar aufeinanderfolgen:
    - *Leistungstest (G = Version G – steht für Gerontologie):* Zahlen-Verbindungs-Test G, Labyrinthtest G, Zahlen-Symbol-Test G, Farb-Wort-Test, Zahlennachsprechen G, Wortliste, Bildertest, Wortpaare, Figurentest, Satznachsprechen, latentes Lernen.
    - *Fragebögen:* Nürnberger-Alters-Rating NAR; Nürnberger-Alters-Selbstbeurteilungs-Skala NAS; Nürnberger-Alters-Fragebogen NAF; Nürnberger-Alters-Alltags-Skala NAA; Nürnberger-Alters-Beobachtungs-Skala NAB.
  - Die einzelnen Tests sind separat auszuwerten; für die meisten liegen Normwerte bzw. Prozentränge ab dem 55. Lebensjahr vor.
- **Aussage und Indikation:**
  - Entwicklung der einzelnen Subtests auf der Grundlage verschiedener empirischer Studien mit guter bis hoher Reliabilität und Validität.
  - Einsatz bei Patienten in höherem und hohen Lebensalter, z. B. zur Behandlungsüberprüfung bzw. für Verlaufsstudien.

2.3 Persönlichkeitsinventare

Tabellarische Übersicht

Tabelle 18 Persönlichkeitsinventare

Diagnose, Leitsymptom, Zielsetzung	Test	Fremd-/ Selbstbeurteilung	Aussage	Beschreibung des Tests
aktueller psychopathologischer Befund, allgemeine Diagnostik	Eigenschaftswörterliste (EWL)	S	aktuelles Befinden im Rahmen der Erstdignostik	S. 58
	Befindlichkeitsskala (BfS)	S	Verlauf von Befindlichkeitsstörungen	S. 58
	Mehrdimensionaler Befindlichkeitsfragebogen (MDBF)	F	Erfassung der Grundbefindlichkeit	S. 59
	Present State Examination (PSE)	F	aktueller psychopathologischer Befund	S. 59
	Inpatient Multidimensional Psychiatric Scale (IMPS)	F	systematische Erfassung des psychopathologischen Befundes	S. 60
	Clinical Global Impression (CGI)	F	Schweregrad psychischer Störungen	S. 60
	Minnesota Multiphasic Personality Inventory (MMPI)	S	Persönlichkeitsdiagnostik, psychische Auffälligkeiten	S. 61
	Strukturiertes klinisches Interview (SKID)	F + S	Erfassung bestimmter psychischer Syndrome	S. 61
	Computerbasiertes Ratingsystem psychopathologisch relevanter Urteilsdaten (CORA)	F	bestimmte psychische Merkmalsbereiche; Forschung, Therapie evaluation, Einzelfalldiagnostik	S. 62
	Arbeitsgemeinschaft für Methodik und Dokumentation in der Psychiatrie (AMDP)	F	Anamnese, psychischer und somatischer Befund	S. 63

Persönlichkeit, Selbstbild	Gießen-Test (GT)	F	psychosomatische und psychoneurotische Erkrankungen	S. 64
	Freiburger Persönlichkeitsinventar (FPI)	S	psychosomatische und psychoneurotische Störungen	S. 64
	Entscheidungs-Q-Sort (EQS)	S	Erfassung neurotischer Störungen	S. 65
	Diagnostisches Interview für das Borderline-Syndrom (DIB)	F	Identifizierung von Borderline-Erkrankungen	S. 66
	Borderline-Persönlichkeits-Inventar (BPI)	F	Erfassung der Borderline-Persönlichkeitsstörung	S. 66
Schizophrenie	Brief Psychiatric Rating Scale (BPRS)	F	Art u. Umfang psychischer Störungen, Studien und Verlaufsbeobachtung schizophrener Patienten	S. 67
	Beurteilung der Minussymptomatik (SANS)	F	Verlaufsbeobachtung nach psychotischen Schüben	S. 67
	Fünfminuteninterview (FMSS)	F	Einstellung zu einem schizophrenen Mitglied der Familie	S. 68
Angststörung	Selbstbeurteilungs-Angstskala (SAS)	S	Verlaufsbeschreibung von Angsterkrankungen	S. 68
	Angststatusinventar (ASI)	F	Angstsymptome bei psychischen Erkrankungen (v. a. neurotische, psychosomatische Störungen)	S. 69
	Panik- und Agoraphobieskala (P & A)	F	Schweregrad einer Angsterkrankung	S. 69
	Hamilton-Angstskala (HAMA)	F	Art und Intensität von Angstsymptomen, Verlauf und Therapiekontrolle	S. 70

Tabelle 18 Fortsetzung

Diagnose, Leitsymptom, Zielsetzung	Test	Fremd-/ Selbstbeurteilung	Aussage	Beschreibung des Tests
Zwangsstörung	Hamburger Zwangsinventar (HZI)	S	Erfassung von Zwangsgedanken u. -verhalten	S. 70
	Yale-Brown Obsessive Compulsive Scale (Y-BOCS)	F	Art und Schwere von Zwangssymptomen	S. 71
	Mandsley Obsessional Compulsive Checklist (MOCI)	S	Verlaufskontrolle von Zwangsstörungen	S. 71
Depression	Paranoid-Depressivitäts-Skala (PD-S)	S	Ausmaß von Depressivität	S. 72
	Beck-Depressions-Inventar (BDI)	S	Schweregrad depressiver Verstimmung	S. 72
	Selbstbeurteilungs-Depressionsskala (SDS)	S	Aufdeckung und Quantifizierung depressiver Verstimmungen	S. 73
	Hamilton-Depressionsskala (HAMD)	F	Schweregrad depressiver Syndrome	S. 74
	Montgomery-Assberg-Depressions-Rating-Skala (MADRS)	F	Einschätzung des Schweregrades depressiver Symptomatik	S. 74
	Depressionsstatusinventar (DSI)	F	Schwere einer Depression	S. 75
	Diagnostische Depressionsskala Newcastle (DSN)	F	Art und Intensität depressiver Verstimmungen	S. 75

Manie	Manie-Selbstbeurteilungsskala (MSS)	S	maniforme Syndrome, Therapieerfolgsmessung	S. 76
	Internal State Scale (ISS)	S	manische Symptome, Erstdiagnostik, Verlaufsbeobachtung	S. 76
	Young-Mania-Rating-Scale (YMRS)	F	Ausprägung maniformer Symptome, Erstdiagnostik, Verlaufsbeobachtung	S. 77
	Bech Rafaelsen Manie-Skala (BRMAS)	F	Schweregrad eines manischen Zustandes, Verlaufsbeobachtung	S. 77
psychische Rückbildungssymptome	Clinical Assessment Geriatric Scale (SCAG)	F	kognitive Defizite bzw. Rückbildungssymptome älterer Menschen, bei präseniler und seniler Demenz, psychoorganischem Syndrom	S. 78
Störungen durch Alkohol	Münchner Alkoholismustest (MALT)	F > S	Ermittlung von Alkoholismussymptomen, epidemiologische u. gutachterliche Untersuchungen	S. 78
	Trierer Alkoholismusinventar (TAI)	S	Differentialdiagnostik der Alkoholabhängigkeit	S. 79

2.3 Persönlichkeitsinventare

Eigenschaftswörterliste (EWL)

- **Definition:** Mehrdimensionales Selbstbeurteilungsverfahren zur Beschreibung des aktuellen Befindens.
- **Beschreibung:** Aus der Selbstbeurteilung des Patienten anhand von Eigenschaftswörtern wird auf dessen Befindlichkeit geschlossen.
- **Durchführung:**
  - In der Normalform enthält die Eigenschaftswörterliste 161 Items, die über 15 Skalen verteilt sind. Diese beziehen sich auf folgende 6 Persönlichkeitsbereiche:
    - Aktivität.
    - Allgemeine Disaktivität.
    - Introversion-Extroversion.
    - Allgemeines Wohlbehagen.
    - Emotionale Gereiztheit.
    - Angst.
  - Es existiert zusätzlich eine verkürzte Version mit 123 Items. (Bearbeitungszeit ca. 20 – 30 Minuten.)
- **Aussage und Indikation:**
  - Nach Verrechnung der als zutreffend registrierten Statements ergibt sich ein Wert, der Auskunft gibt über die momentane emotionale Befindlichkeit einschließlich Ängstlichkeit.
  - Die Eigenschaftswörterliste findet innerhalb der klinischen Psychiatrie Verwendung im Rahmen der Erstdiagnostik. (Reliabilität $r \approx 0{,}3 - 0{,}95$).

Befindlichkeitsskala (BfS)

- **Definition:** Selbstbeurteilungsskala zur querschnittsmäßigen Erfassung von Befindlichkeitsstörungen.
- **Beschreibung:** Die Befindlichkeitsskala dient der Quantifizierung momentaner Beeinträchtigungen des subjektiven Wohlbefindens. Ihre Handhabung beruht auf der Selbsteinschätzung des Patienten (s. S. 62 CORA). Es gibt zwei Parallelformen mit je 28 Paaren von Eigenschaftswörtern.
- **Durchführung:**
  - Der Patient soll sich bei den ihm vorgelegten Eigenschaftswörterpaaren entscheiden, welche Eigenschaft seinem momentanen Zustand am ehesten entspricht. Möglich sind drei Entscheidungen: Zwei alternative Zustimmungen sowie die Antwort „weder/noch".
  - Die gewichteten Items werden zu einem Gesamtrohwert addiert, der die jeweilige Beeinträchtigung des Befindens angeben soll. (Testdauer für eine der beiden Formen maximal 10 Minuten.)
- **Aussage und Indikation:**
  - Die Befindlichkeitsskala findet Anwendung bei allen krankheitsbedingten psychischen Veränderungen, insbesondere auch zu Verlaufsbeschreibungen unter therapeutischen Maßnahmen.
  - Bei Skalenwerten von > 15 Punkten ist von schon spürbaren Beeinträchtigungen des psychischen Wohlbefindens auszugehen. (Zufriedenstellende inhaltliche Validität ($\approx 0{,}5 - 0{,}7$) und gute Halbierungszuverlässigkeit ($r = 0{,}9$) (Halbierungszuverlässigkeit: Auch nach Halbierung der Itemanzahl werden für jede Hälfte ähnliche Ergebnisse erreicht).

Mehrdimensionaler Befindlichkeitsfragebogen (MDBF)

➤ **Definition, Beschreibung:** Anhand von 24 Items werden auf jeweils fünfstufigen Antwortskalen erfaßt (es gibt zwei parallele Testhälften):
- Gute/schlechte Gestimmtheit (GS).
- Wachheit/Müdigkeit (WM).
- Ruhe/Unruhe (RU).

➤ **Durchführung:**
- Auszählung der Gesamtpunktzahl und Vergleich mit Mittelwerten und Standardabweichungen der MDBP-Skalen.
  (Dauer: Etwa 4 – 8 Minuten.)

➤ **Aussage:** Geeignet zur Erfassung der Grundbefindlichkeit, z. B. zur Therapieevaluation. (Retest-Reliabilität r = 0,19 – 0,51.)

Present State Examination (PSE)

➤ **Definition:** Standardisiertes Verfahren zur Erhebung des psychopathologischen Befundes.

➤ **Beschreibung:** Der aktuelle psychopathologische Befund wird ermittelt aus den Antworten zu standardisierten Fragen bezüglich folgender Dimensionen:
- Allgemeine körperliche und seelische Gesundheit (10 Items).
- Angst (8 Items).
- Denken (4 Items).
- Depressivität (5 Items).
- Selbstwertgefühl (6 Items).
- Vitalstörungen (6 Items).
- Expansivität (3 Items).
- Zwang (3 Items).
- Depersonalisation (2 Items).
- Wahrnehmungsstörungen (6 Items).
- Denkstörungen (5 Items).
- Halluzinationen (11 Items).
- Wahn (26 Items).
- Bewußtsein (7 Items).
- Krankheitseinsicht (4 Items).
- Verhalten (12 Items).
- Affektivität (10 Items).
- Sprache (11 Items).

➤ **Durchführung:**
- Der Untersucher versucht, anhand der 140 Statements den psycho-pathologischen Querschnittsbefund festzulegen. Unsicherheiten in der Beurteilung oder fehlende Untersuchungsergebnisse werden ebenfalls festgehalten.
- Die Ausprägungsgrade der vorgefundenen Störungen können mit einer Werteskala von 0 – 3 gewichtet und entsprechend registriert werden. Ergänzende Zusatzfragen zu den verschiedenen Dimensionen sind möglich.
- Vor der eigentlichen Testdurchführung werden 10 – 12 Übungsexplorationen empfohlen. Das Verfahren ist zur elektronischen Datenverarbeitung vorgesehen.
  (Untersuchungsdauer ca. 60 – 90 Minuten.)

2.3 Persönlichkeitsinventare

- **Aussage und Indikation:** Die Gliederung des Fragebogens ist ausgerichtet auf folgende Schwerpunkte:
  - Neurotische Symptome, Anpassungsstörungen.
  - Psychotische Symptome.
  - Bewußtseinslage, Krankheitseinsicht.
  - Verhalten, Affekt, Sprache.
  - Mit Hilfe einer Syndromcheckliste (SCL) lassen sich aus den 140 Symptomen zusätzlich 38 Syndrome ermitteln (z.B. „Hypochondrie", „Energiemangel" u.ä.).

Clinical Global Impression (CGI)

- **Definition und Beschreibung:** Fremdbeurteilungsfragebogen zur globalen Beurteilung des Schweregrades psychischer Störungen.
- **Durchführung:** Zu beurteilen sind:
  - Der aktuelle Schweregrad der psychiatrischen Erkrankung auf einer 8stufigen Skala von „nicht beurteilbar" bis „extrem schwer krank".
  - Eine Veränderung des psychischen Zustandes: Auf einer 8stufigen Skala von „nicht beurteilbar" bis „Zustand ist sehr viel schlechter".
  - Das Verhältnis von therapeutischem Effekt und auftretenden Nebenwirkungen (auf der Grundlage einer Medikation): Von „sehr gut" bis „unverändert oder schlechter" bzw. „nicht beurteilbar".

  (Bearbeitungszeit von etwa 5–10 Minuten.)
- **Aussage und Indikation:** Das klinische global-rating erlaubt in Form einer Momentaufnahme eine kurze Beurteilung des Krankheitszustandes innerhalb einer Verlaufsbeobachtung. Einsatz daher vor allem innerhalb klinischer Studien vor dem Hintergrund der Beurteilung therapeutischer Effekte und auftretender Nebenwirkungen, die als „Wirksamkeits-Index" über eine zweiziffrige Codenummer erfaßt werden.

Inpatient Multidimensional Psychiatric Scale (IMPS)

- **Definition:** Multidimensionale Skala zur systematischen Erfassung des psychopathologischen Befundes.
- **Beschreibung:** Mit Hilfe eines psychiatrischen Interviews, das 90 Fragen umfaßt, soll eine diagnostische Zuordnung psychiatrischer Störungen ermöglicht werden (s. S. 62 CORA).
- **Durchführung:**
  - Der gesprächsfähige Patient wird mittels einer Checkliste zu seinem aktuellen Befinden befragt, Beobachtungen des Interviewers ebenfalls aufgenommen. 77 Items werden auf einem Auswertungsblatt zu 12 Syndromen zusammengefaßt, die flächentransformierten T-Werte werden in einen Profilbogen eingetragen.
  - *Hauptgruppen:*
    - Paranoid-halluzinatorisches Syndrom.
    - Depressives Syndrom.
    - Manisches Syndrom.
    - Andere psychotische Symptomatik.
  - Die Profilbögen erlauben einen Vergleich innerhalb dieser Diagnosegruppen. (Dauer des Interviews ca. 30–40 Minuten.)

➤ **Aussage und Indikation:**
- Schwerpunkt im Bereich psychotischer und depressiver Krankheitsbilder.
- Einsatz zu Forschungs- und Dokumentationszwecken sowie zu Verlaufsbeobachtungen.

Minnesota Multiphasic Personality Inventory (MMPI)

➤ **Definition:** Fragebogen zur Persönlichkeitsdiagnostik bzw. zur Erfassung psychischer Auffälligkeiten.

➤ **Beschreibung:** Aus den Antworten des Patienten zu einer Reihe persönlicher Fragen wird auf Persönlichkeitseigenschaften geschlossen, die den folgenden 10 Dimensionen zugeordnet werden:
- Depressivität.
- Hysterie.
- Psychopathie.
- Maskulinität/Feminität.
- Paranoia.
- Psychasthenie.
- Schizoidie.
- Hypomanie.
- Introversion/Extraversion.
- Hypochondrie.

➤ **Durchführung:**
- Bei diesem recht zeitaufwendigen Fragebogen sind 566 statements (davon 16 Wiederholungen) zur Selbstbeurteilung mit „richtig“ oder „falsch“ zu kennzeichnen. Die Auswertung erfolgt mit Hilfe von Schablonen; das individuelle Skalenprofil wird graphisch dargestellt.
- Mit Hilfe von Kontrollskalen können sowohl Verfälschungstendenzen des Patienten erfaßt werden wie andererseits Sorgfaltsleistung und Aufmerksamkeit bei der Testdurchführung.
  (Bearbeitungszeit ca. 1 – 2 Stunden.)

➤ **Aussage und Indikation:** Der MMPI ist wahrscheinlich der am meisten verbreitete Fragebogentest mit ausreichender Objektivität, Gültigkeit und Verläßlichkeit (Reliabilität $r \approx 0{,}5 - 0{,}8$). Der Anwendungsbereich erstreckt sich sowohl auf psychotische wie auch auf nichtpsychotische Störungen.

Strukturiertes klinisches Interview für DSM-IV (SKID)

➤ **Definition:** Mehrdimensionales Interviewverfahren zur Erfassung psychischer Syndrome und Störungen (s. S. 59 strukturiertes Interview).

➤ **Beschreibung:** SKID dient der Erfassung und Diagnostik ausgewählter psychischer Syndrome und Störungen in Anlehnung an DSM-IV:
- Auf Achse I können beurteilt werden: Affektive Störungen, psychotische Störungen, Störungen durch psychotrope Substanzen, Angststörungen, somatoforme Störungen, Eßstörungen, Anpassungsstörungen.
- Codierungsmöglichkeiten bestehen für die Achsen III und V (s. S. 62 CORA).

2.3 Persönlichkeitsinventare

- **Durchführung:**
  - Einsatz des strukturierten Interviewteils und freies Interview mit „Trennpunkt"-Fragen und Sprungregeln (= grobe Übersicht durch Einsatz nur einiger ausgewählter „Netzwerk"-Fragen).
  - Diagnosestellung im Längs- und Querschnitt.
    (Durchführungszeit etwa 60 – 90 Minuten.)
- **Aussage und Indikation:**
  - Getrennte Auswertung von Fragebogen und Interview erlaubt sowohl quantitative Auswertung wie auch Selbstbeschreibung und allgemein-klinische Beurteilung.
  - Einsatz bei ambulanten und stationär behandelten psychiatrischen und psychotherapeutischen Patienten.
  - Schnelle und valide Diagnosestellung bei den genannten Erkrankungen. (Reliabilität r = 0,6 – 1,0.)

Computerbasiertes Ratingsystem psychopathologisch relevanter Urteilsdaten (CORA)

- **Definition:** Modular aufgebautes, computergestütztes Testsystem zur Erfassung psychischer Störungen.
- **Beschreibung:**
  - Standardisierte Erfassung psychopathologischer Urteilsdaten im Bereich der klinischen Psychopathologie:
    - Programmsystem mit Hilfs- und Routinefunktionen.
    - Vielzahl von standard- und computerspezifischen Verfahren.
  - Testbatterie mit Standardhardware und -software.
  - *Diagnostiziert werden können folgende Merkmalsbereiche:*
    - Depressionen und Manien.
    - Schizophrenie.
    - Zwangsstörungen.
    - Angststörungen.
    - Alkoholismus.
    - Demenzen.
    - Psychosomatische Beschwerden.
    - Verlaufssymptomatik.
- **Durchführung:**
  - Je nach Fragestellung Einsatz von einzelnen oder mehreren Persönlichkeitsinventaren (s.o.) zur Diagnostik von Psychosen, Manien, Depressionen, Angststörungen und anderen klinischen Symptomen.
  - Testdurchführung mit Fehlerkontrolle, automatische Auswertung. Skalen- und Antwortstufen-spezifische Itemanzeige.
  - Es existieren alters- bzw. geschlechtsspezifische Normen mit der Möglichkeit einer laufenden Aktualisierung (z.T. computerspezifischer Normierung).
  - Die integrierte Datenbank und Dateiverwaltung bietet Textsuchfunktionen, Auswertung von Paper-Pencil-Verfahren, Datenschnelleingabe, skalenspezifische Antwortzeit-Auswertung.
    (Untersuchungsdauer unterschiedlich je nach Einsatzumfang.)

- **Aussage und Indikation:** Wichtigste Einsatzgebiete:
  - Standardisierte Erfassung psychopathologischer Urteilsdaten nach Empfehlungen des Collegium Internationale Psychiatriae Scalarum (CIPS) und der AMDP (s. S. 63).
  - Psychopathologische Forschung.
  - Therapieevaluation.
  - Einzelfalldiagnostik.

Hinweis: Hohe Anschaffungskosten!

Dokumentationssystem der Arbeitsgemeinschaft für Methodik und Dokumentation in der Psychiatrie (AMDP)

- **Definition:** Mehrdimensionales Fremdbeurteilungssystem zur Anamnese, zum psychischen und zum somatischen Befund (s. S. 62 CORA).
- **Beschreibung:** Aus den Angaben zu 100 Items „psychischer Befund" sowie weiteren 40 Items „somatischer Befund" wird auf das Vorliegen bestimmter psychopathologischer Syndrome geschlossen:
  - *Der „psychische Befund" erfaßt folgende Dimensionen:*
    - Bewußtseins- und Orientierungsstörungen.
    - Gedächtnisstörungen.
    - Formale und inhaltliche Denkstörungen.
    - Sinnestäuschungen.
    - Ich-Störungen.
    - Emotionale und Antriebsstörungen.
  - *Der „somatische Befund" erfaßt:*
    - Vigilanzstörungen.
    - Appetenz- und gastrointestinale Störungen.
    - Zirkulatorische und vegetative Störungen.
    - Neurologische Symptome.
- **Durchführung:**
  - Der Untersucher soll zu den 140 Statements Stellung nehmen, abgestuft von „nicht vorhanden" bis „schwer".
  - Die Beurteilung des psychischen Zustandes basiert auf allen – auch fremdanamnestischen – Informationen und Angaben, die erhältlich sind.
  - Der Erfassungsbogen ist so konzipiert, daß automatische Auswerteverfahren mit Markierungslesern zur Anwendung kommen können. (Zeitaufwand etwa 40 – 60 Minuten.)
- **Aussage und Indikation:**
  - Die Auswertung auf der Symptomebene soll über folgende Syndrome Auskunft geben: Depressives, psychoorganisches, manisches und paranoid-halluzinatorisches Syndrom, Hostilitätssyndrom, vegetatives und neurologisches Syndrom, apathisches und Zwangssyndrom.
  - Das AMDP-System erscheint besonders geeignet zu Vergleichsuntersuchungen bei multizentrischen Studien, überhaupt zur Vereinheitlichung der psychiatrischen Diagnostik.

2.3 Persönlichkeitsinventare

Gießen-Test (GT)

- **Definition:** Standardisierter Fragebogen zur Ermittlung des persönlichen Selbstbildes.
- **Beschreibung:** Die Beurteilung der Persönlichkeit beruht auf einer Auswertung der Antworten des Patienten auf der Grundlage tiefenpsychologisch relevanter Kategorien (s. CORA S. 62).
- **Durchführung:**
  - Der Patient wird angehalten, zu insgesamt 40 Fragen bezüglich seiner inneren Verfassung und seiner Umweltbeziehungen („Selbstbild") Stellung zu nehmen. Durch Umstellung der Items kann der Test auch zur Fremdeinschätzung verwendet werden („Fremdbild").
  - *Die Analyse der Antworten bezieht sich auf folgende 6 Standardskalen:*
    - Soziale Resonanz.
    - Dominanz.
    - Kontrolle.
    - Grundstimmung.
    - Durchlässigkeit.
    - Soziale Potenz.

    Es läßt sich auch ein sogenanntes Idealselbstbild erstellen.
  - Die Auswertung erfolgt über Transformation der Rohwerte in Standardwerte. Das Testprofil kann graphisch dargestellt werden.
    (Bearbeitungszeit etwa 20 – 30 Minuten.)
- **Aussage und Indikation:**
  - Der Anwendungsbereich erstreckt sich vor allem auf psychosomatische und psychoneurotische Erkrankungen unter Einbeziehung sozialer Einstellungen und Interaktionen.
    (Unter Berücksichtigung der psychoanalytischen Konzeption des Verfahrens zufriedenstellende Validität bei der Einzel- und Gruppendiagnostik als Stütze der klinischen Befunderhebung. Reliabilität $r \approx 0{,}5 - 0{,}6$.)

Freiburger Persönlichkeitsinventar (FPI-R)

- **Definition:** Standardisierter Fragebogen zur Selbstbeurteilung der Persönlichkeit. (Ältere Fassung: FPI-A1)
- **Beschreibung:**
  - Aus den Stellungnahmen des Patienten zu persönlichen Fragen können Rückschlüsse auf die in der Tabelle 19 dargestellten Eigenschaften gezogen werden.
    (In der revidierten Fassung FPI-R sind enthalten: siehe Tabelle 19.)
  - Zusätzlich werden die Dimensionen „Extraversion/Introversion", „Neurotizismus" und „Maskulinität/Feminität" erfaßt (s. S. 62 CORA).
- **Durchführung:**
  - Der Patient wird mit insgesamt 138 offenen und verdeckten Fragen (FPI-A1: 114 Fragen) konfrontiert, die in bejahend oder verneinend zu beantworten sind.
  - Die Auswertung erfolgt mittels Schablonen. Die Resultate können auf einem Profilblatt graphisch dargestellt werden.
    (Durchführung + Auswertung: ca. 30 Minuten.)

Tabelle 19 Komponenten der Freiburger Persönlichkeitsinventare

FPI	FPI-R (= revidierte Fassung)
Nervosität	Lebenszufriedenheit
Aggressivität (spontan + reaktiv)	soziale Orientierung
Depressivität	Leistungsorientierung
Erregbarkeit	Gehemmtheit
Geselligkeit	Erregbarkeit
Gelassenheit	Aggressivität
Gehemmtheit	Beanspruchung
Offenheit	körperliche Beschwerden
Extraversion	Gesundheitssorgen
emotionale Labilität	Offenheit
Maskulinität	Extraversion
	Emotionalität

- **Aussage und Indikation:**
  - Der Einsatz erfolgt ergänzend zur klinisch-psychopathologischen Diagnostik vor allem bei psychosomatischen und psychoneurotischen Störungen.
  - Die faktorenanalytisch gewonnenen Persönlichkeitsdimensionen besitzen offenbar eine ausreichende Trennschärfe. (FPI-R mit zufriedenstellender Verläßlichkeit ($r \approx 0{,}4-0{,}6$) wie auch ökonomisch für den klinischen Gebrauch geeignet. Validität $\approx 0{,}25-0{,}65$).

Entscheidungs-Q-Sort (EQS)

- **Definition:** Selbstbeurteilungsverfahren zur Erfassung neurotischer bzw. Anpassungsstörungen.
- **Beschreibung:** Mit Hilfe standardisierter Aussagen bzw. Entscheidungen sollen handlungsnahe Verhaltenskomponenten erfaßt werden (Entscheidungsvariablen).
- **Durchführung:**
  - 54 Kärtchen mit Items, die ein Entscheidungsverhalten beschreiben, werden dem Patienten mit der Bitte vorgelegt, sie in 9 Kategorien einzusortieren. Diese Kategorien sind 9fach gestaffelt von „überhaupt nicht" bis „genau zutreffend".
  - Die Protokollierung und Auswertung erfolgt auf entsprechenden Auswertebögen durch Markierung und Summierung der Rohwerte.
  - Eine Interpretation der Rohwerte ist quantitativ mittels Standardwerten und qualitativ anhand der EQS-Faktorenbeschreibung in folgende drei Gruppen möglich:
    - Neurotiker.
    - Normale Probanden.
    - Diagnostisch unklare Probanden.

  (Durchführungszeit etwa 20–25 Minuten.)

2.3 Persönlichkeitsinventare

➤ **Aussage und Indikation:**
- *Folgende drei Kategorien sind faktorenanalytisch unterscheidbar:*
  - Unentschlossenheit.
  - Rationalität.
  - Risikoverhalten.
- Bei Eichwerten (= aus den Rohwerten ermittelte Standardwerte) > 7 Hinweise auf abweichendes Verhalten. Einsatz im Erwachsenenbereich (18 – 55 Jahre) bei Verdacht auf neurotische oder Persönlichkeitsstörungen. (Trefferquote [= Validität] mit ca. 70% befriedigend, Reliabilität r ≈ 0,8.)

Diagnostisches Interview für das Borderline-Syndrom (DIB)

➤ **Definition:** Semistandardisiertes Inverview zur Erfassung von Borderline-Störungen (s. S. 282).

➤ **Beschreibung:** Mit Hilfe vorgegebener Statements wird versucht, charakteristische Symptome der Borderline-Persönlichkeit aufgrund eines psychoanalytischen Erklärungsansatzes zu erfassen.

➤ **Durchführung:**
- Die Fragen bzw. vom Patienten zu beurteilenden 124 Statements sollen Kernaussagen über die Persönlichkeitsstruktur darstellen, aus denen sich nach Errechnung der Antworten Hinweise auf Borderline-Strukturen ergeben sollen.
- *Abgefragt werden die folgenden 5 Persönlichkeitsbereiche:*
  - Soziale Anpassung.
  - Impulsive Handlungsmuster.
  - Affektivität.
  - Psychotisches Erleben.
  - Zwischenmenschliche Beziehungen.
- Zu jedem dieser Bereiche werden 3 – 4 Aussagen festgehalten. Nach Verrechnung wird ein kritischer Wert ermittelt, der für oder gegen das Vorliegen von Borderline-Störungen sprechen soll.
  (Untersuchungsdauer > 1 Stunde.)

➤ **Aussage und Indikation:**
- Der Fragebogen gilt als das am besten überprüfte diagnostische Testverfahren zur Identifizierung von Borderline-Erkrankungen. Es soll differentialdiagnostisch eine hohe statistische Signifikanz besitzen.

  Hinweis: Im Hinblick auf die Ergebnisse der bisherigen, teils kontroversen Diskussionen um den Borderline-Begriff besteht eine besondere Problematik, die hier nicht weiter dargestellt werden kann.

Borderline-Persönlichkeits-Inventar (BPI)

➤ **Definition:** Fremdbeurteilungsfragebogen zur Erfassung der Borderline-Persönlichkeitsstörung.

➤ **Beschreibung:** Über insgesamt 53 Items, zusammengefaßt zu 4 Skalen, sollen folgende Störungsbilder erfaßt werden:
- Entfremdungserlebnisse und Identitäts-Diffusion (IDEE).
- Primitive Abwehrmechanismen und Objektbeziehungen (AB).
- Mangelhafte Realitätsprüfung (R).
- Angst vor Nähe (N).

- **Durchführung:**
  - Die einzelnen Beurteilungen werden ausgezählt und mit T-Normen bzw. Prozenträngen sowohl für den Gesamtwert als auch für einzelne Skalen verglichen.
    (Dauer etwa 20 Minuten.)
- **Aussage:** Geeignet für epidemiologische und klinische Untersuchungen bei psychischen Störungen bzw. zur Verlaufskontrolle psychotherapeutischer Wirksamkeit (Retest-Reliabilität r ≈ 0,8).

Brief Psychiatric Rating Scale (BPRS)

- **Definition und Beschreibung:** Fremdbeurteilungsfragebogen zur globalen Feststellung, ob und in welchem Umfang psychische Störungen vorliegen (s. S. 62 CORA).
- **Durchführung:**
  - Der aus 18 Items bestehende Fragebogen dient als Anleitung zur gezielten Beurteilung folgender psychopathologischer Symptome: Körperbezogenheit, Angst, emotionale Zurückgezogenheit, Denkstörungen, Schuldgefühle, Gespanntheit, Manieriertheit, Größenideen, Depressivität, Feindseligkeit, paranoide Ideen, Halluzinationen, Verlangsamung, Abwehr, abnorme Denkinhalte, affektive Defizite, Erregtheit und Orientierungsstörungen.
  - Erfaßt werden die Faktoren „Angst/Depressionen“, „Anergie“, „Denkstörung“, „Aktivierung“ und „Feindseligkeit/Mißtrauen“.
  - Jeweils vorliegende Störungen werden innerhalb einer Kategorie mit Werten von „1“ (nicht vorhanden) bis „7“ (extrem stark) gewertet.
    (Untersuchungsdauer ca. 40 – 50 Minuten.)
- **Aussage und Indikation:**
  - Geeignet am ehesten innerhalb klinischer Studien bzw. zur Verlaufsbeobachtung bei schizophrenen (hospitalisierten) Patienten.
  - Die maximale Punktzahl beträgt 126 Punkte. Ab etwa 60 – 70 Punkten liegen bereits spürbare Auffälligkeiten vor. (Der Test stellt ein globales Beurteilungsinstrument dar, die Items sind allerdings nicht immer genügend trennscharf).

Beurteilung der Minussymptomatik (SANS)

- **Definition:** Fremdbeurteilungsfragebogen zur Erfassung von Negativsymptomen bei Schizophrenie.
- **Beschreibung:**
  - Das Inventar umfaßt insgesamt 24 Items zu folgenden psychopathologischen Besonderheiten:
    - Affektverflachung und -starrheit (Verarmung der emotionellen Ausdrucks- und Schwingungsfähigkeit).
    - Alogie (sprachliche Verarmung und Denkstörungen).
    - Anergie (Antriebsdefizit, Willensschwäche, Apathie).
    - Anhedonie und sozialer Rückzug (Desinteresse, Freudlosigkeit, Introversion, Isolation).
    - Aufmerksamkeitsstörung.
  - Ausprägung jeweils vorhandener Veränderungen von „0“ (normal bzw. nicht vorhanden) bis „5“ (schwer).

2.3 Persönlichkeitsinventare

➤ **Durchführung:**
  - Das Verhalten des Patienten wird anhand dieses Fragebogens beurteilt, wobei insbesondere Mimik und Gestik, Phonik, Pflegezustand, Aktivität, Interessen, Kontaktverhalten, Motivation, Aufmerksamkeit u. ä. im Vordergrund stehen.
  - Die Auswertung erfolgt über Addition der jeweils erreichten Punkte (0 – 125 Punkte).
  (Zeitaufwand ca. 30 – 40 Minuten.)

➤ **Aussage und Indikation:** Globale Übersicht, geeignet insbesondere zur Verlaufsbeobachtung nach psychotischen Schüben (spürbare Beeinträchtigungen ab etwa 60 – 70 Punkten).

Fünfminuteninterview (FMSS)

➤ **Definition:** Wenig standardisiertes Interview zur Erfassung der Einstellung zu einem schizophrenen Mitglied in einer Familie.

➤ **Beschreibung:** Kurzfassung des Camberwell Family Interview (CFI) bzw. ins Deutsche übertragene Kurzfassung des Five-Minute-Speech-Sample-Verfahrens.
  - Erfaßt werden soll der Expressed Emotion Index (EEI) als Maß für den spezifischen familiären emotionalen Umgangsstil bzw. die Zuwendung zu einem psychosekranken Familienmitglied.

➤ **Durchführung:**
  - Familienmitglieder werden durch einen standardisierten Eingangssatz aufgefordert, 5 Minuten über die Indexperson zu sprechen. Das Gespräch wird auf Band aufgezeichnet und anschließend ausgewertet.
  - *Hoher EE-Index:*
    - Definition: Angehörige haben entweder ein emotionales Überengagement (überprotektives und selbstaufopferndes Verhalten („hoch involviert") oder eine besonders kritische Einstellung bis zur Feindseligkeit („hoch kritisch").
    - Bedeutung: Jeweils eine für den Patienten ungünstige, krankheitsfördernde Atmosphäre.
  (Zeitdauer für die Durchführung des Kurzinterviews maximal 10 Minuten.)

➤ **Aussage und Indikation:** Anwendung hauptsächlich bei Psychosekranken. Der EE-Index gilt als Prognoseprädiktor im Hinblick auf den weiteren Krankheitsverlauf. (Ausreichende Spezifität und Validität. Laut Angaben sehr hohe Interrater-Reliabilität [Vergleich der Ergebnisse verschiedener Untersucher] von > 0,9.)

Selbstbeurteilungs-Angstskala (SAS)

➤ **Definition:** Erfassung von Angstsymptomen mit Hilfe eines Selbstbeurteilungsfragebogens.

➤ **Beschreibung:** Aus den Stellungnahmen des Patienten zu Fragen über Angstsymptome wird auf Ausmaß und Intensität vorliegender Angst geschlossen (s. S. 62 CORA).

➤ **Durchführung:**
  - Der Patient wird angehalten, quantifiziert („nie oder selten" bis „meistens oder immer") 20 Statements zu beantworten, die psychische und körperliche Angstsymptome einschließlich Schlafstörungen beschreiben. (Hierbei handelt es sich um 5 affektive und 15 somatische Angstkriterien.)

(Von besonderem Interesse ist hierbei die Einschätzung des Befindens während der letzten Woche vor der Untersuchung.)

- Die Summe der gewichteten Items ergibt einen Rohwert, der ab „36" als Krankheitshinweis zu bewerten ist.
  (Bearbeitungszeit etwa 30 Minuten.)

➤ **Aussage und Indikation:**

- Zur Verlaufsbeschreibung bei allen Erkrankungen geeignet, die mit Angst einhergehen (als Ergänzung zur klinisch-psychologischen Diagnostik).
- (Zufriedenstellende inhaltliche Validität und Halbierungszuverlässigkeit).

Angststatusinventar (ASI)

➤ **Definition:** Fremdbeurteilungsskala zur Erfassung von Angstsymptomen bei psychischen Erkrankungen.

➤ **Beschreibung:** Aus den Antworten des Patienten auf Fragen zu affektiven und somatischen Angstsymptomen wird auf Intensität, Dauer und Häufigkeit von Angstzuständen geschlossen (s. S. 62 CORA).

➤ **Durchführung:**

- Insgesamt 20 Fragen, die mit Angst oder Angstäquivalenten in Verbindung stehen, sind in vierfach abgestufter Form zu beantworten (von „nicht vorhanden" bis „stark"). Die Auszählung ergibt einen Gesamtrohwert, der über 50 Punkte erreichen kann.
  (Untersuchungsdauer etwa 30 Minuten.)

➤ **Aussage und Indikation:**

- Eingesetzt wird das ASI vor allem bei Patienten mit neurotischen bzw. Anpassungs- und psychosomatischen Störungen.
- *Punktwerte:*
  - Bei schweren Angstneurosen: ≈ 50 Punkte.
  - Bei Persönlichkeitsstörungen: ≈ 42 Punkte.
  - Bei endogenen Psychosen: ≈ 40 Punkte.
- Der Test sollte immer nur ergänzend zur klinischen Diagnostik angewendet werden. (Laut Angaben zufriedenstellende inhaltliche Validität, jedoch bisher noch keine Angaben zur Zuverlässigkeit [Reliabilität].)

Panik- und Agoraphobieskala (P & A)

➤ **Definition:** Fragebogen zur Erfassung von Panik und/oder Agoraphobie.

➤ **Beschreibung:** Das Inventar besteht aus 13 Items, die zu 5 Subscores für folgende Bereiche zusammengefaßt sind:

- Panikattacken.
- Agoraphobische Vermeidung.
- Antizipatorische Angst.
- Einschränkungen im täglichen Leben.
- Gesundheitssorgen.

➤ **Durchführung:**

- Abfragen der genannten Bereiche im Rahmen einer Fremdbeurteilung.
- Die Beurteilung erfolgt anhand von Normwerten (auch getrennte Auswertung der Subscores möglich).
- Der Gesamtwert der Skala umfaßt alle durch die Angststörung beeinträchtigten Bereiche.

(Durchführungszeit bei Fremdbeurteilung ca. 8 Minuten, bei Selbstbeurteilung ca. 15 Minuten.)

- **Aussage:**
  - Festlegung des Schweregrades der Angsterkrankung mit hoher Zuverlässigkeit.
  - Geeignet zur Therapieeffizienzkontrolle.
    (Korrelation mit CGI bei Fremdbeurteilung r = 0,91, bei Selbstbeurteilung r = 0,76. Reliabilität r = 0,78.)

Hamilton-Angstskala (HAMA)

- **Definition:** Skala zur Fremdbeurteilung der Art und Intensität von Angstsymptomen.
- **Beschreibung:** Als Methode der standardisierten Fremdbeurteilung von Angstgefühl werden die folgenden Kategorien erfaßt (s. S. 62 CORA):
  - Stimmung, Spannung, Furcht;
  - Schlafstörungen, Leistungsbeeinträchtigung, Depressivität;
  - Muskuläre und sensorische körperliche Symptome;
  - Kardiovaskuläre, respiratorische, gastrointestinale, urogenitale und neurovegetative Symptome;
  - Allgemeines Verhalten.
- **Durchführung:**
  - Der Untersucher beurteilt anhand der genannten 14 Kategorien auf der 5fach gestaffelten Skala Ausmaß und Qualität von Angstsymptomen, wobei 7 Items somatische und weitere 7 Items psychische Angst erfassen sollen.
  - Skalierung von 0 („nicht vorhanden") bis maximal 4 („sehr stark").
  - Daraus wird ein Rohwert ermittelt, der als Gradmesser von Angst interpretiert werden kann (maximal 56 Punkte).
    (Keine zeitliche Begrenzung.)
- **Aussage und Indikation:**
  - Die Angstskala erscheint geeignet zur Verlaufsbeobachtung bzw. zur Therapiekontrolle bei vergleichenden Studien (als Ergänzung zur klinisch-psychopathologischen Diagnostik).
    (Laut Literaturangaben sehr hohe Reliabilität.)

Hamburger Zwangsinventar (HZI)

- **Definition:** Fragebogen zur Erfassung von Zwangsgedanken und -verhalten.
- **Beschreibung:** Das HZI umfaßt insgesamt 118 Items, die auf folgende 6 Skalen verteilt sind (s. S. 62 CORA):
  - Kontrollhandlungen.
  - Reinlichkeitszwänge.
  - Ordnungszwänge.
  - Zähl- und Berührungszwänge.
  - Gedankenzwänge.
  - Zwanghafte auto- und fremdaggressive Vorstellungen.

➤ **Durchführung:**
- Zu den genannten Statements soll der Patient (> 16 Jahre) zustimmend oder ablehnend Stellung nehmen. Zielgruppe sind Zwangskranke verschiedener Art (Anpassungsstörungen, Neurosen, affektive Erkrankungen, Schizophrenie und hirnorganische Erkrankungen).
  (Testdauer rund 20 Minuten.)

➤ **Aussage und Indikation:**
- Einsatz in der klinischen Psychiatrie zu diagnostischen und katamnestischen Untersuchungen. Differenziert wird zwischen Zwangsneurotikern und agoraphobischen bzw. sozial gehemmten Patienten.
- Normen liegen sowohl für einzelne Skalen wie auch für das gesamte Inventar vor. (Retest-Reliabilitätskoeffizient laut Angaben für den Gesamttest bei r = 0,93.)

Yale-Brown Obsessive Compulsive Scale (Y-BOCS)

➤ **Definition:** Rating-Verfahren zur Erfassung der Art und Schwere von Zwangssymptomen.

➤ **Beschreibung:** Standard-Fremdrating-Verfahren zur Quantifizierung und Spezifizierung von Zwangsstörungen (in Anlehnung an DSM) in Form eines halbstrukturierten Interviews (s. S. 62 CORA). Verteilt auf 19 Kategorien werden beurteilt:
- Schweregrad von Denk- und Handlungszwängen sowie von Vermeidung.
- Zeitaufwand, Beeinträchtigung im Alltagsleben, Leidensdruck, Widerstand und ausgeübte Kontrolle über die Symptomatik.

➤ **Durchführung:**
- Mit Hilfe eines Glossars Erfassung von Zwangsgedanken und Zwangshandlungen über ein halbstrukturiertes Interview (s. S. 4) mit semiquantitativer Bewertung (Y-BOC-Symptom-Checkliste mit 68 Beispielen).
- Bestimmung der Hauptsymptome („H"). Einschätzung von Zeitaufwand, Beeinträchtigungsgrad, Leidensdruck, Widerstand und Kontrollgedanken.
- Errechnung des Gesamtscores (Items 1 – 10) zwischen 0 und 40 Punkten (Items 1 – 5: Denkzwänge, Items 6 – 10: Handlungszwänge).
  (Durchführungs- und Bearbeitungszeit insgesamt ca. 60 Minuten.)

➤ **Aussage und Indikation:**
- In Verbindung mit der klinischen Diagnostik Einschätzung einer Zwangssymptomatik zur Abstützung des klinischen Befundes, zur Verlaufs- oder Therapiekontrolle.
- *Ausgeprägtere Symptomatik:*
  - Bei Denk- *und* Handlungszwängen: > 16 Punkte.
  - Bei Denk- *oder* Handlungszwängen: >10 Punkte.

  (Interrater-Reliabilität r = 0,85 [Korrelation zu MOCI (s. u.) r = 0,53].)

Mandsley Obsessional Compulsive Checklist (MOCI)

➤ **Definition:** Selbstbeurteilungsfragebogen zur Erfassung von Zwangsstörungen.

➤ **Beschreibung:** In über 30 Items, die zustimmend oder ablehnend zu beantworten sind, sollen Zwangsgedanken und -vorstellungen, Zwangsimpulse und verschiedene Formen von Zwangshandlungen erfaßt werden.

- **Durchführung:**
  - Die Antworten des Patienten zu den genannten Statements werden nach „richtig" oder „falsch" ausgewertet (nur Selbstbeurteilung).
  - Der Gesamtscore ergibt einen Hinweis auf das Ausmaß einer Zwangsstörung. (Bearbeitungszeit etwa 30 Minuten.)
- **Aussage und Indikation:**
  - Unkomplizierter, wenig aufwendiger Einsatz zur Verlaufskontrolle. (Beurteilung lediglich auf *Itemebene* [für den deutschen Sprachraum keine quantifizierende Validität].)

Paranoid-Depressivitäts-Skala (PD-S)

- **Definition:** Selbstbeurteilungsskala zur Feststellung von Depressivität und anderen psychischen Beeinträchtigungen (s. S. 62 CORA).
- **Beschreibung:** Mehrdimensionaler klinischer Fragebogentest zur Selbsteinschätzung von depressiven und paranoiden Erlebnisinhalten mit Kontrollskalen über Krankheitsverleugnung und Motivation (zwei Parallelformen PD und PD-S).
- **Durchführung:**
  - Je 43 Items sind mit Statements 4fach gestaffelt zwischen „trifft zu" und „trifft gar nicht zu" zu bewerten. Als Kontrollskalen dienen 3 Motivationsitems und 8 Kontrollitems hinsichtlich möglicher Krankheitsverleugnung.
  - Möglichst im Rahmen einer Einzeluntersuchung zunächst Instruktion, dann Testabwicklung und anschließend Überprüfung auf Vollständigkeit.
  - Ermittlung des Rohwertes mit Hilfe einer Schablone (Punktwerte von 0–3 je nach Skala). Auswertung nur möglich, wenn die Protokolle zu 90% vollständig sind und ausreichende Intelligenz vorliegt (Verbal-IQ > 80, vgl. S. 45 HAWIE-Test). (Keine zeitliche Begrenzung.)
- **Aussage und Indikation:**
  - Einsatz im Rahmen der klinisch-psychiatrischen Diagnostik und Therapie.
  - Normwerte für die Paranoid-Depressionsskalen gibt es für weibliche und männliche Patienten im Alter von 29–64 Jahren. (Gute Validierung, Paralleltest-Korrelation r ≈ 0,6–0,8. [Paralleltest-Korrelation: Beziehung zu Meßgenauigkeit bezüglich der beiden Formen PD und PD-S – die Ergebnisse sollten möglichst gleich sein.].)

Beck-Depressions-Inventar (BDI)

- **Definition:** Fragebogen zur Selbstbeurteilung des Schweregrades depressiver Verstimmung.
- **Beschreibung:** Anhand vorgegebener Items sollen folgende psychopathologische Qualitäten erfaßt werden (s. S. 62 CORA):
  - Verstimmtheit, Pessimismus, Versagensgefühl;
  - Unzufriedenheit, Schuldgefühl, Strafbedürfnis;
  - Selbstanklage, Suizidalität, Weinerlichkeit;
  - Reizbarkeit, Isoliertheit, Entschlußunfähigkeit;
  - Körperbild, Leistungsfähigkeit, Ermüdbarkeit;
  - Appetit- und Gewichtsverlust;
  - Hypochondrie und Libidoverlust.

➤ **Durchführung:**
- Der Patient wird angehalten, in 84 Aussagen zu den o.a. 21 Kategorien abgestuft von „nicht vorhanden" bis „erheblich" Stellung zu nehmen.
- Der Depressionswert ergibt sich aus der Summe der Behauptungen, die der Patient für sich als zutreffend angekreuzt hat.
  (Keine zeitliche Begrenzung.)

➤ **Aussage und Indikation:**
- Ein Skalenwert von > 26 Punkten weist auf das Vorliegen einer schon schweren Depression hin.
- Der Beck-Test wird bei allen Formen depressiver Verstimmungen als Ergänzung zur klinischen Diagnostik angewendet.
  (Zufriedenstellende Korrelation zu den Ergebnissen anderer Depressionstestes bzw. zu klinischen Befunden mit recht hoher Reliabilität.)

Selbstbeurteilungs-Depressionsskala (SDS)

➤ **Definition:** Selbstbeurteilungsskala zur Aufdeckung und quantifizierten Abschätzung depressiver Verstimmungen.

➤ **Beschreibung:** Aus den Stellungnahmen des Patienten zu 10 krankheitsorientierten und 10 weiteren gesundheitsorientierten Statements kann auf das Ausmaß einer möglicherweise vorliegenden Depression geschlossen werden (s. S. 62 CORA).

➤ **Durchführung:**
- Der Patient soll auf einer vierstufigen Skala („nie oder selten" bis „meistens oder immer") Antworten auf Fragen geben, die sich auf psychische und körperliche Depressionssymptome beziehen.
- *Die Fragen umfassen folgende Bereiche:*
  - Stimmungslage.
  - Denkinhalte.
  - Motorik.
  - Selbstwertgefühl.
  - Interessensstörungen.
  - Vitalstörungen.
- Das eigene Befinden in der Woche vor der Untersuchung soll bei der persönlichen Einschätzung im Vordergrund stehen. Die Summe der Item-Punktwerte ergibt den Gesamtrohwert.
  (Keine zeitliche Begrenzung.)

➤ **Aussage und Indikation:**
- *Als Richtwerte gelten:*
  - 41 – 47 Punkte: Leichte Depression.
  - 48 – 55 Punkte: Schwere Depression.
  - > 55 Punkte: Ausgeprägte Depression.
- Insofern stellt die Selbstbeurteilungs-Depressionsskala eine zur ergänzenden Diagnostik geeignete Untersuchungsmethode dar, die insbesondere bei vergleichenden Untersuchungen bzw. zur Verlaufsbeschreibung eingesetzt werden kann.
  (Inhaltliche Validität und Halbierungszuverlässigkeit zufriedenstellend bis ausreichend.)

2.3 Persönlichkeitsinventare

Hamilton-Depressionsskala (HAMD)

- **Definition:** Skala zur Fremdbeurteilung des Schweregrades depressiver Syndrome.
- **Beschreibung:** Auf der Grundlage der standardisierten Fremdbeurteilung wird der depressive Patient nach folgenden Kategorien beurteilt (s. S. 62 CORA):
  - Niedergeschlagenheit.
  - Schuldgefühl.
  - Suizidalität.
  - Schlafstörungen.
  - Antriebsverhalten.
  - Angst, Zwänge.
  - Vitalstörungen.
- **Durchführung:**
  - Der Untersucher bewertet in 22 Einzelurteilen aufgrund der ausführlichen Exploration und des aktuellen Eindrucks anhand einer Symptomliste von 21 Merkmalen auf einer 3 – 5fach gestaffelten Rating-Skala die Schwere depressiver Symptome. Intensität und Häufigkeit von depressiven Störungen werden hierbei berücksichtigt.
  - Der Depressionswert („Depressionstiefe") ergibt sich aus der Summe der einzelnen Einstufungsgrade (je 0 – 2 bzw. 0 – 4).
    (Zeitaufwand etwa 30 – 40 Minuten.)
- **Aussage und Indikation:**
  - Es handelt sich um die weltweit am häufigsten angewendete Skala zur Fremdbeurteilung von Depressionen. (Sie wird als ausreichend valide und reliabel sowie wenig zeitaufwendig beurteilt.)
  - Als Ergänzung zur klinisch-psychopathologischen Diagnostik wird die Hamilton-Skala bei Verlaufsstudien bzw. zur Therapiekontrolle eingesetzt.
  - *Normwerte existieren nicht, es gelten jedoch folgende Richtwerte:*
    - 10 – 19 Punkte: Leichte Depression.
    - 20 – 29 Punkte: Mittelschwere Depression.
    - > 30 Punkte: Schwere Depression.

Montgomery-Assberg-Depressions-Rating-Skala (MADRS)

- **Definition:** Skala zur Fremdbeurteilung und Einschätzung depressiver Symptomatik.
- **Beschreibung:** Anhand eines Fragenkatalogs wird der Patient im Hinblick auf folgende Syndrome beurteilt (s. S. 62 CORA):
  - Sichtbare u. mitgeteilte Niedergeschlagenheit;
  - Angespanntheit, Schlaf- und Appetitstörungen;
  - Konzentrationsschwierigkeiten;
  - Antriebsmangel, Interessenverlust;
  - Pessimismus, Suizidalität.
- **Durchführung:**
  - Zu den genannten Syndromen sind jeweils auf einer 6fach gestaffelten Rating-Skala Feststellungen zu treffen von „0" (nicht vorhanden) bis „6" (deutlich ausgeprägt).
  - Der maximal erreichbare Summenscore beträgt 60 Punkte.
    (Zeitaufwand etwa 20 – 30 Minuten.)

➤ **Aussage und Indikation:**
- „Depressivität" und „vegetative Störungen" sind voneinander abgrenzbar.
- Bezüglich der Depressionsschwere gelten folgende *Richtwerte:*
  - Ab 10 – 12 Punkte: Leichte Depression.
  - Ab 20 – 25 Punkte: Mäßige Depression.
  - Ab ca. 25 – 30 Punkte: Schwere Depression.
- Einsatz im Rahmen von Verlaufsstudien bzw. zur Therapieüberwachung. (Laut Angaben ausreichend valide und reliable Fremdbeurteilungsskala mit hinreichend trennscharfen Items.)

Depressionsstatusinventar (DSI)

➤ **Definition:** Persönlichkeitsfragebogen zur Fremdbeurteilung depressiver Verstimmungen.

➤ **Beschreibung:** Aus den Antworten des Patienten zu Fragestellungen in Verbindung mit psychischen und körperlichen Depressionssymptomen wird auf die Schwere einer Depression geschlossen. Die Fragen zielen im wesentlichen ab auf Gestimmtheit, Motorik, Vitalstörungen, Denkinhalte und Suizidalität (s. S. 62 CORA).

➤ **Durchführung:**
- Zu insgesamt 20 Items kann der Patient sich – vierfach abgestuft – äußern von „nicht vorhanden" bis „stark":
- Die Ausprägungsgrade der einzelnen Items werden zu einem Gesamtrohwert addiert, der maximal 80 Punkte betragen kann. (Zeitaufwand etwa 20 Minuten.)

➤ **Aussage und Indikation:**
- Ausreichende inhaltliche Validität mit Eignung zur Verlaufsbeschreibung und Therapiekontrolle ergänzend zur klinischen Diagnostik.
- *Orientierungswerte:*
  - 40 – 47 Punkte: Leichte Depression.
  - 48 – 55 Punkte: Mittelschwere bis schwere Depression.
  - > 56 Punkte: Sehr schwere Depression.

Diagnostische Depressionsskala Newcastle (DSN)

➤ **Definition:** Skala zur Fremdbeurteilung von Art und Intensität depressiver Störungen.

➤ **Beschreibung:** Wie bei den oben beschriebenen Verfahren stellt dieser Test eine Methode zur standardisierten Fremdbeurteilung depressiver Patienten nach den folgenden Kategorien dar:
- Persönlichkeit;
- Belastungs- und Schuldgefühl;
- Angst und Wahn;
- Gehemmtheit und Depressivität;
- Vitalstörungen.

➤ **Durchführung:**
- Der Untersucher beurteilt anhand von 10 Items auf einer 3fach gestaffelten Skala Ausmaß und Qualität depressiver Symptome, die in einem Sammelwert erfaßt werden. Verbindliche Normwerte liegen nicht vor. (Zeitaufwand ca. 20 Minuten.)

- **Aussage und Indikation:** Eignung zur Therapiekontrolle bei statistischen Erhebungen. (Erfassung der Depressivität ausreichend verläßlich und zuverlässig).

Manie-Selbstbeurteilungsskala (MSS)

- **Definition:** Selbstbeurteilungsinventar zur Erfassung maniformer Symptome.
- **Beschreibung:** Anhand von 48 Items soll eine Selbsteinschätzung des Verhaltens und der Erlebensveränderungen für die Woche vor der stationären Aufnahme mit „Ja" oder „Nein" beantwortet werden.
- **Durchführung:** Die vom Patienten vorgenommenen Ja/Nein-Beurteilungen werden ausgezählt.
  (Durchführungszeit und Bearbeitungszeit ca. 10 Minuten.)
- **Aussage und Indikation:**
  - Trennscharfes diagnostisches Instrument zur Therapieerfolgsmessung und zur Abgrenzung zu anderen psychiatrischen Erkrankungen.
  - Kein signifikanter Unterschied zwischen Patienten mit und ohne Krankheitseinsicht.
  - $>$ 14 Punkte: Maniforme Symptomatik.
  - Faktorenanalytisch „hedonistische Euphorie" von „hyperaktiver Dysphorie" abzugrenzen. (Reliabilität $r = 0{,}86$; Korrelation zu Young Mania Rating Scale – YMRS: $r \approx 0{,}6-0{,}9$.)

Internal State Scale (ISS)

- **Definition:** Selbstbeurteilungsskala zur Erfassung manischer Symptome.
- **Beschreibung:**
  - Stimmung und daran geknüpfte Befindlichkeiten werden nach einem visuellen Analogschema zwischen „0" und „100" eingeordnet. Bereiche:
    - Aktivierung.
    - Wohlbefinden.
    - Konfliktwahrnehmung.
    - Depressivität.
- **Durchführung:**
  - Der Patient soll sich auf jedem der 15 Items (100 mm lange Skala) zwischen 0 und 100 einordnen. Die Auswertung erfolgt durch Auszählen und graphische Darstellung.
    (Durchführungs- und Bearbeitungszeit ungefähr 15 – 20 Minuten.)
- **Aussage und Indikation:**
  - *Vorliegen eines maniformen Syndroms:*
    - Wohlbefindensscore $>$ 125, oder
    - Aktivierungsscore $>$ 200.
  - Einsatz zur Erstdiagnostik wie auch zur weiteren Verlaufsbeobachtung. (Validität und Reliabilität befriedigend.)

Young Mania Rating Scale (YMRS)

➤ **Definition:** Beobachtungsskala zur Erfassung manischer Symptome.

➤ **Beschreibung:**

- Mit Hilfe von insgesamt 11 Items sollen folgende Bereiche erfaßt werden:
  - Gehobene Stimmung, gesteigerte motorische Aktivität;
  - Sexuelles Interesse;
  - Schlafstörungen, Irritierbarkeit;
  - Sprache, Denkstörungen;
  - Aggressives Verhalten;
  - Äußeres Erscheinungsbild;
  - Krankheitseinsicht.
- Abgestufte Bewertung von 0 – 60 Punkten.

➤ **Durchführung:**

- Die Symptomerfassung erfolgt durch ein klinisches Interview, anhand dessen der Zustand des Patienten erfaßt und bewertet wird. (Untersuchungszeit etwa 20 – 30 Minuten.)

➤ **Aussage und Indikation:**

- *Orientierungswerte:*
  - 15 – 29 Punkte: Leichte maniforme Symptomatik.
  - 30 – 44 Punkte: Deutliche maniforme Symptomatik.
  - > 45 Punkte: Ausgeprägte maniforme Symptomatik.
- Einsatz sowohl zur Erstdiagnostik wie auch zur weiteren Verlaufsbeobachtung. (Befriedigende Validität und Reliabilität.)

Bech Rafaelsen Manie-Skala (BRMAS)

➤ **Definition:** Fremdbeurteilungsskala zur Abschätzung des Schweregrades eines manischen Zustands.

➤ **Beschreibung:** Anhand von insgesamt 11 Items sind auf einer 5stufigen Skala (0 – 4) folgende Verhaltens- und Erlebensweisen zu beurteilen (s. S. 62 CORA):

- Motorische Aktivität.
- Verbalaktivität.
- Ideenflucht.
- Stimme, Lautstärke.
- Feindseligkeit, Destruktivität.
- Gestimmtheit.
- Selbstwertgefühl.
- Kontakt.
- Schlaf.
- Sexuelle Aktivität.
- Arbeit und Interessen.

➤ **Durchführung:**

- Die Beurteilungsskala wird systematisch abgefragt, wobei als zeitlicher Bezugsrahmen der Tag der Beobachtung und die zwei vorhergehenden Tage und Nächte gelten. Die Punktwerte der 11 Items werden aufsummiert und ergeben den Gesamtwert (0 – 44). (Durchführungs- und Bearbeitungszeit ca. 20 – 30 Minuten.)

➤ **Aussage und Indikation:** Abschätzung der Manieausprägung je nach Gesamtscore. Geeignet zur Verlaufsbeobachtung. Reliabilität r = 0,87 bei guter Validität.

Clinical Assessment Geriatric Scale (SCAG)

- **Definition:** Fremdbeurteilungsskala zur Beurteilung von psychischen Rückbildungssymptomen.
- **Beschreibung:**
  - Rückbildungssymptome bzw. koginitive Defizite bei älteren Menschen werden aufgrund eines Interviews ermittelt, das sich an einer Skala aus 18 Items orientiert. Diese beziehen sich auf das Befinden während eines bestimmten Zeitraumes. Zur Erfassung des Gesamteindrucks gibt es ein zusätzliches Item.
  - Die Beurteilung des Symptomschweregrades erfolgt von 1 („nicht vorhanden") bis 7 („schwer").
  - *Folgende Verhaltensaspekte werden erfaßt* (s. S. 62 CORA):
    - Verwirrtheit, geistige Klarheit.
    - Reizbarkeit, Stimmungslabilität.
    - Orientierungsstörungen.
    - Körperliche Beschwerden
    - Gesamteindruck.
- **Durchführung:**
  - Anhand eines Glossars wird mit dem Patienten ein Interview geführt, das sich an den Items der Skala orientiert.
    (Untersuchungs- und Bearbeitungszeit etwa 20–40 Minuten.)
- **Aussage und Indikation:** Einsatz bei präseniler und seniler Demenz sowie beim hirnorganischen Psychosyndrom mit Aussagen zu kognitiven Störungen, sozialem Verhalten, Antriebsarmut, affektiven Störungen, somatischen Störungen, Erfassung des Therapieeinflusses. (Insgesamt gute Reliabilität von $r \approx 0{,}75$.)

Münchner Alkoholismustest (MALT)

- **Definition:** Fragebogen zur Ermittlung von Alkoholismussymptomen.
- **Beschreibung:** Mit Hilfe eines kombinierten Selbst- und Fremdbeurteilungsbogens wird versucht, Symptome auf Verhaltens- und physiologischer Ebene zu erfassen, die möglicherweise auf chronischen Alkoholkonsum zurückzuführen sind. Der Test besteht aus 7 Items zur Fremd- sowie weiteren 24 Items zur Selbstbeobachtung (s. S. 62 CORA).
- **Durchführung:**
  - Der insgesamt 31 Statements umfassende Fragebogen wird vom Patienten bzw. vom Untersucher mit „trifft zu" oder „trifft nicht zu" beantwortet, wobei insgesamt der Fremdbeurteilung ein größeres Gewicht zukommt.
  - In Abhängigkeit vom erreichten Punktwert ergeben sich Hinweise vom bloßen Verdacht bis zur hohen Wahrscheinlichkeit für das Vorliegen von Alkoholismus.
    (Bearbeitungszeit etwa 40 Minuten.)

➤ **Aussage und Indikation:**
- *Die gewichteten Summenwerte werden wie folgt interpretiert:*
  - 6–10 Punkte: Alkoholgefährdung.
  - $>$ 11 Punkte: Verdacht auf Alkoholismus.
- Anwendung in der klinischen Diagnostik sowie zu epidemiologischen und gutachterlichen Untersuchungen. Standardisiertes Verfahren mit laut Literaturangaben hoher Validität und sehr hoher Reliabilität. Als Suchtest empfohlen wie auch zur vergleichenden Therapieforschung und zu prospektiven Studien ($r \approx 0{,}94$ bei Parallelform MALT-S).

Trierer Alkoholismusinventar (TAI)

➤ **Definition:** Fragebogen zur Differentialdiagnostik von Alkoholabhängigkeit.

➤ **Beschreibung:**
- Anhand eines Selbstbeurteilungsbogens mit 90 Items (davon 13 für Patienten mit Partner) werden Rückschlüsse auf Trinkgewohnheiten und Folgeerscheinungen erfaßt.
- Die 7 Skalen des Fragebogens beziehen sich auf folgende Dimensionen (s. S. 62 CORA):
  - Schweregrad.
  - Soziales Trinken.
  - Süchtiges Trinken.
  - Motive.
  - Schädigung.
  - Partnerprobleme wegen Trinkens.
  - Trinken wegen Partnerproblemen.

➤ **Durchführung:**
- Die vorgelegten Fragen sind vierstufig innerhalb eines Spektrums von „oft" bis „nie" zu beantworten. Alle Fragen beziehen sich auf die letzten Monate des Alkoholkonsums.
- Aus den Itemantworten werden die jeweiligen Summenrohwerte in bezug auf 5 (ohne Partner) bzw. 7 Skalen (wenn Partner miteinbezogen) errechnet. (Bearbeitungszeit etwa 30 Minuten.)

➤ **Aussage und Indikation:**
- Für die Skalenrohwerte können in den Normtabellen die jeweiligen Standardwerte (Prozentrang, T- und Staninewert) nachgesehen werden. Für die Gesamtnormstichprobe wie auch für geschlechtsspezifische Subnormstichproben liegen entsprechende Werte vor.
- Zur Veranschaulichung individueller Testergebnisse kann ein Profil erstellt werden, das sich hinsichtlich der Trinkgewohnheiten, Motive und Folgeerscheinungen interpretieren läßt. (Validität bzw. Reliabilität: Noch keine umfangreicheren Untersuchungsergebnisse.)

2.4 Projektive Verfahren

Tabellarische Übersicht

Tabelle 20 Projektive Verfahren (Auswahl)

Test, Versuch	Aussage, Anwendung	Beschreibung des Tests
Baum-Test	Ergänzung zur klinisch-psychopathologischen Diagnostik bei neurotischen, Entwicklungs- und Verhaltensstörungen	S. 80
Rorschach-Formdeuteversuch	Ermittlung von Persönlichkeits- und Charaktereigenschaften	S. 81
Thematischer Apperzeptionstest (TAT)	Untersuchungen bei nichtpsychotischen Störungen, Persönlichkeitsentfaltung	S. 81
Sceno-Test	Verhaltensstörungen und deren Hintergründe, i.R. der Spieltherapie, Kinder- und Familientherapie	S. 82

Baum-Test

- **Definition:** Nichtstandardisiertes einfaches bildnerisches Verfahren zur Persönlichkeitsdiagnostik.
- **Beschreibung:** Aus der Qualität der Zeichnung eines Baumes wird auf Entwicklungsstand und gegebenenfalls Störungen im emotionalen und sozialen Persönlichkeitsbereich geschlossen.
- **Durchführung:**
  - Vom Probanden soll ohne zeitliche Begrenzung auf einem leeren Blatt mit Bleistift ein Laubbaum gezeichnet werden. Die Zeichnung wird als Ganzes und in ihren Details ausgewertet, wobei auch raumsymbolische und graphologische Merkmale erfaßt und gedeutet werden. Als Interpretationshilfe gibt es eine Eigenschaftstabelle mit einer Auflistung von 59 Merkmalen für die verschiedenen Altersklassen.
    (Durchschnittliche Dauer: Einige Minuten.)
- **Aussage und Indikation:**
  - Anwendung findet der Baum-Test als Ergänzung zur klinisch-psychopathologischen Diagnostik vor allem bei neurotischen, Anpassungs-, Entwicklungs- und Verhaltensstörungen.
  - Bei tiefenpsychologischen Erfahrungen sind Rückschlüsse auf Antriebsverhalten, Emotionalität, psychische Stabilität, Selbstbehauptung und Sozialverhalten des Patienten möglich (Gütekriterien im engeren Sinne nicht definierbar).

Rorschach-Formdeuteversuch

- **Definition:** Projektives Testverfahren zur Ermittlung von Persönlichkeits- und Charaktereigenschaften.
- **Beschreibung:** Die Testkonstruktion beruht auf der tiefenpsychologischen Hypothese der „Projektion“: Persönlichkeits- und Charakterzüge des Untersuchten spiegeln sich in dessen Beschreibungen wider, die zu verschiedenen unstrukturierten Figurationen gegeben werden.
- **Durchführung:**
  - Dem Patienten werden insgesamt 10 Tafeln mit Bildern nach Art von Tintenklecksen vorgelegt (5 graue und schwarze, 2 rote und schwarze sowie 3 verschiedenfarbige Tafeln). Die Antworten werden protokolliert, auch die benötigte Zeit für die einzelnen Antworten wird vermerkt. Die Auswertung erfolgt nach einem standardisierten Signierungsschema zu einem „Verrechnungsprotokoll“.
  - Die Interpretation des Befundes umfaßt den formalen, inhaltlichen und sequenzanalytischen (= Beurteilung der Reihenfolge der Antworten) Aspekt der Testantworten. Es gibt Merkmalssyndrome für verschiedene Charaktertypen und Neuroseformen wie auch für psychotische Erkrankungen. (Untersuchungsdauer ca. 1 Stunde.)
- **Aussage und Indikation:**
  - Die Beurteilung der Persönlichkeit des Untersuchten ist einerseits abhängig von psychodynamischen Kenntnissen und beruflichem Training des Untersuchers wie auch andererseits von der momentanen Befindlichkeit des Patienten.
    (Trotz weltweiter Verbreitung als meistbenutztes projektives Testverfahren ist die Validität umstritten, wenn strengere Gütekriterien angelegt werden.)

Thematischer Apperzeptionstest (TAT)

- **Definition:** Psychodiagnostische projektive Methode, Persönlichkeitsentfaltungstest.
- **Beschreibung:** Aus den Kommentaren, die der Patient zu verschiedenen Bildern abgibt, wird auf hintergründige Motivationen, Einstellungen, Erwartungen, Intentionen und Bedürfnisse geschlossen.
- **Durchführung:**
  - Bis zu 20 überwiegend unscharf und undeutlich gehaltene Bilder mit szenischen Darstellungen werden dem Patienten vorgelegt mit der Bitte, hierzu jeweils eine Geschichte zu erzählen. Jedes Testbild besitzt eine besondere „thematische Valenz“.
  - Die Auswertung beruht auf einer Charakteranalyse der in der erzählten Geschichte geschilderten Hauptfigur in Verbindung mit dem sozialen Kontext zur Umwelt.
  - Die nicht personengebundenen Szenen werden unter dem Aspekt der wiedergegebenen Anmutungsqualitäten, Gestimmtheiten und Phantasien interpretiert. Darüber hinaus wird geprüft, ob die erzählte Geschichte mit dem Aufforderungscharakter des jeweiligen Testbildes übereinstimmt.
    (Keine zeitliche Begrenzung.)

2.4 Projektive Verfahren

➤ **Aussage und Indikation:**
- Als ergiebige Methode der tiefenpsychologischen Diagnostik stehen Untersuchungen bei nichtpsychotischen Störungen im Vordergrund.
  (Weltweit sehr verbreitetes Verfahren mit zufriedenstellender Zuverlässigkeit und Gültigkeit, wenn nicht die üblichen strengen Testgütemaßstäbe der Psychometrie angelegt werden.)

Sceno-Test

➤ **Definition:** Persönlichkeitsentfaltungstest zur Diagnostik von Verhaltensstörungen bzw. deren psychodynamischen Hintergründe.

➤ **Beschreibung:** Aus der Gestaltung von Spielzeugszenen wird auf unbewußte Motivationen, Wünsche, Konflikte und andere psychodynamische Besonderheiten geschlossen.

➤ **Durchführung:**
- Mit Spielzeug (Bäume, Tiere, Häuser, vor allem Puppen) sollen beliebige Szenen aufgebaut werden. Der Patient kann die gestalteten Szenen kommentieren.
- Beurteilt werden: Auswahl, Verteilung und Plazierung des Materials, Rolle und Bedeutung der Figuren und deren Interaktion untereinander, Gesamtbedeutung für den Patienten.
  (Keine zeitliche Begrenzung.)

➤ **Aussage und Indikation:** Die Gestaltung erlaubt neben Rückschlüssen auf Familienstruktur, Rollen, Familiendynamik auch die Beurteilung von Befindlichkeit, Impulsen und Persönlichkeitsstruktur des Probanden. Gängiger Einsatz im Rahmen der Spieltherapie, insbesondere Kinder- und Familientherapie. (Keine strengen Gütekriterien anwendbar.)

3.1 Symptomatik, Leitsymptome, Syndromalogie

Vorbemerkungen

Die im folgenden beschriebenen häufigsten psychopathologischen Symptome und Syndrome erlauben eine ausreichende Beschreibung (Symptomatologie) von Erkrankungsarten und -formen, sagen aber nichts Verläßliches aus über Ätiologie und Pathogenese der zugrundeliegenden Störung. Sie werden eingehend in den Lehrbüchern der klinischen Psychopathologie abgehandelt.

Die nachstehende Auflistung, die sich auf die wichtigsten Angaben beschränkt, behandelt sowohl die Beeinträchtigungen der psychischen Elementarfunktionen (Störungen von Vigilanz, Orientiertheit, Wahrnehmung, Denken, Antrieb und Emotionalität) wie auch komplexere Syndrome.

Als letztere werden Symptomenverbände bezeichnet, deren Bestandteile nach einem bekannten Muster, mit besonderer Dynamik oder in einer bestimmten zeitlichen Abfolge auftreten. Da sie für definierte Erkrankungen pathognomonisch sein können, erhält ihr Auftreten diagnostische und differentialdiagnostische Valenz. Dies bedeutet, daß in der Regel durch das Auftreten bestimmter Syndrome das Vorliegen einer Erkrankungsart wahrscheinlicher oder unwahrscheinlicher wird. Deutlich wird dies z.B. an psychotischen Symptomen 1. und 2. Ranges nach Kurt Schneider, welche das Vorliegen einer Schizophrenie sicher oder vermutbar machen.

Es gibt Syndrome mit höherem oder niedrigerem, aber niemals absolutem Spezifitätsgrad. Während beispielsweise depressive Bilder bei zahlreichen psychischen Krankheiten vorkommen, sind phobische Syndrome mit großer Wahrscheinlichkeit Ausdruck einer angstneurotischen Störung bzw. Angsterkrankung, Gedankenentzug ist beweisend für eine Schizophrenie.

Psychopathologische Symptome werden diagnostisch erfaßt durch Exploration (s.S. 3 ff) und Verhaltensbeobachtung (s.S. 6 ff). Ihre sorgfältige Registrierung und prägnante Herausarbeitung bilden die Bausteine des aktuellen psychischen Befundes, der durch die Resultate psychologischer Testverfahren (s.S. 37 ff) ergänzt und abgerundet werden kann: sie sind nachvollziehbar zu beschreiben und zu dokumentieren.

Zu beachten ist, daß die psychopathologische Terminologie nicht allseits einheitlich verwendet wird; beispielsweise unterscheidet sich der psychiatrische Begriff „Bewußtseinsstörung" erheblich von dem entsprechenden juristischen, erst recht philosophischen Terminus.

Aktueller psychopathologischer Befund, Vorgeschichte und Verlaufsbeobachtung führen zur psychiatrischen Diagnose, ohne die keine zielgerichtete und angemessene Behandlungsstrategie entwickelt werden kann. Ihre Funktion und eigentliche Bedeutung reicht also weit über das gelegentlich kritisierte Labeling hinaus.

Die beschriebenen Leitsymptome sind als Prägnanztypen zu betrachten. Insbesondere bezüglich der Elementarfunktionen sind Grenzen zwischen „noch normal" und „schon gestört" fließend; der psychiatrische Krankheitsbegriff ist in hohem Maße abhängig von Kultur und Zeitgeist.

Leitsymptome bzw. Syndrome sind in der Tabelle 21 zusammengefaßt.

Tabelle 21 Darstellung der Leitsymptome bzw. Syndrome

psychopathologischer Komplex (Syndrom)	Symptomatik	Seite
(quantitatve) Störungen des Bewußtseins und der Orientierung	Benommenheit, Somnolenz, Sopor, Koma, Hypervigilanz	87
	Orientierungsstörung, Verwirrtheit	88
(qualitative) Bewußtseinsstörungen	Dämmerzustand	89
	Delir	90
	traumhafte Verworrenheit (Oneiroid)	91
	Halluzinose	91
Störungen des Gedächtnisses	Amnesie und Paramnesie, Hypermnesie	93
formale Denkstörungen	Denkverlangsamung	95
	Denkhemmung	95
	Gedankenabreißen	95
	Haften	95
	Perseveration, Wiederholung	96
	Inkohärenz, Zerfahrenheit	96
	Ideenflucht	96
	Logorrhoe	97
Störungen des Antriebs und der Motorik	Antriebsschwäche, Antriebshemmung, Volitionsschwäche	98
	Antriebssteigerung	99
	Enthemmung	99
	Ambivalenz (Vorstellung)	99
	Ambitendenz (Impuls)	100
	Mutismus	100
	Stereotypie, Verbigeration	101
	Hyperkinesie, Dyskinesie	101

Tabelle 21 Fortsetzung

psychopathologischer Komplex (Syndrom)	Symptomatik	Seite
Störungen der Selbstkontrolle	Willensschwäche, Steuerungsschwäche	99
Wahrnehmungsstörungen	Illusion, illusionäre Verkennung	103
	Halluzination	103
	Pseudohalluzination	105
	Leibgefühlsstörung	105
Ich-Störungen	Icherlebensstörung: Depersonalisation, Derealisation, Gedankenentzug, -eingebung, -ausbreitung, Transitivismus, Verkennung	106
Störungen des Affekts	Affektverarmung	107
	Parathymie	107
	Affektlabilität, Stimmungslabilität	108
	Affektinkontinenz	108
	Angst, Panik	108
	Phobie	110
	Hypochondrie	111
	Zwang	112
	depressives Syndrom	112
	Suizidalität	113
	maniformes Syndrom	114
	Aggressivität (Hostilitätssyndrom)	115
inhaltliche Denkstörungen	Wahn, paranoides Syndrom	116
Störungen der kognitiven Leistung	Oligophrenie	118
	dementielles Syndrom, Demenz	118

Fortsetzung Tabelle 21 ▸

Tabelle 21 Fortsetzung

psychopathologischer Komplex (Syndrom)	Symptomatik	Seite
Indoktrinationssyndrom		120
organische psychische Störungen	Durchgangssyndrom	121
	hirnorganisches Psychosyndrom	121
	endokrines Psychosyndrom	122
Schlafstörungen	Dyssomnie	123
	Parasomnie	123
algogenes Psychosyndrom		124

3.2 Störungen des Bewußtseins und der Orientierung

Bewußtseinsstörung

- **Definition:** Quantitative und/oder qualitative Beeinträchtigung der Wachheit (Vigilanz), vgl. S. 344, psychiatrische Notfälle.
- **Phänomenologie:**
  - Beeinträchtigungen der Bewußtseinsklarheit. Zu unterscheiden sind:
    - Benommenheit: Dösigkeit, Reaktionsverlangsamung.
    - Somnolenz: Stärkere Benommenheit und Schläfrigkeit mit allgemeiner Verlangsamung, Einschlafneigung.
    - Sopor: Deutliche Schläfrigkeit mit nur noch ungezielten Abwehrreaktionen auf Außenreize (noch erweckbar, kurzzeitiges Augenöffnen).
    - Koma: Bewußtlosigkeit ohne Erweckbarkeit (Augen stets geschlossen). Abhängig von der Komatiefe (Grad I - IV) Erlöschen der Reflextätigkeit sowie Regulationsstörungen der Vitalfunktionen.
    - Hypervigilanz: Zustand von Überwachheit mit gehobener Bewußtseinsklarheit, vermehrter Aufmerksamkeit und geschärfter Wahrnehmung.
  - Qualitative Bewußtseinsstörung sind zusätzlich durch Verschiebungen oder Verzerrungen der Bewußtseinsinhalte gekennzeichnet (z. B. Verkennungen, Wahnideen, Denkstörungen) – siehe unten.
- **Vorkommen** (siehe auch Tabelle 22):
  - *Somnolenz:* Bei leichter Intoxikation, endokriner und metabolischer Funktionsstörung, Fieber, beginnendem Hirndruck, Trancezuständen und starker Erschöpfung.

Tabelle 22 Differentialdiagnose der Bewußtseinsstörung

Verdachtsdiagnose	wegweisende Untersuchung
Intoxikation	Psychostatus, Fremdanamnese, Klinik, Laboruntersuchungen
endokrine, metabolische Störung	Psychostatus, Anamnese, Foetor, Temperatur, Labor
Infektion (Meningoenzephalitis)	Psychostatus, Meningismus, Liquorpunktion
Hirndruck	Psychostatus, CCT, (MRT)
Epilepsie (postiktual, Aura)	Psychostatus, Anamnese, EEG
Rauschzustände, Drogeneinwirkung	Psychostatus,(Fremd-) Anamnese, Drogenscreening
Schock	adäquates Ereignis, Fremdanamnese
(schizophrene Episode)	(Anamnese, psychopathologischer Befund)
(manische Episode)	(Anamnese, psychopathologischer Befund)

- *Sopor:* Bei gesteigertem Hirndruck, Enzephalitis und Hirnblutung, Intoxikation sowie nach epileptischem Anfall.
- *Koma:* Bei schwerer Intoxikationen, massiver endokriner und metabolischer Entgleisung, schwerster Infektionen, akuter Hirnschädigung und Hirnblutung, zerebralem Gefäßverschluß (Territorialinfarkt), kreislaufbedingter Anoxie, im Schock und im großen epileptischen Anfall.
- *Hypervigilanz:* Unter Einfluß von Stimulantien oder anderen Aufputschmitteln, während epileptischer Aura; durch außergewöhnliche seelische Anspannung und Konzentration (z.B. Meditation, Ekstase), nach schockartigen Erlebnissen (selten bei beginnender Psychose).

Orientierungsstörung (Verwirrtheit, Desorientiertheit)

➤ **Definition:** Zeitliche, örtliche, situative und/oder persönliche Falschinformiertheit, vgl. S. 346, psychiatrische Notfälle.

➤ **Phänomenologie:**
- *Zeitliche Orientierungsstörung:* Fehlende oder mangelhafte Fähigkeit, sich zeitlich zurechtzufinden (Tageszeit, Wochentag, Monat, Jahr).
- *Örtliche Orientierungsstörung:* Uninformiertheit bzw. Nichterkennen der örtlichen Gegebenheiten (z.B. momentaner Aufenthaltsort, nähere und weitere Umgebung).
- *Situative Orientierungsstörung:* Falsche oder mangelhafte Einschätzung der aktuellen Situation (nicht wahnhaft bedingt).
- *Orientierungsstörung zur Person:* Beeinträchtigungen bezüglich der eigenen Person (z.B. Name, Geburtstag, Beruf, Lebensgeschichte).
  Fast stets hiermit einhergehend: Rat- und Hilflosigkeit, Unruhe, Ängstlichkeit, Verstörtheit, Aggressivität.

➤ **Vorkommen** (siehe auch Tabelle 23):
- Vor allem bei organisch begründbarer Psychose und hirnorganischem Psychosyndrom bzw. Demenz (Bestandteil des Korsakow-Syndroms, s.S. 249).
- Während Erlebnisreaktion infolge ungewöhnlicher psychischer Belastungsstörung (Katastrophenreaktion, s.S. 217).
  (Gelegentlich auch als Begleiterscheinung akuter Psychose.)

Hinweis: Nicht zu verwechseln mit der psychotisch bedingten Verworrenheit bzw. Desorganisiertheit (s.S. 199).

Tabelle 23 Differentialdiagnose der Orientierungsstörung

Verdachtsdiagnose	wegweisende Untersuchung
hirnorganisches Psychosyndrom	Psychostatus, Anamnese (vaskuläre Risikofaktoren), neurologische Untersuchung, CCT
Korsakow-Syndrom	Psychostatus, Alkoholanamnese, Klinik, neurologische Untersuchung, CCT
Belastungsstörung Erlebnisreaktion	Psychostatus, adäquates Psychotrauma in der Anamnese
(akute Psychose)	(Psychostatus)

3.2 Störungen des Bewußtseins und der Orientierung

Dämmerzustand

- **Definition:** Form der Bewußtseinseinengung mit gleichzeitiger Trübung der Bewußtseinslage (Quantitative *und* qualitative Bewußtseinsstörung (s. S. 87).
- **Phänomenologie:**
  - Stunden bis Tage anhaltender, tranceähnlicher Zustand, der durch eine Einengung von Denkinhalten und Vorstellungen, Erlebnissen und Handlungsweisen gekennzeichnet ist. Die Aufmerksamkeit erscheint nach innen gerichtet; häufig liegen illusionäre Verkennungen (s. S. 103) oder halluzinatorische Wahrnehmungsverfälschungen (s. S. 103) vor. Der Antrieb kann verlangsamt oder gesteigert sein (s. S. 98 ff).
  - Trotz der Bewußtseinsveränderung bleibt im großen und ganzen die Handlungsfähigkeit des Patienten erhalten. Beim sogenannten orientierten Dämmerzustand bleibt sie auch nach außen geordnet. Anschließend Amnesie.
- **Vorkommen** (siehe auch Tabelle 24):
  - *Dämmerzustände treten auf bei:*
    - Epilepsie (z. B. als postparoxysmaler Dämmerzustand oder im Rahmen einer Alternativpsychose, s. S. 153).
    - Alkohol- und Drogeneinfluß.
    - Hirntrauma, Intoxikation und Enzephalitis.
    - Psychogene Dämmerzustände (sehr selten) können unter hohem Affektdruck (z. B. Panik, Schockerleben) als Ausweichreaktion vorkommen.

Hinweis: Straftaten während Dämmerzuständen spielen eine besondere Rolle in der forensischen Psychiatrie (s. S. 475)!

Tabelle 24 Differentialdiagnose des Dämmerzustands

Verdachtsdiagnose	wegweisende Untersuchung
Epilepsie	Psychostatus, (Fremd-)Anamnese, EEG, CCT
Rausch	Psychostatus, Klinik, Laborscreening
Hirntrauma	Psychostatus, Ereignis, Klinik, neurologische Untersuchung, CCT
Intoxikation	Psychostatus, Anamnese, Klinik, Laboruntersuchungen
Enzephalitis	Psychostatus, Meningismus, Fieber, Liquorpunktion
Psychotrauma	Psychostatus, Anamnese

3.2 Störungen des Bewußtseins und der Orientierung

Delir, delirantes Syndrom

- **Definition:** Quantitative und qualitative Bewußtseinsstörung (vgl. S. 344, 351, psychiatrische Notfälle).
- **Phänomenologie:**
  - *Vorherrschende Symptomatik:*
    - Beeinträchtigte Orientiertheit mit Verwirrtheit (s. S. 88) und illusionärer oder wahnhafter Verkennung (s. S. 103) der Umgebung.
    - Sinnestäuschungen (überwiegend optische Halluzinationen, s. S. 103).
    - Meist ängstlich gefärbte Stimmungslage mit fahriger Unruhe und dranghafter Geschäftigkeit. Erhöhte Ablenkbarkeit und mangelndes Konzentrationsvermögen.
    - Ausgeprägte Suggestibilität.
    - *Beim Alkoholdelir* starke vegetative Reaktionen (Schwitzen, Tachykardie, Hypertonie, Tremor, gelegentliche zerebrale Krampfanfälle).

    (Dauer meist über mehrere Tage, anschließend Amnesie.)
- **Vorkommen** (siehe auch Tabelle 25):
  - Am häufigsten als Entzugsdelir bei chronischem *Alkoholismus* (Delirium tremens).
  - Unter der Einnahme von *Medikamenten* (z. B. Antiparkinsonmittel, Antidepressiva, Amphetamine) als akute Intoxikation oder Nebenwirkung.
  - Während des *Entzugs* von suchterzeugenden Drogen und Medikamenten.
  - Als Begleiterscheinung körperlicher Krankheit (z. B. Infektionen, endokrine und metabolische Entgleisungen).

Tabelle 25 Differentialdiagnose des Delirs

Verdachtsdiagnose	wegweisende Untersuchung
Entzugsdelir bei chronischem Alkoholismus	Psychostatus,(Fremd-) Anamnese, Alkoholbestimmung, Klinik
Drogen-, medikamenteninduziert	Psychostatus, Medikamenten-, Drogenanamnese, Laborscreening
endokrine, metabolische Entgleisung	Psychostatus, Klinik, Vorerkrankungen, Labor
Infektion	Psychostatus, Klinik, Labor

Traumhafte Verworrenheit (Oneiroid)

- **Definition:** Qualitative Bewußtseinsstörung mit Einengung und Verzerrung der Bewußtseinsinhalte.
- **Phänomenologie:** Traum- bzw. tranceähnlicher Zustand, einhergehend mit illusionären Verkennungen (s. S. 103) und anderen Sinnestäuschungen, auch mit wahnhaften Erlebnissen (s. S. 116). Der Patient wirkt in sich gekehrt, ratlos, gefühlsmäßig versunken und verlangsamt. Das Bewußtsein ist getrübt, die Orientierung beeinträchtigt. Anschließend meist Amnesie!
- **Vorkommen** (siehe auch Tabelle 26):
  - Am häufigsten unter Rauschdrogen (Halluzinogene, s. S. 260).
  - Im Rahmen epileptischer Psychosen (s. S. 153).
  - Bei Wochenbettpsychosen (s. S. 178).
  - Gelegentlich bei akuter schizophrener Psychose (s. S. 195).
    (Prädisponierend: Phantasiebereitschaft, Eidetik [lebhaftes und eindringliches Vorstellungsvermögen].)

Tabelle 26 Differentialdiagnose der traumhaften Verworrenheit

Verdachtsdiagnose	wegweisende Untersuchung
Halluzinogenabusus	Anamnese, Drogenscreening, Klinik
Epilepsie	Anamnese, EEG, Bildgebung
Postpartal	Anamnese
akute schizophrene Psychose	Anamnese, psychopathologischer Befund

Halluzinose

- **Definition:** Zustand fortlaufender Sinnestäuschungen (Trugwahrnehmungen ohne entsprechenden Außenreiz) bei erhaltener Bewußtseinshelligkeit und Orientiertheit.
- **Phänomenologie:**
  - Im Vordergrund stehen mehr oder weniger kontinuierliche, überwiegend akustische oder optische Halluzinationen mit fluktuierenden, szenischen Wahrnehmungserlebnissen.
    Die Patienten erscheinen dabei manchmal ängstlich-unruhig, manchmal in sich gekehrt und unfähig zur Kommunikation, finden sich aber normal zurecht und wirken ansonsten wenig beeinträchtigt.

➤ **Vorkommen:**
- *Akustische Halluzinose:* Am häufigsten bei chronischem Alkoholismus (vgl. S. 247), hier in Form von Demütigungen, Beschimpfungen und Drohungen: (Fremd-)Anamnese, körperl. Untersuchung, Drogenscreening (inkl. Alkoholtest).
- *Optische Halluzinose:* Bei Intoxikation mit Halluzinogenen (LSD) und nach Schädigungen des Okzipitallappens (mit strukturierten und unstrukturierten Bildfolgen): Anamnese (Substanzmißbrauch, Hirninfarkt, -blutung, Schädel-Hirn-Trauma?), körperliche Untersuchung, EEG, CCT.
- *Haptische Halluzinose:* Bei Intoxikation durch Amphetamine: Suchtanamnese, Fremdanamnese, Laborscreening (s. S. 26).
  (Eine besondere Form der chronischen taktilen Halluzinose stellt der sogenannte Dermatozoenwahn [s. S. 138] dar.)

Tabelle 27 Differentialdiagnose der Halluzinose

Verdachtsdiagnose	wegweisende Untersuchung
Alkoholismus	Psychostatus, (Fremd-)Anamnese, Laboruntersuchungen
chron. Amphetaminmißbrauch, LSD-Konsum	Psychostatus, (Fremd-)Anamnese, Drogenscreening
Hirnerkrankung	Psychostatus, Neurostatus, CCT, EEG

Amnesien und Paramnesien

- **Definition:** Globale oder partielle Beeinträchtigung der Aufnahme, Speicherung und/oder Wiedergabe von Daten.
- **Phänomenologie:**
  Die mnestische Leistungsfähigkeit stellt einen der wichtigsten Teilfaktoren der allgemeinen Intelligenz dar. Sie ist abhängig von der individuellen Fähigkeit zu Konzentration, Aufmerksamkeit und Organisation der Engrammierung. Defizite können begründet sein in einer Aufnahme und/oder Wiedergabe von Informationen.
  - *Unterschieden wird zwischen:*
    - Störungen des Ultrakurzzeitgedächtnisses: Gedächtnislücken über wenige Sekunden.
    - Störungen des Kurzzeitgedächtnisses bzw. der Merkfähigkeit: Beeinträchtigte Fähigkeit, sich neue Eindrücke über etwa 5 – 10 Minuten einzuprägen.
    - Störungen des Langzeitgedächtnisses: Herabsetzung der Fähigkeit, länger als ca. 10 Minuten zurückliegende Eindrücke zu behalten bzw. zu reproduzieren.
  - *Zu differenzieren sind formal:*
    - Hypomnesie bis zur Amnesie: Zeitlich begrenzte, retro- oder anterograde Gedächtnislücken. (In schwerer Form beim sog. Korsakow-Syndrom.)
    - Paramnesie: Erinnerungsverfälschungen und -täuschungen (Trugerinnerungen), gekennzeichnet durch Veränderungen der Gedächtnisinhalte bei der Reproduktion (z. B. Déjà-vu- und Déjà-vecu-Erlebnisse, Ekmnesie = Eindruck bzw. Vorstellung, in einem anderen Lebensabschnitt zu leben).
    - Hypermnesie: Steigerung der Erinnerungsfähigkeit mit überdurchschnittlichen Gedächtnisleistungen.
- **Vorkommen** (siehe auch Tabelle 28):
  - Besondere Betonung von Merkfähigkeitsstörungen als Beginn- und Leitsymptomatik einer allgemeinen Gedächtnisschwäche bei Demenz (s. S. 130 ff).
  - Antero- und/oder retrograde Amnesie zeigen sich nach Hirnschädigung, Intoxikation, Enzephalitis bzw. als Begleiterscheinung sog. Durchgangssyndrome (s. hirnorganisches Psychosyndrom S. 121).
  - Amnestische Episoden kommen häufiger bei transitorischen ischämischen (zerebralen) Attacken vor (TIA, s. S. 135).
  - Paramnesien sind bei beginnender Schizophrenie, in der epileptischen Aura, in Traum oder traumähnlichen Erlebnissen sowie in Trance, Hypnose und unter Rauschdrogenzu beobachten.
  - Echte oder scheinbare Hypermnesie kann es in Verbindung mit Hypervigilanz (s. S. 87) geben.
    (Psychogene Erinnerungsblockaden („Black out") treten auf bei starker affektiver Erregung (z. B. Prüfungsangst), als posttraumatische oder dissoziative Belastungsstörung (s. S. 223, 239) oder als Zweckreaktion (Ganser-Syndrom).

3.3 Störungen des Gedächtnisses

Tabelle 28 Differentialdiagnose der Gedächtnisstörung

Verdachtsdiagnose	wegweisende Untersuchung
Demenz	Psychostatus, (Fremd-)Anamnese, neuropsychologische Testung, CCT
Intoxikation	Psychostatus, Klinik, Laboruntersuchungen
Enzephalitis	Psychostatus, Klinik
transitorische ischämische Attacke	Psychostatus, Klinik, neurologischer Status, CCT, Dopplersonographie
Schizophrenie	Anamnese, psychopathologischer Befund
Epilepsie	Psychostatus, Anamnese, EEG, (CCT)
Rausch	Psychostatus, Klinik, Drogenscreening
dissoziative Störung, Belastungsstörung	Psychostatus, Anamnese, Situation, psychopathologischer Befund

Denkverlangsamung

- **Definition:** Verlangsamung der Denkabläufe.
- **Phänomenologie:** Zähflüssiges, verlangsamtes Denken tritt nach außen in Erscheinung als mühselige, schleppende sprachliche Mitteilung mit einfallsarmen, monotonen Inhalten (s. S. 98, Antriebshemmung).
- **Vorkommen, wegweisende Untersuchungen:** Verlangsamung zeigt sich als Begleiterscheinung allgemeiner Antriebsarmut vor allem bei:
  - *Depressiver Erkrankung:* Anamnese, psychopathologischer Befund (s. S. 10 ff).
  - *Demenz:* Klinik, Anamnese, CCT (s. S. 130 ff).
  - *Einfluß von dämpfenden Drogen und Beruhigungsmitteln:* Drogen-, Medikamentenanamnese, Drogenscreening (s. S. 26, vgl. auch S. 87, Somnolenz).

Denkhemmung

- **Definition:** Mühselig-schwerfälliger Gedankengang.
- **Phänomenologie:** Die sprachlichen Mitteilungen sind zähflüssig-stockend, leise, oft unterbrochen, wie gegen einen inneren Widerstand.
- **Vorkommen, wegweisende Untersuchungen:**
  - *Überwiegend bei depressiver Störung:* Klinik, Anamnese, psychopathologischer Befund.
    (Selten als psychogene Blockade: Klinik, psychopathologischer Befund.)

Gedankenabreißen, Denksperre

- **Definition:**
  - *Denksperre:* Blockade des Gedankenganges.
  - *Gedankenabreißen:* Plötzliche Unterbrechung des Denkablaufs.
- **Phänomenologie:** Denksperre bzw. Gedankenabreißen sind äußerlich erkennbar als wiederholtes plötzliches, unmotiviertes Stocken des Patienten im Gespräch.
- **Vorkommen:**
  - Verdächtig auf Schizophrenie (s. S. 180 ff), wenn das Gedankenabreißen auch als von außen gesteuerter Gedankenentzug erlebt wird (Ich-Störung, s. S. 106): Symptom 1. Ranges nach K. Schneider.
  - *Hiervon zu unterscheiden:*
    - Denkhemmung (siehe oben).
    - Inkohärenz (s. S. 96) bei psychotischen Störungen („Verlust des roten Fadens").
- *Hinweis:* Beim „Gedankenstop" handelt es sich um ein in der kognitiven Verhaltenstherapie verwendetes bewußtes Abblocken einer Vorstellung aus therapeutischen Gründen, das gezielt und systematisch trainiert wird.

Haften

- **Definition:** Erschwerte Umstellung auf andere Denkinhalte.
- **Phänomenologie:** „Klebenbleiben" der Denkabläufe bzw. Äußerungen des Patienten (s. S. 96, Perseveration) an einem Leitthema.
- **Vorkommen, wegweisende Untersuchungen:** Bei Depression und besonderer innerer Gefangenheit durch eine Vorstellung oder Idee („fixe Idee"): Anamnese, psychopathologischer Befund, Testpsychologie.

3.4 Formale Denkstörungen

Perseveration

- **Definition:** Stereotype Wiederholung ein- und derselben Denkinhalte.
- **Phänomenologie:**
  In eintönig-monotoner Weise kreist das Denken um bestimmte Vorstellungen als Ausdruck der völligen Inanspruchnahme durch ein Thema. Der Patient ist außerstande, Gedankengänge zu Ende zu führen oder neue Denkansätze zu finden.
  (Verbigeration: Sinnloses Wiederholen von Wörtern und Sätzen.)
- **Vorkommen, wegweisende Untersuchungen:** In Form von zwanghaften Grübeleien Perseverationen vor allem im Rahmen depressiver Störung (s. S. 112, 201) und bei Zwangsstörung (s. S. 112, 237): (Fremd-)Anamnese, Klinik, psychopathologischer Befund, psychologische Testverfahren.

Inkohärenz, Zerfahrenheit

- **Definition:** Die Denkabläufe sind sprunghaft, assoziativ gelockert und ohne verständlichen Zusammenhang.
- **Phänomenologie:**
  - *Inkohärenz* kann bis zu einem unverständlichen Wortgemisch und zu einem völligen Sprachzerfall führen.
  - *Denkzerfahrenheit* ist gekennzeichnet durch einen Verlust von Kontrollvorgängen über die Denkabläufe. Die assoziativen und logischen Zusammenhänge der Denkinhalte gehen verloren. In extremer Form kommt es zu einem unverständlichen „Wortsalat" (Schizophasie).
- **Vorkommen, wegweisende Untersuchungen:** Vor allem bei schizophrener Psychose (Anamnese, Befund, vgl. S. 180 ff) und im Drogenrausch (Anamnese, Klinik, Drogenscreening, vgl. S. 26).

Ideenflucht (Ideenflüchtigkeit)

- **Definition:** Krankhafte Beschleunigung der Denkabläufe.
- **Phänomenologie:** Die sprachlichen Äußerungen des Patienten sind gekennzeichnet durch:
  - Kontrollverlust über den Gedankenablauf. Die Denkinhalte wechseln rasch und sprunghaft und sind durch neue Einfälle immer wieder ablenkbar.
  - Die gedanklichen Assoziationsketten erscheinen beschleunigt und ziellos (s. S. 99, Antriebssteigerung).
- **Vorkommen, wegweisende Untersuchungen:**
  - *Maniformes Syndrom:* Anamnese, sonstiger psychopathologischer Befund, gegebenenfalls psychologische Testverfahren (vgl. S. 37 ff).
  - *Ekstatischer bzw. Rauschzustand:* Klinik, Anamnese, Laborscreening.
  - *Beginnende Schizophrenie:* Anamnese, klinischer (auch psychopathologischer) Befund (s. S. 180 ff).

Logorrhoe

- **Definition:** Sprachliche Enthemmungserscheinung in Form eines unkontrollierten Redeflusses.
- **Phänomenologie:** Der zugrundeliegende Rededrang äußert sich als übermäßig schnelles, pausenloses Reden bis zur Geschwätzigkeit. Der Redefluß kann Zeichen völliger Inkohärenz (s. S. 96) tragen (s. auch S. 99, Antriebssteigerung).
- **Vorkommen, wegweisende Untersuchungen:**
  - *Maniformes Syndrom und im Rauschzustand* (in Verbindung mit Sprechbeschleunigung): (Fremd-)Anamnese, Klinik, Befund, evtl. Drogenscreening.
  - *Demenz:* (Fremd-)Anamnese, neurologische und neuropsychologische Untersuchung), CCT.

  (Gelegentlich im Zustand besonderer Angeregtheit.)

3.5 Störungen des Antriebs und der Motorik

Antriebsschwäche, Antriebshemmung

- **Definition:** Krankhaftes Defizit im Antriebsverhalten.
- **Phänomenologie:**

  Antriebsmängel können von der leichten Hemmung bis zur völligen Reglosigkeit (Stupor, Akinese, s. S. 355) reichen.

  Kennzeichnend sind eine Minderung an Anregbarkeit und Initiative, Mutismus Gleichgültigkeit, Reaktionsverzögerung und Passivität bis zum Erlahmen der voluntativen Impulse (Volitionsschwäche). Im motorischen Bereich tritt eine allgemeine Verlangsamung in Erscheinung. Die Körperbewegungen wirken kraftlos und träge.

  Hinweis: Eigen- und Fremdantriebsverhalten (= von außen angeregter – induzierter – Antrieb) können durchaus diskordant sein.
- **Vorkommen** (siehe auch Tabelle 29):
  - *Antriebsschwäche:*
    - Nach akuter Psychose, z. B. postremissives Erschöpfungssyndrom, Residuum nach schizophrenen Schüben.
    - Begleitsymptomatik somatischer Erkrankung, insbesondere solcher des Endokrinums (z. B. Hypothyreose, Hypophysenvorderlappeninsuffizienz, Morbus Addison).
    - Hirnlokales organisches Psychosyndrom (z. B. infolge Hirntumor).

Tabelle 29 Differentialdiagnose der Antriebsschwäche, Antriebshemmung

Verdachtsdiagnose	wegweisende Untersuchung
Schizophrenie (Residuum, auch katatoner Stupor)	Psychostatus, Anamnese, psychopathologischer Befund, vgl. S. 197
Hypothyreose	Psychostatus, Klinik, Labor (TSH, ggf. T_3, T_4)
Hypophysenvorderlappeninsuffizienz	Psychostatus, Klinik, Anamnese, Hormonbestimmungen (TSH, ACTH, FSH, LH, Prolaktin), ggf. Bildgebung
Morbus Addison	Psychostatus, Anamnese, Klinik, $Na^+ \downarrow$, $K^+ \uparrow$, ACTH $\uparrow$
hirnorganische Ursache	Psychostatus, Klinik, neurologische Untersuchung, CCT
Erlebnis- bzw. Belastungsreaktion, Anpassungsstörung	Psychostatus, Anamnese, Klinik, Befund, psychologische Testverfahren
Depression	Psychostatus,(Fremd-) Anamnese, Klinik, (Testverfahren)
Psychopharmaka, Drogen	Psychostatus, (Fremd-)Anamnese, Klinik, Drogenscreening

- *Antriebshemmung:*
  - Bei Depression (in extremer Form als depressiver Stupor).
  - Bei Schizophrenie (in extremer Form als katatoner Stupor).
  - Bei psychogener Blockierung durch Ambivalenz, Willensschwäche oder Entschlußlosigkeit.
  - Unter dämpfenden Psychopharmaka bzw. Drogen.
  - Bei abnormer Erlebnisreaktion bzw. Belastungsstörung („Totstellreflex").
  - Im Zustand ekstatischer Versenkung.

Antriebssteigerung

- **Definition:** Krankhaft gesteigertes Antriebsverhalten.
- **Phänomenologie:** Allgemeine Hypermotorik, Umtriebigkeit und Rastlosigkeit bis zur Hektik. In der Regel einhergehend mit Impulsivität, Ideenflucht und Logorrhoe (s. S. 96 ff).
- **Vorkommen, wegweisende Untersuchungen:**
  - *Maniformes Syndrom* (s. S. 114): Klinik (Überaktivität und Unruhe bis zum Erregungszustand), Anamnese, Befund, psychol. Testverfahren.
  - *Agitierte Depression:* Klinik (ängstliche Getriebenheit), Anamnese (Episoden depressiver Verstimmtheit).
  - *Nach Stimulantieneinnahme:* Drogenanamnese, Klinik (Überwachheit mit hektischer Betriebsamkeit), Laborscreening.
  - *Als Begleiterscheinung akuter Belastungsstörung* (zielloser Bewegungssturm): Anamnese.

Enthemmung

- **Definition**: (Krankhaft) gesteigertes Freisetzen von Impulsen und Handlungen.
- **Phänomenologie:** Übertrieben oder unerwartet extrovertiertes Verhalten aufgrund einer Freisetzung von Affekten und Impulsen. Abnehmen von Aggressionshemmung mit verminderter bzw. aufgehobener Steuerungsfähigkeit. Verlust an Selbstkontrollfähigkeit.
- **Vorkommen:**
  - Affektive Durchbrüche bei Impulskontrollstörung und emotional instabiler Persönlichkeit (s. S. 279).
  - (Zusätzlich) Enthemmung durch Einfluß von Alkohol und Drogen (s. S. 243).
  - Begleitsymptomatik des maniformen Syndroms (s. S. 114).
  - Enthemmungsphänomene auch bei hirnorganischer Erkrankung bzw. Oligophrenie und Demenz (s. S. 118).
    (Beurteilung der Steuerungsfähigkeit wichtig zur Abschätzung der Schuldfähigkeit bei Straftaten psychisch Kranker, s. S. 475.)

Ambivalenz

- **Definition:** Gleichzeitig nebeneinander bestehende, gegenläufige Vorstellungen und/oder Wünsche.
- **Phänomenologie:** Einander entgegenwirkende Vorstellungen und Strebungen können nach außen als Ratlosigkeit, Willensschwäche, Zwiespältigkeit und Entscheidungsschwäche in Erscheinung treten.

3.5 Störungen des Antriebs und der Motorik

- **Vorkommen, wegweisende Untersuchungen:** Häufiges Symptom bei Anpassungs- und neurotischen Störungen: Anamnese, testpsychologische Persönlichkeitsdiagnostik.

Ambitendenz

- **Definition:** Gleichzeitig einwirkende, gegenläufige Antriebsimpulse.
- **Phänomenologie:** Antriebsblockade infolge der entgegengesetzt gerichteten voluntativen Impulse, nach außen erkennbar an hilfloser Reglosigkeit, aber auch an Zuständen von Unruhe und Hektik. Anlaufende Bewegungs- oder Handlungsabläufe werden immer wieder unterbrochen hin bis zur Blockade des gesamten Verhaltens (Katalepsie).
- **Vorkommen:** Häufig bei an Schizophrenie erkrankten Patienten zu beobachten (s. S. 180 ff), ferner bei labilen Personen mit einer Neigung zu rasch wechselnden Vorstellungen und Impulsen (emotional instabile Persönlichkeit, s. S. 279).

Mutismus

- **Definition:** Krankhaftes Schweigen bis zur völligen Stummheit.
- **Phänomenologie:** Schwere Sprechhemmung als Ausdruck einer Antriebshemmung (s. S. 98) bei intaktem Sprechvermögen, oft einhergehend mit allgemeiner Antriebsstörung. Zugrunde liegt ein Verlust des Sprechantriebs infolge depressiver Rat- und Hilflosigkeit, Angst oder konflikthafter Ambivalenz (s. S. 99).
- **Vorkommen** (siehe auch Tabelle 30):
  - *Schreckerlebnis, heftige depressive Reaktion oder im Panikanfall* (akute Belastungsstörung, s. S. 217).
  - *Beginnende Psychose* bzw. im psychotischen Wahn.

  (In Verbindung mit Stupor auch bei organischen Hirnerkrankungen, vor allem bei Dämmerzuständen, Intoxikationen, Tumorerkrankung und Enzephalitis.)

  Hinweis: Sprechstörungen beruhen demgegenüber auf lokalen Schädigungen des Sprechapparates.

Tabelle 30 Differentialdiagnose des Mutismus

Verdachtsdiagnose	wegweisende Untersuchung
(endogene) Depression	Psychostatus, Anamnese, klinischer Befund
Panikanfall	Psychostatus, Anamnese
Psychose	Psychostatus, Anamnese
Dämmerzustand	Psychostatus, Anamnese
Intoxikation	Psychostatus, Medikamenten-, Drogenanamnese, Laboruntersuchungen
Tumorerkrankung, Enzephalitis	Psychostatus, Klinik, neurologische Untersuchung, CCT, Liquorpunktion

Stereotypie

➤ **Definition:** Monoton wiederkehrende Handlungs- oder Sprechabfolgen.

➤ **Phänomenologie:**
- *Bewegungsstereotypien:*
  - Einfache Gesten oder Bewegungskomplexe werden wie motorische Schablonen - auf bizarre Weise - ohne erkennbaren Sinn und Zweck zwanghaft, auch über längere Zeit, wiederholt (z. B. Kratzen, Reiben, Wischbewegungen, Blinzeln, Grimassieren, Tics; vgl. Neurostatus S. 23).
  - Katalepsie: starres Beibehalten bestimmter, teilweise unnatürlich-akrobatischer Körperstellungen.
- *Sprachstereotypien:* Sich wiederholende, inhaltsleere und wie automatisiert ablaufende Lautgebungen (z. B. Vokaltic) oder formelhafte, sinnlose sprachliche Entäußerungen (Verbigeration), beim Gilles-de-la-Tourette-Syndrom oft mit Kakophonie.

➤ **Vorkommen:**
- *Tics:* Häufig bei lebhaften Kindern und Jugendlichen („Übersprungshandlungen") als psychogene Störung. Gilles-de-la-Tourette-Syndrom bei Psychose oder hirnorganischen Erkrankungen.
- *Einfache motorische Stereotypien:* In der Regel Ausdruck diffuser hirnorganischer Leistungseinbußen (z. B. nach Enzephalitis, bei schwerer Oligophrenie oder Demenz).
- *Komplexere Haltungs-, Handlungs- und Sprachstereotypien:* Bei katatoner Schizophrenie (s. S. 189) und chronisch schizophrener Erkrankung (s. S. 183).

Hyperkinese

➤ **Definition:** Form der Bewegungsunruhe bis zur motorischen Erregtheit (Erregungszustand, Tobsucht).

➤ **Phänomenologie:**
- Ziellose, ohne erkennbares Motiv gesteigerte Motorik wie z. B. Hin- und Herlaufen, Umhertrippeln, Händeringen, Herumnesteln.
- Ticähnliche Bewegungen (z. B. Kopfschütteln oder Schlagen). (Bei zugrundeliegender Antriebssteigerung [s. S. 99] erscheinen manche Verhaltensweisen wie sogenannte Übersprungshandlungen.)

➤ **Vorkommen** (siehe auch Tabelle 31):
- *Emotional instabile Kinder:* Dranghafte Unruhe im Gefolge diskreter frühkindlicher Hirnschädigungen.
- *Extreme Ausprägung:*
  - Katatoner Erregungszustand im Rahmen einer akuten Schizophrenie (s. S. 195, 189).
  - Manische Erregtheit (s. S. 114, 207).
  - Erregungszustand im pathologischen Rausch (s. S. 248).
- *Symptome neurologischer Erkrankungen* (extrapyramidale Pathogenese) in Form überschießender und ungesteuerter Bewegungen von Muskeln und Muskelgruppen (z. B. Tremor, Athetosen, Dyskinesien und choreatiforme Bewegungen); s. S. 23 Neurostatus.
- *Unter Neuroleptikatherapie:* z. B. Parkinsonoid, Akathisie/Tasikinesie, Spätdyskinesien.

3.5 Störungen des Antriebs und der Motorik

Tabelle 31 Differentialdiagnose der Hyperkinese

Verdachtsdiagnose	wegweisende Untersuchung
frühkindlicher Hirnschaden	Psychostatus, (Fremd-)Anamnese, neurologische Untersuchung, CCT/MRT
Schizophrenie	Psychostatus,(Fremd-) Anamnese, Klinik
Manie	Psychostatus,(Fremd-) Anamnese, Klinik, Persönlichkeitsdiagnostik
pathologischer Rausch	Psychostatus, Anamnese, Laborscreening
extrapyramidale Störung	Psychostatus, Anamnese, neurologische Untersuchung, Medikamentenanamnese, CCT

Illusion, illusionäre Verkennung

- **Definition:** Form der Wahrnehmungsverfälschung mit Fehldeutung tatsächlich vorhandener Sinneseindrücke.
- **Phänomenologie:** Infolge einer subjektiven Umdeutung real nur unzulänglich vorhandener Sinnesreize kommt es zu einer dem Patienten nicht bewußten Verkennung und damit Umgestaltung von umgebenden Gegenständen, Personen oder Situationen.
- **Vorkommen:** Begünstigt durch:
  - *Erschwerte Wahrnehmungsbedingungen:* Undeutliches Sehen, Dunkelheit, unübersichtliche Situationen, Ermüdung und Erschöpfung.
  - *Besonderheiten der betroffenen Person:* Phantasiereichtum (Eidetik), pathische Grundeinstellung, erhöhte Suggestibilität, auch aktuelle Gestimmtheit und Motivation.
    (*Kontaktarme und ichschwache Personen:* Besonders paranoid getönte Verkennungen.)
  - *Delirante und Rauschzustände* (hier als häufige Begleitsymptome, s.S.90 Delir).

Halluzination (Sinnestäuschung)

- **Definition:** Trugwahrnehmung von Sinneseindrücken, denen kein entsprechender Sinnesreiz zugrunde liegt.
- **Phänomenologie:**
  Halluzinationen werden vom Betroffenen als leibhaftig und real erlebt. Sie sind von diesem nicht korrigierbar.
  - Am häufigsten sind akustische und optische Sinnestäuschungen. Darüber hinaus können olfaktorische, gustatorische, taktile, kinästhetische und Leibhalluzinationen auftreten. Unstrukturierte Geräuschhalluzinationen heißen Akoasmen, unstrukturierte optische Sinnestäuschungen Photismen.
- **Vorkommen:** Für klinische Manifestationsformen, deren Differentialdiagnose und klinische Diagnose s. Tabelle 32.
- **Hinweis:** Nicht krankheitsbedingt sind optische und/oder akustische Sinnestäuschungen, die bei völliger Isolierung (z.B. Einzelhaft, experimentelle Sinnesdeprivation) auftreten, sowie Träume.

3.6 Wahrnehmungsstörungen

Tabelle 32 Differentialdiagnose der Halluzinationen

Manifestationsform	Verdachtsdiagnose	wegweisende Untersuchung
akustische Halluzinationen	Schizophrenie (s. S. 180)	Psychostatus, Fremdanamnese, Anamnese, Klinik
	als akustische Halluzinose bei chron. Alkoholismus	Psychostatus, Alkoholanamnese, körperlich-internistische Untersuchung (s. S. 22)
optische Halluzinationen	körperlich begründbare Psychose	Psychostatus, Medikamenten-, Drogen-, Alkoholanamnese, Untersuchung, CCT, EEG
olfaktorische/ gustatorische Halluzinationen	Schizophrenie	s. o.
	Temporallappenepilepsie	Anamnese (Auren, Anfälle), EEG, neurologische Untersuchung
	Schädigung der Area olfactoria (olfaktorische H.)	Anamnese (Trauma?), CCT
Leibhalluzinationen (Zönästhesien, Beeinflussungserlebnisse)	Schizophrenie	s. o.
	Involutionspsychose	Psychostatus, s. S. 15
taktile Halluzinationen	Dermatozoenwahn	s. S. 138
	Kokainintoxikation	Psychostatus, Anamnese (Fremd-, Drogen, Medikamente), Klinik (s. S. 258)
	Delir	s. S. 90
kinästhetische Halluzination (Bewegungsempfindungen)	Schizophrenie	s. o.
kollektive halluzinatorische Erlebnisse	bei starker Erlebnisanspannung und hoher Suggestibilität	Psychostatus, Anamnese

Pseudohalluzination

- **Definition:** Trugwahrnehmung, die im Gegensatz zur Halluzination als unwirklich erkannt wird.
- **Phänomenologie:** Ähnlichkeit mit Halluzination, die Übergänge sind fließend. Der Betroffene hält allerdings nicht mit Überzeugung an den Eindrücken fest – er vermag die Täuschung zu erkennen und sich zu korrigieren. (Es kommen praktisch nur Täuschungen im *akustischen* und *visuellen* Bereich vor.)
- **Vorkommen (selten):**
  - Einschlaf- und Aufwachphase, bei Ermüdung, Erschöpfung und bei leichteren Bewußtseinstrübungen, z.B. im Fieber oder unter Rauschdrogen.
  - Katathyme Pseudohalluzinationen können sich in ekstatischen und meditativen Versenkungen einstellen, vor allem dann, wenn eine Veranlagung zu Phantasiereichtum und Eidetik (lebhaftes und eindringliches Vorstellungsvermögen) besteht.

Leibgefühlsstörung, abnorme Leibgefühle

- **Definition:** Vielfältige, abstruse, meist quälende Körpermißempfindung (Dysästhesien) ohne organische Grundlage (verwandt mit Leibhalluzination).
- **Phänomenologie:**
  - Wahrgenommen werden z.B. schwer lokalisierbare brennende, bohrende, kribbelnde oder stechende Körpersensationen, unbestimmtes Schweregefühl in den Gliedmaßen, Kloß- und Oppressionsgefühl, Spannungsgefühl im Kopf.
    (*Dermatozoenwahn:* Erlebnisse verbunden mit der festen Überzeugung, daß Parasiten in oder unter der Haut sitzen.)
- **Vorkommen:**
  - Bei (besonders somatisierter) Depression (s.S. 204).
  - Bei Involutionsdepression (vermehrt mit hypochondrischen Befürchtungen; s.S. 211).
  - Als Zönästhesien bzw. Leibhalluzinationen wahnhaften Charakters bei Schizophrenie (s.S. 180 ff).
  - Bei Toxikomanie (Cannabisintoxikation, s.S. 254, Kokainsucht s.S. 258) und Persönlichkeitsstörung (s.S. 271 ff).

3.7 Ich-Störungen

Icherlebensstörung

- **Definition:** Beeinträchtigung des Erlebens der eigenen personalen Identität (Meinhaftigkeit).
- **Phänomenologie:**
  Die eigene Person bzw. ihre Funktionen werden als fremd erlebt. Darüber hinaus kommt es zu einer Verwischung der Ich-/Umweltgrenzen mit Verlust des Meinhaftigkeitserlebens.
  - *Zu unterscheiden sind:*
    - Entfremdungserlebnisse: Depersonalisation und Derealisation.
    - Beeinflussungserlebnisse: Gedankenentzug, Gedankeneingebung, Gedankenausbreitung, Fremdsteuerung (Charakter des „Gemachten").
    - Transitivismus.
    - Verkennungen.
- **Vorkommen, Klinik:** Siehe Tabelle 33.

Tabelle 33 Ich-Störungen

Ich-Störung	Beschreibung	Vorkommen
Depersonalisation	das Ich oder einzelne Körperteile werden als fremd oder nicht zugehörig empfunden	Schizophrenie (s. S. 180 ff) Depression (s. S. 204 ff) Panikattacken (s. S. 229) Rauschdrogen (s. S. 260) Erschöpfungszustand (s. S. 223)
Derealisation	die Umgebung erscheint unwirklich, fremd oder verändert (auch das Zeitgefühl)	Persönlichkeitsstörung (s. S. 271 ff) Depression (s. S. 204 ff) Panikattacke (s. S. 229) Erschöpfung (s. S. 223)
Gedankenentzug	Gefühl, daß Gedanken entzogen oder weggenommen werden	Symptom 1. Ranges bei Schizophrenie
Gedankeneingebung	Gefühl, daß Gedanken und Vorstellungen von außen her eingegeben, gelenkt und beeinflußt werden	Symptom 1. Ranges bei Schizophrenie
Gedankenausbreitung	Gefühl, daß Gedanken nicht mehr Eigentum sind, sondern daß andere daran Anteil haben	Symptom 1. Ranges bei Schizophrenie
Transitivismus	Projektion eigenen Krankseins auf andere	Psychose (s. S. 180) Persönlichkeitsstörung (s. S. 271 ff)
Verkennungen	Bekanntes wird als unwirklich und fremdartig wahrgenommen	Anpassungsstörung (s. S. 215 ff) Erschöpfung Depression (s. S. 204 ff)

Affektverarmung

- **Definition:** Verlust affektiver Ansprechbarkeit, Störung der Affektmodulation.
- **Phänomenologie:** Eindruck emotionaler Indifferenz: Der Betroffene wirkt affektiv abgestumpft, in seinen Gefühlsäußerungen flach bis teilnahmslos, wie „eingefroren", teils auch läppisch. Eine spürbare affektive Resonanz bleibt aus.
- **Vorkommen** (s. Tabelle 34):
  - Affektive Nivellierung und Verarmung emotionaler Resonanz vor allem bei schizophrenen Psychosen der Simplexform bzw. Hebephrenie (s. S. 183) und innerhalb psychotischer Residualzustände (s. S. 197).
    (Auch Patienten mit Demenz und Suchterkrankung erleiden einen Verlust an affektiver Ansprechbarkeit.)

Tabelle 34 Differentialdiagnose der Affektverarmung

Verdachtsdiagnose	wegweisende Untersuchung
schizophrene Psychose (v. a. Hebephrenie)	Psychostatus, Anamnese (s. S. 183)
psychotischer Residualzustand	Psychostatus, Anamnese, Katamnese (s. S. 197)
Demenz	Psychostatus, (Fremd-)Anamnese, neurol., neuropsychologische und intern. Untersuchung, Labor, CCT, EEG
chronische Suchterkrankung	Psychostatus, Anamnese, körperliche Untersuchung, Medikamenten- und Drogenscreening (s. S. 26)

Parathymie

- **Definition:** Gefühls- (und Ausdrucks)störung in Form inadäquater oder paradoxer affektiver Äußerungen.
- **Phänomenologie:** Emotionale Reaktionen, die nicht zu den jeweils vermuteten Vorstellungsinhalten passen. Das Ausdrucksverhalten (z. B. Mimik) stimmt mit dem unterstellten Affekt nicht überein (Paramimie).
- **Vorkommen:**
  - Vor allem bei Schizophrenie (s. S. 180 ff).
  - Ferner bei simulierenden oder dissimulierenden Patienten im Rahmen von Zweck- und Tendenzverhalten (s. S. 222).

3.8 Störungen des Affekts

Affektlabilität, Stimmungslabilität

- **Definition:** Gefühlsstörung in Form eines raschen Wechsels von Emotionen und Gestimmtheit.
- **Phänomenologie:**
  - *Affektlabilität:* Kurzfristiges Alternieren von Gefühlsäußerungen (rasches Umschlagen eines Affektes z.B. von freudiger Erregtheit zu Weinerlichkeit schon bei geringem Anlaß).
  - *Stimmungslabilität:* Schwankungen der Gestimmtheit, die nicht lange anhalten („himmelhoch-jauchzend – zu Tode betrübt").

  (Insgesamt Eindruck einer emotionalen Oberflächlichkeit bzw. von Unausgeglichenheit und Unreife [Infantilismus].)
- **Vorkommen:**
  - Affektlabilität kann auftreten bei Hirnschädigung, Demenz und symptomatischen Psychosen (s. S. 122, endokrines Psychosyndrom): Anamnese, internistische und neurologische Untersuchung, Labordiagnostik, CCT, spezielle Diagnostik siehe auch die einzelnen Krankheitsbilder.
  - Stimmungslabilität kann die vorherrschende Symptomatik einer entsprechender Persönlichkeitsstörung sein, z. B. emotional-instabile Persönlichkeit (s. S. 279). Zyklothymia s. S. 209.

  Hinweis: Nicht krankhaft bedingt sind affektlabile Phasen während biologischer Krisenzeiten (z. B. Pubertät, Schwangerschaft, prämenstruell).

Affektinkontinenz

- **Definition:** Mangelhafte Affektkontrolle.
- **Phänomenologie:**

  Schon auf geringfügige Anlässe hin intensive emotionale Reaktionen wie z. B. überschießendes Lachen oder heftiges Weinen mit raschem Abklingen. Fließender Übergang zwischen Rührseligkeit, Reizbarkeit, Weinerlichkeit, Schreckhaftigkeit.

  (Abrupte Wutausbrüche beruhen zusätzlich auf mangelhaftem Steuerungsvermögen (vgl. Enthemmung S. 99).
- **Vorkommen:**
  - Ganz überwiegend bei hirnorganischen Schäden (z. B. hirnorganisches Psychosyndrom nach Schädelhirntrauma, insbesondere Stirnhirnverletzungen) bzw. Demenz und bei chronischem Alkoholismus.
  - Körperliche und/oder seelische Erschöpfung.
  - Reizbar-impulsive Persönlichkeit (s. S. 280).

Angst, Panik

- **Definition:** Deutlich unlustbetonter Gefühlszustand bei Erwartung oder Wahrnehmung tatsächlicher oder vermeintlicher Gefährdung (s. Abb. 4).
- **Phänomenologie:**

  Zu unterscheiden sind frei flottierende (objektlose) und gebundene (Real-) Angst (Phobie).

  Hinweis: Obwohl sprachlich nicht ganz korrekt, wird der Begriff „Furcht" meist synonym verwendet.

- *Symptome von Ängstlichkeit und latenter Angst (gesteigerte Angstbereitschaft):*
  - Auf psychischer Ebene: Unsicherheit, Unruhe, Gespanntheit, Schreckhaftigkeit und Reizbarkeit, Besorgnis, Bedrücktheit und Konzentrationsstörungen.
  - Körper- und Vitalsymptome: Hypotonie, Schwindel, Kopfdruck, Magen-Darm-Beschwerden, Pollakisurie, Schlafstörungen, Zittern.
- *Symptome des akuten Angstanfalls (Panik):*
  - Auf psychischer Ebene: (Todes-)Angst, Agitiertheit oder Stupor, Fahrigkeit, Erstickungsgefühl, Derealisations- und Depersonalisationsgefühl, Kontrollverlust und Verkennungen.
  - Körper- oder Vitalsymptome: Schwitzen, Tachykardie, Herzklopfen (Palpitationen), Hypertonie, Mundtrockenheit, Mydriasis, Übelkeit, Harndrang, Parästhesien und Tremor.

  (Allen Formen der Angst gemeinsam ist das Erleben von Hilflosigkeit, Bedrohungsgefühl und Unheimlichkeit sowie vegetative Begleiterscheinungen.)
- *Angstlust* wird eine pathologische Verbindung von Lust- oder Befriedigungsgefühl bei einer Tätigkeit genannt, die gleichzeitig Angst hervorruft (z. B. „Nervenkitzel" bei gefährlichen Unternehmungen).

➤ **Vorkommen** von unbegründeter oder übersteigerter (abnormer) Angst, siehe auch Tabelle 35:
- Bei schizophrener und depressiver Psychose (vor allem in Form von wahnhaften Ängsten).
- Unter Drogeneinnahme (Horrortrip).
- Im Rahmen eines Entzugssyndroms (s. S. 90, 351, Delir).
- In chronifizierter Form bei Angstneurose bzw. Angsterkrankung, im Intervall zwischen Panikattacken (s. S. 229), als Erwartungsangst bei phobischen Störungen und bei Hypochondrie.

Tabelle 35 Differentialdiagnose der Angst, Panik

Verdachtsdiagnose	wegweisende Untersuchung
schizophrene Psychose	Psychostatus, Anamnese, s. S. 180 ff
depressive Psychose	Psychostatus, Anamnese, s. S. 201 ff
Horrortrip	Psychostatus, Drogenanamnese, Drogen- und Medikamentenscreening (s. S. 26)
Entzugssyndrom	Psychostatus, Suchtanamnese, Labor, intern./neurol. Untersuchung, s. S. 22
(neurotische) Angststörung	Psychostatus, Anamnese, s. S. 227
phobische Störung	Psychostatus, Anamnese, s. S. 227
Hypochondrie	Psychostatus, Anamnese, s. S. 231

3.8 Störungen des Affekts

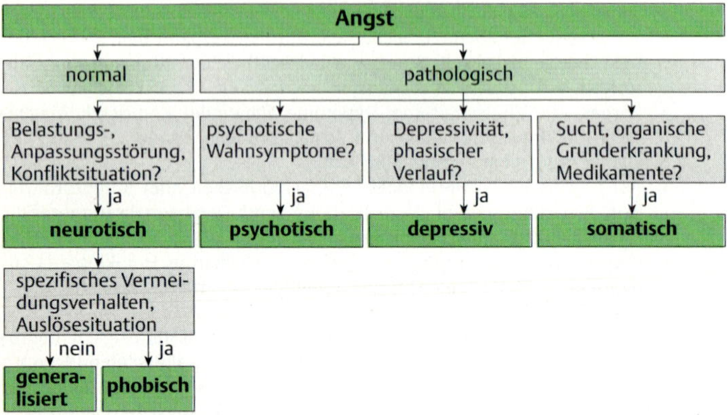

Abb. 4 Formen der Angst

Phobie

- **Definition:** Zwanghaft und stereotyp auftretende, objekt- und/oder situationsgebundene Befürchtung, die sich bis zur Panik (s. S. 108) steigern kann.
- **Phänomenologie:**
  Gebundenheit des Angsterlebens an bestimmte Objekte (z. B. Tierphobie) oder an situative und räumliche Gegebenheiten (z. B. soziale Phobie, Raumangst bzw. Platzangst).
  Entgegen eigener Einsicht drängen sich irrationale Angstvorstellungen zwanghaft auf, verbunden mit dem intensiven Wunsch, die angstauslösende Situation zu verlassen bzw. zu vermeiden. (Hierdurch kommt es vorübergehend zu einer Angstreduzierung, jedoch bei Wiederholung aufgrund lernpsychologischer Gesetzmäßigkeiten zu einer Angstzunahme.)
  - *Begleitende Symptome:* Grübeln, Niedergeschlagenheit, allgemeine Ängstlichkeit.
  - *Beispiele bzw. Sonderformen:*
    - Phobophobie: Bezeichnung für die Furcht vor erneuten Angstanfällen.
    - Herzphobie: Herzangstsyndrom, das durch eine panikartige Befürchtung gekennzeichnet ist, an einem plötzlichen Herztod zu sterben.
- **Vorkommen:**
  - In leichter, passagerer Form sind Zwangsbefürchtungen weit verbreitet.
  - Überdauernde, die Lebensqualität des Patienten einschränkende Befürchtungen sind Kennzeichen einer Angst- oder Zwangserkrankung (phobische Neurose, Zwangsneurose s. S. 227, 237).

Hypochondrie

- **Definition:** Nicht begründete, hartnäckige Befürchtung, krank zu sein.
- **Phänomenologie:**
  Kontinuierliche ängstliche Selbstbeobachtung der Körperfunktionen, verbunden mit einer Überbewertung fraglicher Krankheitszeichen bzw. einer unrealistischen Interpretation von Körperempfindungen. Der Gesundheitszustand wird durch wiederholte Arztbesuche kontrolliert, wobei nach vorübergehender Beruhigung bei negativen Befunden bald neue Zweifel und Besorgnisse folgen. Informationen über Krankheiten führen meist zu einer Verstärkung der hypochondrischen Grundeinstellung.
  - Häufig sind andersartige (insbesondere phobische, s. S. 227) Ängste und subdepressive Verstimmungen assoziiert.
- **Vorkommen** (s. Tabelle 36):
  - Im Rahmen von Angstkrankheiten bzw. neurotischen und Anpassungsstörungen (z. B. als Herzphobie oder AIDS-Phobie), vor allem dann, wenn eine ängstlich-überbesorgte Grundhaltung bzw. entsprechende Primärpersönlichkeit vorliegt, z. B. asthenische oder ängstliche-vermeidende Persönlichkeit (hypochondrische Neurose s. S. 231).
  - Wahnhafte hypochondrische Inhalte finden sich sehr häufig bei psychotischer Depression bzw. Involutionsdepression (s. S. 211), gekennzeichnet durch die unkorrigierbare Vorstellung, unheilbar krank zu sein.
  - Bei zirkumskripter Hypochondrie mit isolierten Leibgefühlsstörungen treten hypochondrisch verarbeitete Mißempfindungen in umschriebenen Körperbereichen auf.
  - Zum Teil abstruse hypochondrische Wahnideen mit bizarren zönästhetischen Symptomen zeigen sich gelegentlich als Folge schizophrener Psychosen (s. S. 197).

Tabelle 36 Differentialdiagnose der Hypochondrie

Verdachtsdiagnose	wegweisende Untersuchung
Angsterkrankung bzw. Anpassungsstörung	Psychostatus, Anamnese, s. S. 215, 225
psychotische Depression	Psychostatus, Anamnese, s. S. 204
Involutionsdepression	Psychostatus, Anamnese, s. S. 211
zirkumskripte Hypochondrie	Psychostatus, Anamnese, somatische Diagnostik entsprechend der klinischen Symptomatik, s. S. 231
Folge schizophrener Psychose	Psychostatus, Anamnese (s. S. 197)

3.8 Störungen des Affekts

Zwang, Anankasmus

- **Definition:** Unvermögen, Gedanken, Impulse oder Handlungen zu unterdrüken, obgleich sie als unsinnig erkannt werden.
- **Phänomenologie:**
  - *Manifestationsformen:*
    - Zwangsgedanken: Sich wiederholende stereotype Gedanken oder Grübeleien, die als unsinnig, ichfremd und daher quälend empfunden werden.
    - Zwangsimpulse: Beunruhigende und angsterzeugende Antriebserlebnisse (destruktiver, obszöner oder zumindest unkonventioneller Art) gegen inneren Widerstand (z. B. jemanden verletzen, beleidigen).
    - Zwangshandlungen: Monoton-ritualmäßig ausgeführte, wiederkehrende Handlungen, bei deren Unterlassung Angstgefühle auftreten (z. B. Zählzwang, Kontrollzwang, Waschzwang, Putzzwang).
  - Zwänge führen langfristig zu einer erheblichen Einengung des Lebensraumes und der Autonomie des Betroffenen. Sie gehen fast immer mit Depressionen wie auch einem phobischen Vermeidungsverhalten einher.
- **Vorkommen** (siehe auch Tabelle 37):
  (Leichte, passagere Zwangssymptome zeigen sich gelegentlich bei Erschöpfungszuständen).
  - Typische Zwangskrankheit: Zwangsneurose bzw. Zwangsstörung (s. S. 237).
  - Zwanghafte Charakterzüge (z. B. übertriebene Korrektheit und Genauigkeit) als Merkmale der anankastischen Persönlichkeitsstörung (s. S. 285).
  - Bei endogener (anankastischer) Depression (s. S. 264) wie auch gelegentlich bei beginnender Schizophrenie (s. S. 183).

Tabelle 37 Differentialdiagnose des Zwangssyndroms

Verdachtsdiagnose	wegweisende Untersuchung
Erschöpfungszustand	Psychostatus, Anamnese, s. S. 223
Zwangsneurose bzw. Zwangsstörung	Psychostatus, Anamnese, s. S. 237
anankastische Persönlichkeitsstörung	Psychostatus, Anamnese, Persönlichkeitstest, s. S. 285
Depression	Psychostatus, Anamnese, s. S. 204
beginnende Schizophrenie	Psychostatus, Anamnese, s. S. 183

Depressives Syndrom

- **Definition:** Zustand von Bedrücktheit und Antriebsminderung (vgl. S. 98).
- **Phänomenologie:**
  - *Psychische Ebene:* Niedergeschlagenheit, Hoffnungslosigkeit und Pessimismus, Verzweiflung, Nihilismus, innere Leere, Interessenverlust, Anhedonie, Angstgefühl, Insuffizienz- und Schuldgefühl , Grübeln, Suizidalität, Gedächtnis- und Konzentrationseinbußen.

- *Psychomotorischer Bereich:* Antriebshemmung bis zum Stupor oder – bei agitierter Depression – ausgeprägte Unruhe.
- *Vitalfunktionen* (Vitalstörungen): Schlafstörungen, Müdigkeit und Erschöpfungsgefühl, Hypotonie, Inappetenz und Gewichtsverlust, Obstipation, Abnahme von Libido und Potenz.
- *Körpermißempfindungen:* Druckgefühl im Kopf-, Brust- und Bauchbereich, Globusgefühl. Diffuse dumpfe Schmerzen in den Gliedmaßen.

➤ **Vorkommen:**
- Bei psychotischer und depressiver Neurose (Dysthymia, s. S. 235) stehen sie im Vordergrund.
- Im Verlauf schizophrener Psychosen meist begleitend in weniger intensiv ausgeprägter Form („postremissives Erschöpfungssyndrom", s. S. 197).
- *Als depressives Durchgangssyndrom:*
  - Bei organisch begründbarer Störung (s. S. 127 ff, S. 163 ff).
  - Im Rahmen einer dementiellen Erkrankung (s. S. 130 ff).
  - Bei chronischem Alkoholismus (s. S. 247).
- *Als sekundäre oder symptomatische Depression:* Bei anderen Körpererkrankungen, z. B. bei Herzinsuffizienz, Hypertonie, endokrinen Erkrankungen, unter medikamentöser Therapie.

Tabelle 38 Differentialdiagnose des depressiven Syndroms

Verdachtsdiagnose	wegweisende Untersuchung
psychotische Depression	Psychostatus, Anamnese
neurotische Depression, Dysthymia	Psychostatus, Anamnese, Befund, Persönlichkeitstests
postremissives Erschöpfungssyndrom	Psychostatus, Schizophrene Psychose in der Anamnese, zeitlicher Zusammenhang
depressives Durchgangssyndrom	Psychostatus, Anamnese, (Alkohol?), körperliche Untersuchung, neuropsychologische Testung, Labor, CCT, EEG
symptomatische Depression	Psychostatus, Anamnese, körperl. Befund, Labor, s. S. 164

Suizidalität

➤ **Definition:** Absicht zur Selbsttötung mit entsprechenden Phantasien und Impulsen (vgl. S. 349).

➤ **Phänomenologie:**
- *Suizidale Anzeichen:* Äußerungen über Gefühle von Resignation und Hoffnungslosigkeit in Verbindung mit Niedergeschlagenheit, Grübeln und Lebensüberdruß, zunehmende Todesphantasien und schließlich vorbereitende Handlungen.
- *Vorausgehend (präsuizidales Syndrom):* Meist Einengung und Isolation, Rückzug, Aggressionshemmung und gegen die eigene Person gerichtete Aggressi-

vität sowie Selbsttötungsphantasien, Schlafstörungen mit selbstdestruktiven Träumen.
- *Suizidhandlung:* Konkreter Versuch der Selbstbeschädigung mit dem Ziel der Selbstvernichtung. Suizidversuche (Parasuizide) sind etwa 10mal häufiger als vollendete Suizide.

➤ **Vorkommen:**
- Suizidalität, Suizidversuche und Suizide gibt es am häufigsten bei depressiver Psychose und beginnender Schizophrenie, gelegentlich raptusartig (plötzlich sich aufdrängend) und in imperativer Form, sowie bei chronischem Alkoholismus bzw. Suchterkrankung.
  (Zu „Bilanzsuiziden" kann es bei ausweglos erscheinenden Situationen bzw. Lebenskrisen mit persönlichen und sozialen Schwierigkeiten kommen.)
- *Ein erhöhtes Suizidrisiko besteht bei* (vgl. S. 349): Jugendlichen, älteren (vor allem alleinstehenden) Menschen, Suchtkranken, unheilbar chronisch Kranken, Verlusterlebnissen und anderen krisenhaften Lebensveränderungen (z. B. Wohnungswechsel, Pensionierung, Ehescheidung).
  (Suizidalität tritt gehäuft in den unteren und oberen sozialen Schichten der Industrieländer auf [v. a. in Städten].)

Hinweis: Als Lebensschutzgarant macht sich der Arzt in besonderer Weise der Tötung durch Unterlassen strafbar, wenn er einen Patienten nicht an einer suizidalen Handlung hindert!

Maniformes Syndrom

➤ **Definition:** Krankhafte, unbegründet gehobene Stimmungslage, meist einhergehend mit Antriebssteigerung (vgl. S. 99).

➤ **Phänomenologie:**
- *Psychische Ebene:* Heitere Gestimmtheit, gesteigertes Selbstwertgefühl mit Selbstüberschätzung bis zum Größenwahn, erhöhte Ablenkbarkeit und vermehrte Anregbarkeit, Ideenflüchtigkeit bis zur Denkinkohärenz, Sprunghaftigkeit.
- *Psychomotorischer Bereich:* Beschäftigungs- und Rededrang, Umtriebigkeit bis zum Erregungszustand.
- *Vitalbereich:* Gesteigertes körperliches Wohlbefinden, erhöhtes Leistungsgefühl mit reduzierter Ermüdbarkeit, vermindertes Schlafbedürfnis, gesteigerte Libido.

➤ **Sonderformen:**
- *Gereizte Manie:* Umtriebigkeit mit dysphorisch-gereizter Stimmung.
- *Stille Manie:* Grundlos heiter-gehobene Stimmungslage bei ruhigem Verhalten.

➤ **Vorkommen** (vgl. Tabelle 39):
- Manische Phase im Rahmen einer bipolar-affektiven Störung (s. S. 209) oder schizoaffektiven Mischpsychose (s. S. 199).
- Maniforme Symptome bei Hirnerkrankung (z. B. Stirnhirntumor, hirnatrophische Prozesse, progressive Paralyse).
- Rausch.
- Im Verlauf einer schizophrenen Psychose.
  (Betriebsamkeit, Distanzminderung, oberflächlicher Optimismus und Neigung zu Selbstüberschätzung sind Merkmale der hyperthymen Persönlichkeit [s. S. 276].)

Tabelle 39 Differentialdiagnose des maniformen Syndroms

Verdachtsdiagnose	wegweisende Untersuchung
manische Phase einer bipolar-affektiven Störung	Psychostatus, Anamnese, s. S. 209
schizophrene Psychose	Psychostatus, (Fremd-)Anamnese, s. S. 180 ff
hirnorganische Erkrankung	Psychostatus, neurologische und internistische Untersuchung, CCT, EEG, Dopplersonographie, vgl. S. 127 ff
Rausch	Psychostatus, Drogen-, Medikamentenanamnese und -screening, körperl. Untersuchung
hyperthyme Persönlichkeit	Psychostatus, Persönlichkeitstests, vgl. S. 276

Aggressivität (Hostilitätssyndrom)

➤ **Definition:** Angriffsimpulse und -verhalten einschließlich entsprechender Phantasien und Impulse; Feindseligkeit.

➤ **Phänomenologie:**

Aggressives Verhalten zielt ab auf Beschädigung oder Vernichtung von Personen oder Gegenständen in folgenden Erscheinungsformen:

- Verbaler Bereich: Beschimpfungen, Beleidigungen, aber auch in subtiler Form: Kritik, Ironie, Herabsetzung.
- Handlungsbereich: Wutausbrüche mit Gewalttätigkeiten, Erregtheit, in subtilerer Form kleinere Sachbeschädigungen.

– Latente Aggressivität (Hostilität): Gekennzeichnet durch aggressive Phantasien und Vorstellungen in bezug auf bestimmte Handlungen und Objekte. (Bei Hemmung der aggressiven Abfuhr nach außen durch äußere Widerstände [z.B. Sanktionen, Verbote] kann sich die Gerichtetheit der Aggressivität umkehren gegen die eigene Person [Autoaggressivität], in letzter Konsequenz bis zum Suizid).

➤ **Vorkommen:**

– Bei dissozialen, stimmungslabilen und vermehrt erregbaren Personen (Persönlichkeitsstörung, s. S. 271 ff). Alkohol wirkt aggressionslösend!

– Bei organischem Psychosyndrom, insbesondere frühkindlicher Hirnschädigungen, findet sich oft eine erhöhte Reizbarkeit mit begleitenden Wutausbrüchen.

– Während epileptischem Dämmerzustand und unter Drogeneinwirkung sind unberechenbare Gewalttätigkeiten möglich.

– Gereizte Form der Manie (s. S. 207).

– Ziellose Aggressivität während katatoner Erregungszustände (s. S. 189).

Hinweis: Das allgemeine Notwehrrecht (§ 32 Abs. II StGB) ist gegenüber aggressiven psychisch Kranken eingeschränkt: Einem Angriff ist möglichst schonend zu begegnen – unzulässig ist z.B. eine Verteidigungshaltung, die den Patienten in eine hilflose Lage bringt und zu Gesundheitsschäden führt.

3.9 Inhaltliche Denkstörungen

Wahn, paranoides Syndrom

- **Definition:** Krankhaft verfälschte, unkorrigierbare Vorstellungen und Gedanken.
- **Phänomenologie:**
  - *Mögliche Kennzeichen von Wahn:*
    - Entwicklung von Vorstellungen, die sich nicht mit der Realität in Einklang bringen lassen. Eine hohe subjektive Evidenz bezüglich der Wahngedanken, die auch durch gegenläufige Erfahrungen nicht beeinflußt oder korrigiert werden kann (Wahngewißheit).
    - Wahnwahrnehmung und Wahnstimmung können einleitend einen manifesten Wahn vorbereiten.
    - Wahneinfälle und Wahnideen können als Evidenzerlebnisse plötzlich auftreten und sich allmählich zu einem geschlossenen Wahnsystem verknüpfen (Wahnarbeit). Eine intensive affektive Beteiligung (Wahndynamik) kann zu entsprechenden äußeren Verhaltensauffälligkeiten führen.
    - (Wahn und Realitätswahrnehmung können auch nebeneinander bestehen [„doppelte Buchführung"].)
  - Häufigste Formen, Inhalte und Vorkommen des Wahns: Siehe Tabelle 40.

Tabelle 40 Wahnthemen und -inhalte

Manifestationsform	Wahnthema	überwiegendes Vorkommen
Beeinträchtigungswahn	Gefühl, daß Geschehnisse auf sich gerichtet sind	Schizophrenie (s. S. 180 ff)
Verfolgungswahn, Paranoia	Gefühl der Bedrohung und des Verfolgtwerdens	Schizophrenie, paranoide Entwicklung bei sensitiv strukturierten Personen, auch bei Schwerhörigkeit, Isolation
Beziehungswahn, Bedeutungswahn	wahnhafte Verknüpfung von Ereignissen oder Handlungen (unsinniger Symbolcharakter)	paranoide Entwicklung nach Psychotrauma bei sensitiven Personen
Liebeswahn	Gewißheit, von anderer Person entgegen der Realität geliebt zu werden	Manie (s. S. 207), paranoide Entwicklung bei sensitiven Personen
Größenwahn, expansiver Wahn	Selbstüberschätzung, Macht und Omnipotenzgefühl	Manie (s. S. 207), manifores Syndrom

Tabelle 40 Fortsetzung

Manifestationsform	Wahnthema	überwiegendes Vorkommen
Verarmungswahn	Bedrohung der materiellen oder finanziellen Mittel zum Lebensunterhalt	psychotische Depression (s. S. 201), v. a. Involutionsdepression (s. S. 211)
Versündigungswahn, Schuldwahn	Überzeugung, Schuld auf sich geladen zu haben	psychotische Depression (s. S. 201), Involutionsdepression (s. S. 211)
hypochondrischer Wahn	Überzeugung, unheilbar krank zu sein	psychotische Depression (s. S. 201), Involutionsdepression (s. S. 211)
nihilistischer Wahn	wahnhafte Negierung bzw. Ablehnung der Umwelt	psychotische Depression (s. S. 201)
religiöser Wahn	Überzeugung, auserwählt zu sein	Schizophrenie (s. S. 180)
Eifersuchtswahn	Vorstellung, vom Partner betrogen zu werden	Alkoholabhängigkeit mit Impotenz (s. S. 247)
Querulantenwahn (s. S. 192)	wahnhafte, unrealistische Vorstellung von „Gerechtigkeit" mit kämpferischer Einstellung	paranoide Entwicklung bei sensitiven Personen nach schwerer Rechtskränkung (s. S. 277)
Dermatozoenwahn (s. S. 138), Enterozoenwahn	Gefühl von Parasiten auf und unter der Haut	zerebrale Abbauvorgänge, chronische Toxikomanie (s. S. 243 ff)
symbiontischer Wahn, konformer Wahn („Folie à deux")	Übernahme von Wahnvorstellungen enger Bezugspersonen	asthenische, ichschwache Persönlichkeit (s. S. 274)
paranoides Durchgangssyndrom		Passager bei körperlich begründbaren Psychosen

3.10 Störungen der kognitiven Leistungen

Oligophrenie (Debilität)

- **Synonym:** Geistige Behinderung, Minderbegabung, Schwachsinn.
- **Definition:** Angeborene oder früherworbene Intelligenzminderung, Intelligenzaufbaustörung.
- **Phänomenologie:**
  Breites Spektrum der intellektuellen Minderbegabung von der leichten Debilität (bei ca. 0,2 – 0,4% der Bevölkerung) bis zur schwereren Oligophrenie.
  - *Allgemeine Auffälligkeiten:* Entwicklungsverzögerung, Lernbehinderung mit Schwierigkeiten in der Schule, verminderte Konfliktfähigkeit bzw. mangelndes soziales Anpassungsvermögen mit gelegentlicher Neigung zur Delinquenz.
  - *Leitsymptome im kognitiven Bereich:* Urteils- und Kritikschwäche, sprachliche Ausdrucksmängel, Willensschwäche.
  - *Leitsymptome im psychomotorischen Bereich:* Sprech- und Koordinationsstörungen mit psychomotorischer Ungeschicklichkeit, Antriebsschwäche oder auch Unruhe (Erethismus), Verhaltensstörungen, Schwächen im Bereich der epikritischen Intelligenz (Schlußfolgern, Beurteilen, Reproduzieren).
  - Die Intelligenzeinbußen können quantitativ und qualitativ durch psychometrische Verfahren (s. S. 37 ff) erfaßt werden.
  - *Einteilung gemessen am Intelligenzquotienten (IQ nach Wechsler):*
    - Niedrige Intelligenz: IQ von 70 – 84 Punkten.
    - Leichte Behinderung: IQ von 50 – 70 Punkten.
    - Deutlicher Schwachsinn: IQ von 35 – 49 Punkten.
    - Schwerer Schwachsinn: IQ von 20 – 34 Punkten.
    - Hochgradiger Schwachsinn: IQ < 20 Punkte.

  Hinweis: Pseudodebilität liegt vor bei einem Leistungsversagen (trotz ausreichender Begabung) aufgrund ungünstiger Milieuverhältnisse.
- **Vorkommen:**
  - *Anlagebedingt*, mit familiärer Häufung (sog. familiärer Schwachsinn).
  - *Genetisch bedingt* (z. B. durch Chromosomenanomalien wie Trisomie 21 = Down-Syndrom, Klinefelter-Syndrom, Turner-Syndrom, Prader-Willi-Syndrom, genetisch bedingte Enzymdefekte (s. S. 128, frühkindliche Hirnschädigung).
  - *Prä-, peri,* - oder *postpartale Schädigung* mit daraus resultierenden minimalen zerebralen Funktionsstörungen (MCD, s. S. 128).

Dementielles Syndrom, Demenz

- **Definition:** Irreversible (meist voranschreitende) Minderung der intellektuellen Leistungsfähigkeit bei allgemeinem Persönlichkeitsabbau aufgrund zunehmender Hirnleistungsschwäche.
  (*Pseudodemenz:* Ähnliches Erscheinungsbild ohne organische Ursachen [z. B. bei Depression].)
- **Phänomenologie** (vgl. S. 121 hirnorganisches Psychosyndrom):
  - *Beginn meist mit einem Nachlassen der kognitiven Leistungen:* Merkschwäche, Vergeßlichkeit, Konzentrations- und Orientierungsstörungen, Einbußen an Umstellfähigkeit und Reaktionsvermögen, Kritikschwäche.

- *Im Verlauf allmählich zusätzlich Symptome einer Wesensveränderung:* Antriebsstörungen, Minderung an Selbstkontrolle und Taktgefühl, an seelischer Frische und emotionaler Steuerung, Nachlassen von Pflichtbewußtsein und allgemeinem Leistungsvermögen, Zuspitzung von Charakterzügen.
- *Bei weiterer Progredienz:* Aphasische, apraktische agnostische Störungen (Werkzeugstörungen) und andere neurologische (Herd-) Symptome.

➤ **Vorkommen** (siehe auch Tabelle 41):
- Demenz vom Alzheimer-Typ (s. S. 130) und vaskuläre Demenz (s. S. 135).
- Hirnstörungen durch Alkoholismus oder chronische Intoxikation, in ausgeprägter Form als Korsakow-Syndrom (s. S. 249).
- Nach schwerer Hirnschädigung, Hirnblutung oder bei raumforderndem zerebralem Prozeß.

(*Pseudodemenz* ist zu beobachten als phasenabhängige Begleiterscheinung schwerer Depressionen [depressive Pseudodemenz] und als Zweckreaktion zur Vortäuschung einer Hirnleistungsschwäche [Ganser-Syndrom, vgl. S. 222].)

Tabelle 41 Differentialdiagnose des dementiellen Syndroms

Verdachtsdiagnose	wegweisende Untersuchung
Demenz v. Alzheimer-Typ	s. S. 130
vaskuläre Demenz	s. S. 135
chron. Alkoholismus (Korsakow-Syndrom)	Psychostatus, Anamnese, Labor, neurol. Untersuchung, CCT, s. S. 249
chronische Intoxikation	Psychostatus, Medikamenten-, Drogenanamnese, -screening (s. S. 26)
Hirnschädigung	Psychostatus, Anamnese, klin. Untersuchung, CCT, Psychometrie
Pseudodemenz	Psychostatus, Anamnese

3.11 Indoktrinationssyndrom

Indoktrinationssyndrom

- **Definition:** Objektiv falsche Vorstellungen und Überzeugungen, die mittels „Hirnwäsche" erzeugt werden.
- **Phänomenologie:**

  Auf den ersten Blick stabil erscheinende Grundüberzeugungen und -gesinnungen werden durch Indoktrination in eine andere, gewünschte Richtung gelenkt bzw. sogar weitgehend modifiziert (in Abhängigkeit von der geistig-seelischen Verfassung und Persönlichkeitsstruktur der betroffenen Person, z.B. bei der abhängige, selbstunsichere oder anlehnungsbedürftige Persönlichkeit).
  - *Angewendete Methoden sind:*
    - z.B. Isolierung, Sinnesdeprivation, körperliche Folter einschließlich Entzug von Schlaf, Speisen und Getränken.
    - Überflutung mit Suggestivformeln, insbesondere innerhalb von Gruppenaktivitäten, gelenkte Gruppendiskussionen, Belohnung erwünschter Reaktionen (Konditionierung).
  - *Mögliche Folgen der systematischen Indoktrination:*
    - Veränderungen der Wahrnehmung: z.B. in Form von Verkennung, Reizüberempfindlichkeit oder Abstumpfung, Nivellierung.
    - Veränderungen der Auffassung und des Begreifens: z.B. in Form von Einengung, Verlangsamung.
    - Veränderungen des Denkens und Urteilens: z.B. in Form von Einseitigkeit, Kritikschwäche, übertriebene Selbstkritik, Fanatismus.
    - Verhaltensänderung: z.B. in Form von Apathie, Haßgefühl, Aspontaneität, Hilflosigkeit, Erstarrung, Rigidität, gruppenkonformes Verhalten.

      (Die Gesamtpersönlichkeit kann völlig verändert wirken und ist erheblich eingeschränkt in der Fähigkeit zur unvoreingenommenen Diskussion und kritischen Abwägung.)
- **Vorkommen:**
  - Auf psychiatrischem Gebiet bekannt als „induziertes Irresein" („Folie à deux", s.S. 117) bzw. bei der Massenhysterie.
  - Methode der Einflußnahme aus ideologischen Gründen (z.B. in Jugendsekten oder anderen destruktiven Psychokulten).
  - In totalitären politischen Systemen als Mittel der Kontrolle und Machtausübung.

Durchgangssyndrom

➤ **Definition:** Reversible, körperlich begründbare Psychose.

➤ **Phänomenologie:** Durchgangssyndrome erscheinen als qualitative Bewußtseinsstörungen (s. S. 87). Je nach psychopathologischen Auffälligkeiten sind zu unterscheiden:
- Aspontanes Durchgangssyndrom: Überwiegen von Antriebsschwäche.
- Amnestisches Durchgangssyndrom: Vorherrschen von Gedächtniseinbußen.
- Affektives Durchgangssyndrom: Vorherrschen maniformer oder depressiver Symptome.
- Paranoid-halluzinatorisches Durchgangssyndrom (synonym: „Funktionspsychose“): Mit zusätzlichen Wahnsymptomen und/oder Sinnestäuschungen.

  (Dauer: Tage bis Wochen.)

➤ **Vorkommen** (insgesamt sehr unspezifische und heterogene Ätiologie):
- Folge traumatischer, toxischer, entzündlicher oder vaskulärer Hirnschädigung.
- Symptomatische Psychose während schwerer metabolischer, endokriner, kardialer und Vergiftungserkrankungen sowie postoperativ (häufig zu beobachten auf den Intensivstationen der internistischen und chirurgischen Kliniken!).

Hirnorganisches Psychosyndrom

➤ **Definition:** Diffuse, wechselhaft ausgeprägte psychische Veränderungen als Ausdruck von Hirnleistungsschwäche, die reversibel oder irreversibel sein können.

➤ **Phänomenologie:**
- *Leitsymptome im kognitiven Bereich:* Mnestische und konzentrative Einbußen, Auffassungs- und Orientierungsstörungen, Verwirrtheit, Urteilsschwäche, Kritiklosigkeit, Umstellungserschwerung.
- *Im emotionalen und Antriebsbereich:* Erschöpfungsgefühl, Antriebsminderung, psychomotorische Verlangsamung, Affektlabilität und -inkontinenz, Reizbarkeit, Depressivität.
- *Im Persönlichkeitsbereich:* Kritikschwäche, Entdifferenzierung mit Wesensänderung, Distanzminderung, Dissozialität.

➤ **Abgrenzung zum Durchgangssyndrom (s. o.):** Keine qualitative Bewußtseinsstörung! (z. B. kein Wahn, keine Halluzinationen, längere Dauer, meist chronisch).

➤ **Vorkommen:**
- Diffuse, akute oder chronische Hirnschädigung, auch im Rahmen von Anfallsleiden.
- Andere Beeinträchtigung der Hirnleistung (z. B. Drogenintoxikation, Alkoholismus, nach CO-Vergiftung).
- Nach schwerem Infekt, Exsikkose, Herzinsuffizienz, schwerer Leber- oder Nierenfunktionsstörung.

  (Anhaltende Schädigungen führen schließlich zu irreversiblen Veränderungen der Gesamtpersönlichkeit mit den Zeichen der hirnorganischen Wesensveränderungen bzw. Demenz [s. S. 127 ff].)

3.12 Organische psychische Störungen

Hinweis: Vom diffusen hirnorganischen Psychosyndrom ist das *hirnlokale Psychosyndrom* als Ausdruck lokalisierter Hirnschädigung zu unterscheiden. Es zeigt sich in wechselhaften Antriebsstörungen und Verstimmungen. (Vorkommen bei Enzephalitis, Hirntumoren und zu Beginn der Chorea Huntington.)

Endokrines Psychosyndrom

- **Definition:** Psychische Veränderungen aufgrund hormoneller Störungen bzw. einer Endokrinopathie.
- **Phänomenologie:** Die meisten endokrinen Erkrankungen können mit psychischen Symptomen in verschiedener Ausprägung einhergehen, die vor allem Antriebsverhalten und Gestimmtheit betreffen, aber auch Auswirkungen auf Vitalfunktionen wie Motorik, Appetit, Schlaf und Sexualität haben.
- **Vorkommen:** Siehe Tabelle 42.

Tabelle 42 Endokrinopathie als Ursache psychischer Veränderungen

endokrine Störung	mögliche psychische Auffälligkeiten	wegweisende Untersuchungen
Hypothyreose	Apathie, Pseudodemenz, Depressivität	Anamnese, TSH (ggf. T_3, T_4), somatischer Befund
Hyperthyreose	Unruhe und Agitiertheit, maniforme Symptome, Reizbarkeit	s. o.
Prolaktinüberschuß	Stimmungslabilität, wahnhafte Symptome	Medikamentenanamnese, Kreatinin, TSH-basal, Prolaktin i. S., MRT(CCT) zur Darstellung der Sella/Hypophysenregion
Östrogenüberschuß	Unruhe, Reizbarkeit, Depression, Libido- und Potenzminderung (prämenstruelles Syndrom)	Medikamentenanamnese, Östrogenbestimmung i. S.
ACTH- oder Cortisonüberschuß	Antriebsmangel, Depressivität, Psychosen	Medikamentenanamnese, Dexamethason-Kurztest, Cortisol im 24-h-Urin, ACTH basal
Nebennierenrindeninsuffizienz (Morbus Addison)	Müdigkeit, Kachexie, Depression	Medikamentenanamnese, $Na^+\downarrow$, $K^+\uparrow$, ACTH-Kurztest, ACTH basal

Dyssomnie, Parasomnie (vgl. S. ■)

- **Definition:** Mangel an Dauer und/oder Qualität des Schlafes mit Leistungsminderung und Befindlichkeitsstörungen (vgl. auch S. 314 ff).
- **Phänomenologie:** Klinisch häufige Manifestationsformen siehe Tabelle 43.
  Hinweis: Schlafmenge als Qualitätsparameter ergibt sich aus dem Produkt von Schlafdauer und -tiefe.

Tabelle 43 Klassifikation von Schlafstörungen

Dyssomnie	Parasomnie
– Einschlafstörungen (meist verbunden mit innerer Unruhe, Grübeleien oder Angstgefühlen) – Durchschlafstörungen (mit unruhigem, zerhacktem Schlaf und leichter Erweckbarkeit) – Hypersomnie (Schlafsucht) (mit überlanger Schlafdauer sowie Schläfrigkeiten oder Schlafattacken am Tag) – Schlaf-Apnoe-Syndrom – Narkolepsie – restless-legs-Syndrom	– Schlafwandeln (Somnambulismus), – nächtliches Aufschrecken (Pavor nocturnus) – Angstträume – nächtliches Einnässen (Enuresis nocturna) – nächtliches Zähneknirschen (Bruxismus)

- **Vorkommen:**
  - *Nicht krankheitsbedingt:* Schlafstörung infolge Überstimulation durch abendliche Erlebnisreize, Stimulantieneinnahme (Koffein!) oder unter psychischem Streß.
  - *Krankheitsbedingt:* Alle Erkrankungen mit körperlicher Beeinträchtigung (z. B. Schmerz, Fieber, Organfunktionsstörungen).
  - *Erlebnisreaktion und Belastungsstörung*, neurotische und Anpassungsstörung (in spezieller Form als Schlafangst).
  - *Alkohol- oder Medikamentenmißbrauch.*
  - *(Endogene) Depression* (häufig in Form von Durchschlafstörungen mit Früherwachen und anschließendem „Morgentief").
  - *Folge einer Hirnfunktionsstörung* bzw. im Rahmen zerebraler Durchblutungsstörungen (mit nächtlicher Unruhe und Verwirrtheit).
  - *Kleine-Levin-Syndrom* (Hypersomnie-Bulimie-Syndrom).

3.14 Algogenes Psychosyndrom

Algogenes Psychosyndrom

- **Definition:** Erhebliche psychische Veränderungen aufgrund chronischer Schmerzen.
- **Phänomenologie:** Infolge einer engen Verknüpfung von psychischen und somatischen Faktoren kann es unter anhaltenden, schweren Schmerzzuständen zu folgenden psychischen Reaktionen kommen:
  - Zunahme der Schmerzwahrnehmung bei gesteigerter Empfindlichkeit, hoher Vigilanz, Affektlabilität, Angespanntheit, Erwartungsangst, Absinken der Schmerzschwelle und der Schmerztoleranz. Steigerung des Analgetikaverbrauchs.
  - Schließlich dysphorisch-depressive Dauerverstimmung, „Zermürbungsgefühl", Apathie, Denkhemmung und Introversion, Rückzug, Suizidalität.
- **Vorkommen:**
  - Kontinuierliche, schwere Schmerzsyndrome besonders bei Neuralgien, Tumorschmerz, degenerativen Gelenkserkrankungen und Phantomschmerz.
  - *Hiervon zu unterscheiden:*
    - Psychogene Schmerzen, z. B. bei depressiver Störung (somatisierte Depression) oder zoenästhetischer Schizophrenie (s. S. 180 ff).
    - Medikamenteninduzierte Schmerzen finden sich gehäuft bei Kopfschmerzpatienten (z. B. als sog. Analgetika-Kopfschmerz).

Übersicht

Die im folgenden beschriebenen Krankheitsbilder sind abschnittsweise gegliedert und in sinnvollen Zusammenhängen beschrieben. Dabei wird ein Kompromiß angestrebt, einerseits zwischen der traditionellen (deutschsprachigen) Psychiatrie, die sich nosologisch an Hypothesen zur Ätiologie und Pathogenese orientiert (triadisches System), und andererseits der weitgehend von phänomenologischen Merkmalen, Verlaufs- und Zeitkriterien ausgehenden Internationalen Klassifikation von Krankheiten der WHO (derzeit ICD-10). (Das parallel existierende DSM-IV (s. auch S. 497) hat sich im klinischen Bereich bislang nicht durchgesetzt).
Die in der ICD-10 nicht mehr vorgesehenen Bezeichnungen „Neurose" bzw. „erlebnisreaktiv" oder „psychosomatisch", „Psychose" oder „endogen" werden beibehalten bzw. parallel zur ICD-Nomenklatur geführt. Eine diesbezügliche Übersicht liefert das Inhaltsverzeichnis.
Die Beschreibung der Krankheitsbilder in dieser Checkliste orientiert sich wie in der Tabelle 44 dargestellt an der ICD-Gliederung:
Intelligenzminderung bzw. Oligophrenie (Hauptgruppe F 7) werden teils unter „Symptomatik, Leitsymptome, Syndromalogie" abgehandelt, teils im erstgenannten Kapitel „Hirnorganisch begründbare psychische Störungen. „Entwicklungsstörungen" (Hauptgruppe F 8) und Störungen aus dem Bereich der Kinder- und Jugendpsychiatrie (Hauptgruppe F 9) fallen in den Bereich der Nichterwachsenenpsychiatrie.
Auf die – zumindest in der europäischen Psychiatrie – geführte kontroverse Diskussion um die Validität einzelner ICD-Diagnosen wie z. B. „undifferenzierte Schizophrenie" (F 20.3), „schizotype Störung" (F 21), „akute schizophreniforme psychotische Störung" (F 23.3), „Zyklothymia" (F 34.0), „Dysthymia" (F 34.1) oder auch „multiple Persönlichkeitsstörung" (F 44.81) sei hier nur am Rande verwiesen.

Tabelle 44 Gliederung der im folgenden dargestellten Krankheitsbilder und Einteilung nach ICD-10

ICD - Hauptgruppen	Darstellung in der Checkliste
F 0: organische und symptomatische psychische Störungen	hirnorganische und symptomatische psychische Störungen
F 2: Schizophrenie und schizophreniforme Störungen	Schizophrenie und schizoaffektive Störungen
F 3: affektive Störungen	affektive Psychosen, Zyklothymien
F 4: neurotische, Belastungs- und somatoforme Störungen	Belastungs- und Anpassungsstörungen
F 4: neurotische, Belastungs- und somatoforme Störungen	neurotische Störungen, erlebnisreaktive Entwicklungen
F 1 und **F 5:** psychische und Verhaltensstörungen durch psychotrope Substanzen	Mißbrauch und Abhängigkeit, Suchterkrankungen

Fortsetzung Tabelle 44 ▶

Tabelle 44 Fortsetzung

ICD - Hauptgruppen	Darstellung in der Checkliste
F 6: Persönlichkeits- und Verhaltensstörungen	Persönlichkeits- und Verhaltensstörungen
F 6: Persönlichkeits- und Verhaltensstörungen	Störungen der Impulskontrolle, süchtiges Verhalten
F 6: Persönlichkeits- und Verhaltensstörungen	Sexualstörungen, sexuelle Devianz
F 4 und **F 5:** neurotische, Belastungs- und somatoforme Störungen	psychosomatische Erkrankungen, somatoforme Störungen

5.1 Hirnorganische psychische Störungen

Vorbemerkungen

Bei den hirnorganisch begründbaren psychischen Störungen handelt es sich um psychiatrische Krankheitsbilder, die im Gefolge zerebraler Schädigungen auftreten. Als pathogenetische Faktoren kommen akute oder chronische Hirnfunktionsstörungen degenerativer, vaskulärer, traumatischer, entzündlicher oder raumfordernder Art in Frage. Die in Erscheinung tretende Symptomatik wird einerseits bestimmt durch das Ausmaß der Schädigung, andererseits durch deren Akuität.

Bei den *akuten* Erkrankungsformen können sog. Durchgangssyndrome auftreten, die durch qualitative Bewußtseinsstörungen gekennzeichnet sind. Ansonsten gilt als Leitsymptom der akuten Hirnfunktionsstörung stets die Bewußtseinstrübung. Die hiermit einhergehenden Einbußen zeigen sich meist als kognitive Ausfälle; daneben können auch affektive und Antriebsveränderungen auftreten.

Demgegenüber repräsentiert die Demenz bzw. organische Persönlichkeitsveränderung die typisch *chronisch-irreversible* Verlaufsform, deren Ausprägung und weiterer Ablauf allerdings nicht vorausgesagt werden können. Ihre Entwicklung hängt einerseits ab vom Alter des Patienten bzw. dessen Ausgangshirnleistung, von möglichen Vorschädigungen sowie andererseits von Schwere, Dauer und Art der aktuellen Noxe.

Ungünstig ist bislang mangels adäquater Therapiemöglichkeiten die Prognose bei den Systematrophien (z.B. Morbus Alzheimer, Morbus Pick, Chorea Huntington), ferner bei chronischem Alkoholismus und schwereren Hirntraumata. Von den Infektionserkrankungen führen die Creutzfeldt-Jakob-Erkrankung, die erworbene Immunschwäche AIDS und die – wahrscheinlich autoimmunologisch induzierte – chronisch-progrediente Form der Encephalomyelitis disseminata zu fortschreitenden psychischen Ausfallserscheinungen. Verschiedene prä- oder perinatale Noxen können eine frühkindliche Hirnschädigung bedingen mit der Folge von kognitiven Defiziten, Reifungsverzögerung und Verhaltensstörungen.

Die Diagnoseverschlüsselung orientiert sich im folgenden an den verschiedenen Gruppen der Internationalen Klassifikation psychischer Störungen der WHO (ICD-10). Die hirnorganisch begründbaren Psychosen gehören – bis auf Intoxikationspsychosen – zur Hauptgruppe F 0 „Organische einschließlich symptomatischer psychischer Störungen“. Epileptische Psychosen sind im ICD-10 nicht registriert, allerdings die Epilepsie-Demenz.

5.2 Frühkindliche Hirnschädigung (ICD: F 80–89, F 90–98)

Grundlagen

- Synonym: „Minimale cerebrale Dysfunktion" (MCD) oder „minimal brain dysfunction" (MBD), frühkindlich exogenes Psychosyndrom, geistige Behinderung.
- **Definition:** Krankheitsbild aufgrund einer Hirnschädigung bis zum Ende des 1. Lebensjahres.
- **Epidemiologie:** Morbiditätsrisiko von bis zu 10% der Bevölkerung.
- **Ätiologie und Pathogenese:** Mögliche Schädigungsursachen (verschiedene prä-, peri- und postnatale Noxen):
  - *Chromosomenanomalien:* z. B. Down-, Turner-, Klinefelter-, Cri-du-chat-Syndrom.
  - *Genetisch bedingte Enzymdefekte:* z. B. Phenylketonurie, Galaktosämie, Ahornsirupkrankheit.
  - *Traumata:* z. B. Zangengeburt, Blutungen.
  - *Hypoxie:* z. B. infolge Asphyxie infolge Nabelschnurumschlingung oder längerer Geburt.
  - *Infektionserkrankung der Mutter:* z. B. HIV-Infektion, Röteln, Zytomegalie, Toxoplasmose.
  - *Chronische Intoxikation der Mutter:* z. B. Suchterkrankung, Nikotin- oder Alkoholmißbrauch.
  - Icterus neonatorum (im Rahmen einer Rhesus-Inkompatibilität).
  - Diabetes mellitus.
  - EPH-Gestose.

Klinik

- **Psychopathologisch:** Überempfindlichkeit und Reizbarkeit, Impulsivität, Konzentrationsschwäche bzw. Lernbehinderung, Teilleistungsstörungen, Minderbegabung, Kommunikationsstörungen und dissoziales Verhalten.
- **Neurologisch:** Fakultativ diskrete spastische Paresen, Reflexdifferenzen, Koordinationsstörungen, Sprechstörungen, Hypermotorik, Apraxien und Werkzeugstörungen, epileptische Anfälle.
- **Allgemein-körperlich:** Entwicklungs- und Wachstumsverzögerung, motorische Unbeholfenheit, Krankheitsanfälligkeit.

Diagnostik

- **Psychopathologische Untersuchung:** Bewegungsabläufe, Motorik, Koordination, Apperzeption, Aufmerksamkeit, Belastbarkeit, Affektstabilität, Schlaf, Sozialverhalten?
- **Neurologische Untersuchung:** Tonusdifferenzen, pathologische Reflexe, extrapyramidale Symptome, Krampfanfälle?
- **Körperliche Untersuchung:** Mißbildungen? (z. B. Lidspalten, Augenabstand, Gliedmaßen, Herz, Lunge), Geschlechtsentwicklung, sekundäre Geschlechtsmerkmale.
- **Fremdanamnestische Angaben:** Motorische und Sprachentwicklung, schulische Leistungen, Sozialverhalten, Hinweise auf schädigende Ursachen, Familienanamnese.

5.2 Frühkindliche Hirnschädigung (ICD: F 80 – 89, F 90 – 98)

- **Psychometrische Untersuchungen** (s. S. 37 ff): HAWIK, Reifungs- und Entwicklungstests, Motoriktests.
- **Apparative Diagnostik:** Bildgebende Verfahren sind meist nicht ergiebig (Vorrang hat die klinische Diagnostik).

Differentialdiagnose

- Psychosyndrom späterer Genese: Anamnese, Verlauf, häufiger Demenz-Symptome bzw. organisches Psychosyndrom (s. S. 165).
- Juvenile Form der Schizophrenie (Hebephrenie, s. S. 183): Anamnese, Verlauf, eher Verhaltensauffälligkeiten in bizarrer Form, Beginn im Jugendalter.
- Milieubedingte Verhaltensstörungen bzw. Pseudodebilität, Hospitalismus: Anamnese, rasche Besserung bei Milieuwechsel, Testdiagnostik.

Therapie

- **Allgemein, psychiatrisch:** Elternberatung, frühzeitige, gezielte heilpädagogische Förderung und Behandlung, gegebenenfalls in speziellen Kindergärten, Sonderschulen, Internaten, beschützten Werkstätten und anderen Einrichtungen. Möglichst weitgehende Integration in Familie und Gesellschaft.
- **Speziell:**
  - Abschirmung vor Reizüberflutung und Vermeidung von Überforderungen.
  - Abgestuftes Belastungsprogramm im Rahmen einer heilpädagogischen Förderung.
  - Logopädie als spezielle Therapie bei Sprech- und Sprachstörungen.
  - Gezielte Krankengymnastik und motopädische Übungen.
  - Sozialfürsorgerische Maßnahmen bzw. Heimaufenthalt oder Dauerhospitalisierung bei schwererer geistiger Behinderung.
- **Medikamentös:**
  - Bei ausgeprägter motorischer Unruhe Dämpfung mit schwachpotenten Neuroleptika. In Einzelfällen Behandlung hypermotorischer Kinder mit Methylphenidat 5 – 10 mg p. o. täglich.
  - Bei Antriebsschwäche Versuch mit Nootropika (s. S. 359).

Verlauf und Prognose

- Um so günstiger, je früher die Schädigungsfolgen erkannt und behandelt werden. Ansonsten Gefahr der sekundären Neurotisierung.
- Unabhängig hiervon können intellektuelle und motorische Ausfälle teilweise allmählich kompensiert, Verhaltensstörungen im Rahmen einer Nachreifung ausgeglichen werden.
- Bei schweren Verhaltensstörungen Belastung der Prognose durch begleitende Dissozialität und Delinquenz.

5.3 Demenz vom Alzheimer-Typ, M. Alzheimer (ICD: F 00)

Grundlagen

- **Definition:** Primär-degenerative Demenz infolge einer Hirnatrophie im Bereich des frontalen und temporo-parietalen Kortex, des Hippokampus, der Substantia innominata und des Locus coeruleus.
- Einteilung nach ICD-10-Klassifikation:
  - F 00.0: Alzheimer-Demenz mit *frühem* Beginn (vor dem 60. Lebensjahr, Typ 2).
  - F 00.1: Alzheimer-Demenz mit *spätem* Beginn (nach dem 60. Lebensjahr, Typ 1).
  - F 00.2: Atypische (gemischte) Alzheimer-Demenz.
- Epidemiologie:
  - Mit 50 – 60% aller Demenzen häufigste dementielle Erkrankung, im Alter zunehmend (s. Abb. 5 , degenerative Demenzformen).
  - Inzidenz etwa 1% pro Jahr, ansteigende Prävalenz (2% bei 65jährigen, 5% bei 70jährigen, 15% bei über 80jährigen, > 30% bei 90jährigen).

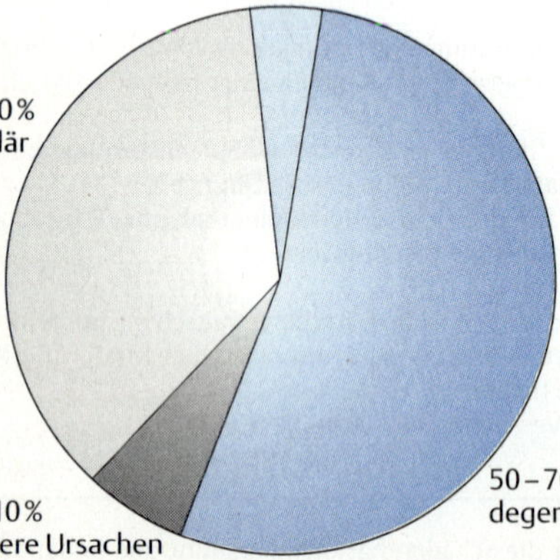

Abb. 5 Häufigkeitsverteilung von Demenzen

- **Ätiologie und Pathogenese:** Vermutlich genetische, infektiöse und/oder toxische Ursachen:
  - *Genetisch:*
    - Autosomal-dominanter Erbgang bei etwa 7% der Bevölkerung. Häufigeres Vorkommen von Apolipoprotein-E-Gen (Chromosom 19) als in der Normalbevölkerung (Apo-E-4-Gen beinhaltet ein erhöhtes Risiko für die Spätform).
    - Die autosomal-dominante Verlaufsform wird vermutlich durch Mutationen des Beta-Amyloid-Vorläuferprotein-Gens („Amyloid-Präkursor-Protein" APP) auf Chromosom 21 verursacht.

- Mit einem sehr frühen Beginn der Alzheimerschen Erkrankung werden Mutationen des Präsenilin-1-Gens (Chromosom 14) und Präsenilin-2-Gens (Chromosom 1) assoziiert.
  (Es besteht ein 3fach erhöhtes Erkrankungsrisiko bei Patienten mit Morbus Down.)

– *Infektiös:* Mitverursachend wird eine Infektion durch Herpesviren Typ 1 diskutiert.
– *Toxisch:* Keine sicheren Hinweise (aggressive Sauerstoffradikale als Neurotoxine – „oxidativer Streß"?).
– *Als Risikofaktoren gelten:* Östrogenmangel, niedriger Bildungsstand sowie anamnestisch Schädelhirntrauma und Alkoholabusus.
– *Neuroanatomisch:*
  - Extrazellulär amyloidhaltige Plaques, intrazellulär neurofibrilläre Verklumpungen (Alzheimer-Fibrillen) mit Tripletten pathologischer Tau-Proteine im gesamten Kortex. Amyloidose.
  - Verminderung der Neuronenpopulationen in den oben genannten Gehirnarealen.
  - Zeichen einer reaktiven Gliose mit Vermehrung von Mikroglia und Monozyten.
– *Biochemisch:* Störung der Acetylcholinesteraseaktivität und des Glukosestoffwechsels, Abnahme der Neurotransmitter Acetylcholin, Noradrenalin, Serotonin, Dopamin, L-Glutamin und N-Methyl-D-Aspartin, des Neuropeptits Somatostatin und des Kortikotropin-Releasing-Faktors (CRH).

Klinik

➤ **Psychopathologisch:**

– *Zu Beginn* Gedächtnis- und Orientierungsstörungen, Zeitgitterstörungen.
– *Im weiteren Verlauf:*
  - Auffassungs- und Konzentrationsstörungen sowie fortschreitende mnestische Einbußen (vor allem das Kurzzeitgedächtnis ist betroffen), Wortfindungsstörungen.
  - Reizbarkeit, Stimmungslabilität, Ratlosigkeit.
  - Antriebsverarmung oder Unruhe, Ängstliche oder aggressive Getriebenheit, Schlafstörungen.
  - Depression und paranoide Symptome.
  - Persönlichkeitsveränderung, Impulskontrollstörungen.
  - Sprachstörungen bis zum Sprachzerfall mit Paraphasien, Logoklonien und Echolalie, Zwangssymptome.
  - Weitgehende Desorientierung, Halluzinationen.
  - Schwere Wesensänderung und Pflegebedürftigkeit.

➤ **Neurologisch:**

– Primitivreflexe (Greifen, Saugen, Sperren, Palmomentalreflex).
– Apraxien und Agnosien, später auch Aphasie, Agraphie, Alexie (s. S. 16).
– Ganganomalien.
– Koordinationsstörungen, Bewegungsautomatismen.
– Rigor, Spastik, Myoklonien, Tremor.
– Andere extrapyramidale Symptome.

5.3 Demenz vom Alzheimer-Typ, M. Alzheimer (ICD: F 00)

Diagnostik

- **Psychopathologische Untersuchung** (s. Klinik).
- **Testpsychologische Diagnostik:** Typische Defizite z. B. im Demenz-Test, Farb-Wort-Interferenztest, MMST, SIDAM (s. Tabelle 14 S. 38).
- **Körperliche Untersuchung:** Internistischer und neurologischer Untersuchungsbefund (klinische Symptome wie oben beschrieben, auf mögliche Herdsymptome wie Paresen, Sensibilitätsstörungen achten; vgl. S. 23).
- **Apparative Diagnostik:**
  - *Bildgebende Verfahren:* Im CCT (kraniellem MRT) symmetrische Erweiterung der äußeren und inneren Liquorräume bei frontotemporal und parietookzipital betonter Hirnrindenatrophie (s. Abb. 6).
  - *Doppler-Sonographie* der extra- und intrakraniellen Arterien zum Ausschluß zerebraler Gefäßprozesse.
  - *EEG:* Allenfalls unspezifische Allgemeinveränderung (verlangsamter Grundrhythmus mit 4–8/Sek.), ebenfalls indiziert bei Verdacht auf ein epileptisches Geschehen.
  - *SPECT:* Abnahme der frontoparietalen und temporalen Hirndurchblutung.
  - *PET:* Signifikante Abnahme des kortikalen Glukosestoffwechsels vor allem im Frontal- und Parietalbereich.
- **Labor (Liquordiagnostik):** Entzündlicher Prozeß? Unspezifische, mäßiggradige Erhöhung des Gesamtproteins relativ häufig (s. auch S. 28).
  (Sicherung der Diagnose durch Verlaufsbeobachtung bzw. neuropathologische Bestätigung (Biopsie, post mortem).)

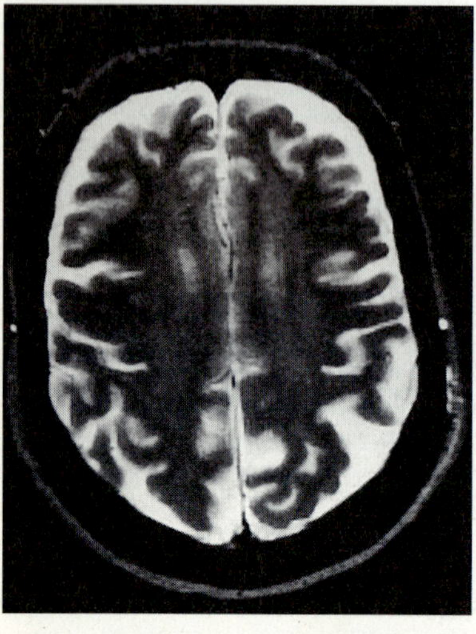

Abb. 6 Alzheimer-Demenz: Diffuse Hirnatrophie mit erweiterten inneren und äußeren Liquorräumen (aus Hinterhuber, Fleischhacker. Lehrbuch der Psychiatrie. 1. Aufl. Stuttgart: Georg Thieme; 1997)

5.3 Demenz vom Alzheimer-Typ, M. Alzheimer (ICD: F 00)

Differentialdiagnose

- **Systematrophien anderer Art:**
  - *Morbus Pick:* Primär Persönlichkeitsveränderung bei anfangs erhaltenen mnestischen Funktionen, im CCT (kranielles MRT) stark fronto-temporal betonte Atrophie.
  - *Chorea Huntington:* Anamnese, Familienanamnese, im CCT (kranielles MRT) Atrophie des Corpus striatum mit plumper Erweiterung der Seitenventrikel, evtl. humangenetische Untersuchung.
  - *Creutzfeldt-Jakob-Erkrankung:* Anamnese (rasche Progredienz), siehe auch S. 149.
  - *Morbus Parkinson:* Betont extrapyramidale, primär keine dementielle Symptomatik.
  - *Morbus Wilson:* Extrapyramidale und zerebelläre Symptomatik, jüngeres Lebensalter (< 40. Lebensjahr), Laborparameter (Cu^{2+}-Ausscheidung im Urin erhöht, Coeruloplasminspiegel im Serum erniedrigt).
- Chronischer Alkoholismus (Wernicke-Enzophalopathie): Anamnese, klinischer Befund, Laborscreening (vgl. S. 247).
- Arteriosklerose mit subkortikaler Atrophie (M. Binswanger): Anamnese (akute Verschlechterung?), länger bestehende arterielle Hypertonie.
- Multiinfarkt-Syndrom: Fluktuierender Verlauf, neurologische Herdsymptome, Arteriosklerose (Doppler), vgl. S. 135.
- Traumatische Enzephalopathie (Boxerdemenz): Anamnese.
- Chronische Intoxikation: Anamnese, Fremdanamnese, Laboruntersuchungen (Drogenscreening).
- Endokrinopathie: Internistische Abklärung.
- Dialyse-Enzephalopathie: Terminale Niereninsuffizienz mit Dialysepflichtigkeit, Aluminiumspiegel i. S. erhöht (> 200 mg/l), im EEG epileptische Aktivität.

Hinweis: Pseudodemenz (s. S. 118) bei Depressionen!

Therapie

- **Allgemein, psychiatrisch:**
  - Solange wie möglich Beschäftigung („Hirn-Jogging"), Ergotherapie, Gymnastik, Tages- und Umfeldstrukturierung.
  - Bei Verwirrtheit und Desorientierheit ist eine Dauerüberwachung erforderlich. Bei erhöhter Pflegebedürftigkeit Dekubitusprophylaxe, spezielle Lagerung, Krankengymnastik, Mobilisation.
    (Rechtzeitig – bei zu erwartender Pflegebedürftigkeit – Heimunterbringung in Erwägung ziehen (Pflegestufe?, Verfahren nach § 18 SGB XI), eventuell Betreuung einrichten (s. S. 463, 472).)

Hinweis: Wichtig ist die soziale und psychologische Betreuung der Angehörigen! Selbsthilfegruppen (s. S. 493).

- **Medikamentös:**
  - *Probatorische Therapie:* Memantin 10 – 30 mg/d p. o. oder Nimodipin 90 mg/d p. o. oder Piracetam 3 × 800 mg/d – 4 × 1200 mg/d p. o. oder Pyritinol 3 × 200 mg/d p. o. oder Donepezil 5 – 10 mg/d p. o. oder Tacrin 4 × 10 mg – 4 × 40 mg/d p. o. (s. S. 359).
  - *Supportiv:* Indometacin und Antioxidanzien (Vitamin E, Beta-Karotin, Vitamin C, Selegilin), im Klimakterium Östrogenpräparate (s. Risikofaktoren).

- *Medikamentöse Therapie der Begleitsymptome:*
  - Ängstliche Getriebenheit und/oder aggressives Verhalten: Niedrig dosierte, schwachpotente Neuroleptika (z.B. 3 × 25 mg Pipamperon oder 3 × 30 mg Thioxanthen oder 3 × 25 mg Thioridazin p.o. täglich) bzw. Carbamazepin.
  - Depressionen: Sulpirid, Trimipramin, Moclobemid, Maprotilin oder selektiven Serotoninwiederaufnahmehemmer (SSRI = „selective serotonine reuptake inhibitor") wie Fluoxetin, Paroxetin, Fluvoxamin, Sertralin.
  - Schlafstörungen: Promethazin (25 – 50 mg oral) oder Pipamperon (2 – 4 ml Saft) oder Trazodon (50 – 100 mg) oder Thioridazin 50 mg.

Verlauf und Prognose

➤ Kontinuierlicher Persönlichkeitsabbau mit zunehmendem Siechtum, bei frühem Beginn bereits nach 1 – 2 Jahren. Tod meist durch interkurrente Infekte nach durchschnittlich 6 – 8 Jahren. In Einzelfällen auch protrahierter Verlauf bis über 10 Jahre.

5.4 Vaskuläre Demenz, Multiinfarktdemenz (ICD-10: F 01)

Grundlagen

- **Definition:** Hirnatrophischer Prozeß aufgrund einer Hirnarteriosklerose mit psychopathologischen und neurologischen Ausfallserscheinungen. (Einschließlich der Mischformen etwa 34–40% aller Demenzen, s. Abb. 5).
- Einteilung nach ICD-10-Klassifikation:
  - F 01.0: Vaskuläre Demenz mit akutem Beginn.
  - F 01.1: Multiinfarktdemenz.
  - F 01.2: Subkortikale vaskuläre Demenz.
  - F 01.3: Gemischte (kortikale und subkortikale) vaskuläre Demenz.
- Epidemiologie:
  - *Erkrankungsbeginn:* 55.–60. Lebensjahr.
  - *Inzidenz:* Etwa 0,6–7% bei einem Alter > 65 Jahre (vgl. Abb. 6). (Männer sind häufiger betroffen als Frauen mit inversiver Abhängigkeit vom Bildungsgrad.)
- **Ätiologie und Pathogenese:**
  - *Arteriosklerotischer Gefäßprozeß* (auf dem Boden einer Mikroangiopathie und/oder Makroangiopathie): Arteriosklerose der Hirngefäße mit sekundärer Degeneration des Parenchyms.
  - *Risikofaktoren:* Hypertonie, Nikotinabusus, Adipositas, Hyperlipidämie, Hyperurikämie, Diabetes mellitus.

Klinik

- **Verlaufsformen:**
  - *Allmählicher Beginn und Verlauf* (Mikroangiopathie mit eher schleichend progredientem Verlauf): Müdigkeit, Kopfdruck, Schwindel, Ohrensausen, Unruhe, Reizbarkeit, Schlafstörungenund kognitiven Beeinträchtigungen (Merkschwäche, Vergeßlichkeit, Konzentrationsstörungen), Affektlabilität und Affektinkontinenz.
  - *Apoplektischer, plötzlicher Beginn* (Makroangiopathie mit eher schubweisem Verlauf mit akuten neurologischen Ausfällen – TIA, PRIND, ischämische Insulte): Verwirrtheit und neurologische Ausfälle (Herdzeichen, Paresen, Sensibilitätsstörungen, Reflexdifferenzen, Gangunsicherheit oder andere fokalneurologische Symptome), im weiteren Verlauf transitorisch-rezidivierend. (Bei beiden Verlaufsformen Pollakisurie und Inkontinenz möglich.)

Diagnostik

- **Psychopathologische Untersuchung** (s. Klinik).
- **Leistungstests** (s. S. 38) **bzw. neuropsychologische Untersuchungen** (s. S. 16): Objektivierbare kognitive Leistungseinschränkungen: HACHINSKI-Skala, d 2-Aufmerksamkeitsbelastungstest, DCS, HAWIE, Demenz-Test, MMST, KLT, SIDAM.
- **Anamnese, Fremdanamnese:** Beginn, Verlauf.
- **Neurologische Untersuchung:** Ausführliche Untersuchung, hierbei auf neurologische Herdbefunde achten (s. o).
- **Internistische Untersuchung:** Wie oben beschrieben, Hinweise auf allgemeine Arteriosklerose (periphere arterielle Verschlußkrankheit, Fundus hypertonicus, KHK?).

5.4 Vaskuläre Demenz, Multiinfarktdemenz (ICD-10: F 01)

- **Labor:**
  - *Stoffwechsel:* Hyperlipidämie, Hypercholesterinämie, Hyperurikämie, diabetische Stoffwechsellage?
  - *Liquordiagnostik:* Zum Ausschluß einer zentralnervösen, entzündlichen Erkrankung.
- **Apparative Diagnostik:**
  - *Kardiologisch-internistische Abklärung:* 24-h-EKG, Langzeit-Blutdruckmessung, Röntgen-Thorax zur Erfassung vaskulärer Risikoparameter (Arrhythmien, Hypertonie).
  - *CCT (kranielles MRT):* Multiple Erweichungsherde (hypodense Areale), erweiterte innere und äußere Liquorräume, Marklagerhypodensitäten (s. Abb. 7)
  - *Doppler-Sonographie/Digitale Substraktionsangiographie (DSA):* Hinweise auf Plaques und/oder Gefäßstenosen.
  - *EEG:* Unspezifische Allgemeinveränderungen und/oder Herdbefunde.
  - *SPECT:* Hinweise auf Perfusionsstörungen.

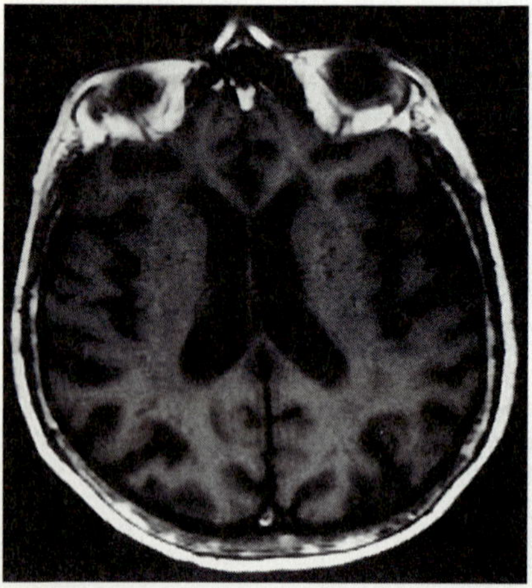

Abb. 7 Vaskuläre Demenz: Erweitertes Ventrikelsystem, kappenförmige Signalhyperintensitäten periventrikulär, kleine Foci im Bereich der Basalganglien (aus Hinterhuber, Fleischhacker. Lehrbuch der Psychiatrie. 1. Aufl. Stuttgart: Georg Thieme; 1997)

Differentialdiagnose

- Siehe Differentialdiagnosen Morbus Alzheimer S. 133.
- Demenz vom Alzheimer-Typ: Keine spezifischen Ursachen zu objektivieren, allmählicher und allgemein progredienter Verlauf (s. S. 130).

■ 5.4 Vaskuläre Demenz, Multiinfarktdemenz (ICD-10: F 01)

➤ Demenz bei zerebraler Amyloidangiopathie: Abgrenzung sehr schwierig, kranielles MRT?
➤ Demenz bei Vaskulitis (Panarteriitis nodosa): BKS ↑, normochrome Anämie, Leukozytose, erhöhte γ-Globulinfraktion, evtl. Angiographie, evtl. Biopsie.
➤ Vaskuläre Form der Neurolues: Evtl. Hirnnervenausfälle, Argyll-Robertson-Pupillenstörung, entzündliches Liquorsyndrom, positive Lues-Serlogie (TPHA-Suchtest), vgl. S. 151.
➤ AIDS-Demenz: Andere AIDS-Manifestationen, opportunistische Infektionen, Liquordiagnostik, s. S. 147.
➤ Demenz bei Epilepsie: Anamnese, Fremdanamnese, EEG, Medikamentenanamnese (Wirkstoff, Dauer), CCT (kranielles MRT).
(Pseudodemenz (s. S. 118) bei Depression ausschließen: Fremdanamnese unerläßlich! Verlaufsbeobachtung, Klinik (Orientierung erhalten! Eher Antriebshemmung, Tagesschwankung, ängstl. Unruhe), evtl. probatorisch antidepressive Behandlung.)

Therapie

➤ **Allgemein, psychiatrisch:**
- Gesunde Lebensweise (Ernährung, Beschäftigung, Bewegung).
- *Regelmäßig trainierende Einzel- und Gruppenaktivitäten:*
  - Gymnastik, Wandern, Sport; Mithilfe im Haushalt.
  - Hobbys, Lesen, Radiohören, Fernsehen, Gruppengespräch.
  - „Hirn-Jogging" mit gezielten Wahrnehmungs-, Konzentrations- und Gedächtnisübungen.
- *Spezifisch:* Behandlung der Grunderkrankung bzw. der Risikofaktoren, z. B. operative Behandlung von Gefäßstenosen (Bypass, Carotis-Endarteriektomie).

➤ **Medikamentös** (möglichst frühzeitig beginnen, bereits bei ersten Verdachtszeichen und diagnostischen Hinweisen):
- *Hämorrheologische Infusionstherapie* (Plasmaexpander).
- *Thrombozytenaggregationshemmer* (Acetylsalizylsäure, Ticlopidin).
- *Nootropika* zur Einflußnahme auf den zellulären Sauerstoff- und Glukosestoffwechsel (Piracetam, Pyritinol, Meclofen und Memantin, s. S. 359).
- *Zirkulationsverbesserung* durch Nimodipin, Sympathikolytika und Betasympathikomimetika, Purinderivate, Dihydroergotoxin, Nicergolin, Gingkoflavonglykoside (s. S. 359).
- *Sekundäre Krankheitssymptome* (Unruhe, Schlafstörungen, Angst, Depression): Schwachpotente, dämpfende Neuroleptika oder Phytotherapeutika (vgl. Demenz vom Alzheimer-Typ S. 133).

Achtung: Unter Benzodiazepinen häufig paradoxe Reaktionen (z. B. Unruhe und Schlafstörungen)! Daher relative Kontraindikation!

Verlauf und Prognose

➤ Meist wechselhaft-progredienter Verlauf, kompliziert durch Interferenz mit anderen körperlichen Erkrankungen aufgrund einer allgemeinen Arteriosklerose. (Insgesamt günstigerer Verlauf als bei den primär-degenerativen Demenzen.)

5.5 Dermatozoenwahn (ICD-10: F 06.0)

Grundlagen

- Synonym: Zoophobie, organische Halluzinose.
- **Definition:** Multiple Hautmißempfindungen als Ausdruck einer chronischen organischen taktilen Halluzinose, verbunden mit der Überzeugung, an einer parasitären Hauterkrankung zu leiden (s. S. 91 Halluzinose).
- Epidemiologie: Überwiegend bei älteren, alleinstehenden Menschen. Morbiditätsrisiko ≤ 5% bei über 60jährigen. (Frauen 2–3mal häufiger betroffen).
- **Ätiologie und Pathogenese:** Auftreten am ehesten im Zusammenhang mit Hirnfunktionsstörungen im Rahmen einer zerebralen Arteriosklerose. Dispositionelle Faktoren sind vermutlich beteiligt, z. B. Neigung zu Hypochondrie, Reinlichkeitszwang. Psychodynamisch „Ordnungsfunktion“?

Klinik

- Monotone Klagen über Hautjucken und -kribbeln, einhergehend mit der isolierten wahnhaften Vorstellung von Ungeziefer unter/auf der Haut.
- Häufiges Waschen, Kratzartefakte der Haut, Aufbewahren von Hautpartikeln als vermeintliche Parasiten, Selbstbehandlungsversuche mit Chemikalien.
- Soziale Isolation.
- Anlaufstellen: In der Regel Hautarzt, Gesundheitsamt oder Kammerjäger.

Diagnostik

- **Psychopathologische Untersuchung** (s. Klinik).
  (Wegen Zusammenhang mit Arteriosklerose vgl. Multiinfarktdemenz S. 135.)

Differentialdiagnose

- Taktile Halluzinose bei Kokain-, Amphetamin- oder Haschischmißbrauch: Drogenanamnese, Drogenscreening.
- Zönästhetische Form der Spätschizophrenie: Anamnese, bizarre Schilderung von Leibmißempfindungen ohne „parasitäre“ Ursachen.
- Monosymptomatische zirkumskripte Hypochondrie im Involutionsalter bzw. somatisierte Depression: Eher monoforme Mißempfindungen in Form von Brennen, Stechen, Verkrampfungen an eng umschriebenen Körperstellen.

Therapie

- **Psychiatrisch, psychotherapeutisch:** Stützende Psychotherapie (s. S. 402).
- **Allgemein:** Insbesondere Therapie des Herz-Kreislauf-Systems.
- **Medikamentös:** Versuch mit hirnleistungsfördernden Substanzen (s. a. vaskuläre Demenz, S. 135); Langzeitbehandlung mit mittelpotenten Neuroleptika: z. B. Haloperidol 3 × 2 mg oder Zotepin 3 × 50 mg oder Flupentixol 3 × 2 mg.

Verlauf und Prognose

- Neigung zu schleppendem, chronifiziertem Verlauf. Oft begleitet von anderen Zeichen einer Hirnleistungsschwäche im Rahmen eines dementiellen Abbaus. Vollremission in ca. 10% der Fälle.

5.6 Morbus Pick (ICD-10: F 02.0)

Grundlagen

- **Definition:** Zerebrale Systematrophie, die mit einer ausgeprägten präsenilen Demenz einhergeht.
- Epidemiologie:
  - *Beginn:* 5.–6. Lebensjahrzehnt. (Frauen etwa doppelt so häufig betroffen wie Männer).
  - *Häufigkeit:* < 1% aller Demenzformen.
- **Ätiologie und Pathogenese:**
  - Degeneration des Frontal- und Temporalhirns durch Ganglienzellschwund und subkortikale Gliose aus unbekannter Ursache.
  - Seltene heredodegenerative Erkrankung mit gelegentlich dominantem Erbgang.

Klinik

- **Psychopathologisch:**
  - *Zunächst:* Diskretes hirnlokales Psychosyndrom mit Antriebsstörungen und mnestischen Defiziten, auch pseudoneurasthenischen Zügen (vgl. S. 121 Leitsymptome) bei primär noch gut erhaltener Intelligenz und Orientierung.
  - *Dann zunehmend:* Rasche Ermüdbarkeit wie auch Unruhe bis zu ziellosen Aktivitäten, Reizbarkeit, Indolenz.
  - *Fortschreitender Persönlichkeitsabbau* mit Verfall sozialer Bindungen und Verlust ethischer Hemmungen, Handlungs- und Sprechstereotypien.
- **Neurologisch:** Paraphasische und aphasische Symptome (v.a. amnestische Aphasie).

Diagnostik

- **Psychopathologische Untersuchung** (s. Klinik).
- **Körperliche Untersuchung:** Internistischer (RR, Puls) und neurologischer Status (auf Herdsymptome achten wie Paresen, Reflexdifferenzen).
- **Apparative Diagnostik:**
  - *CCT (kranielles MRT):* Fronto-temporal betonte Atrophie mit verstärkter Oberflächenzeichnung über Stirn- und Schläfenpolen und diffuser Erweiterung der inneren und äußeren Liquorräume (Hydrocephalus e vacuo).
  - *Dopplersonographie der hirnversorgenden Arterien:* Stenosen, Plaques?
  - *EEG:* Allgemeinveränderung?
  - *SPECT:* Durchblutung und Glukosestoffwechsel frontotemporal ↓.

Differentialdiagnose

- Demenzen anderer Ätiologie (siehe auch unter M. Alzheimer, S. 130).
- Hirntumor: Hirndruckzeichen, Stauungspapillen, Visusminderung, CCT (kranielles MRT, jeweils mit Kontrastmittel).
- Normotensiver Hydrozephalus: Keine frontal betonte Atrophie, Gang- und Blasenstörung, Persönlichkeit primär erhalten, Besserung nach therapeutischer Liquorpunktion.

5.6 Morbus Pick (ICD-10: F 02.0)

- Creutzfeldt-Jakob-Krankheit: Eher fluktuierende, polymorphe Symptomatik, rascher Persönlichkeitsabbau.
- Schizophrenie vom Simplextyp: Früherer Beginn, längerer Verlauf, keine neurologischen Symptome.

Therapie

- **Allgemein, psychiatrisch:** Eine zunehmende Beaufsichtigung und Dauerhospitalisierung mit Rundumversorgung ist meist unumgänglich (vgl. Alzheimer-Demenz S. 133).
- **Medikamentös**: Bei stärkerer Unruhe schwachpotente, dämpfende Neuroleptika, z. B. Pipamperon 3 × 25 mg oder Levomepromazin 3 × 25 – 50 mg.

Verlauf und Prognose

- Früher Beginn, meist progredienter Verlauf, zunehmende Demenz mit letalem Ausgang nach etwa 5 – 10 Jahren.

5.7 Demenz bei Parkinson-Erkrankung (ICD-10: F 02.3)

Grundlagen

➤ **Definition:** Neurologische Erkrankung mit extrapyramidaler Symptomatik, die mit psychopathologischen Auffälligkeiten einhergehen kann.

Hinweis: Die Abgrenzung zum Parkinson-Syndrom (Parkinsonoid) als Begleiterscheinung einer neuroleptischen Therapie infolge antidopaminerger Wirkung (s. S. 362) sowie bei anderen Ursachen (s. u.) ist wichtig!

➤ Epidemiologie:
- Morbiditätsrisiko ca. 1 % der über 60jährigen. Beginn: 40. – 50. Lebensjahr.
- Inzidenz 0.02 %, Prävalenz 0.15 – 0.2 %. (Männer erkranken häufiger als Frauen – Einzelheiten s. Lehrbücher der Neurologie!).

➤ **Ätiologie und Pathogenese:**
- Systematrophie im Bereich der Substantia nigra und des Globus pallidus mit Nervenzelldegeneration und daraus folgendem Dopaminmangel (freie Sauerstoffradikale?).
- Die Ursachen bei der idiopathischen Form (Paralysis agitans) sind nicht bekannt. Hier wahrscheinlich autosomal dominanter Erbgang.

Klinik

➤ **Psychopathologisch** (Bild einer organischen Persönlichkeitsveränderung):
- Antriebsminderung bis zur Apathie, Depressivität, Ausdrucksverarmung.
- Verwirrtheit, paranoid-halluzinatorische Syndrome.

➤ **Neurologisch:** Ruhetremor (Zunahme bei Konzentrationsleistungen, Abnahme bei Bewegungen), Akinese und Rigor, Mikrographie, kleinschrittiger Gang mit Pulsionstendenz, Sprachmonotonie; Speichelfluß, Schwitzen, Hitzegefühl, Hypotonie.

Hinweis: Kein intellektueller Abbau, jedoch Verlangsamung der Denkabläufe (Bradyphrenie)!

Diagnostik

➤ **Psychopathologische Untersuchung** (s. Klinik).

➤ **Neurologische Untersuchung:** s. o., Kopffalltest (Kopf sinkt nach passivem Abheben und Fallenlassen nur langsam zurück), Rigor, Zahnradphänomen, keine Spastik, keine Reflexsteigerung, keine Pyramidenbahnzeichen, keine Paresen (s. auch Tabelle 45 S. 143).

➤ **Apparative Diagnostik:**
- *CCT (kranielles MRT):* Vaskuläre Läsionen, Hydrozephalus, kortikale und subkortikale Atrophie (v. a. bei Systematrophien), Stammganglienverkalkung bei Morbus Fahr (Hypoparathyreoidismus).
- *EEG:* Herdbefund (postischämisch, postenzephalitisch)?

➤ **Labor:**
- *Serum:* Routinelabor, Cu^{2+}, Coeruloplasmin (M. Wilson?), Ca^{2+} (Hypoparathyreoidismus?),
- *Liquordiagnostik:* Ausschluß eines entzündlichen Prozesses (s. S. 28).

5.7 Demenz bei Parkinson-Erkrankung (ICD-10: F 02.3)

Differentialdiagnose

- Pharmakogen (Neuroleptika, Metoclopramid, Lithium, Reserpin, α-Methyldopa): Medikamentenanamnese.
- Postenzephalitisch: Anamnese, im Vordergrund vegetative Störungen und Krämpfe der Gesichtsmuskulatur (Lues s. S. 151, Creutzfeldt-Jakob s. S. 149).
- Vaskulär, arteriosklerotisch (arteriosklerotische Enzephalopathie): Rigor und Akinese dominierend, Risikofaktoren, allgemeine Arteriosklerose.
- Toxisch (Cyanide, Quecksilber, Methylalkohol, Mangan, Kohlenmonoxid, MPTP (Methylphenyltetrahydropyridin als Verunreinigung synthetischer Heroine)): Rigor und Akinese als Hauptsymptome.
- Metabolisch (Morbus Wilson, Fahr-Syndrom): Internistischer Befund, Laborbefunde (Cu^{2+}, Ca^{2+} s. o., Coeruloplasmin, s. S. 165).
- Posttraumatisch (Schädel-Hirn-Trauma, Boxer): Anamnese.
- Im Rahmen von Multisystematrophien:
  - Steele-Richardson-Olszewski-Syndrom (Syn.: Progressive supranukleäre Ophthalmoplegie).
  - Shy-Drager-Syndrom (Syn.: Primäre orthostatische Hypotonie).
  - Olivo-Ponto-Cerebelläre Atrophie (OPCA).
  - Strionigrale Degeneration, kortikobasale Degeneration.

Therapie

- **Medikamentös:**
  - *Wirkstoffe:*
    - L-Dopa + Decarboxylasehemmer (Benserazid oder Carbidopa).
    - Dopamin-Agonisten wie Bromocriptin oder Lisurid.
    - Amantadin (v. a. parenteraler Einsatz bei akinetischer Krise).
    - Anticholinergika wie Biperiden, Metixen oder Trihexyphenidyl.
    - MAO-B-Hemmer wie Selegilin.
  - *Mögliche Nebenwirkungen der Dopaminmedikation:* Vegetative Störungen, Verwirrtheitszustände und psychotische Episoden (L-Dopa-induzierte Psychosen, s. S. 173).
  - *Gründe für einen eingeschränkten Behandlungserfolg:*
    - Höheres Lebensalter.
    - Rasche Symptomprogredienz.
    - Zusätzliche neurologische und/oder psychopathologische Ausfälle.
    - Andere Erkrankungen des ZNS.
  - *Bei Depressivität* zusätzlich leicht- bis mittelpotente nichttrizyklische Antidepressiva einsetzen (s. S. 369).

Hinweis: Notwendig intensive und regelmäßige krankengymnastische Behandlung mit gezielten Streck- und Koordinationsübungen, Physiotherapie, therapeutischem Schwimmen, Massagen und Beschäftigungstherapie.

- **Psychiatrisch:** Begleitende stützende Psychotherapie, Einbindung in eine Selbsthilfegruppe (s. S. 493 Anhang).
  (Operative stereotaktische Behandlung: Bislang ohne zufriedenstellende Ergebnisse, ebenso die Transplantation neuraler Zellen.)

5.7 Demenz bei Parkinson-Erkrankung (ICD-10: F 02.3)

Verlauf und Prognose

- In der Regel allmählich progredienter Verlauf. Trotz zufriedenstellender medikamentöser Langzeitbehandlung herabgesetzte Lebenserwartung.
- Verlaufsbeurteilung mit Hilfe der Webster-Skala (Webster Rating Scale): Die hierbei entsprechend ihres Schweregrades (jeweils 0–3 Punkte, maximal 30 Punkte) bewerteten klinischen Symptome werden sind in der Tabelle 45 dargestellt.
- Verlaufskomplikationen durch krisenhaft sich zuspitzende vegetative Symptome (Akinetische Krisen mit Fieber, Schweißausbrüchen), Blickkrämpfe und andere extrapyramidale Paroxysmen.

Tabelle 45 Webster Rating Scale – Bewertungspunkte

Bradykinese
Haltung
Mitschwingen der Arme
Gangbild
Tremor
Mimik
Seborrhoe
Sprechen
Selbständigkeit

5.8 Demenz bei Huntington-Krankheit (ICD-10: F 02.2)

Grundlagen

- **Definition:** Autosomal-dominant vererbte (Genort: Chromosom 4, kurzer Arm), primär degenerative Erkrankung mit typischen Hyperkinesen und begleitenden progredienten psychopathologischen Veränderungen.
- Epidemiologie:
  - *Große Penetranz:* Etwa 50% der Familienmitglieder erkranken.
  - *Morbiditätsrisiko:* Etwa 0,5%. (Kein Geschlechtsunterschied.)
  - *Durchschnittliches Alter bei Beginn:* 30.–45. Lebensjahr.
  - *Prävalenz:* 4/100.000.
- **Ätiologie und Pathogenese:**
  - Systematrophie im Bereich des Striatums, Klaustrums und der Stirnhirnrinde.
  - Pathophysiologisch erniedrigte Konzentration der GABA in den Basalganglien mit relativem Dopaminüberschuß.
    (Dysbalance Dopamin-Acetylcholin?)

Klinik

- **Psychopathologisch:**
  - Zu Beginn meist unspezifische psychische Veränderungen wie Ängstlichkeit, Depressivität, Reizbarkeit und Affektlabilität, seltener psychotisch-produktive Symptome.
  - Konzentrations- und Gedächtnisstörungen.
  - Im Verlauf zunehmende Enthemmung und Aggressivität, Neigung zu Haltarmut bis zu Dissozialität und Delinquenz mit Verwahrlosung. Gelegentlich auch pseudoneurasthenische Bilder.
- **Neurologisch:**
  - Blitzartig einsetzende und arrhythmisch ablaufende, schlendernd-zuckende Hyperkinesen der Extremitäten (mit distaler Betonung) und der Gesichtsmuskulatur (orofaziale Hyperkinesien: Chamäleonzunge, Grimassieren) bis zur allgemeinen ständigen Bewegungsunruhe.
  - (Gleichzeitig) Hypotonie der Muskulatur. Selten Spastik, Pyramidenbahnzeichen.
  - Artikulationsstörungen mit verwaschener Sprache, gestörter Kau- und Schluckakt, Blickparesen. Vegetative Symptome.

Diagnostik

- **Psychopathologische Untersuchung** (s. Klinik).
- **Anamnese:** Allgemein (berufliche und soziale Probleme, zunehmende Vergeßlichkeit), Familienanamnese (in der Familiengeschichte Personen mit Bewegungsstörungen, frühem dementativen Abbau?).
- **Neurologische Untersuchung:** Klinik s.o., Muskeleigenreflexe eher schwach auslösbar (evtl. Gordon-Kniephänomen: Nur langsames Absinken des Beins nach Auslösung des PSR).
- **Labor:** Routinelabor, Schilddrüsenfunktion (TSH, ggf. T_3, T_4), TPHA-Test, Coeruloplasmin, Liquordiagnostik (Entzündung?).

5.8 Demenz bei Huntington-Krankheit (ICD-10: F 02.2)

- **Apparative Diagnostik:**
  - *CCT (kranielles MRT):* Atrophie des Corpus striatum mit deutlicher Verplumpung der Seitenventrikel, Vergrößerung des 3. Ventrikels, Hydrocephalus externus.
  - *Elektrophysiologie:*
    - Evozierte Potentiale (VEP, SEP, AEP): Latenzverzögerung, Amplitudenreduktion?
    - Elektronystagmographie: Gestörte Sakkaden und vertikale Folgebewegungen?
    - EEG: Allgemeinveränderung, Herdbefund?

Differentialdiagnose

- Chorea minor: Streptokokkeninfekt in der Anamnese, meist Erkrankung im Kindesalter, Laborparameter (ASL-Titer, CRP ↑, BSG ↑), überwiegend weibliches Geschlecht.
- Hyperkinesen bei anderen extrapyramidalen dystonen und/oder athetoiden Erkrankungen, Heredoataxien und pharmakogenen Dyskinesien (s. Lehrbücher der Neurologie).
- Chorea gravidarum: Auftreten im 2. Trimenon oder bei Verwendung oraler Kontrazeptiva, häufig Chorea minor in der Anamnese (s. o.).
- Stoffwechselerkrankungen: M. Wilson (s. S. 165), Hypoparathyreoidismus (s. S. 165), Hypoglykämie, Urämie.
- Frühkindlicher Hirnschaden: Anamnese, Fremdanamnese, neurologische Untersuchung, CCT, EEG (s. S. 128).
- Psychogene Körperstörungen!

Therapie

- **Allgemein, psychiatrisch:**
  - Möglichst lange Ergo- und Bewegungstherapie; Logopädie.
  - Anschluß an Selbsthilfegruppe (s. S. 493).
  - Die stetig zunehmenden, oft dissozialen bis delinquenten Verhaltensstörungen erfordern zunehmende Beaufsichtigung. Betreuung einrichten (s. S. 472)
  - Wegen kontinuierlicher Progredienz bis zum schweren Siechtum ist schließlich eine Dauerhospitalisierung mit intensiver pflegerischer Betreuung notwendig.
  - Angehörigenberatung und -behandlung!

Hinweis: Humangenetische Beratung bzw. erbbiologische Beurteilung so früh wie möglich anstreben mit dem Ziel einer Früherkennung und damit verbesserten Familienplanung!

- **Medikamentös:**
  - Günstige Beeinflussung der extrapyramidalen Symptomatik mit Clozapin (s. S. 367) oder Tiaprid. (In Erprobung: Remacemide als Neurotransmitterblocker).
  - Bei Umtriebigkeit/Unruhe, psychotischen Symptomen und Schlafstörungen ist die Anwendung schwachpotenter Neuroleptika empfehlenswert, z. B. Levomepromazin 3 – 4 × 25 mg oder 3 – 4 × 25 – 50 mg Melperon.

5.8 Demenz bei Huntington-Krankheit (ICD-10: F 02.2)

Tabelle 46 Medikamente zur Therapie der Hyperkinesien

Wirkstoff	Dosierungsvorschlag (in mg)	mögliche Nebenwirkungen
Clozapin	bis 3 × 100	Müdigkeit, Agranulozytose (s. S. 363, 367)
Tiaprid	3 × 200	Müdigkeit
Tetrabenazin	3 × 50	Depression
Sulpirid	3 × 300	Schwitzen, Unruhe
Alprazolam	3 × 0,5	Müdigkeit, Hypotonie
Haloperidol	3 × 1	Müdigkeit, Parkinsonoid

Verlauf und Prognose

- Kontinuierliches Fortschreiten der Erkrankung mit durchschnittlicher Verlaufsdauer von etwa 10 – 12 Jahren, in seltenen Einzelfällen auch länger.
- Schließlich trotz Rundumversorgung Tod infolge Kachexie und interkurrenter Erkrankungen.

5.9 AIDS-Enzephalopathie (ICD-10: F 02.4)

Grundlagen

- **Definition:** Hirnorganisches Psychosyndrom aufgrund einer subchronischen Meningoenzephalitis als Folge der erworbenen Immunschwäche-Krankheit AIDS .
- **Ätiologie und Pathogenese:**
  - Im Anschluß an eine Infektion mit lymphotropen Retroviren HIV 1 (oder HIV 2) nach oft mehrjähriger Latenzperiode fortschreitende Schädigung des zellulären Immunsystems mit der daraus folgenden Immunschwäche AIDS (*ac*quired *i*mmune *d*eficiency *s*yndrome) und sekundärem ARC (*A*IDS-*r*elated *c*omplex). Neben opportunistischen Infektionen und Tumoren kommt es auch zu primären und sekundären Manifestationen im zentralen und peripheren Nervensystem.
  - *Mitbefall des Hirnparenchyms* über infizierte Monozyten und Makrophagen:
    - Gliose des Kortex und der subkortikalen Kerne.
    - Fokale Nekrosen. Lymphozytäre Infiltrate mit multinukleären Riesenzellen.
- Epidemiologie:
  - Bei >50% der an AIDS erkrankten Personen treten neurologische Defizite und psychiatrische Auffälligkeiten auf.
  - Etwa 30–70% der Patienten entwickeln eine AIDS-Enzephalopathie bzw. AIDS-Demenz.

Klinik

- Zunächst Allgemeinsymptome wie Müdigkeit, Gewichtsverlust, Diarrhö, Leistungsabfall, Kopfschmerzen, Schwindel.
- Psychopathologisch depressiv-neurasthenisches Syndrom mit Apathie, mnestischen Störungen, Depressionen und/oder Angstzuständen, Suizidalität.
- Später insgesamt Bild einer subkortikalen Demenz mit kognitiven Einbußen und allgemeiner Verlangsamung. Im Spätstadium häufiger psychotische Symptome.

Diagnostik

- **Psychopathologische Untersuchung** (s. Klinik).
- **Anamnese**, Fremdanamnese.
- **Allgemein-körperliche Untersuchung:** Ausführliche internistische und neurologische Untersuchung: Sekundäre Krankheitssymptome (Lymphknotenstatus, Hauteffloreszenzen, Atemfunktion, Infektzeichen, neurologische Herdsymptome?).
- **Labor:**
  - *Liquor:* Unspezifisch entzündlich verändert mit mäßiger Pleozytose und Eiweißerhöhung sowie deutlicher Zunahme von oligoklonalen, autochthon gebildeten Immunglobulinen und Chinolinsäure (Einzelheiten siehe Lehrbücher der Neurologie und Inneren Medizin).
  - Positive HIV-Serologie (Serum und/oder Liquor), pathologischer Immunstatus.

5.9 AIDS-Enzephalopathie (ICD-10: F 02.4)

- **Apparative Diagnostik:**
  - *EEG:* Allenfalls unspezifische Allgemeinveränderungen.
  - *CCT (kranielles MRT):* In 70 – 80% der Fälle Atrophie mit Ventrikelerweiterung, eventuell Hinweise auf opportunistische Infektionen (Tuberkulose, Toxoplasmose, Mykosen). Hinweise auf diffusen Marklagerbefall im MRT.
  - *SPECT:* Subkortikale multilokuläre Minderperfusionen.

Differentialdiagnose

- Andersartige chronische Enzephalitis einschließlich Leukenzephalopathie: Negative HIV-Serologie, andere serologische Untersuchungen, Immunstatus.
- Hirnorganisches Psychosyndrom bei Drogenmißbrauch: Anamnese, Drogenscreening.
- Depression (s. S. 201 ff): Anamnese, Verlauf, Klinik.
- AIDS-Phobie, hypochondrische Neurose (s. S. 231): Anamnese, fehlende neurologische Symptomatik.

Therapie

- **Medikamentös:**
  - Antiretrovirale Kombinationstherapie. Impfstoffe befinden sich derzeit in der Erprobung. (Einzelheiten s. Lehrbücher der Infektiologie bzw. Inneren Medizin).
  - Behandlung von Sekundärinfektionen.
- **Psychiatrisch, psychotherapeutisch:** Begleitende stützende Psychotherapie, Suizidprophylaxe. Anbindung an Selbsthilfegruppe und Hilfsdienste (s. S. 493).

  Hinweis: Wegen der Grunderkrankung Vorsicht beim Gebrauch von Psychopharmaka (Nebenwirkungen!). Am ehesten im Bedarfsfall niedrigdosiert Butyronophenone (z. B. Pipamperon 3 × 25 mg p. o. oder Haloperidol 3 × 0,5 mg p. o.) oder Benzodiazepine (z. B. Lormetazepam) bzw. nichttrizyklische Antidepressiva (z. B. Fluvoxamin, Venlafaxin, Citaprolam oder Sulpirid).

Verlauf und Prognose

- Prognostisch ungewisser Verlauf mit langen Remissionszeiten.

5.10 Creutzfeldt-Jakob-Erkrankung (ICD-10: F02.1)

Grundlagen

- **Definition:** Progrediente Demenz aufgrund einer spongiösen Enzephalopathie.
- Epidemiologie: Familiäre Häufung bei 10–15% der Erkrankungen, Auftreten meist im mittleren Lebensalter (4.–6. Lebensjahrzehnt).
- **Ätiologie und Pathogenese:**
  - Wahrscheinlich durch Viren oder Viroide bzw. Prionen hervorgerufene subakute, präsenile spongiöse Enzephalopathie (sogenannte „slow-virus-Infektion").
  - Variante durch Übertragung von menschlichem Hirngewebe (operative Eingriffe), ansonsten unbekannter Infektionsweg.
    (Fragliche Übertragung durch Genuß von Fleisch an boviner Enzephalopathie erkrankter Rinder („Rinderwahnsinn").)

Klinik

- **Psychopathologisch:**
  - *Initial:* Uncharakteristische depressive, paranoid-halluzinatorische und/oder Angstsymptome.
  - *Dann:* Rasch progredientes dementielles Syndrom, einhergehend mit neuropsychologischen Störungen (Dysphasie, Apraxie, Alexie).
- **Neurologisch:** Herdzeichen (Ataxie, extrapyramidale Störungen, Myoklonien, Rigor, Muskelfaszikulationen/-fibrillationen, Muskelatrophie, epileptische Anfälle).

Diagnostik

- **Psychopathologische Untersuchung** (s. Klinik).
- **Körperliche und neurologische Untersuchung:** Auf Symptomatik wie oben beschrieben achten (rasch fortschreitende Demenz, Myoklonien, pyramidale und extrapyramidale neurologische Ausfallserscheinungen).
- **Liquordiagnostik:** Entzündliches Liquorsyndrom?, evtl. Protein p130/131 erhöht (möglicherweise spezifischer Parameter?).
- **Apparative Diagnostik:**
  - *CCT (kranielles MRT)-Schädel:* Initial meist Normalbefund, im Verlauf häufig rasch fortschreitende Hirnatrophie.
  - *EEG:* Sehr häufig bilateral-synchrone, periodische drei- bis vierphasige Wellen (charakteristisch, jedoch nicht pathognomonisch!).

Differentialdiagnose

- Alzheimer-Demenz (s. S. 130).
- Multiinfarktdemenz (s. S. 135).
- Demenzen anderer Ursache.

5.10 Creutzfeldt-Jakob-Erkrankung (ICD-10: F02.1)

Therapie

- **Medikamentös** (symptomatisch): Spasmolytika, Parkinsonmedikamente (s. S. 142). Gegen Unruhe, Angst und Halluzinationen Olanzapin, Clozapin, Levomepromazin oder Thioxanthen.
- **Allgemein, psychiatrisch:** Pflege und psychosoziale Beratung und Unterstützung der Angehörigen (s. S. 493).

Hinweis: Desinfektion der verwendeten Instrumente und Geräte! Sachgerechte Entsorgung von Gegenständen, die mit Blut oder Liquor in Berührung gekommen sind.

Verlauf und Prognose

- Nach ein bis zwei Jahren letaler Ausgang unter Symptomen einer Dezerebration. (Eine neuropathologische Verifizierung ist anzustreben.)

5.11 Progressive Paralyse (ICD-10: F06.9, F07.1)

Grundlagen

- **Definition:**
  - Chronische syphilitische Enzephalitis im Spätstadium einer Lues cerebrospinalis.
  - Manifestation auf neurologischem Gebiet als Tabes dorsalis (s. Lehrbücher der Neurologie).
- Epidemiologie: Manifestationsalter meist 40.–60. Lebensjahr (häufiger bei Männern).
- **Ätiologie und Pathogenese:**
  - Etwa 10–20 Jahre nach luetischem Primäraffekt kommt es bei 5–10% der mit Treponema pallidum infizierten Personen zur Ausbildung einer quartären Lues von Gehirn und Rückenmark.
  - Die chronisch-entzündlichen Veränderungen (Polioenzephalitis, Pachymeningeosis haemorrhagica) führen zu einer Atrophie der Stammganglien und der frontalen Hirnrinde mit Verschmälerung der Hirnwindungen.

Klinik

- **Psychopathologisch:**
  - *Frühstadium:* Schleichende, uncharakteristische psychopathologische Symptome wie allgemeine Reizbarkeit, Erschöpfungsgefühl, Angst, Konzentrationsstörungen, Verstimmungen, Kritikschwäche, Schlafstörungen (pseudoneurasthenisches Syndrom).
  - *Später:* Progredientes organisches Psychosyndrom mit affektiver Verödung und Antriebsverarmung bzw. Persönlichkeitsabbau.
  - *Daneben auch expansive Formen:* Gehobene Stimmungslage, Distanzlosigkeit, Enthemmung, Aktivitätssteigerung, Größenwahn, paranoide Symptome, Halluzinationen.
- **Neurologisch:** Kopfschmerzen, mimisches Beben, Pupillenstörungen (reflektorische Pupillenstarre Argyll-Robertson), Dysarthrie, aphasische Störungen und andere Herdbefunde, Krampfanfälle. Bei Taboparalyse zusätzlich Areflexie, Spastik, spinale Ataxie, Sensibilitätsstörungen, tabische Krisen.

Diagnostik

- **Psychopathologische Untersuchung** (s. Klinik).
- **Neurologische Untersuchung** (s. Klinik).
- **Labor:**
  - Positive Luesserologie: Primär TPHA-Test als Suchreaktion.
  - Liquor: Lymphozytäre Pleozytose und Vermehrung des Gesamteiweißes. Mögliche IgM-Erhöhung sowie positive oligoklonale Banden. (Einzelheiten siehe Lehrbücher der Neurologie.)
- **Apparative Diagnostik:**
  - CCT (kraniellesMRT): Hirnatrophie.
  - EEG: Allgemeinveränderung?

5.11 Progressive Paralyse (ICD-10: F06.9, F07.1)

Differentialdiagnose

- Maniforme Krankheitsbilder anderer Genese: Anamnese, fehlende pathologische Laborparameter.
- Beginnende schizophrene Psychose bzw. schizophrenes Defektsyndrom (s. S. 197): Anamnese, Verlauf, fehlende pathologische Laborparameter.
- Encephalomyelitis disseminata oder andere nichtluetische entzündliche Hirnerkrankungen: Negative Lues-Serologie, keine Anamnese mit typischen Hauterscheinungen.
- Systematrophie, z. B. Morbus Pick (s. S. 139), Chorea Huntington (s. S. 144).
- Andersartige Demenzen.

Therapie

- **Medikamentös:**
  - *Penicillin parenteral:* Über drei Wochen täglich 3 × 10 Mio. IE Penicillin G i. m.

  Hinweis: Bei drohender Herxheimer-Reaktion (Fieber, Myalgien, Cephalgie, Blutdruckschwankungen Stunden bis wenige Tage nach Therapiebeginn) Verabreichung von Prednison vor Beginn der Behandlung.
  - *Bei Penicillinunverträglichkeit:* Wechsel auf Erythromycin (2 g) oder Tetracyclin (200 mg p. o. oder i. v.) täglich für 4 Wochen.
- Liquorkontrolle: 6–8 Wochen nach der ersten Kur sowie 1/2 Jahr später und nochmals nach 2 weiteren Jahren (Zellzahl, Protein normalisiert?).

Hinweis: Durch die Behandlung ist lediglich ein Stillstand der Parenchymveränderungen möglich, keine Reversibilität!

- **Psychiatrisch:** Stützende (adaptive) therapeutische Gespräche (s. S. 401, 402).

Verlauf und Prognose

- Eine Heilung ist bei der Hälfte der Patienten möglich, wenn die Behandlung innerhalb der ersten drei Monate nach Auftreten der Frühsymptome erfolgt. Alle serologischen und klinischen Parameter müssen nach einem Zeitraum von zwei Jahren als zufriedenstellend beurteilt werden.
- Ansonsten teilweise Besserung mit sozialer Anpassung bei verbleibenden Defektsyndromen: Psychopathologisch persistieren häufig pseudoneurasthenische Symptome bzw. eine hirnorganische Wesensänderung.
- (Unbehandelt kommt es innerhalb weniger Jahre zu schwerster Demenz und schließlich zum Tod).

5.12 Epilepsiepsychose, -demenz (ICD-10: F 06.8, F 02.8)

Grundlagen

- **Definition:**
  - *Epileptische Psychose:* Psychotische Episoden im Rahmen einer epileptischen Erkrankung (v. a. Temporallappenepilepsie).
  - *Epilepsie-Demenz:* Dementielles Syndrom bei therapierefraktärer Epilepsie.
- Epidemiologie:
  - *Epileptische Psychose:* ca. 5 – 10% der Epilepsiekranken.
  - *Epilepsie-Demenz:* ca. 70% der Patienten nach 20jähriger Krankheitsdauer.
- **Ätiologie und Pathogenese:**
  - Pathogenetisch maßgebend sind vermutlich Interferenzen zwischen hirnorganischer Schädigung bzw. Krampfschwelle, psychotischer Disposition und medikamentösen Einwirkungen.
  - Zusätzlich Einflüsse psychosozialer Auswirkungen des Anfallsleidens.

Klinik

- **Psychopathologisch:**
  - Depressiv-ängstlich getönte Verstimmungen, teils einhergehend mit Somnolenz und Desorientiertheit (Dämmerzustand s. S. 89), stunden- bis tagelang anhaltend.
  - Angespanntheit mit Unruhe und poriomanen Verhaltensweisen oder anderen impuls- oder dranghaften Auffälligkeiten.
  - Suizidalität; Zustände aggressiver Erregtheit und Gewalttätigkeit.
  - Schizophreniforme Symptome bzw. paranoid-halluzinatorische Durchgangssyndrome (s. S. 121), meist bei Temporallappenepilepsie.
  - Bei längerer Krankheitsdauer bzw. Therapieresistenz Epilepsie-Demenz (s. S. 153).
- Manifestationsformen:
  - An einen Anfall gebunden (vor, während, nach einem Anfall).
  - Interiktal (im anfallsfreien Intervall): Bei Alternativ- bzw. Normalisierungs-Psychosen (hier psychotische Symptomatik einhergehend mit einer Normalisierung des EEG-Befundes, „Psychose alternativ zum Anfall" bzw. Sistieren der psychotischen Symptomatik im Anschluß an einen Krampfanfall – insbesondere unter forcierter medikamentöser antikonvulsiver Behandlung).

Diagnostik

- **Psychopathologische Untersuchung** (s. Klinik).
- **Umfassende neurologische Abklärung** (s. S. 23).
- **Apparative Diagnostik:**
  - *CCT (besser kranielles MRT):* Zum Nachweis eines morphologischen Korrelats im Bereich des vermuteten oder gesicherten epileptischen Fokus.
  - *EEG:*
    - Herdbefund?
    - Bei Alternativpsychose psychopathologische Symptomatik invers zur Besserung des EEG-Befundes („forcierte Normalisierung", s. o.).
    - Ansonsten Allgemeinveränderung mit Theta- und Delta-Parenrhythmien bei Allgemeinveränderung.

5.12 Epilepsiepsychose, -demenz (ICD-10: F 06.8, F 02.8)

Differentialdiagnose

- Petit-mal-Status: EEG!
- Intoxikationspsychose (s. S. 155).
- Dämmerzustände anderer Genese: z. B. bei Schizophrenie (s. S. 180 ff), affektiven Störungen (s. S. 201 ff).

Therapie

- **Epileptische Dämmerzustände:** Kombinationsbehandlung von Neuroleptika und Antikonvulsiva, z. B. Haloperidol mit Carbamazepin oder Valproat.

Hinweis: Neuroleptika senken Krampfschwelle!

- **Alternativpsychose**:
  - Reduzierung oder Abbruch der antikonvulsiven Medikation, bei mangelnder klinischer Besserung auch bis zur Krampfschwelle.
  - Gleichzeitig Verabreichung mittelpotenter Neuroleptika, z. B. Haloperidol 3 × 5 mg p. o. oder Clopenthixol 3 × 10 mg p. o. oder Perazin 3 × 50 mg p. o.
  - Eventuell Elektrokrampftherapie (Indikationen s. S. 392).
- **Epileptische Demenz:** Nootropika und systematisches Hirnleistungstraining (vgl. S. 133, 137).

Verlauf und Prognose

- Bei interiktalen Dämmerzuständen bzw. Psychosen (Alternativpsychose) oft hartnäckige Symptomatik, der Verlauf ist insgesamt jedoch nicht ungünstig.
- Bei epileptischem Dämmerzustand bzw. epileptischer Psychose gelegentlich unberechenbar-delinquentes Verhalten mit forensischen Konsequenzen: Schuldfähigkeit meistens aufgehoben (§ 20 StGB) oder zumindest erheblich vermindert (§ 21 StGB), s. S. 475.
  (Prognostische Belastung durch erhöhtes Suizidrisiko vor allem bei Patienten mit Temporallappenepilepsie.)

5.13 Intoxikationspsychose (ICD-10: F 13)

Grundlagen

- **Definition:** Psychische Veränderungen nach Abusus von Sedativa oder Hypnotika (s. S. 156 Drogeninduzierte Psychose, s. S. 243 ff Suchterkrankungen).
- **Ätiologie und Pathogenese:** Funktionsstörungen des zentralen Nervensystems, vor allem in Bereichen größerer Zelldichte (Hirnrinde, Thalamus, Hirnstamm), infolge undisziplinierter oder mißbräuchlicher Einnahme von Sedativa oder Hypnotika.

Klinik

- **Psychopathologisch:**
  - *Akut:* Konzentrationsstörungen, Bewußtseinstrübung, Verwirrtheit, Gedächtnisschwäche bis zum amnestischen Durchgangssyndrom , Beeinträchtigungen der Steuerungsfähigkeit und Selbstkontrolle, verwaschene Sprache, Sinnestäuschungen bzw. paranoid-halluzinatorisches Durchgangssyndrom (s. S. 121).
  - *Chronisch:* Reizbarkeit mit Stimmungslabilität, Müdigkeit, Apathie, Gleichgültigkeit, allmähliche Persönlichkeitsveränderung mit Selbstvernachlässigung.

Diagnostik

- **Psychopathologische Untersuchung** (s. Klinik).
- **Körperliche Untersuchung** (internistisch-neurologisch): Auf verdeckte Traumata achten (Schädel-Hirn-Trauma, Hämatome), Pupillenstörungen, Reflexdifferenzen, vegetative Symptomatik.
- **Anamnese und Fremdanamnese:** Art der Substanzen, kurz- bzw. längerfristige Einnahme, Medikamente, frühere Episoden.
- **Apparative Diagnostik:** EEG (Allgemeinveränderung, Herd in Korrelation zum klinischen Befund?), CCT/kranielles MRT (Kontusion?, Blut?, Ischämie?)
- **Labor:** Routinelabor (Leberwerte, Gerinnung, Elektrolyte, Glukose), Medikamentenscreening (Alkoholkonzentration, Drogenscreening, vgl. S. 26).

Differentialdiagnose

- Primäre oder sekundäre Hirnfunktionsstörung anderer Art (symptomatische psychische Störung s. S. 163 ff).
- Chronische Psychose bzw. chronisch-depressive Entwicklung (s. S. 235 Dysthymia).

Therapie

- **Allgemein, psychiatrisch:**
  - Entgiftung, gegebenenfalls langfristige Entwöhnungsbehandlung.
  - Allgemein-körperliche Behandlung, roborierende (stärkende) Maßnahmen.
- **Medikamentös:** Bei Entzugserscheinungen Antidepressiva (z. B. Amitriptylin 3 × 50 mg bis 4 × 50 mg p. o. oder Doxepin 3 × 50 – 100 mg p. o.) und/oder Neuroleptika (z. B. Thioridazin 3 × 50 mg p. o.; vgl. S. 353 Notfallpsychiatrie).

Verlauf und Prognose

- Abhängig von weiterer Medikamenteneinnahme.

5.14 Drogeninduzierte Psychose (ICD: F 11, 12, 14, 16, 18, 19)

Grundlagen

- **Definition:** Auftreten einer psychotischen Symptomatik nach Einnahme von Drogen bzw. nach drogenfreiem Intervall wiederkehrende psychische Störungen (Echopsychose , Flash back, Nachhallpsychose), s. S. 243 Suchterkrankungen.
- Einteilung nach ICD-10-Klassifikation:
  - F 1 x.0: Akute Intoxikation
  - F 1 x.1: Schädlicher Gebrauch
  - F 1 x.2: Abhängigkeitssyndrom
  - F 1 x.3: Entzugssyndrom
  - F 1 x.4: Entzugssyndrom mit Delir
  - F 1 x.5: Psychotische Störung
- **Ätiologie und Pathogenese:**
  - Einwirkung der Droge auf den Stoffwechsel der zerebralen Neurotransmitter („Modellpsychose").
  - Besondere dispositionelle Empfindlichkeit der betroffenen Person. (Auslösend sind insbesondere Halluzinogene wie LSD, Meskalin, Psilocybin und Phencyclidin, aber auch Cannabis, Kokain, Atropin, Amphetamine und sogenannte Schnüffelstoffe wie Azeton, Äther, Benzol, Chloroform und Nitroverdünner.)

Klinik

- **Psychopathologisch:**
  - Horrortrip: Starke Angst bis zur Panik, Erregtheit, Unruhe, Ekstase.
  - Delirante Symptome (s. S. 90); Verworrenheit.
  - Paranoid-halluzinatorische Durchgangssyndrome (vgl. S. 353 Drogennotfall).
  - Vor allem nach Konsum von Cannabis oder Kokain häufiger Leibmißempfindungen und taktile Halluzinosen (s. S. 92).

Diagnostik

- **Psychopathologische Untersuchung** (s. Klinik).
- **Anamnese:** Eigen- und fremdanamnestische Angaben.
- **Körperliche Untersuchung:** Internistischer (Einstichstellen, Verletzungen anderer Art?) und neurologischer Status (s. S. 23).
- **Labor:**
  - Drogen -und Medikamentenscreening (s. S. 26).
  - Routinelabor (s. S. 25).

Differentialdiagnose

- Schizophrenie bzw. andersartige Psychosen mit schizophreniformer Symptomatik (s. S. 180 ff).
- Psychogener Erregungszustand (s. S. 219).
- Intoxikationspsychose anderer Ursache (s. S. 163 ff Symptomatische psychische Störungen).

5.14 Drogeninduzierte Psychose (ICD: F 11, 12, 14, 16, 18, 19)

Therapie

- **Psychiatrisch:** Entgiftung im Rahmen einer stationären Behandlung. Bei Abhängigkeit konsequente Entwöhnungsbehandlung (s. S. 243).
- **Medikamentös:**
  - Symptomatische Behandlung, meist durch mittel- bis hochpotente Neuroleptika, z. B. Haloperidol 3 × 2 – 5 mg p. o. oder Perazin 3 × 50 – 100 mg p. o. oder Thioxanthen 3 × 50 mg p. o.
  - *Horrortrip:* Parenteral Benzodiazepine (s. S. 377), Zuwendung und beruhigendes Zureden („talking down").

Verlauf und Prognose

- Wie bei allen stoffgebundenen Süchten abhängig von weiterem Drogenkonsum.
- Prognose schlechter, wenn infolge Drogeneinnahme eine latent bestehende schizophrene Psychose aktiviert und manifest wurde. Weiterer Verlauf dann meist wie bei autochthonen schizophrenen Psychosen. (Forensische Konsequenzen, z. B. Beschaffungskriminalität s. S. 475).

5.15 Hirnerschütterung (ICD-10: F 07.2)

Grundlagen

- **Definition:** Leichtere Form des Schädelhirntraumas, das passager zu psychischen Beeinträchtigungen führen kann (Schädelhirntrauma Grad I) (s. Lehrbücher der Neurologie).
- **Ätiologie und Pathogenese:** Infolge mechanischer Gewalteinwirkung vorübergehende Störung der Hirnfunktionen aufgrund kolloidchemischer Veränderungen in den Parenchymzellen.

Klinik

- **Psychopathologisch (reversible Störungen):**
  - Bewußtlosigkeit bis zu einer Stunde mit retrograder und/oder anterograder Amnesie.
  - Kopfschmerzen, Schwindel, Übelkeit und Erbrechen.
- **Mögliche postkommotionelle Beschwerden** („postkommotionelles Syndrom", häufig über Monate):
  - Vergeßlichkeit, Konzentrationsstörungen.
  - Erschöpfungsgefühl, Schlafstörungen, Reizbarkeit und Affektlabilität.

  Hinweis: Hierbei keine neurologischen Ausfälle!

Diagnostik

- **Psychopathologische Untersuchung:** Unmittelbarer zeitlicher Zusammenhang zwischen Trauma und Folgeerscheinungen (s. Klinik).
- **Neurologische Untersuchung:** Fehlende neurologische Komplikationen.
- **Apparative Diagnostik:**
  - *CCT:* Epidurales, subdurales Hämatom ausschließen!
  - *EEG:* Allenfalls passagere Abflachung oder Frequenzminderung.

Differentialdiagnose

- **Als mögliche Ursache der Commotio sind auszuschließen:**
  - *Kollaps nach anderweitigen Bagatellverletzungen:* Körperliche Untersuchung, Anamnese.
  - *Vertebrobasiläre Insuffizienz:* Klinik (Schwindel, Hirnstammsymptome, evtl. auch Pyramidenbahnzeichen), Dopplersonographie (Vertebralishypoplasie?).
  - *Abortiver Grand-mal-Anfall:* EEG, Fremdanamnese, Klinik (Zungenbiß, Urinabgang?).
  - *Synkope:* Kardiologisch-internistische Abklärung, Dopplersonographie der hirnversorgenden Arterien, EEG.

5.15 Hirnerschütterung (ICD-10: F 07.2)

Therapie

- **Allgemein:** Falls erforderlich, ... wenige Tage Bettruhe bis zur Stabilisierung der Kreislaufregulation.

Hinweis: Vermeiden einer übertriebenen Schonung, sobald wie möglich körperliches Training.

- **Medikamentöse Therapie der Begleitsymptomatik:**
  - *Kopfschmerz:* Acetylsalicylsäure oder Paracetamol.
  - *Übelkeit:* Metoclopramid.
  - Bei Bedarf Antihypotonika (z. B. Midodrin, Dihydroergotamin) und/oder Antivertiginosa (Dimenhydrinat, Betahistin).

Verlauf und Prognose

- In der Regel nach wenigen Wochen folgenloses Abklingen der Beschwerden. Gelegentlich Akzentuierung der Beschwerden durch übergroße Besorgnis, hypochondrische Ängste und Analgetikamißbrauch. Seltener erlebnisreaktive Fixation mit Entschädigungsbegehren bzw. Rententendenz (s. S. 242 Rentenneurose).

5.16 Kontusionspsychose (ICD-10: F 06, F 07.2)

Grundlagen

- **Definition:** Substantielle Hirnschädigung in Form einer Hirnprellung oder Hirnquetschung mit längeren quantitativen und/oder qualitativen Bewußtseinsstörungen und neurologischen Begleitsymptomen (Schädelhirntrauma Grad II und III, Einzelheiten siehe Lehrbücher der Neurologie und Neurochirurgie).
- **Ätiologie und Pathogenese:** Unter mechanotraumatischer Einwirkung Zerstörung von Hirngewebe durch abrupte Änderung der Zirkulation und der intrakraniellen Druckverhältnisse. Begleitendes Hirnödem.

Klinik

- **Psychopathologisch als unmittelbare Folge des Traumas:**
  - Meist über Tage bis Wochen anhaltende Bewußtlosigkeit bzw. Bewußtseinsstörung mit ausgedehnter retrograder und/oder anterograder Amnesie. (Nur im Ausnahmefall keine Bewußtseinsstörungen (z.B. bei ungewöhnlichen Schußverletzungen)).
  - Anschließend meist aspontanes, affektives oder andersartiges Durchgangssyndrom und fließender Übergang zu einem reversiblen oder irreversiblen hirnorganischen Psychosyndrom mit Hirnleistungsschwäche und/oder Wesensänderung (s. S. 121).
- **Neurologisch:** z.B. Herdzeichen, Anosmie, Paresen, epileptische Anfälle, vegetative Regulationsstörungen.

Diagnostik

- **Psychopathologische und neurologische Untersuchung** (s. Klinik).
- **Psychometrische Testverfahren:** Zur Objektivierung einer konsekutiven Hirnleistungsschwäche, z.B. DCS, Benton-Test (s. Tabelle 14, S. 38).
- **Anamnese bzw. Fremdanamnese:** Adäquates Trauma, klinischer Verlauf, vorbestehende psychische Auffälligkeiten.
- **Labor (Liquordiagnostik):** Blutige Verfärbung?
- **Apparative Diagnostik:**
  - *CCT und/oder MRT-Schädel:* Hinweise auf intrazerebrales Ödem und Blut.
  - *EEG:* Stets pathologische Veränderungen im Sinne von Allgemeinveränderungen und Herdbefunden und Kontusionsherden.

Differentialdiagnose

- Durchgangssyndrome anderer Genese.
- Spontane Hirnblutung: Art. Hypertonie, Subarachnoidalblutung, Sinusvenenthrombose?: Anamnese, evtl. atypischer CCT-Befund, Angiographie.
- Schock bei schwerer kardialer oder zirkulatorischer Akuterkrankung: Internistische, intensivmedizinische Betreuung und Diagnostik, Vorerkrankungen: Anamnese!.
- Massive Intoxikation: Fremdanamnese, Haut-, Schleimhautbefund, Drogen- und Medikamentenscreening.

5.16 Kontusionspsychose (ICD-10: F 06, F 07.2)

Therapie

- **Allgemein, medikamentös:**
  - Evtl. Reanimationsmaßnahmen unmittelbar nach dem Trauma.
  - Hirnödemprophylaxe, ggf. Hypothermie-Behandlung (Einzelheiten s. Lehrbücher der Neurologie).
  - Sorgfältige Intensivüberwachung während der Akutphase einschließlich aller notwendigen allgemeinpflegerischen Maßnahmen. Dokumentation!
  - Verlaufsbeobachtung der Bewußtseinslage, vor allem der Erweckbarkeit bzw. motorischer und verbaler Reaktionen (Glasgow-Coma-Scale, siehe Tabelle 47).

Tabelle 47 Glasgow-Coma-Scale

Reaktion	Befund	Punkte
Augenöffnen	spontan	4
	auf akustischen Reiz	3
	auf Schmerzreiz	2
	fehlende Reaktion	1
motorisch	gezielt auf Aufforderungen	6
	gezielt auf Schmerzreiz	5
	ungezielt auf Schmerzeiz	4
	Beugemechanismen	3
	Streckmechanismen	2
	fehlende Reaktion	1
verbal	orientiert	5
	verwirrt	4
	inadäquat, einzelne Worte	3
	unverständlich, einzelne Laute	2
	fehlende Reaktion	1

  - Kontinuierliche Registrierung des neurologischen Status, regelmäßige elektroenzephalographische und computertomographische (kernspintomographische) Kontrolluntersuchungen.
  - Bei stärkerer Unruhe medikamentöse Dämpfung mit Clomethiazol oder schwachpotenten, dämpfenden Neuroleptika (z.B. Pipamperon 80 – 120 mg oder Melperon 75 – 100 mg täglich).

Verlauf und Prognose

- Bei schwerem Hirntrauma: Mortalität um 30% oder Übergang in apallisches Syndrom (apallisches Syndrom = „coma vigile", „persistant vegetative state").
- Anfänglich längere Bewußtseinstrübung.
- Durchgangssyndrome sind begleitend oder im Anschluß daran möglich (u.U. von wochen- bis monatelanger Dauer).

5.16 Kontusionspsychose (ICD-10: F 06, F 07.2)

➤ Bleibende neurologische Ausfälle, z. B. Paresen, Hirnnervenschädigungen, Aphasien und andere Herdsymptome. Über lange Zeit Kopfschmerzen, Schwindel, Gleichgewichtsstörungen.

➤ Im übrigen weitere Prognose abhängig von:
- Schwere und Lokalisation der Hirnschädigung.
- Früher durchgemachten oder aktuellen Hirnerkrankungen.
- Alter des Patienten.

Hinweis:
- So früh wie möglich Beginn mit neurologischen und psychologischen Rehabilitationsmaßnahmen!
  (Diagnose eines irreversiblen Psychosyndroms ist erst nach einer längeren Katamnese möglich (nach ca. 1/2 – 1 Jahr).)

6.1 Symptomatische psychische Störungen

Vorbemerkungen

Als symptomatische oder körperlich begründbare psychische Störungen im engeren Sinne werden die psychiatrischen Krankheitsbilder bezeichnet, die als Begleiterscheinung einer allgemeinen körperlichen Erkrankung oder Funktionsstörung in Erscheinung treten. Als Synonyma werden auch die Begriffe „Funktionspsychose", „organisch begründbare Psychose", „Durchgangssyndrom" oder „exogener Reaktionstypus" verwendet. Sie beruhen auf einer *sekundären* Hirnfunktionsstörung.

In der ICD-10-Nomenklatur sind sie bis auf einige Ausnahmen als „symptomatische psychische Störungen" der Hauptgruppe F 0 zugeordnet. Für die Gestationspsychosen gibt es im ICD-10 keine Rubrik.

Während sich die psychopathologische Symptomatik im großen und ganzen eher einförmig darstellt, sind die Ursachen oft ebenso vielfältig wie unspezifisch (Noxenunspezifität). Hier kommen in erster Linie Intoxikationen, metabolische und endokrine, kardiale und zirkulatorische sowie entzündliche Organkrankheiten in Frage.

Bei akuter Erkrankung finden sich wie bei den hirnorganisch begründbaren Psychosen als häufigste Leitsymptome quantitative und/oder qualitative Bewußtseinsstörungen.

Bei anhaltend einwirkenden Schädigungen kann sich allmählich eine chronische Hirnleistungsschwäche bzw. ein Persönlichkeitsabbau im Sinne einer Demenz einstellen. Nur der kleinere Teil der symptomatischen Psychosen tendiert allerdings zu irreversiblen Psychosyndromen; die Mehrzahl ist als rückbildungsfähig anzusehen.

Die Wirksamkeit der speziellen psychiatrischen und allgemeinen Behandlungsmaßnahmen ist abhängig von der Genauigkeit der Diagnose einerseits wie von Art und Verlaufseigenschaften des Grundleidens andererseits. Wie bei den hirnorganisch begründbaren Psychosen gelten die üblichen therapeutischen Prinzipien der mehrdimensionalen psychiatrischen und begleitenden psychotherapeutischen Intervention, im wesentlichen umfassend zudeckend-stützende und entspannende, aber auch trainierende Einzel- und Gruppenaktivitäten, Bewegungs- und Physiotherapie sowie gegebenenfalls ergänzende Verordnungen von Psychopharmaka.

6.2 Symptomatische Depression (ICD-10: F 06.32)

Grundlagen

- Synonym: Sekundäre Depression, somatogene Depression, depressives Durchgangssyndrom.
- **Definition:** Depressives Krankheitsbild als Folge einer allgemeinen körperlichen Grunderkrankung.
- Epidemiologie: Prävalenz s. Tabelle 48.
- **Ätiologie und Pathogenese:** Im Zusammenhang mit möglichen diagnostischen Schritten siehe Tabelle 49.

Tabelle 48 Prävalenz depressiver Episoden bei Patienten mit spezifischen nichtpsychiatrischen Erkrankungen (nach Preskorn)

körperliche Erkrankung	Prävalenz (in%)
solide Tumoren im Endstadium	25–38
Schlaganfall	27–35
Nierenerkrankungen	5–22
chronisches Schmerzsymptom	35–> 50
Epilepsie	20–30
Morbus Parkinson	30–50
Herzinfarkt	20
Diabetes mellitus	10

Tabelle 49 Mögliche organische Ursachen der symptomatischen Depression

Organsystem	Beispiele, Verdachtsdiagnose	wegweisende Untersuchungen
neurologische Erkrankungen	Tumor	CCT (kranielles MRT), EEG, Angiographie
	Epilepsie	EEG (Provokations-EEG)
	Enzephalitis, Meningitis	CCT, Liquor, Labor, evtl. Serologie
	Multiple Sklerose	MRT, Liquor
	Morbus Parkinson	s. S. 141
	Myasthenia gravis	Tensilon-Test, Ach-Rezeptor-AK
	Gefäßerkrankung	Labor, Dopplersonographie, CCT

6.2 Symptomatische Depression (ICD-10: F 06.32)

Tabelle 49 Fortsetzung

Organsystem	Beispiele, Verdachtsdiagnose	wegweisende Untersuchungen
endokrinologische Erkrankungen	Hypo-, Hyperparathyreoidismus, Thyreoiditis	S-Calcium, S-PTH, S-Phosphat, alkalische Phosphatase, intern. Konsil
	Hyper- und Hypothyreose	TSH, T_3, T_4, Sonographie, intern. Konsil
	Morbus Addison	S-Na^+ ↓, S-K^+ ↑, evtl. Ca^{2+} ↑ ACTH-Test, NNR-Autoantikörper, Tuberkulintest, intern. Konsil
	Morbus Cushing	Klinik, Medikamentenanamnese, Dexamethason-Kurztest, intern. Konsil
	Phäochromozytom	Katecholamine im 24-h-Urin
metabolische Störungen	Niereninsuffizienz	Routinelabor, Kreatinin-Clearance, Sonographie, intern. Konsil
	Hypo- und Hyperglykämie	S-Glukose, HbA_{1c}, OGTT, Routinelabor, intern. Konsil
	akut-intermittierende Porphyrie	Urininspektion (rot nachdunkelnd?), Urin-Screening: Porphobilinogennachweis, intern. Konsil
	Hämochromatose	Serumeisen, -ferritin ↑, freies Transferrin ↓, intern. Konsil
	Hypokaliämie	K^+ im Serum und 24 h-Urin, BGA, EKG, intern. Konsil
	Morbus Wilson	S-Cu^{2+} ↑, Coeruloplasmin ↓, intern. Konsil
Herz-Kreislauf-Erkrankungen	Herzinsuffizienz, Vitien	EKG, Rö-Thorax, Echokardiographie, Ergometrie, intern. Konsil
	Hyper- und Hypotonie	Routinelabor, Langzeit-RR-Messung, -EKG, Rö-Thorax, intern. Konsil
	Arteriosklerose	Anamnese, Labor, Dopplersonographie der Halsgefäße, intern. Konsil

Fortsetzung Tabelle 49 ▸

6.2 Symptomatische Depression (ICD-10: F 06.32)

Tabelle 49 Fortsetzung

Organsystem	Beispiele, Verdachtsdiagnose	wegweisende Untersuchungen
hämatologische Erkrankungen	Anämie	Routinelabor (v. a. Differentialblutbild), intern. Konsil
	Funikuläre Myelose	Vit. B_{12} i. S. ↓, Folsäure, intern. Konsil
	Leukämie	internistisches Konsil
Infektionskrankheiten	Tuberkulose	Mendel-Mantoux-Test, Tine-Test, intern. Konsil
	Pneumonie	Rö-Thorax, intern. Konsil, intensivmed. Therapie
	Viruserkrankungen	Anamnese, Klinik, Routinelabor
	Endokarditis	Anamnese, intern. Konsil
	Arthritis	orthopäd., intern. Konsil
	Hepatitis	Anamnese, Serologie, Sonographie, intern. Konsil
	Mononukleose	Klinik, Routinelabor (v. a. Diff.-BB), Serologie, Oberbauch-Sonographie, EKG, intern. Konsil
(Para-) Neoplasien	maligne und konsumierende Erkrankungen, insbesondere Pankreaskarzinom (Leukämie s. o., Bronchial-, Ovarial-Ca)	Klinik, differenzierte Diagnostik (intern. u./o. chir. Konsil)
Kollagenosen	Lupus erythematodes	Labor (ANA, Anti-dsDNA-AK, Phospholipid-AK, BB, BSG, CRP, Komplement C_3, C_4 ↓, dermatol. Konsil
	Panarteriitis nodosa	Labor, evtl. pANCA, HBs-AG, intern. Konsil
	rheumatoide Arthritis (RA)	Labor (Rheumafaktor, BSG, CRP, Fe), ARA-Kriterien, intern. Konsil
Radiologie	Strahlentherapie	Anamnese, radiol. Konsil
andere	Morbus Ménière	HNO-Konsil
pharmakogen, s. S. 168		

6.2 Symptomatische Depression (ICD-10: F 06.32)

Klinik

- **Psychopathologisch:** Depressives Syndrom mit Erschöpfungsgefühl, Müdigkeit, Antriebsschwäche, Niedergeschlagenheit, Interesselosigkeit, Leeregefühl, diffuse Körperbeschwerden, Schlafstörungen, Inappetenz, Libidoverlust.
- **Somatisch:** Abhängig von der Grunderkrankung, s. Tabelle 49.

Diagnostik

- **Psychopathologischer Befund** (s. Klinik).
- **Körperliche Untersuchung:** Ausführlicher internistischer und neurologischer Status.
- **Anamnese, Fremdanamnese:** Beginn der Symptomatik, Verlauf, Begleiterkrankung, bisherige Therapie, Biographie; leere psychiatrische Anamnese.
- **Apparative Diagnostik:** Differenzierte Untersuchungen entsprechend der Verdachtsdiagnose siehe Tabelle 49.

Differentialdiagnose

- Larvierte Depression bzw. somatisierte Depression: Eher phasischer Verlauf (s. S. 204). Keine Organsystematik!
- Reaktive Depression bzw. Anpassungsstörung aufgrund der Grunderkrankung: Genaue Exploration, testpsychologische Persönlichkeitsdiagnostik.
- Psychosomatische Erkrankung bzw. somatoforme Störung: Fehlende organische Ursachen, ansonsten häufig schwierige Differentialdiagnose.

Therapie

- **Allgemein, psychiatrisch:**
  - Konsequente Behandlung des Grundleidens, roborierende und pflegerische Maßnahmen, Bewegungs- und Physiotherapie (s. S. 395 ff), evtl. Kur- oder Erholungsaufenthalt (bei Erschöpfungszustand oder Kreislaufschwäche).
  - Therapeutische Gespräche bzw. stützende (supportive) Psychotherapie, auch mit Aufklärung und Entwicklung von Coping-Strategien (s. S. 401 ff).
- **Medikamentös:** Bei stärkerer Ausprägung der Depressivität geringdosierte antidepressive Medikation, z. B. Hypericin oder Sulpirid 100 – 150 mg/d p. o. oder Trazodon 50 – 100 mg/d p. o. oder anderes nichttrizyklisches Antidepressivum.
  Hinweis: Mögliche Auswirkungen auf das Grundleiden beachten!

Verlauf und Prognose

- Grundsätzlich abhängig vom weiteren Verlauf der Grunderkrankung, vor allem auch einer hierfür eventuell notwendigen Dauermedikation (depressiogene Wirkung verschiedener Medikamente beachten, vgl. S. 173 Tab. 52).
- Mögliche Verlaufsformen:
  - Adaptation mit Abklingen der depressiven Symptomatik trotz nicht erreichter Vollremission zu früherer Befindlichkeit und Leistungsfähigkeit.
  - Verschleppte depressive Zustandsbilder häufig noch längere Zeit nach Abklingen der somatischen Erkrankung, vor allem infektiöser oder konsumierender Krankheiten („postinfektiöse Depression").

6.3 Pharmakogene Depression (ICD-10: F 13)

Grundlagen

- **Definition:** Unter Behandlung mit Neuroleptika oder ähnlich wirksamen Pharmaka auftretendes depressives Krankheitsbild (iatrogene Depression). Depression durch andere Medikamente vgl. S. 173 Tab. 52.
- **Ätiologie und Pathogenese:**
  - Offenbar depressiogene Beeinflussung des zerebralen Neurotransmitterstoffwechsels durch Neuroleptika oder ähnlich wirkende Psychopharmaka bei 20 – 30 % der Behandlungsfälle (s. auch S. 362).
  (Stets nicht einschätzbare Interferenz mit Grunderkrankung.)

Klinik

- **Psychopathologisch:** Im wesentlichen Merkmale des depressiven Syndroms (s. S. 112).

Diagnostik

- **Psychopathologische Untersuchung** (s. Klinik).
- **Anamnese:** Allgemeine, Fremd- und Medikamentenanamnese (zeitlicher Zusammenhang, weiterhin klinisch notwendig, Dosierung?).
- **Körperliche Untersuchung:** Internistischer und neurologischer Status.
- **Apparative Untersuchungen** abhängig von zugrundeliegender Grunderkrankung (Symptomatik, Progredienz, Therapieform).

Differentialdiagnose

- Chronischer Medikamentenmißbrauch (insbesondere Hypnotika, Benzodiazepine, Analgetika): Anamnese, Laborscreening.
- Drogen- und/oder Alkoholabusus (s. S. 243 ff): Anamnese, Laborscreening.
- Symptomatische Depression (s. S. 164): Anamnese, körperliche Diagnostik.
- Postpsychotische Depression bzw. postremissives Erschöpfungssyndrom (s. S. 197): Anamnese, Fremdanamnese.

Therapie

- **Allgemein, psychiatrisch:** Beratung, stützende Gespräche.
- **Medikamentös:**
  - Umsetzen des verdächtigten Neuroleptikums auf eine chemisch andersartige Substanz, z. B. auf Thioridazin, Amisulprid, Olanzapin, Sertindol, evtl. Clozapin.
  - *Alternativ:* Kombination mit Antidepressivum im Sinne einer Zweizügeltherapie.

Verlauf und Prognose

- Abhängig von der Verträglichkeit der weiteren Medikation und vom Verlauf der Grunderkrankung.

6.4 Symptomatische Manie (ICD-10: F06.30)

Grundlagen

- Synonym: Somatogene Manie, sekundäre Manie, maniformes Durchgangssyndrom.
- **Definition:** Maniformes Krankheitsbild aufgrund einer körperlichen Erkrankung.
- **Ätiologie und Pathogenese:** Vielfältige organische Grunderkrankungen (s. Tab. 50).

Tabelle 50 Mögliche Ursachen einer symptomatischen Manie

Stoffgruppen, Organsysteme	einzelne Erkrankungen, Wirkstoffe	mögliche diagnostische Schritte
Medikamente, Drogen	– Steroide, ACTH – Antidepressiva – L-Dopa – Alkohol – Benzodiazepine – Barbiturate – Antikonvulsiva – Anticholinergika – Halluzinogene (z. B. Marihuana, Kokain, LSD) – Appetitzügler (Amphetamine)	Labor, Drogen- und Medikamentenscreening (s. S. 26)
neurologische Erkrankungen	Tumoren des ZNS	CCT (kranielles MRT), EEG, Angiographie, neurol. Konsil
	Epilepsie	EEG , neurol. Konsil
	Infektion	CCT, Liquordiagnostik, Routinelabor, neurol. Konsil
	Multiple Sklerose	kranielles MRT, Liquor, evozierte Potentiale, neurol. Konsil
	Chorea Huntington	s. S. 144, neurol. Konsil
	Ischämie	neurol. Untersuchung, CCT, neurol. Konsil
internistische Erkrankungen	chron. Niereninsuffizienz mit Dialysepflichtigkeit	Anamnese, Labor, intern. Konsil
	Hyperthyreose	s. Tabelle 49 S. 165
	Cushing-Syndrom	s. Tabelle 49 S. 165
	Morbus Addison	s. Tabelle 49 S. 165
	Pellagra	Medikamentenanamnese (Isoniazid), intern. Konsil

6.4 Symptomatische Manie (ICD-10: F06.30)

Klinik

- **Psychopathologisch** Erscheinungsbild des maniformen Syndroms (s. S. 114), insgesamt aber meist weniger intensiv ausgeprägt:
  - Gehobene Stimmungslage, Kritiklosigkeit, Enthemmung.
  - Überaktivität bis zur Erregtheit, vermehrte Reizbarkeit.
  - Ideenflüchtigkeit, Rededrang bis zur Logorrhoe, Distanzlosigkeit.
  - Selbstvernachlässigung.

Diagnostik

- **Psychopathologische Untersuchung:** Aktuelle Querschnittssymptomatik bei psychopathologisch im übrigen leerer spezieller Anamnese.
- **Ausführliche Anamnese:** Grunderkrankung (Beginn, Symptome, bisherige Therapie, Therapierfolg), Beginn der maniformen Symptomantik (evtl. fremdanamnestische Angaben ergänzend einholen), biographische Anamnese.
- **Körperliche Untersuchung:** Internistischer und neurologischer Status.
- **Labor, apparative Diagnostik:** In Abhängigkeit von der Grunderkrankung siehe Tabelle 49 S. 164.

Differentialdiagnose

- Manie bei bipolar-affektiver Störung: Phasischer Verlauf, oft ausgeprägte manische Symptomatik (s. S. 209).
- Beginnende schizophrene Psychose: Im Anfangsstadium schwer abgrenzbar, weniger Größenideen, vermehrt Denkstörungen (s. S. 183).
- Durchgangssyndrom nach Hirnschädigung: Verlauf, neurologische Symptomatik.
- Hyperthyme oder stimmungslabile Primärpersönlichkeit (Persönlichkeitsstörung): Meist wenig fluktuierendes Persönlichkeitsbild, maniforme Symptomatik nicht sehr ausgeprägt (s. S. 276).

Therapie

- **Allgemein, psychiatrisch:** Behandlung der Grunderkrankung. Bei schwerer ausgeprägter Symptomatik Beaufsichtigung und stationäre Überwachung.
- **Medikamentös:** Je nach Verträglichkeit zusätzlich dämpfende Neuroleptika, z. B. Levomepromazin 3 × 50 – 100 mg/d p. o. oder Haloperidol 4 × 2 – 5 mg/d p. o.

Verlauf und Prognose

- Allgemein günstig, im übrigen abhängig vom Verlauf der Grundkrankheit.

6.5 Symptomatisches Angstsyndrom (ICD-10: F 06.4)

Grundlagen

- Synonym: Somatogenes Angstsyndrom, organische Angststörung.
- **Definition:** Angstsymptomatik aufgrund einer körperlichen Erkrankung.
- **Ätiologie und Pathogenese:** Siehe Tabelle 51 S. 172.

Klinik

- **Psychopathologisch** allgemeine Angstsymptomatik: Unruhe, Unbehagen, Besorgnis, Körpermißempfindungen und vegetative Symptome (s. S. 108 Leitsymptome).
- Bild generalisierter Angsterkrankung, aber auch anfallsartige Angst bzw. Panikattacken möglich (vgl. S. 225 ff).

Diagnostik

- **Psychopathologische Untersuchung** (s. Klinik).
- **Anamnese:** Grunderkrankung (Beginn, Symptome, bisheriger Verlauf, bisherige Therapie), Angstsymptome seit wann, welcher Art? Fehlender anamnestischer Hinweis auf psychische Störungen.
- **Körperliche Untersuchung:** Internistischer und neurologischer Status.
- **Apparative Diagnostik:** Abhängig von der zugrundeliegenden Erkrankung (vgl. Tabelle 49 S. 164).

Differentialdiagnose

- Angsterkrankung: Häufiger mit Phobien und Panikattacken verbunden (s. S. 227 ff).
- Persönlichkeitsstörung mit Angstsymptomatik: Einförmig ängstlich-vorsichtige Grundhaltung (s. S. 271 ff).
- Belastungsreaktion oder Anpassungsstörung infolge der Organerkrankung: Genaue psychopathologische Befunderhebung!

Therapie

- **Vorrangig** Behandlung der Grunderkrankung!
- **Medikamentös:**
  - *Kurzfristig:* Benzodiazepine (z. B. Lorazepam, Oxazepam oder Diazepam, s. S. 377).
  - *Mittel- oder langfristig:* Anxiolytische Phytotherapeutika (z. B. Kavain, Hopfen/Baldrian-Johanniskraut-Kombinationspräparate) oder Buspiron bzw. Hydroxyzin (s. S. 377).
  - Bei körperlich betonter Symptomatik Betarezeptorenblocker (*cave* Reizleitungsstörungen, Hypotonie!).
- **Psychiatrisch:** Begleitende, stützende Psychotherapie (s. S. 402).

Verlauf und Prognose

- Weitgehend abhängig von: Entwicklung der Grunderkrankung, Aufbau von Coping-Strategien, Qualität der begleitenden Psychotherapie.
  (Möglicherweise sekundäre Belastung der Prognose durch Gewöhnung an Analgetika (s. S. 267) oder Benzodiazepine (s. S. 264).)

6.5 Symptomatisches Angstsyndrom (ICD-10: F 06.4)

Tabelle 51 Krankheiten und Substanzen, die eine Angstsymptomatik hervorrufen können

Stoffgruppen, Organsysteme	einzelne Erkrankungen, Ursachen	mögliche diagnostische Schritte
Drogen, Pharmaka	– Halluzinogene – Amphetamine – Kokain – andere Drogen – Schilddrüsenhormone – Sympathomimetika – Neuroleptika	Drogenanamnese, Drogen- und Medikamentenscreening
neurologische Erkrankungen	Enzephalitis	Neurostatus, Liquor, neurol. Konsil
	Hirntumor	CCT, MRT
	Multiple Sklerose	Neurostatus, MRT, Liquor, neurol. Konsil s. S. 141
	Morbus Parkinson	
	Petit-mal-Anfälle Abortive epileptische Anfälle	s. S. 153 epileptische Psychose, neurol. Konsil
internistische Erkrankungen	Hyperthyreose	s. Tabelle 49 S. 165, intern. Konsil
	Hypoglykämie	intern. Konsil
	Hyperparathyreoidismus	Labor (Ca^{2+}, Phosphat, PTH), intern. Konsil
	Porphyrie	Urin (Inspektion, Porphobilinogen), intern. Konsil
	Hyperkortisolismus	Labor (Dexamethasontest, ACTH, Cortisol i. U.), intern. Konsil
	Morbus Ménière	HNO-Konsil
	Karzinoid	5-Hydroxyindolessigsäure im 24 h-Urin, Sono, intern. Konsil
	Phäochromozytom	Katecholamine im 24 h-Urin, intern. Konsil
	koronare Herzerkrankung	internistische Abklärung: EKG, Echokardiographie, Rö-Thorax, Lungenfunktion
	pulmonale Grunderkrankung	intern. Konsil
	paroxysmale Tachykardie	EKG, intern.-kardiol. Konsil
	Mitralklappenprolaps	EKG, Echokardiographie, kardiol. Konsil

6.6 Medikamenteninduzierte Psychose (ICD-10: F 06.8)

Grundlagen

- **Definition:** Psychische Veränderungen nach Applikation von Medikamenten mit sekundärer psychotroper Wirkung.
- **Ätiologie und Pathogenese:** Beeinträchtigung der Hirnfunktionen bzw. Hirnleistung aufgrund unerwünschter psychotroper Nebenwirkungen verschiedener Medikamente ohne psychotrope Intention (siehe Tabelle 52).

Tabelle 52 Medikamenteninduzierte Psychose

mögliche Medikamente, Wirkstoffe
Antibiotika (v. a. Sulfonamide, Tuberkulo- u. Zytostatika)
Anticholinergika (insbesondere L-Dopa)
Antihistaminika
Antikonvulsiva
Appetitzügler
Betarezeptorenblocker
Analgetika
Immunstimulantien u. -suppressiva
Antirheumatika
Steroide
Kontrazeptiva
Spasmolytika

Klinik

- Bei dispositioneller Empfindlichkeit, vorgeschädigtem Gehirn sowie vor allem älteren Patienten innerhalb von Stunden bis Tagen nach Einnahme oben genannter Pharmaka:
  - Delirante Krankheitsbilder (s. S. 90).
  - Reversible Durchgangssyndrome aller Spielarten (s. S. 121).

Diagnostik

- **Psychopathologische Untersuchung** (s. Klinik).
- **Anamnese bzw. Fremdanamnese:** Genaue Auflistung aller eingenommenen Medikamente, Krankheitsanamnese.
- **Körperliche Untersuchung:** Internistischer und neurologischer Befund.
- **Labor:**
  - Routinelabor (s. S. 25): Auffälligkeiten, medikamenteninduzierte Laborveränderungen (Nebenwirkungen)?
  - Serumspiegelbestimmung bzw. Medikamenten- und Drogenscreening (s. S. 26).

6.6 Medikamenteninduzierte Psychose (ICD-10: F 06.8)

Differentialdiagnose

- Mißbrauch von Analgetika, Hypnotika oder Halluzinogenen, Drogen- und/oder Alkohol: Anamnese, Fremdanamnese, Serum-/Urinspiegel bestimmen.
- Stets neurologische Systemerkrankung ausschließen, z. B. beginnende Demenz.

Therapie

- Indikation der Medikation überprüfen! Eventuell Dosisanpassung, soweit vertretbar Absetzen aller Medikamente und Wechsel auf ein anderes Präparat bzw. Umstellung der therapeutischen Maßnahmen.

Verlauf und Prognose

- Abhängig von weiterer Medikation bzw. von der Grunderkrankung.

6.7 Vitamin B_{12}-Mangel-Psychose (ICD-10: F 06)

Grundlagen

- **Definition:** Psychopathologisches Krankheitsbild aufgrund eines anhaltenden Defizits an Vitamin B_{12} (Cobalamin).
- Neurologische Manifestationsform: Funikuläre Myelose (Degeneration der Hinter- und Vorderseitenstränge).
- **Ätiologie:**
  - *Am häufigsten ungenügende Resorption von Vitamin B_{12}:*
    - Mangel an intrinsic-factor (atrophische Gastritis, Magenresektion).
    - Malabsorption (z. B. Erkrankungen des Ileum, Pankreasinsuffizienz).
  - Erschöpfung der Vitaminspeicher: Kachexie, Schwangerschaft.
  - Medikamente: z. B. Phenytoin, Phenobarbital, Phenylbutazon, Primidon, Zytostatika, Biguanide.
  - Ungenügende Zufuhr (selten)
- **Pathogenese:** Markscheidenschwund im Bereich des zentralen Nervensystems mit schließlich irreversiblem Axonzerfall und gliöser Vernarbung. Perivaskuläre Demyelinisationen (s. Lehrbücher der Neurologie).

Klinik

- **Psychopathologisch:**
  - Depressive und/oder paranoide Symptome.
  - Delirant anmutende, schizophreniforme Bilder mit und ohne Bewußtseins- und Orientierungsstörungen.
  - Dementielles Syndrom bei fortgeschrittener Erkrankung.
- **Körperlich** (Symptome der Anämie bzw. des Vitamin B_{12}-Mangels):
  - *Allgemein (Anämie):* Blässe, Schwäche, Dyspnoe, Subikterus.
  - *Gastrointestinal:* Atrophische (Hunter-) Glossitis (glatte, gerötete, brennende Zunge), Diarrhoe, Gewichtsverlust.
  - *Neurologisch:* Sensibilitätsstörungen (Oberflächen- und Tiefensensibilität), spinale Ataxie, Paresen, Pyramidenbahnzeichen, Schmerzen.

Diagnostik

- **Psychopathologische Untersuchung** (s. Klinik).
- **Körperliche Untersuchung:** Allgemeinzustand, Hautfarbe, Skleren, Neurostatus, internistisches Konsil.
- **Anamnese:** Gastrektomie, andere Vorerkrankungen oder -operationen, Medikamente (s. o.), Alkoholabusus?
- **Labor:**
  - Blutbild, Differentialblutbild (makrozytäre, hyperchrome Anämie, häufig Thrombo- und Leukopenie).
  - Bestimmung des Vitamin B_{12}-Spiegels im Serum: < 150 pg/ml (normal $> 150-180$ pg/ml).
  - Bestimmung des Folsäure-Spiegels im Serum (normal 4 – 20 ng/ml).
  - Hämolyseparameter (LDH, Serum-Eisen, indirektes Bilirubin).

6.7 Vitamin B_{12}-Mangel-Psychose (ICD-10: F 06)

Differentialdiagnose

- Enzephalomyelitis disseminata: Typischerweise keine Anämie, MRT des Gehirns (Entzündungsherde), Liquor (chronisch-entzündlich), evozierte Potentiale (v.a. VEP, SEP: Latenzverzögerungen, Amplitudenreduktion, Potentialdispersion).
- AIDS: Klinisches Gesamtbild, positive HIV-Serologie.
- Zönästhetische Form der Schizophrenie: Unauffälliger neurologischer und Laborbefund (s. S. 105, 180 ff).
- Somatisierte Depression: Unauffälliger neurologischer Staus, normale Laborbefunde (s. S. 204).
- Somatoforme Störung: Unauffälliger neurologischer und Laborbefund.

Therapie

- **Therapie der Grunderkrankung**, allgemein-roborierende Maßnahmen.
- **Medikamentös:** s. Tabelle 53.
- **Psychiatrisch, psychotherapeutisch:** Stets stützende therapeutische Gespräche (s. S. 402). Aufklärung und Beratung.

Tabelle 53 Medikamentöse Therapie der funikulären Myelose

	zeitlicher Ablauf	Dosierung
Vitamin B_{12}-Substitution	5 Tage	1 000 µg/Tag i. m.
	bis zur Normalisierung der Anämie	500 µg/Woche i. m.
	Dauersubstitution	500 µg alle 3 Monate i. m.
additiv: Folsäure	bis zur Beschwerdefreiheit	10 – 15 mg/Tag p. o.

Verlauf und Prognose

- Abhängig von Behandlung der Grunderkankung. Bei adäquater Therapie und einer Symptomdauer < 3 Monaten ist eine restitutio ad integrum möglich.

6.8 Schwangerschaftspsychose

Grundlagen

- Synonym: Gestationspsychose.
- **Definition:** Während der Schwangerschaft auftretende Psychose.
- Epidemiologie: Das Risiko steigt mit der Dauer der Schwangerschaft.
- **Ätiologie/Pathogenese:**
  - Allmähliche hormonelle Umstellung des Organismus.
  - Psychische Faktoren wie Einstellung auf die neue Lebenssituation.
  - Dispositionelle Einflüsse (genetische Disposition?).

Hinweis: Im allgemeinen hat die Schwangerschaft eher eine psychoprotektive Wirkung. Im Wochenbett treten dagegen 10 mal häufiger Psychosen auf.

Klinik

- **Psychopathologisch** depressive und schizophreniforme Krankheitsbilder (vielgestaltiger Art):
  - Erregtheit und Unruhe, Depressivität, latente oder manifeste Suizidalität.
  - Bisweilen Halluzinationen und Wahnsymptome.
    (Häufig sind schizoaffektive Mischformen.)

Diagnostik

- **Psychopathologische Untersuchung:** Querschnittssymptomatik in zeitlicher Relation zur Schwangerschaft (s. Klinik).
- **Körperliche Untersuchung, gynäkologisches Konsil** (Präeklampsie ausschließen): RR-Kontrolle (Hypertonie in der Schwangerschaft > 140/90 mm Hg, Urinkontrolle (Proteinurie?, Infektion?), Kontrolle einer möglichen Vasokonstriktion (Augenhintergrund!). Zustand des Fetus (CTG, Ultraschall).
- **Labor:** Blutbild (Hb, Thrombozyten, Eiweiß, Transaminasen).

Differentialdiagnose

- Reaktivierung einer latenten Psychose: Anamnese!
- Angst vor Schwangerschaft und Geburt: Explorative Abklärung.
- Anpassungsstörung: Psychopathologische Diagnostik, Testpsychologie.

Therapie

- **Psychiatrisch, psychotherapeutisch:**, Stützende (supportive) Psychotherapie (s. S. 402), Ablenkung, Ergotherapie, Soziotherapie (s. S. 444 ff).
- **Medikamentös:** Eine Behandlung ist schwangerschaftsbedingt nur sehr eingeschränkt möglich. Während des 1. Trimenons können allenfalls Tranquilizer vom Benzodiazepintyp eingesetzt werden, z. B. Diazepam, Lorazepam, Oxazepam. Danach ist auch eine Therapie mit Neuroleptika (z. B. Haloperidol) erlaubt.

Verlauf und Prognose

- Häufig wellenartiger Ablauf mit rezidivierender Depressivität und Komplikationen durch unberechenbare Suizidalität.
- Gelegentlich Einmünden in affektive Psychose, die dann nach der Geburt mit einem typischem Verlauf fortbesteht (s. S. 201 ff).

6.9 Wochenbettpsychose (ICD-10: F 09)

Grundlagen

- Synonym: Puerperalpsychose.
- **Definition:** Im Anschluß an eine Geburt auftretende psychotische Symptomatik (meist in den ersten beiden Wochen nach der Geburt). *Laktationspsychose:* Psychische Störungen innerhalb des 1. Quartals nach der Geburt.
- Epidemiologie: Häufiger bei Erstgebärenden.
- **Ätiologie und Pathogenese:**
  - Hormonelle Einflüsse.
  - Psychische Einwirkungen (z. B. Einstellung zum Kind und Partner).
  - Allgemeine emotionale Stabilität, soziale Verhältnisse.

Klinik

- **Psychopathologisch:**
  - Im Vordergrund: Depressivität bis hin zur Suizidalität. Meist assoziiert mit Erregtheit und Unruhe, Angstgefühl, Ratlosigkeit, Stimmungslabilität.
  - Zusätzlich gelegentlich Verworrenheit und Sinnestäuschungen.

Hinweis: Passagere Stimmungslabilität unmittelbar nach der Geburt („Blues") ist kein psychopathologisches Symptom im engeren Sinn, für die Diagnose entscheidend sind Dauer und Intensität der Symptomatik sowie der Leidensdruck.

Diagnostik

- **Psychopathologische Untersuchung:** Querschnittssymptomatik in zeitlicher Relation zur Beendigung der Schwangerschaft bzw. Niederkunft (s. Klinik).

Differentialdiagnose

- Aktivierung einer latenten Psychose: Anamnese.
- Anpassungsstörung (s. S. 215 ff): Genauere psychopathologische Diagnostik.

Therapie

- **Medikamentös:** Eine syndromorientierte psychopharmakologische Behandlung wie bei Psychose (s. S. 184, 362) ist meist erforderlich, z. B. dämpfende Antidepressiva wie Doxepin, Amitriptylin, Trimipramin, Trazodon, Nefazodon.
- **Psychiatrisch, psychotherapeutisch:** Engmaschige stützende (supportive) psychotherapeutische Begleitung (s. S. 402).
  (Gegebenenfalls soziotherapeutische Hilfen (s. S. 444 ff) bei häuslicher Überforderung oder sozialen Problemen).

Verlauf und Prognose

- Meist gutartiger Verlauf mit Vollremission.

6.10 Postoperative Psychose (ICD-10: P09)

Grundlagen

- **Definition:** Vielgestaltige Durchgangssyndrome nach chirurgischen Eingriffen, insbesondere Herzoperationen.
- **Ätiologie und Pathogenese:**
  - Offenbar passagere Beeinträchtigung des Hirnstoffwechsels durch eine zirkulatorische und metabolische Dysbalance infolge des operativen Eingriffs bzw. der Anästhesie.
  - Besonderer emotionaler Streß.

Klinik

- **Psychopathologisch:**
  - Ängstlichkeit, Unruhe und Stimmungslabilität.
  - Delirant anmutende depressive, paranoide, maniforme und halluzinatorische Durchgangssyndrome (s. S. 121 Leitsymptome).

Diagnostik

- **Psychopathologische Untersuchung:** Querschnittssymptomatik innerhalb der ersten Tage im Anschluß an die Operation (s. Klinik).

Differentialdiagnose

- Reaktive Depression aufgrund der vorliegenden Körpererkrankung: Schwer abgrenzbar! Verlaufsbeobachtung ist entscheidend.
- Somatisierte Depression: Exploration (Anlaß?), Verlaufsbeobachtung.
- Beginnende schizophrene Psychose: Exploration (Anlaß?), Verlaufsbeobachtung.

Therapie

- **Allgemein**: Zügige Mobilisierung und allgemein-roborierende Maßnahmen.
- **Medikamentös:** Gegebenenfalls schwachpotente antidepressive (z. B. Trazodon) und/oder neuroleptische (z. B. Thioxanthen, Thioridazin, Pipamperon) Begleitmedikation oder kurzzeitig Benzodiazepin (z. B. Lorazepam).
- **Psychiatrisch, psychotherapeutisch**: Stützende (supportive) Psychotherapie (s. S. 402).

Verlauf und Prognose

- In der Regel folgenloses Abklingen.

7.1 Schizophrenie, schizoaffektive Störungen (ICD-10: F 2)

Vorbemerkungen

Zu den schizophrenen Psychosen werden die psychischen Erkrankungen gerechnet, die von Störungen des Denkens, des Antriebs, der Wahrnehmung, der Affektivität, des Ich-Erlebens und des Verhaltens, überhaupt der gesamten Persönlichkeit gekennzeichnet sind, nicht hingegen von Beeinträchtigungen des Bewußtseins, wie dies für die organisch begründbaren Störungen typisch ist. Sie können sich äußern in wahnhaften Vorstellungen und Denkweisen, Sinnestäuschungen, bizarren, uneinfühlbaren Verhaltensweisen, unangemessener Gestimmtheit wie auch abnormen Bewegungsmustern und ziehen Störungen des Realitätsbezuges und der Kommunikation nach sich. Je nach Symptomatik lassen sich zwei Haupttypen beschreiben:

Typ I der Schizophrenie ist gekennzeichnet durch positive oder Plussymptome (z. B. Halluzinationen, Wahn, formale Denkstörungen und motorische Symptome). Der Verlauf ist hier eher günstig mit Remissionen bei gutem Ansprechen auf die Behandlung; der Erkrankungsbeginn liegt im mittleren Lebensalter.

Typ II der Schizophrenie – früher beginnend – zeichnet sich aus durch negative oder Minussymptome (z. B. Rückzug, Denkverarmung, Affekt- und Antriebs-defizite) bei einem prognostisch ungünstigen, chronisch-einförmigen Verlauf mit mangelhafter therapeutischer Ansprechbarkeit. Unabhängig hiervon kann auch eine floride-produktiv-psychotische Symptomatik in ein Residual- oder Defektsyndrom einmünden mit den Merkmalen des Psychose-Typus II.

Episodische psychotische Störungen, bei denen sowohl affektive wie auch schizophren-wahnhafte Symptome auftreten, heißen schizoaffektive Psychosen. Hinsichtlich ihres Verlaufes stehen sie eher den affektiven Psychosen (s. S. 201 ff) nahe.

Für die genannten psychotischen Krankheitsbilder, die unter den Begriffen „Schizophrenie" und „schizoaffektive Störung" zusammengefaßt werden, wird eine komplexe, multifaktorielle Genese angenommen, bei der biologische, psychologische und soziale Einflüsse verursachend, auslösend, pathoplastisch und verlaufsgestaltend zusammenwirken.

Hinsichtlich der biologischen Ursachen werden sowohl genetische Einflüsse wie auch prä- und perinatale Schädigungen einschließlich viraler Infektionen mit daraus resultierenden hirnstrukturellen Anomalien und Hirnreifungsdefiziten vermutet, die möglicherweise zu neurophysiologischen Funktionsstörungen (Reizfilterstörungen, Störungen der Informationsverarbeitung) infolge biochemischer Imbalancen im Neurotransmittersystem führen. Unter zusätzlicher Einwirkung psychosozialer Stressoren könnte sich dann – akut oder schleichend – das Krankheitsbild einer schizophrenen Psychose als Ausdruck einer gemeinsamen Endstrecke biologischer, sozialer und psychologischer Störfaktoren entwickeln („Vulnerabilitäts-Streß-Modell" oder „Diathese-Streß-Modell").

Genetische Untersuchungen lassen eine familiäre Häufung mit intrafamiliärer Überlappung affektiver, schizoaffektiver und schizophrener Erkrankungen erkennen. Die Erkrankungswahrscheinlichkeit unter monozygoten Zwillingen liegt bei über 60%, bei dizygoten Zwillingen bei etwa 10 – 20%. Die Krankheitserwartung bei Kindern mit zwei schizophrenen Elternteilen beträgt über 40%, bei einem schizophrenen Elternteil um 12 – 14%, bei Geschwistern eines Schizophrenen um 8 – 10%.

Bildgebende und neuropathologische Untersuchungen zeigen subtile Substanzdefizite und Strukturanomalien im Bereich kortikaler Strukturen und im temporolimbischen System (vor allem im Hippocampus und in den Mandelkernen). Ein signifikanter Mangel an reifungsförderndem Neuroprotein PSA-NCAM besonders im Hippocampus bestätigt diese Hypothese. Hippocampus und Mandelkerne stellen besonders wichtige Integrations- und Assoziationsareale zur Reizverarbeitung und Integration kognitiver und emotionaler Prozesse dar. Insbesondere durch SPECT- und PET-Untersuchungen wurden ferner Beeinträchtigungen der präfrontalen Stoffwechselaktivität (Hypofrontilität) nachgewiesen. Bei längerem Krankheitsverlauf scheint sich außerdem eine Volumenreduktion der Hemisphären, vor allem des mesiotemporalen Assoziationskortex, zu entwickeln, einhergehend mit Ventrikelerweiterung. Der gestörten Zytoarchitektur bei Schizophrenen entspricht eine verminderte D1-Rezeptordichte im frontalen Kortex. Außerdem ergeben sich Hinweise auf eine vermehrte zerebrale Asymmetrie, vermutlich ebenfalls ein Hinweis auf eine pränatale Hirnentwicklungsstörung (dysontogenetische Störung im linken Temporallappen?).

Die biochemische Forschung läßt Funktionsstörungen im Bereich der Neurotransmitter als gesichert erscheinen, wobei vor allem die Dopaminhypothese eine zentrale Rolle spielt. Demnach liegt eine Imbalance zwischen den antagonistischen Wirkungen von Azetylcholin einerseits und Dopamin sowie GABA andererseits vor, bedingt durch eine Erhöhung der Dopaminkonzentration in den Synapsen und/oder der Sensitivität postsynaptischer D2-Rezeptoren. Darüber hinaus scheint auch eine Erhöhung der 5-HT-2-Rezeptoraktivität zu bestehen (Serotoninhypothese) und ein verringertes glutaminerges Übertragungspotential in frontalen und temporalen Kortexarealen (Glutamathypothese). Zusätzliche Interaktionen gibt es offensichtlich mit dem Neuropeptid-System, insbesondere dem Tridekapeptid Neurotensin.

Psychosoziale Stressoren wie belastende Lebensereignisse (Life events), anhaltende Konfliktsituationen, insbesondere Ambivalenzkonflikte, Reizüberflutung oder emotionale Überstimulation sind aller Wahrscheinlichkeit nach psychoseauslösend oder zumindest -fördernd, wobei emotionales Überengagement der Familie („High-expressed-emotion") eine rezidivbegünstigende Rolle spielen soll. Zu berücksichtigen sind allerdings Belastung und Hilflosigkeit der Angehörigen durch einen Schizophreniekranken in der Familie und die daraus resultierende Kritik und Überfürsorge.

Verlauf und Prognose schizophrener Erkrankungen sind schwer berechenbar. In der Regel geht eine Prodromalphase der akuten Erkrankung voraus, an die sich entweder eine Vollremission oder Residualphasen anschließen können. Zu unterscheiden sind ein episodisch-schubhafter Verlauf (am häufigsten bei der paranoid-halluzinatorischen Form) und ein eher phasenhaft-wellenförmiger Verlauf (häufiger bei der katatonen Form). Die Prozeßpsychosen (Schizophrenia simplex bzw. Hebephrenie) verlaufen hingegen eher einförmig-progredient in Richtung eines Residual- oder Defektsyndroms.

Etwa ein Drittel der Patienten wird geheilt. Ein weiteres Drittel zeigt ein mittelschweres, aber doch stabiles Residualsyndrom mit Teilremission bzw. sozialer Remission. Schließlich verbleiben bei einem Drittel schwerere Defektsyndrome mit ausgeprägterer Minus- bzw. Negativsymptomatik. Insgesamt verläuft die Sozialprognose konform zur psychopathologischen Prognose, die sich während der letzten Jahre wegen der deutlich verbesserten Behandlungsmöglichkeiten, insbesondere der medikamentösen Rezidivprophylaxe einerseits wie auch andererseits durch umfassendere sozialpsychiatrische Therapien, verbessert hat. Nach längerer Verlaufsdauer ist über die Hälfte der Patienten entweder geheilt oder nicht mehr produktiv-psychotisch.

7.1 Schizophrenie, schizoaffektive Störungen (ICD-10: F 2)

Das deutlich erhöhte Suizidrisiko, vor allem zu Beginn der Erkrankung, belastet allerdings die Prognose spürbar. Diese ist um so günstiger, je akuter die Erkrankung einsetzt und je früher mit einer Behandlung begonnen wird. Außerdem verbessern emotional stabile Persönlichkeitsstruktur, gute soziale Einbindung und greifbare Auslösefaktoren die Prognose, die bei Frauen bis zur Menopause besser ist. Prognostisch gutartig verlaufen ferner schizoaffektive Psychosen. Eine ungünstige Prognose lassen prämorbide Persönlichkeitsstörungen, berufliche und soziale Probleme, schleichender Krankheitsbeginn, frühes Erkrankungsalter, höhere genetische Belastung und mangelhafte oder verzögerte Behandlung erwarten.
Der Schwerpunkt der Behandlung liegt auf der Psychopharmakotherapie; eine neuroleptische Rezidivprophylaxe kann – vor allem beim Typ I – das Wiederauftreten neuer Krankheitsschübe um etwa 50 – 60% mindern. Eine begleitende adaptiv-stützende Psychotherapie ist immer erforderlich. Stets sind auch Maßnahmen zur sozialen und beruflichen Rehabilitation in Erwägung zu ziehen und frühzeitig einzuleiten.
Die Verschlüsselung in der ICD-10 umfaßt die Gruppen der typischen Schizophrenie (F 20), der schizotypen Störungen (Gruppe F 21), der anhaltenden wahnhaften Störung (Gruppe F 22), der akuten, vorübergehenden psychotischen Störung (Gruppe F 23), der induzierten wahnhaften Störung (F 24) und der schizoaffektiven Störung (F 25). Sie haben unterschiedliche klinische Relevanz. Unter F 28 und F 29 können sonstige psychotische Störungen verschlüsselt werden. Zur Abgrenzung und Diagnose siehe Abb. 8.

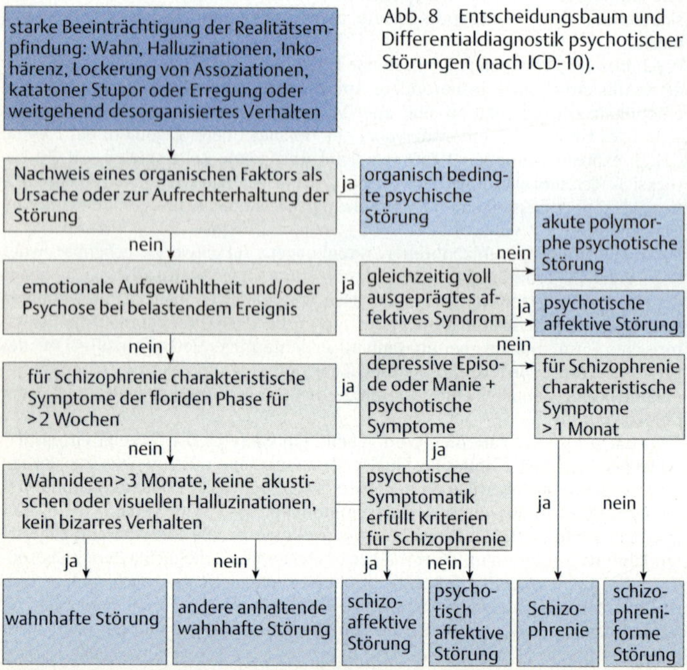

Abb. 8 Entscheidungsbaum und Differentialdiagnostik psychotischer Störungen (nach ICD-10).

7.2 Schizophrenia simplex (ICD-10: F 20.6)

Grundlagen

- Synonym: Dementia simplex; bei frühem Beginn (15.–25. Lebensjahr): Hebephrenie (ICD-10: F 20.1).
- **Definition:** Symptomarme Form der Schizophrenie, schizophrene Prozeßpsychose (prozeßhaft sich entwickelndes, sich ausweitendes und chronifiziertes Krankheitsbild).
- Epidemiologie:
  - *Häufigkeit:* Etwa 10% der Schizophrenien insgesamt; Lebenszeitprävalenz: ca. 0,1% der Bevölkerung.
  - *Beginn:* Meist zwischen Pubertät und 30. Lebensjahr.
  (*Erkrankungsrisiko:* Gesteigert bei familiärer Belastung (s. S. 180).)
- **Ätiologie und Pathogenese, Risikofaktoren:** Mit großer Wahrscheinlichkeit multifaktorielle Verursachung (s. S. 180 ff).

Klinik

- **Unspezifischer Beginn:**
  - Allmählicher geistiger Leistungsabfall, Denkstörungen (s. S. 95 ff, 116).
  - Initiativeverlust und Einbußen an Vitalität, Schwunglosigkeit.
  - Ich-Störungen (s. S. 106).
- Im affektiven Bereich Verflachung oder inadäquate Gestimmtheit, gekünstelt wirkendes Verhalten, Parathymie, Zwangssymptome.
- **Allmähliche Persönlichkeitsveränderung (Psychosetyp II):**
  - Zerfahrenheit, Manieriertheit, Sprecheigentümlichkeiten.
  - Stereotypien (s. S. 101) und Echopraxie (s. S. 498). Echolalie.
  - Verschrobenheit, soziale Isolierung.
  - Oberflächliche Interessen und bizarre Gewohnheiten.
  (Plussymptome, Wahnsymptome, Symptome 1. Ranges (s. Tabelle 55 S. 187): Eher selten, auch späteres, passageres Auftreten möglich.)

Diagnostik

- **Psychopathologische Untersuchung:**
  - *Sorgfältige Anamnese, vor allem Fremdanamnese:* Beginn mit welchen Auffäligkeiten? Verhaltensänderung? Leistungsfähigkeit, Belastbarkeit? Emotionalität? „Knick" in der Lebenslinie?
  - *Verlaufsbeobachtung* und exakte psychopathologische Querschnittsdiagnostik: Verhaltensbeobachtung, insbesondere Ausdrucksverhalten, Gedankengänge, „Theorien", Sprechweise.
- **Ausschluß einer organischen Erkrankung:**
  - *Körperliche Untersuchung:* Ausführlicher internistischer und neurologischer Status.
  - *Labor:* Routineparameter (s. S. 25), Drogenscreening (s. S. 26).
  - *Apparative Diagnostik (mit der Diagnose vereinbare Befunde):*
    - CCT (kranielles MRT): Evtl. Asymmetrien, eventuell frontale oder temporale Atrophien.
    - EEG: Unspezifische leichte Allgemeinveränderungen.
    - Gehirn-SPECT: Eventuell frontal verminderte Aktivität nachweisbar.

Hinweis: Insgesamt Ausschluß-Diagnose!

7.2 Schizophrenia simplex (ICD-10: F 20.6)

Differentialdiagnose

- Hirnorganisch bedingte Psychose (s. S. 127 ff): Hier faßbare Ätiologie. Verlauf!
- Symptomatische Psychose (s. S. 163 ff): Ursache erkennbar!
- Schizophrenes Defektsyndrom (s. S. 197): Verlauf, Anamnese.
- Maligne Zwangserkrankung (s. S. 237): Zwangsymptomatik dominiert weitgehend, andere Symptome bestehen eher sekundär.
- Juvenile Verhaltensstörungen: z. B. pubertäre „Übertriebenheiten", unreife Überzeugungen, aus dem Rahmen fallendes „Mode"-Bewußtsein in der Peer-Gruppe.
- Schizotype Störung (s. S. 191): Schwierig abgrenzbar! Wirkt eher wie eine Persönlichkeitsstörung, keine typische Schizophrenie-Symptomatik!

Therapie

- **Medikamentös:**
  - Hochpotente, nicht dämpfende Neuroleptika (s. Tabelle 54), gegebenenfalls (z. B. bei Verstimmtheit, Passivität) in Kombination mit aktivierenden Antidepressiva (s. S. 372 Tab. 99) im Sinne einer Zweizügeltherapie.
  - Bei Therapieresistenz (s. S. 362 ff) atypisches Neuroleptikum (z. B. Amisulprid, Clozapin, Olanzapin, Risperidon, Sertindol oder Zotepin).
  - Langzeitbehandlung mit Depotneuroleptika (s. S. 367).

Tabelle 54 Neuroleptikatherapie bei Schizophrenia simplex bzw. Hebephrenie (Beispiele)

Wirkstoff	Dosierungsvorschlag (p. o. mg/Tag)
Flupentixol	3 × 2
Haloperidol	3 × 5
Fluphenazin	3 × 5
Benperidol	3 × 0,5
Trifluperidol	3 × 2,5

- **Psychiatrisch, psychotherapeutisch:**
  - Stützend-adaptive Psychotherapie, auch in Gruppenform (s. S. 402, 431).
  - Verhaltenstherapeutische Maßnahmen (s. S. 430, z. B. Verstärkungssysteme, übende Verfahren):
    - Aktivierung und Tagesstrukturierung.
    - Verbesserung von Selbständigkeit und Kontrollverhalten.
    - Systematisches, abgestuftes Arbeitstraining und gestaffelte Arbeitstherapie (s. S. 446).

- Soziotherapeutische Maßnahmen (s. S. 444 ff):
  - Berufliche Ausbildung oder Umschulung, gegebenenfalls in Verbindung mit beschütztem Wohnen, Tagesklinik, Anbindung an Kontaktclub (Indikationen, Ziele: Tagesstrukturierung, Pflege von Kommunikation und Interaktion, Erhalt sozialer Kompetenz).
  - Einbeziehung der Angehörigen bzw. Familienberatung.

Hinweis: Frühzeitig Hospitalisierungseffekte vermeiden! Daher keine langfristige stationäre Behandlung, kein Dauer-(Pflege-)Heimaufenthalt.

Verlauf und Prognose

➤ Meist ungünstiger Langzeitverlauf: In der Regel fortschreitend mit Einmündung in ein ausgeprägtes Residual- bzw. Defektsyndrom (s. S. 197).

➤ Belastend wirken:
- Schizoide Primärpersönlichkeit (s. S. 278).
- Früher Erkrankungsbeginn, fehlender Ausbildungsabschluß.
- Arbeitslosigkeit, soziale Unterstimulation, Isolation.
- Zusätzlicher Alkohol- und Drogenkonsum.

7.3 Paranoid-halluzinatorische Psychose (ICD-10: F 20.0)

Grundlagen

- Synonym: Paraphrenie.
- **Definition:** Krankheitsbild aus der Gruppe der Schizophrenien mit Wahn und Sinnestäuschungen (Psychosetyp I, s. S. 180).
- Epidemiologie:
  - *Häufigkeit:* Mit 65 – 70% die häufigste Schizophrenieform. Morbiditätsrisiko ca. 0,6 – 0,8%.
  - *Erkrankungsgipfel:* 3. – 4. Lebensjahrzehnt, danach nur noch rund 20% der Krankheitsfälle als „Spätschizophrenie", die in der 2. Lebenshälfte häufiger bei Frauen auftritt (abnehmender Östrogenschutz?).
- **Ätiologie und Pathogenese, Risikofaktoren:** Gemäß dem „Vulnerabilitäts-Streß-Modell" (s. S. 180) multifaktorielle Genese mit Interaktion folgender Faktoren:
  - Genetische Disposition (polygene Erbanlagen).
  - Hirnstrukturelle Besonderheiten (diskrete Substanzdefekte), möglicherweise als Residuum embryonaler bzw. perinataler Schädigung und Reifungshemmung.
  - Funktionsstörungen im Bereich der Transmission von Dopamin, Serotonin, Noradrenalin, Glutamat und GABA.
  - Psychosoziale Stressoren (emotionale Überlastung, Lebenskrisen, Isolation), die als Auslöser fungieren.

Klinik

- Uncharakteristisches Vorstadium: Antriebs-, Affekt- und kognitive Störungen (vgl. Leitsyndrome).
- Spätere Manifestationsformen:
  - Auftreten von Wahnsymptomen bis hin zum systematischen Wahn (meist Verfolgungswahn, s. S. 116).
  - Ich-Störungen (s. S. 106), andere inhaltliche Denkstörungen (s. S. 116).
  - Störungen im Ausdrucksverhalten (Mimik, Gestik, Psychomotorik).
  - Affektstörungen (s. S. 107 ff).
  - Halluzinationen (s. S. 103): Akustisch, zönästhetisch, kinästhetisch, gustatorisch, olfaktorisch.
  - Formale Denkstörungen (s. S. 95 ff).
  - Wahrnehmungsstörungen (s. S. 103 ff).

Diagnostik

- **Psychopathologische Untersuchung** (s. Klinik).
- *Beweisend:* Symptome 1. Ranges nach K. Schneider (siehe Tabelle 55).
- **Anamnese, Fremdanamnese:** Beginn (Alter!), vorherrschend Wahn und Sinnestäuschungen; Verlaufsbeobachtung.
- **Internistische, neurologische Untersuchung:** Unauffälliger Befund.
- **Apparative Diagnostik** einschließlich bildgebender Verfahren: Im wesentlichen unauffällig, vgl S. 183.
- **Labor:** Drogenscreening ohne pathologischen Befund.

7.3 Paranoid-halluzinatorische Psychose (ICD-10: F 20.0)

Tabelle 55 Symptome 1. und 2. Ranges nach K. Schneider

Symptome	klinische Bedeutung
Symptome 1. Ranges:	
– Stimmenhören in Rede und Gegenrede – kommentierende Stimmen – Wahnwahrnehmung – Gedankenlautwerden – Gedankeneingebung – Gedankenausbreitung – Gedankenentzug – Willensmanipulation – leibliche Beeinflussungserlebnisse	Sicherung der Diagnose nach Ausschluß organischer Ursachen
Symptome 2. Ranges:	
– Affektstörungen – Wahneinfall, Wahngedanken – sonstige Halluzinationen – Ratlosigkeit	Diagnose wahrscheinlich, jedoch nicht gesichert. Wichtig ist der klinische Gesamtzusammenhang

Differentialdiagnose

- Hirnorganisch begründbare Psychose (s. S. 127 ff).
- Symptomatische Psychose (s. S. 163 ff).
- Drogen- oder Stimulantienmißbrauch (Halluzinogene, Amphetamine), s. S. 262.
- Schizotype Störung, psychogene paranoide Psychose (s. S. 191).
- Schizoaffektive Psychose (s. S. 199): Verlauf phasisch-remittierend mit guter Prognose.
- Zykloide Psychose (s. S. 209): Wie bei schizoaffektiver Psychose, s. o.
- Paranoide Persönlichkeit (s. S. 277): Monoforme, mißtrauische Persönlichkeitsstruktur ohne zusätzliche psychotische Symptome.
- Borderline-Persönlichkeitsstörung (s. S. 282): Chronifiziert-monoforme Mischsymptomatik mit neurotischen Anteilen.

Therapie

- **Allgemein:** In den meisten Fällen stationäre Behandlung angezeigt. Bei Eigen- oder Fremdgefährdung kann eine Unterbringung notwendig werden (s. S. 477). Kontinuierliche klinische Überwachung je nach Akuität!
- Verhalten gegenüber dem Patienten:
  - Klare, sachlich-empathische Sprache; bezüglich der produktiven Symptomatik nicht hartnäckig und disputierend darauf eingehen, sondern akzeptieren.
  - Die geplanten therapeutischen Schritte klar, einfach und verständlich besprechen. Möglichst konstante Bezugspersonen.
    (Fixierung im Erregungszustand nur dann, wenn „talking down" und Medikation nicht ausreichend wirksam sind, der Patient körperlich aggressiv mit Selbst- bzw. Fremdverletzungsgefahr reagiert.)

7.3 Paranoid-halluzinatorische Psychose (ICD-10: F 20.0)

- **Psychiatrisch, psychotherapeutisch** (stufenweise Eingliederung in das Therapieprogramm): Stützende Psychotherapie (s. S. 402), Tagesstrukturierung (s. S. 449), Ergo- und Bewegungstherapie (s. S. 396, 447), Familienberatung (s. S. 439).

Hinweis: Frühzeitig soziale und berufliche Rehabilitation betreiben, gegebenenfalls im Rahmen einer teilstationären Nachbehandlung (s. S. 449 ff)!

- **Medikamentös:**
  - *Primär hochpotente Neuroleptika,* z. B. Benperidol, Bromperidol, Flupentixol, Fluphenazin, Haloperidol, Pimozid, Risperidon, Trifluperidol (s. S. 362) parenteral bei ausgeprägter, quälender Symptomatik.
  - *Bei begleitender starker Angst oder Unruhe:*
    - Kombination mit schwachpotentem Neuroleptikum, z. B. Chlorprothixen, Levomepromazin, Pipamperon, Promazin, Promethazin oder Thioridazin.
    - Oder: Kombination mit Benzodiazepin, z. B. Lorazepam, Diazepam, Oxazepam.
  - *Nach Entaktualisierung des Krankheitsbildes* (Abklingen der produktiv-psychotischen Symptomatik) zur Remissionsstabilisierung:
    - Weiterbehandlung mit mittelpotentem Neuroleptikum, z. B. Perazin, Olanzapin, Sertindol, Zotepin oder Zuclopenthixol (s. S. 362, 480).
    - Bei eingeschränkt kooperativen Patienten Langzeitmedikation mit Depot-Neuroleptikum (s. S. 367) zur Rezidivprophylaxe über 1–2 Jahre.
  - *Elektrokrampftherapie:* Bei Therapieresistenz (nach Dosissteigerung oder Wechsel des Medikaments, vgl. S. 362 ff) in Erwägung ziehen (s. S. 392).

Verlauf und Prognose

- Nach Abklingen der akuten Symptomatik meist postremissive Erschöpfungsphase (Antriebsverlust und Verstimmtheit). Der weitere Verlauf ist nicht vorhersehbar.
- Bei mehr als $^2/_3$ der Betroffenen sind Rezidive zu erwarten.
- Nach mehreren Krankheitsschüben zunehmend Residualsymptome (s. S. 197) mit Denk- und Antriebsstörungen, affektiver Verflachung, Leistungsinsuffizienz und Befindlichkeitsstörungen, Zönästhesien und Vitalstörungen, in ausgeprägter Form als Defektsyndrom (bei ca. $^1/_3$ aller Erkrankungen aus dem Formenkreis der Schizophrenie).

7.4 Katatone Schizophrenie (ICD-10: F 20.2)

Grundlagen

- **Definition:** Krankheitsbild aus der Gruppe der Schizophrenien mit vorrangig motorischen Störungen (Psychosetyp I).
- Epidemiologie: Morbiditätsrisiko: 0,2–0,4%; Häufigkeit: 15–20% aller Schizophrenien. (Frauen bis zur Menopause sind seltener betroffen (Östrogenschutz?)).
- **Ätiologie und Pathogenese, Risikofaktoren:** Wie bei den übrigen Schizophrenieformen multifaktorielle Genese (s. S. 180 ff).

Klinik

- **Vorherrschend** akute bis subakute motorische Symptomatik:
  - Erregtheit, Bewegungsstereotypien und Automatismen.
  - *Alternativ:* Erstarrung (katatoner Stupor, s. S. 355).
  - Verharren in bizarrer Körperhaltung (Katalepsie), Rigidität.
- Weitere Symptome: Angespanntheit, Negativismus und Mutismus, Manierismen, Befehlsautomatismus, Echolalie und Echopraxie, Wahnsymptome und Sinnestäuschungen (s. S. 83 ff).

Hinweis: Die perniziöse Katatonie ist ein stets lebensbedrohlicher Zustand mit Akinese, Rigor, Hyperthermie, Exsikkose und vegetativer Dysregulation, Elektrolytentgleisung (s. S. 355).

Diagnostik

- **Psychopathologische Untersuchung:** Typische Querschnittssymptomatik bei Fehlen entsprechender organischer Befunde (s. Klinik).
- **Fremdanamnese:** Verhaltensauffälligkeiten, motorische Störungen?
- **Klinische und apparative Untersuchungen** zum Ausschluß einer somatischen Erkrankung: s. S. 164 Tab. 49.

Differentialdiagnose

- Malignes neuroleptisches Syndrom (s. S. 356).
- Hirnorganisch begründbare oder symptomatische Psychose:
  - *Enzephalitis:* Liquorbefund (Zellzahl- und Eiweißerhöhung, Zellbild, s. S. 28), CCT bzw. MRT.
  - *Hirnblutung:* CCT, Hypertonie, neurologische Herdsymptome.
  - *Intoxikation* (s. S. 353): Fremdanamnese, Klinik, Medikamenten- und Drogenscreening (s. S. 26).
  - *Wernicke-Enzephalopathie:* Bewußtseinslage, zerebelläre Ataxie, Nystagmus, Augenmuskelparesen (s. auch S. 249).
- Chorea Huntington (s. S. 144): Familienanamnese, Verlauf!
- Gilles-de-la-Tourette-Syndrom (s. S. 237): Keine sonstigen psychotischen Symptome, jedoch Verbigeration und Koprolalie.
- Psychogener Erregungszustand bzw. akute Belastungsreaktion (s. S. 217 ff): Entsprechende Auslöser!
- Zwangsstörung (s. S. 237): Keine ausgeprägten motorischen Störungen, keine sonstigen psychotischen Symptome!

7.4 Katatone Schizophrenie (ICD-10: F 20.2)

Therapie

- **Allgemein:**
  - *Stets stationäre Behandlung*, notfalls Unterbringung (bei Selbst- oder Fremdgefährdung, s S. 477).
  - *Intensivüberwachung je nach Akuität:* Sitzwache, vorsichtige Ansprache, Blutbild-, Leberenzym- (GOT, GPT, γ–GT), Elektrolyt- und EKG-Kontrollen (s. S. 366 Tab. 95), gegebenenfalls Sondenernährung. (Bei perniziöser Katatonie zusätzlich notwendige Therapie s. S. 355.)
- **Medikamentös:**
  - *Akutphase:* Parenterale Verabreichung von Lorazepam 2–5 mg mehrmals täglich mit einem hochpotentem Neuroleptikum, z. B. Haloperidol 10–15 mg oder Fluphenazin 5–10 mg oder Zuclopenthixol 50–100 mg täglich.

  Achtung: Abhängig von Intensität und Schwere der Erkrankung tritt der medikamentöse Effekt u. U. erst nach Tagen bis Wochen ein! Neuroleptika sind kontraindiziert beim malignen neuroleptischen Syndrom! (s. S. 356). Bei Therapieresistenz Elektrokrampfbehandlung (s. S. 392)!
  - *Nach Abklingen der akuten Symptomatik:* Medikamentöse Umstellung auf Langzeitbehandlung zur Remissionsstabilisierung und Rezidivprophylaxe über ca. 1–2 Jahre (s. S. 366), gegebenenfalls mit Depot-Neuroleptikum (s. S. 367).
- **Psychiatrisch:**
  - Stützende Psychotherapie (s. S. 402) mit allmählicher Aufarbeitung des Krankheitserlebens und Entwicklung von Coping-Strategien (Bewältigung der Erkrankung durch Erklären und Verstehen, Früherkennung und Rückfallvermeidung).
  - Ergo- und Bewegungstherapie (s. S. 447, 396). Soziotherapie (s. S. 444 ff) mit sozialer und beruflicher Rehabilitation.
  - Aufklärung der Angehörigen und Familienberatung: Verhalten gegenüber dem Patienten, evtl. Familienplanung, mögliche Prognose (vgl. hierzu Tabelle 56).

Verlauf und Prognose

- Schubartig-rezidivierende Verlaufsform mit eher kurzer aktueller Symptomatik.
- Im Vergleich zu anderen Schizophrenieformen häufiger Vollremissionen bzw. weniger Residualsymptome.

Tabelle 56 Prognosefaktoren bei der katatonen Schizophrenie

prognostisch günstig	prognostisch ungünstig
– syntone Primärpersönlichkeit – später Erkrankungsbeginn – stützende berufliche und Milieufaktoren	– schizoide Primärpersönlichkeit (s. S. 278) – kindliche Verhaltensstörungen – früher Erkrankungsbeginn – belastende Lebensumstände (s. S. 180 ff)

7.5 Schizotype Störung (ICD-10: F 21)

Grundlagen

- Synonym: Grenzpsychose, Borderline-Psychose, schizotype Persönlichkeitsstörung, pseudoneurotische Schizophrenie, latente Schizophrenie.
- **Definition:** Krankheitsbild mit vielfältiger schizophreniformer Symptomatik.
- Epidemiologie: Beginn häufig in der Adoleszenz; familiäre Belastung mit Erkrankungen aus dem Formenkreis der Schizophrenie.
- **Ätiologie und Pathogenese, Risikofaktoren:** Multifaktorielle Genese (s.S. 180 ff Vorbemerkungen). „Forme fruste" der Schizophrenie?

Klinik

- Formale Denkstörungen (s.S. 95ff): Denkverlangsamung, Denkhemmung, Denksperre, Haften, Perseveration, Inkohärenz/Zerfahrenheit, Logorrhoe.
- Inhaltliche Denkstörungen (s.S. 106, 116): Verkennungen, Wahrnehmungsverfälschungen, Entfremdungserleben (Depersonalisation, Derealisation), Autismus, Mißtrauen bis zu wahnhaften Ideen, Angstgefühl, Hypochondrie.
- Affektstörungen (s.S. 107): Depressivität, oft mit Suizidalität, Parathymie, Mangel an affektiver Resonanz, Rückzug, bizarres, gekünsteltes Gesamtverhalten (Psychosetyp II).

Diagnostik

- **Psychopathologische Untersuchung** (s. Klinik).
- **Anamnese:** Schleichender Beginn mit exzentrischem Verhalten, Rückzug, emotionale Abkühlung? Verlaufsbeobachtung: Chronischer Verlauf ohne produktiv-psychotische Symptome.
- **Körperliche Untersuchung, organische Diagnostik** zum Ausschluß einer organischen Ursache (s.S. 164 Tab. 49).

Differentialdiagnose

- Schizophrenia simplex, Hebephrenie (s.S. 183): Prognose bzw. Verlauf hier insgesamt ungünstiger, eher Persönlichkeitsdefekt.
- Borderline- oder schizoide Persönlichkeit (s.S. 282, 278): Vielfarbiges, dynamisches klinisches Bild. (Testpsychologie.)
- Zykloide Psychose: Phasisch-remittierender Verlauf!
- Juvenile Verhaltensstörungen: Passagere pubertäre Marotten.

Therapie

- **Psychiatrisch, psychotherapeutisch:** Gesprächstherapeutische Einzel- und Gruppenbehandlung; langfristig orientierte Soziotherapie (s.S. 444).
- **Medikamentös:** Begleitend niedrigdosiertes mittelpotentes Neuroleptikum, z.B. Olanzapin, Perazin, Thioridazin, Sertindol, Risperidon, Zotepin (s.S. 362).

Verlauf und Prognose

- Langwieriger, chronifizierter Verlauf mit geringer Fluktuation der Symptome. (In manchen Fällen mündet die Erkrankung in eine manifeste Schizophrenie.)

7.6 Wahnkrankheit, Paranoia (ICD-10: F 22)

Grundlagen

- Synonym: Wahnhafte Störung, paranoide Psychose, späte Paraphrenie.
- **Definition:** Psychose mit umschriebenem, chronifiziertem Wahnsystem ohne darüber hinaus gehende affektive oder schizophrene Symptome.
- Epidemiologie: Morbiditätsrisiko ≤0,5% mit Beginn im Erwachsenenalter. (Frauen sind etwas häufiger betroffen als Männer).
- **Ätiologie und Pathogenese, Risikofaktoren:**
  - Multifaktorielle Verursachung (s. S. 180).
  - Im Vordergrund steht die Interaktion von Persönlichkeitsstruktur, Umwelt und Konfliktverarbeitung. Beim sensitiven Beziehungswahn (s. u.) besonders deutliche Psychogenese.
  - Meist Schlüsselereignis im Zusammenhang mit der Lebenssituation! (s. S. 180).

Klinik

- Mögliche Manifestationsformen des Wahns mit zugehöriger klinischer Symptomatik siehe Tabelle 57.
- Begleitsymptomatik: Depressive, ängstliche oder euphorische Stimmungslage.

Tabelle 57 Manifestationsformen von Wahn bei Paranoia

Form	ICD-10	Merkmale
sensitiver Beziehungswahn, Wahn in sprachfremder Umgebung	F 22.0	wahnhafte Gefühle von Beeinträchtigung oder Mißachtung, einhergehend mit Beschämung, Schuldgefühl, Minderwertigkeitsgefühl, Soziophobie und Depression
Liebeswahn	F 22.0	feste Überzeugung, entgegen aller Realität, von einer anderen Person geliebt zu werden, bis zu (erotischen) Beziehungsphantasien
Querulantenwahn	F 22.8	sthenisch-kämpferische Haltung gegen (tatsächliche oder vermeintliche) Zurücksetzung, Benachteiligung oder Ungerechtigkeit mit expansiver Ausweitung, Uneinsichtigkeit und Unterstellungen („Michael Kohlhaas")
hypochondrischer Wahn	F 22.0	Vorstellung, an einer schweren (tödlichen) Krankheit zu leiden (trotz gegensinniger Untersuchungsbefunde)
Verfolgungswahn, Wahn bei Schwerhörigkeit	F 22.0	Gefühl von Bedrohung und Verfolgung ohne realistische Begründung
wahnhafte Dysmorphophobie	F 22.8	Überzeugung, einen mißgestalteten Körper zu besitzen und/oder abstoßend zu wirken. Eigengeruchswahn

Tabelle 57 Fortsetzung

Form	ICD-10	Merkmale
Eifersuchtswahn	F 22.0	feste Überzeugung, vom Partner betrogen zu werden (vgl. Alkoholismus S. 247)
symbiontischer Wahn (Folie à deux), konformer Wahn	F 24	induzierter Wahn im Rahmen einer engen, nach außen abgeschirmten Lebensgemeinschaft mit einem Wahnkranken, dessen Ideen übernommen und verinnerlicht werden
Dermatozoenwahn	F 06.0	s. S. 138
Größenwahn	F 30	s. S. 116, 207

Diagnostik

- **Psychopathologische Untersuchung:**
  - Gründliche biographische Anamnese unter psychodynamischen Gesichtspunkten (s. S. 11): Lebenskrisen, Isolation, Verlusterlebnisse? Suchtanamnese?
  - Verlaufsbeobachtung (mindestens über 3 Monate, siehe Tabelle 58).
- **Körperliche Untersuchung**, organische Diagnostik.
  (Wegweisende diagnostische Kriterien nach ICD-10 siehe Tabelle 58).

Tabelle 58 Wegweisende diagnostische Kriterien der Wahnkrankheit (nach ICD-10)

– Dauer der wahnhaften Symptomatik > 3 Monate – eindeutiger Bezug des Wahns zur eigenen Person – depressive Episoden sind möglich, wenn der Wahn überdauert
ausgeschlossen: – zerebrale Erkrankung – schizophrene Symptome in der Anamnese

Differentialdiagnose

- Schizophrenie: Meist zusätzlich produktiv-psychotische Symptome anderer Art.
- Paranoide, querulatorische Persönlichkeit (s. S. 277): Schwierige Abgrenzung, allenfalls einförmig-chronischer Verlauf mit milderer Ausprägung.
- Borderline-Persönlichkeitsstörung (s. S. 282): Vielgestaltigeres und wechselhafteres klinisches Bild.
- Chronischer Alkoholismus oder andere Suchterkrankung (s. S. 243 ff): Nachvollziehbare Ursachen, Anamnese!
- Demenz: Kognitive Defizite im Vordergrund.

7.6 Wahnkrankheit, Paranoia (ICD-10: F 22)

Therapie

➤ **Psychiatrisch, psychotherapeutisch:**
- Erstkontakte zur Vertrauensbildung. Adaptive Psychotherapie.
- Personenzentrierte Gesprächstherapie (s. S. 412) mit Übergang – je nach Belastbarkeit – in aufdeckende Psychotherapie (s. S. 403).

➤ **Medikamentös:** Versuchsweise begleitend niedrig- bis mittelpotentes Neuroleptikum (z. B. Perazin, Dixyrazin, Thioridazin, Olanzapin, Sertindol) in geringer Dosierung; bei Depressivität oder Hypochondrie zusätzlich Antidepressivum im Sinne einer Zweizügeltherapie (s. S. 509).

Hinweis: Bei induziertem Wahn (symbiontischer Wahn, s. o.) ist eine Trennung vom primär Erkrankten anzustreben.

Verlauf und Prognose

➤ Lang anhaltender, manchmal lebenslanger Verlauf mit erheblicher Therapieresistenz (v. a. auch aufgrund mangelnder Therapiemotivation, wiederum bedingt durch fehlende Krankheitseinsicht).
(Unberechenbare suizidale oder fremdgefährdende Reaktionen können vorkommen.)

7.7 Akute Psychose, zykloide Psychose (ICD-10: F 23, F 28)

Grundlagen

- Synonym: Schizophreniforme Reaktion, kurze reaktive Psychose.
- **Definition:** Psychotische Störung mit fluktuierender, rasch rezidivierender produktiver Symptomatik.
- **Ätiologie und Pathogenese, Risikofaktoren:**
  - Multifaktorielle Genese mit familiärer Belastung.
  - Manchmal psychosoziale Auslöser (s. S. 180), insbesondere bei schizophreniformer Reaktion.

Klinik

- **Akute schizophreniforme Störung (F 23.2):** Akute, eine Krankheitsdauer von 4 Wochen nicht überschreitende, vollständig abklingende psychotische Symptomatik mit Angst, Unruhe, Wahn, Verkennungen, Affektlabilität.
- **Zykloide Psychose (länger als drei Monate: F 28):**
  - *Angst-Glücks-Psychose:* Wechsel zwischen intensiver Angst mit Unruhe, Verfolgungsideen und Halluzinationen einerseits und ekstatischem Glückgefühl, Euphorie, (auch Größenwahn) und Halluzinationen andererseits.
  - *Hyperkinetisch-akinetische Motilitätspsychose:* Akuter Beginn mit Wechsel zwischen Erregtheit und Stupor (s. S. 189 katatone Schizophrenie) mit episodenhaftem Verlauf.
  - *Erregt-gehemmte Verwirrtheitspsychose:* Akuter Beginn mit Denkstörungen bis zur Verworrenheit und Zerfahrenheit, Ideenflucht, Verkennungen, Halluzinationen oder andererseits Depressivität, Denkhemmung, Beziehungswahn, Antriebsschwäche und Apathie.

Diagnostik

- **Psychopathologische Untersuchung** (s. Klinik).
- **Anamnese:** Auslöser, Vorerkrankungen, abrupter Beginn? Längere Verlaufsbeobachtung über einige Wochen (im Verlauf polymorphes Bild mit rasch wechselnder Symptomatik und rascher, vollständiger Remission).
- **Körperliche Untersuchung, apparative Diagnostik** zum Ausschluß organischer Ursachen.

Differentialdiagnose

- Manische oder depressive Begleitsymptomatik hirnorganischer oder symptomatischer Psychosen: Apparative und klinische Diagnostik (vgl. S. 183 ff), Anamnese.
- Drogeninduzierte Psychose (insbesondere durch Halluzinogene oder Amphetamin): Anamnese, klinischer Befund, Drogenscreening (s. auch S. 26).
- Akute katatone Schizophrenie (s. S. 189, 355): (Fremd-)anamnese, Befund.
- Gestationspsychose (s. S. 177): Anamnese, Umfeld.
- Psychogene Psychose: Identisch mit schizophreniformer Reaktion.
- Paranoide Persönlichkeitsstörung (s. S. 277): Dauerhaft mißtrauisch-wahnhafte Grundhaltung ohne wesentliche Fluktuation.

7.7 Akute Psychose, zykloide Psychose (ICD-10: F 23, F 28)

Therapie

- **Medikamentös:**
  - Mehrdimensionale, auf die jeweilige Leitsymptomatik ausgerichtete Psychopharmakotherapie wie bei schizoaffektiver Psychose (s. S. 199).
  - *Hinweis:* Zurückhaltung bei klassischen Neuroleptika wegen erhöhter Gefahr tardiver Dyskinesien! (Eine neuroleptische Langzeittherapie ist meist nicht erforderlich.)
  - Bei Rezidiven (auch bei akuter schizophreniformer Störung möglich) sollte eine Rückfallprophylaxe mit Lithium, Carbamazepin oder Valproat (s. S. 374) durchgeführt werden (anzustrebende Serumspiegel s. S. 28 Tab. 10).
- **Psychiatrisch, psychotherapeutisch:** Stützende (adaptive) therapeutische Gespräche (s. S. 401 ff), Angehörigenberatung.

Verlauf und Prognose

- Nach abruptem Beginn meist rasche Rückbildung und Vollremission, jedoch Rezidivneigung.

7.8 Schizophrenes Residuum (ICD-10: F 20.5)

Grundlagen

- **Definition:** Im Verlauf einer schizophrenen Psychose auftretendes Residualsyndrom. Mögliche Formen sind:
  - Einfaches Residuum: Nur Negativsymptome.
  - Gemischtes Residuum: Negativ- *und* Positivsymptome.
- **Ätiologie und Pathogenese, Risikofaktoren:** Begleit- bzw. Folgeerscheinung bei häufigeren Krankheitsrezidiven.

Klinik

- Subjektive und objektivierbare Beschwerden siehe Tab. 59.

Tabelle 59 Symptomatik des schizophrenen Residuums bzw. Defektsyndroms

subjektive Beschwerden	objektivierbare Symptome
– vermehrte Ermüdbarkeit und Erschöpfbarkeit – Reizbarkeit und Überempfindlichkeit – Ambivalenz, Entschlußlosigkeit, Anhedonie – Wahnfragmente	– kognitive Leistungseinbußen – Antriebsschwäche, Interesseneinengung, sozialer Rückzug – Affektverarmung und Parathymie – Denkstörungen bis zur Inkohärenz und Zerfahrenheit – oft bizarres manieriertes Gesamtverhalten mit mimischen und gestikulatorischen Besonderheiten – Hypochondrie – Neigung zu Depressivität, Suizidalität

Diagnostik

- **Psychopathologische Untersuchung:** Verlaufsbeobachtung, Querschnittssymptomatik wie oben beschrieben.
- **Anamnese** (ausführlich): Bisheriger Krankheitsverlauf, Medikation?

Differentialdiagnose

- Postremissives Erschöpfungssyndrom: Vorherrschend Depressivität, mangelnde Belastbarkeit und Ausdauer, Neurasthenie.
- Frühkindliche Hirnschädigung (s. S. 128): (Fremd-)Anamnese.
- Hirnorganisch bedingte Wesensänderung (s. S. 121): (Fremd-)Anamnese, Trauma?
- Demenz (s. S. 127 ff): Alter, Beginn? Überwiegend progrediente kognitive Defizite.
- Chronischer Drogen- und Medikamentenmißbrauch (s. S. 243): Anamnese, Screening, selten psychotische Symptome.
- Schwere neurotische bzw. Persönlichkeitsstörung: Keine psychotischen Symptome, Anamnese, Verlauf!
- Hospitalisierungseffekte: Keine produktiv-psychotischen Symptome.

7.8 Schizophrenes Residuum (ICD-10: F 20.5)

Therapie

- **Psychiatrisch:**
  - *Soziotherapie* (s. S. 444 ff):
    - Milieutherapie, Arbeitstraining und Ergotherapie, Freizeitgestaltung.
    - Tagesklinische Behandlung oder Aufenthalt in Übergangswohnheim bzw. betreuter Wohngruppe bei ausgeprägterer Residualsymptomatik.
  - *Verhaltenstherapie* (s. S. 419 ff): Verstärkungsmethoden, Selbstbehauptungs- und Kontakttraining.
- **Medikamentös (Langzeitbehandlung):**
  - Atypische Neuroleptika, z. B. Clozapin, Olanzapin, Risperidon, Sertindol, Amisulprid oder Zotepin (s. S. 362).
  - Kombination mit Antidepressivum bei Vorliegen deutlicherer Antriebs- und Stimmungseinbußen (s. S. 369), z. B. mit Imipramin oder Moclobemid.

Verlauf und Prognose

- Abhängig von Intensität und Verlaufsform der Krankheit einerseits und der Realisierung therapeutischer Angebote andererseits. Auch nach Jahren noch Teilremissionen möglich.
- Unterstimulation und Schonhaltung fördern die Entstehung von Defektsyndromen.
- Die erhöhte Suizidalität kann die Langzeitprognose zusätzlich unberechenbar werden lassen.

7.9 Schizoaffektive Störung (ICD-10: F 25)

Grundlagen

- Synonym: Schizoaffektive Mischpsychose, Legierungspsychose, Emotionspsychose, atypische endogene Psychose, Schizomanie, zyklische Schizophrenie.
- **Definition:**
  - Phasenhaft verlaufende Psychose mit manischer bzw. depressiver und gleichzeitig schizophrener Symptomatik.
  - Vermutlich heterogene Erkrankungsgruppe mit Überschneidung schizophrener und affektiver Kerngruppen (vgl. zykloide Psychose S. 209).
- Epidemiologie:
  - Familiäre Belastung mit psychischen Störungen (in der nahen Verwandtschaft höhere Zahl von affektiv oder schizophren Erkrankten).
  - Morbiditätsrisiko: 0,1 – 0,2 %. Erstmanifestation im frühen Erwachsenenalter. (Frauen erkranken häufiger als Männer).
- **Ätiologie und Pathogenese, Risikofaktoren:** Wie bei allen Psychosen multifaktorielle Entstehungsweise (s. S. 180 ff).

Klinik

- In der Regel Beginn mit affektiven Symptomen:
  - *Schizomanisch (F 25.0):* Floride Psychose mit Unruhe, Erregtheit, Logorrhoe, Ideenflucht, Hochgestimmtheit, Größen- oder Beziehungswahn, Halluzinationen, Denkstörungen, Ich-Störungen, Verworrenheit.
  - *Schizodepressiv (F 25.1):* Depressivität, Angst, Antriebsminderung, bzw. Stupor, Denkhemmung, stimmungsinkongruenter Wahn oder depressiver Wahn, Ich-Störungen, Halluzinationen.

Diagnostik

- **Psychopathologische Untersuchung:** Querschnittssymptomatik (s. o. Klinik), Verlaufsbeobachtung!
- **Anamnese:** Eigen- und Fremdanamnese.
- **Körperliche Untersuchung, apparative Diagnostik zum** Ausschluß einer organischen Ursache.

Differentialdiagnose

- Agitierte Depression (s. S. 204): Keine Schizophrenie-Symptome, höheres Alter.
- Drogen- oder medikamenteninduzierte Psychose (s. S. 156, 173): Anamnese, Screening.
- Gestationspsychose (s. S. 177): Anamnese, Umfeld.
- Borderline-Persönlichkeitsstörung (s. S. 282): Kein phasischer Verlauf.
- Hirnorganisch bedingte oder symptomatische Psychose: Kein phasischer Verlauf, bekannte Ursache.

7.9 Schizoaffektive Störung (ICD-10: F 25)

Therapie

- Stationäre Überwachung.
- **Medikamentös (Akuttherapie):**
  - *Schizodepression:* Kombination von Antidepressivum (z.B. Trimipramin, Maprotilin) und konventionellem (z.B. Haloperidol, Flupentixol) bzw. atypischem Neuroleptikum (z.B. Clozapin, Olanzapin, Risperidon, Sulpirid). Bei Therapieresistenz Elektrokrampftherapie (s.S. 392).
  - *Schizomanie:* Zu Beginn Monotherapie mit einem hochpotenten Neuroleptikum bis ca. 2–4 Wochen, danach dämpfendes Neuroleptikum (z.B. Levomepromazin, Promethazin) in Kombination mit Lithium oder Carbamazepin oder Valproat.
- **Medikamentöse Rezidivprophylaxe:** Lithium und/oder Carbamazepin bzw. Valproat (anzustrebende Serumspiegel: Lithium 0,6–0,8 mmol/l, Carbamazepin 8–10 mg/l, Valproat 50–100 mg/l; s.S. 374).
- **Psychiatrisch, psychotherapeutisch:**
  - Supportive Psychotherapie (s.S. 402), anknüpfend an aktuelle Symptomatik und ausgerichtet auf die Bewältigung der Erkrankung.
  - Ergotherapie, Bewegungstherapie, Milieutherapie (s.S. 396, 447).

Verlauf und Prognose

- Insgesamt gute Gesamtprognose.
- Wie bei den affektiven Psychosen besteht eher ein phasenhafter Verlauf mit Vollremission, insbesondere bei akutem Krankheitsbeginn und Vorherrschen affektiver Symptome.
- Keine Residual- oder Defektsymptomatik zu erwarten, allerdings hohe Rezidivneigung.

  (Belastung der Prognose durch erhöhtes Suizidrisiko.)

8.1 Affektive Psychosen, Zyklothymien

Vorbemerkungen

Affektive Psychosen (syn.: manisch-depressive Psychosen, Zyklothymien) sind Erkrankungen, die vorrangig durch Veränderungen der Gestimmtheit, des Antriebs und der Kognitionen gekennzeichnet sind. Fast stets sind begleitend vegetative und Vitalstörungen zu finden. Wie bei den Schizophrenien und verwandten Störungen fehlen Veränderungen der Bewußtseinslage, gemeinsam mit ihnen bieten sie jedoch oft wahnhafte Erlebensweisen, allerdings keine Sinnestäuschungen.

Die affektiven Psychosen verlaufen meistens phasisch sich wiederholend bei zwischenzeitlich vollständiger oder weitgehender Remission, wobei sich in unterschiedlicher Frequenz und Häufigkeit depressive und/oder manische Episoden abwechseln können. Diesbezüglich sind folgende Verlaufsformen zu unterscheiden:

Unipolare (endogene) Depression: Auftreten nur depressiver Phasen bei etwa 65% der Erkrankten,

unipolare (endogene) Manie: Auftreten nur manischer Phasen bei rund 5% aller Erkrankten, und

bipolare affektive Psychosen: Wechsel zwischen depressiven und manischen Phasen bei rund 30% aller Erkrankten (s. Abb. 9).

Die Dauer einer depressiven Phase umfaßt Wochen bis Monate. Rasch wechselnde Verläufe mit mehrfachem Wechsel innerhalb eines Monats sind Kennzeichen sogenannter „rapid cycler". Manische Phasen sind eher kürzer.

Das Risiko, an einer affektiven Psychose zu erkranken, liegt um 0,5 - 1% bei einer durchschnittlichen Erstmanifestation für unipolare Psychosen im 4. - 5., für bipolare Psychosen im 3. - 4. Lebensjahrzehnt. Frauen erkranken mehr als doppelt so häufig an unipolarer (endogener) Depression. Die selteneren Erstmanifestationen in der zweiten Lebenshälfte treten als Spätdepression und - seltener - Spätmanie in Erscheinung.

Hinsichtlich der Entstehungsursachen wird - wie bei den Schizophrenien - generell von einer multifaktoriellen Genese ausgegangen, jedoch zeigen sich einige Unterschiede. Für Familienmitglieder besteht bei unipolar-depressivem Verlauf eine auf 5 - 20% erhöhte Erkrankungswahrscheinlichkeit, bei bipolarem Verlauf auf 3 - 18%. Die Konkordanzrate bei monozygoten Zwillingen beträgt 65 - 70%. Kinder von depressiven Müttern oder Vätern erkranken in mehr als 10% der Fälle. Ein Erkrankungsrisiko von 50% haben Kinder, deren beide Eltern affektiv erkrankt sind.

Im Gegensatz zu den schizophrenen Psychosen ist davon auszugehen, daß im Mittelpunkt der angenommenen Neurotransmissionsstörungen Defizite der biogenen Amine Noradrenalin und Serotonin bzw. ihrer Präkursoren stehen, möglicherweise auch cholinerg-katecholaminerge Balancestörungen. Ebenso gibt es Hinweise auf eine Änderung der postsynaptischen Rezeptorempfindlichkeit , die eine Neurotransmission erschwert. Neurobiologisch belegt sind eine erhöhte Kortisolausschüttung während der depressiven Phase, ebenso ein verminderter Tiefschlaf und REM-Veränderungen (verringerte Latenz und verstärkte Dichte). Bildgebende Verfahren erbrachten bisher keine Hinweise auf zerebrale Substanzdefekte bzw. (nicht unumstrittene) Befunde in Richtung einer Hirnstoffwechselasymmetrie (Hypofrontilität links bei Depression, rechts bei Manie?). Belastende Lebensereignisse haben bisweilen Auslöserfunktion, insbesondere Trennungserlebnisse, anhaltende Konfliktsituationen und sonstige soziale Stressoren. Der weitere Verlauf erscheint jedoch davon weitgehend unabhängig. Das lernpsychologische Konzept der „gelernten Hilflosigkeit" dürfte eher auf die neurotische Depression (s. S. 235) (Dysthymia) zutreffen.

Therapeutisch werden vorrangig antidepressiv wirkende Medikamente eingesetzt, an zusätzlichen Maßnahmen Schlafentzug und gegebenenfalls Lichtapplikation. Unerläßlich ist eine begleitende supportive Psychotherapie unter Einbeziehung der Angehörigen. Kognitive Therapien können den endogen-depressiven Patienten überfordern, eignen sich jedoch zur Behandlung neurotischer Depressivität (s. S. 235). Soziotherapeutische Maßnahmen können bei längerem Verlauf mit an-

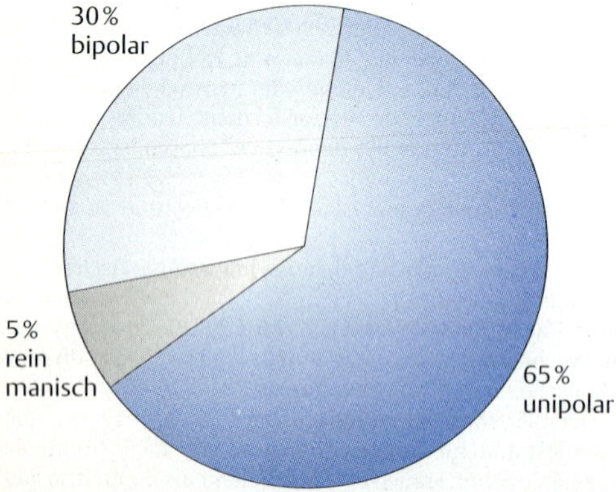

Abb. 9 Häufigkeitsverteilung affektiver Erkrankungen

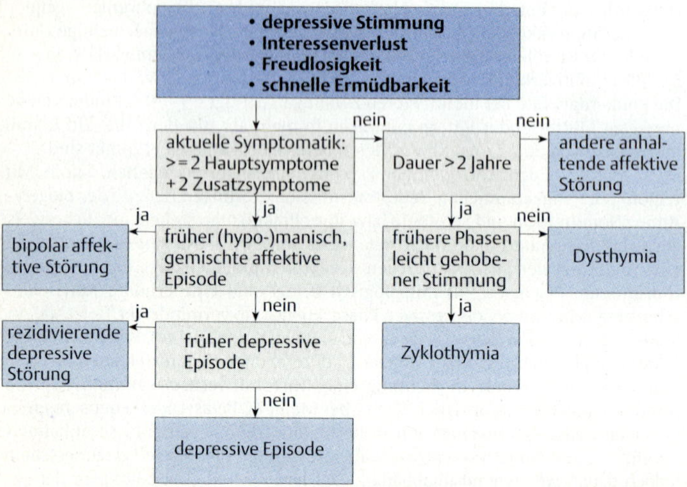

Abb. 10 Entscheidungsbaum und Differentialdiagnostik affektiver Erkrankungen (nach ICD-10)

haltender Arbeitsunfähigkeit notwendig werden. Therapieresistente, schwere Depressionen stellen eine Indikation für eine Elektrokrampfbehandlung dar. Angesichts der zu erwartenden Rezidive spielt die medikamentöse Langzeitprophylaxe eine zentrale Rolle.
Die an sich günstige Prognose der affektiven Psychosen kann belastet werden durch Alkohol- oder Medikamentenmißbrauch im Rahmen einer Eigenbehandlung. Außerdem sind viele depressive Patienten suizidgefährdet; Suizid begehen über 10%.
In der ICD-10 wird eine Aufteilung der affektiven Störungen unter phänomenologischen Gesichtspunkten getroffen, wobei die entsprechende Hauptgruppe F 3 sowohl gegliedert ist nach jeweiliger Symptomatik als auch nach Dauer und Schwere der Störungen. Die unter F 34.0 aufgeführte „Zyklothymia" wird in der Checkliste als „hyperthyme Persönlichkeit" (s. S. 276) oder als „emotional instabile Persönlichkeit" (F 60.3, s. S. 279) beschrieben, die „Dysthymia" (F 34.1) teils als „depressive Persönlichkeit" (s. S. 275), teils als „depressive Neurose" (s. S. 235). Zur Diagnostik und Differentialdiagnostik siehe Abb. 10.

8.2 Unipolare Depression (ICD-10: F 33), (ICD-10: F 32)

Grundlagen

- Synonym: Depressive Episode, endogene Depression, monopolare Depression, periodische Depression, phasische Depression, Melancholie.
- **Definition:** Affektive Psychose mit (rezidivierender) depressiver Krankheitsphase.
- Epidemiologie: Häufigkeit um 0,5 – 1% der Bevölkerung. Mit einem Anteil von ca. 65% häufigste aller affektiven Psychosen. Erstmanifestation 4.–5. Lebensjahrzehnt. (Frauen sind mehr als doppelt so häufig betroffen).
- **Ätiologie und Pathogenese:** Wie bei allen affektiven Psychosen multifaktorielle Genese (s. S. 201 Vorbemerkungen).

Klinik

- Erscheinungsbild des depressiven Syndroms (s. S. 112):
  - *Allgemein:* Niedergeschlagenheit, Bedrücktheit, Leeregefühl („Gefühl der Gefühllosigkeit"), Hoffnungslosigkeit, Nihilismus, Anhedonie, Angst, Verzweiflung, Suizidalität, Antriebsverarmung bis zum Stupor.
  - *Denkstörungen:* Denkhemmung, Grübelzwang, kognitive Beeinträchtigungen (Pseudodemenz), Störungen des Zeiterlebens, Selbstvorwürfe.
  - *Wahnsymptome:* Verarmungs- und Schuldwahn, hypochondrischer Wahn, nihilistischer Wahn.
  - *Vitalstörungen:* Leibliche Mißempfindungen, Erschöpfungsgefühl und Müdigkeit, Oppressions- und Globusgefühl, Kopfdruck.
  - *Vegetative Symptome:* Durchschlafstörungen mit Früherwachen und Morgentief („positive Tagesschwankung"), Inappetenz und Gewichtsverlust, Amenorrhoe, Obstipation, Hypotonie, Übelkeit, Schwindel, Haarausfall.

Tabelle 60 Klinische Prägnanztypen der endogenen Depression

Manifestationsform	vorherrschende klinische Symptomatik
agitierte Depression	Getriebenheit, ängstliche Unruhe
larvierte (maskierte) Depression („depressio sine depressione")	vielfältige Körpermißempfindungen, Leibgefühlsstörungen, Schmerzen
wahnhafte Depression	Wahngedanken, psychotische Symptome
anankastische Depression	Zwangsgedanken, -impulse
phobische Depression	phobische Ängste
hysteriforme Depression („Jammerdepression")	demonstrativ anmutende, gebärdenreiche Klagsamkeit
zirkumskripte Hypochondrie	umschriebene Körpermißempfindungen und Schmerzen, oft als Glossodynie
Erschöpfungsdepression	Müdigkeit, Erschöpfungs- und Schwächegefühl (Merkmale des „chronic fatigue syndrome")

8.2 Unipolare Depression (ICD-10: F 33), (ICD-10: F 32)

Tabelle 61 Besondere Verlaufsformen der (endogenen) Depression

Verlaufsform (ICD-10)	klinische Kennzeichen
rezidivierende kurze Depression (F 38.10)	kurzzeitige, Tage bis höchstens 2 Wochen dauernde depressive Episode
saisonale Depression („seasonal affective disorder" – SAD, „Winterdepression", F 32)	bevorzugt im Herbst, Winter und Frühjahr auftretende Depressivität mit Hypersomnie und Hyperphagie bzw. Gewichtszunahme
Spätdepression (F 31)	s. Involutionsdepression S. 211

- Besondere Spielarten (Prägnanztypen) und Verlaufsformen der endogenen Depression siehe Tabelle 60 bzw. 61.

Diagnostik

- **Psychopathologische Untersuchung** (s. Klinik, äußeres Erscheinungsbild: Depressive Mimik, Phonik und Pantomimik als Ausdruck entsprechender Erlebnisinhalte).
- **Testpsychologische Persönlichkeitsdiagnostik:** z. B. HAMD, DSN, BDI, DSI.
- **Anamnese:** Eigen- und Fremdanamnese (Stimmung, Schlaf, Körpergewicht, Konzentrationsfähigkeit, Suizidgedanken, Selbstwertgefühl), Familienanamnese (affektive Erkrankungen?).
  Hinweis: Suizidgefährdung abschätzen (s. S. 349)!
- **Körperliche Untersuchung:** Internistischer und neurologischer Status.
- **Labor:** Routinelabor, TSH (ggf. T_3, T_4, TRH-Stimulationstest), Vit. B_{12}, TPHA-Test.
- **Apparative Diagnostik:** EEG, ggf. CCT (kranielles MRT), SPECT.

Differentialdiagnose

- Hirnorganische Depression (z. B. bei Gefäßprozeß, Morbus Parkinson, Hirnatrophie, s. S. 130 ff).
- Depression bei Körpererkrankung (z. B. bei Herz-Kreislauferkrankung, Endokrinopathie, Infektionserkrankung): Siehe symptomatische (S. 164) und pharmakogene (S. 168) Depression.
- Suchterkrankung, v. a. Alkoholismus, Medikamentenmißbrauch (s. S. 243 ff).
- Neurotische Depression bzw. depressive Persönlichkeit (Dysthymia, s. S. 235): Weniger fluktuierend, Pathogenese!
- Angststörung: Kein phasischer Verlauf, Angstsymptomatik anhaltend.

Therapie

- **Allgemein:**
  - Entlastung von Verpflichtungen (z. B. Krankschreibung).
  - Stationäre Behandlung bei ausgeprägter Symptomatik und Suizidgedanken (dann obligat!).

8.2 Unipolare Depression (ICD-10: F 33), (ICD-10: F 32)

➤ **Medikamentös:**
- *Antidepressiva* (Sicherheitsüberhang über das Abklingen der depressiven Phase hinaus, s. S. 369): Initial auch als Infusionsbehandlung.
- *Mittel-* bis *hochpotente Neuroleptika:* Zusätzlich bei psychotischen Symptomen, s. S. 362.
- *Bei ausgeprägter Angst:* Nicht-Benzodiazepin-Tranquilizer (z. B. Buspiron, Opipramol) oder (passager) Benzodiazepin (z. B. Lorazepam) oder (bei stärkerer vegetativer Symptomatik) β-Rezeptorenblocker (z. B. Propanolol, Metoprolol).
- *Bei Schlafstörungen:* Amitriptylin 50–100 mg oder Trimipramin 25–50 mg und/oder Hypnotikum wie Zolpidem oder Zopiclon zur Nacht.
  (Mehr als 2 Krankheitsphasen innerhalb von 5 Jahren oder insgesamt 4 Phasen erfordern eine langfristige Therapie zur Rezidivprophylaxe (s. S. 374); bei Unverträglichkeit oder mangelnder Effizienz der Therapie mit Lithium oder Carbamazepin bzw. Valproat sollte eine Langzeitbehandlung mit einem trizyklischem Antidepressivum (z. B. Imipramin oder Amitriptylin) erfolgen.)

➤ **Psychiatrisch, psychotherapeutisch:**
- Begleitende stützende Psychotherapie (s. S. 402); Schlafentzug (s. S. 390).
- Lichttherapie, vorrangig bei SAD und gehemmter Depression (s. S. 391).
- Beratung der Angehörigen (Umgang mit dem Patienten, zu erwartender Verlauf).
- Soziotherapie (s. S. 444 ff), Ergo- und Bewegungstherapie (vorsichtig-behutsam) mit Rücksichtnahme auf verstärktes Insuffizienzgefühl des Patienten.
- Elektrokrampftherapie bei Therapieresistenz bzw. anhaltend schwerem Verlauf (s. S. 392).

Verlauf und Prognose

➤ Mit und ohne Behandlung kann in der Regel ein Abklingen der einzelnen Phase mit völliger Remission erreicht werden. Im Anschluß daran kommt es bei ca. 10 % der Patienten zu einer hypomanischen Nachschwankung, ein Umkippen in eine manische Phase (s. bipolare affektive Psychose S. 209) ist ebenso möglich.

➤ Unter medikamentöser Prävention kann eine Abschwächung und/oder ein Ausbleiben erneuter Rezidive bei rund 60 % der Patienten erreicht werden.
(Die mittlere Phasendauer beträgt ohne Behandlung ca. 6–9 Monate, bei höherem Lebensalter ist mit längeren Phasen zu rechnen.)

8.3 Manische Episode, unipolare Manie (ICD-10: F 30)

Grundlagen

- Synonym: Endogene Manie. Zur rezidivierenden (periodischen) Manie s. S. 209.
- **Definition:** Affektive Psychose mit aktuell manischer Symptomatik.
- Epidemiologie: Häufigkeit von ca. 5% aller affektiven Psychosen.
- **Ätiologie und Pathogenese:** Wie bei allen affektiven Psychosen multikausale Entstehung, wobei peristatische (umweltbedingte) Faktoren eine eher untergeordnete Rolle spielen (s. S. 201).

Klinik

- Erscheinungsbild des maniformen Syndroms (s. S. 114):
  - Grundlose Heiterkeit, manchmal mit gereizt-aggressivem Unterton.
  - Psychomotorische Erregtheit und Enthemmung bis zur Distanzlosigkeit.
  - Logorrhoe, Ideenflüchtigkeit bis zur manischen Verworrenheit, erhöhte Ablenkbarkeit und Sprunghaftigkeit.
  - Omnipotenzgefühl, Selbstüberschätzung bis zum Größenwahn.
  - Steigerung der Vitalgefühle mit vermehrter Libido und vermindertem Schlafbedürfnis.

  (Tagesschwankungen mit morgens ausgeprägterer Symptomatik.)

Tabelle 62 Klinische Prägnanztypen der endogenen Manie

Manifestationsform	vorherrschende klinische Symptomatik
gereizte Manie	Gereiztheit, Aggressivität, Streitsucht (verstärkt durch Wechselwirkungen mit der Umgebung)
stille Manie	ekstatische Erstarrung mit Euphorie
wahnhafte Manie	Größenwahn, Abstammungswahn
verworrene Manie	Desorganisation, Orientierungsstörungen, kognitive Defizite
Spätmanie	s. Involutionsmanie S. 213

Diagnostik

- **Psychopathologische Untersuchung:** Querschnittssymptomatik (s. Klinik).
- **Anamnese:** v. a. Fremdanamnese (Wesensänderung, Verhaltensauffälligkeiten, riskante Unternehmungen, unrealistische Pläne, Familienanamnese, Biographie).
- **Körperliche Untersuchung, apparative Diagnostik** zum Ausschluß organischer Ursachen!

8.3 Manische Episode, unipolare Manie (ICD-10: F 30)

Differentialdiagnose

- Maniformes Syndrom bei Hirnerkrankung (z. B. Gefäßprozeß, Frontalhirntumor, Progressive Paralyse): Bildgebende Verfahren, Lues-Serologie (TPHA-Test), Laboruntersuchungen, siehe auch S. 151.
- Symptomatische Manie (z. B. bei Hyperthyreose, Hypertonie): Somatische Diagnostik (s. Tabelle 50, S. 169), internistischer Befund.
- Maniforme Symptome bei Schizophrenie: Meist im Prodromalstadium oder als läppische Heiterkeit bei Hebephrenie (s. S. 183).
- Stimulantienmißbrauch bzw. Drogenintoxikation: Anamnese, Fremdanamnese, körperliche Untersuchung, Drogen- und Medikamentenscreening (s. S. 26).
- Hyperthyme bzw. stimmungslabile Persönlichkeit (s. S. 276): Kein phasischer bzw. episodischer Verlauf, wenig fluktuierend.

Therapie

- **Allgemein:** Aufnahme auf geschlossene Station meist unumgänglich, notfalls über Zwangseinweisung (s. S. 469) bei fehlender/reduzierter Krankheitseinsicht. Wegen fehlender Krankheitseinsicht und Selbstkontrollschwäche sind Absprachen mit dem Patienten nicht verläßlich!
- **Psychiatrisch:**
  - Abschirmung von Außenreizen, „Talking down".
  - Angehörigenberatung.
  - Soziotherapeutische Hilfe, z. B. Regelung der finanziellen und beruflichen Verhältnisse des Patienten (Geschäftsfähigkeit!).
  - Nach der akuten Phase stützende Psychotherapie als Coping-Hilfe.
- **Medikamentös:**
  - Schwach- bis mittelpotentes, dämpfendes Neuroleptikum (z. B. Levomepromazin 150 – 200 mg – bei starker Erregtheit auch parenteral) in Kombination mit Lithium oder Carbamazepin (s. S. 374 ff); Beginn der Lithiumwirkung ist nach etwa 14 Tagen zu erwarten.
  - Versuchsweise kombinierte Therapie mit einem hochpotenten Neuroletikum dann empfohlen, wenn Denkstörunge und Wahnideen assoziiert sind (z. B. bei verworrener Manie, wahnhafter Manie): z. B. Haloperidol oder Fluphenazin, ansonsten Zurückhaltung wegen Gefahr von Dyskinesien!
  - Bei rezidivierender Manie medikamentöse Prophylaxe (Vorgehen wie bei bipolarer affektiver Psychose s. S. 374 ff).

Verlauf und Prognose

- Meist folgenloses Abklingen der akuten Phase, gelegentlich Umkippen in depressive Nachschwankung (dann evtl. antidepressive Therapie).
- Der weitere Verlauf ist unbestimmt: Wie bei allen Formen affektiver Psychosen ist mit erneuten Krankheitsphasen zu rechnen, wobei Phasenlänge und Krankheitsintervalle unvorhersehbar und unberechenbar sind. Die mittlere Phasendauer ist kürzer als bei unipolarer (endogener) Depression (s. S. 209 bipolare affektive Psychose).

Hinweis: Häufig entstehen finanzielle, berufliche und partnerschaftliche Probleme durch Aktivitäten, insbesondere Rechtsgeschäfte, die aus manischer Hochstimmung, Selbstüberschätzung und fehlender Krankheitseinsicht heraus getätigt wurden (s. S. 474, 475).

8.4 Bipolare affektive Psychose (ICD-10: F31)

Grundlagen

- Synonym: Bipolare affektive Störung, manisch-depressive Erkrankung oder nur manische Phasen (F 31.2).
- **Definition:** Form der affektiven Psychose mit rezidivierendem Auftreten depressiver und/oder manischer Phasen.
- Epidemiologie:
  - Erkrankungsrisiko mit 0,5 % (für Männer und Frauen) niedriger als bei unipolarer affektiver Psychose. Ca. 30 % aller affektiven Psychosen. (Häufigste Erstmanifestation im 3.–4. Lebensjahrzehnt, für Blutsverwandte ist das Erkrankungsalter niedriger.)
- **Ätiologie und Pathogenese:** Wie bei allen affektiven Psychosen offenbar multifaktorielle Genese (s. S. 201 Vorbemerkungen) mit untergeordnetem Einfluß peristatischer (umweltbedingter) Faktoren.

Klinik

- Wechsel von depressiver und manischer Symptomatik im durchschnittlichen Verhältnis von etwa 3 : 1. (Anzahl der Krankheitsphasen etwa doppelt so hoch wie bei unipolar-depressiven Verläufen.)
- Zur Phasendauer siehe Tabelle 63.

Tabelle 63 Phasendauer bei bipolar affektiver Psychose

Manifestationstyp	Phasendauer
normaler Krankheitsverlauf	4–6 Monate; das symptomfreie Intervall ist kürzer als bei unipolar-depressiven Verläufen (S. 204)
„rapid cyclers“	> 4 Phasen pro Jahr
„ultra rapid cyclers“	etwa wöchentlicher Phasenwechsel

Diagnostik

- **Psychopathologische Untersuchung:** Im Querschnitt typische Merkmale eines depressiven oder manischen Syndroms.
- **Anamnese:** Fremdanamnese! In der Regel fehlen greifbare Auslöser. Verlauf!
- **Evtl. Persönlichkeitsdiagnostik** mit MSS, ISS (s. S. 54 ff).
- **Körperliche Untersuchung:** Internistischer und neurologischer Status.
- **Labor- und apparative Diagnostik** s. S. 25 ff.

Hinweis: Endgültige Diagnosestellung erst nach längerer Verlaufsbeobachtung möglich!

8.4 Bipolare affektive Psychose (ICD-10: F31)

Differentialdiagnose

- Hirnorganische Erkrankung mit Neigung zu Affektinkontinenz und Stimmungslabilität: Somatische Diagnostik, Ätiologie, Fremdanamnese !
- Stimmungslabile Persönlichkeit bzw. Zyklothymia: Kein episodisch-rezidivierender Verlauf, Fremdanamnese (s. S. 279)!
- Suchterkrankung, Medikamentenmißbrauch, Alkoholismus: Medikamenten- und Drogenanamnese sowie -screening (s. S. 26), Fremdanamnese, köperl. Untersuchung.

Therapie

- **Medikamentös:**
  - Je nach Ausprägung ambulante oder stationäre Behandlung mit medikamentöser Therapie der vorliegenden Zielsymptomatik (unipolare Depression s. S. 204, unipolare Manie s. S. 207).
  - Bei mehr als zwei Krankheitsphasen innerhalb von 2 Jahren medikamentöse Rezidivprophylaxe mit Lithium, alternativ mit Carbamazepin (s. Somatotherapie S. 274).
  - Rasch aufeinanderfolgende Phasen (rapid cyclers) sind am ehesten mit Carbamazepin 600 – 800 mg p. o. täglich (angestrebter Plasmaspiegel: 8 – 10 mg/l) beherrschbar.
- **Psychiatrisch:**
  - Begleitend stützende Psychotherapie und Angehörigenberatung (s. S. 402).
  - Soziotherapeutische Maßnahmen (s. S. 444 ff).

Verlauf und Prognose

- Nach Abklingen der jeweiligen Phase in der Regel weitgehende Remission, die Phasen- und Intervalldauer sind jedoch nicht vorhersehbar. Unter medikamentöser Prävention Abschwächung bzw. ein Ausbleiben erneuter Krankheitsphasen bei 60 – 70% der Patienten zu erwarten.
- Bei längeren, therapieresistenten Verläufen gelegentlich Persönlichkeitsveränderung in Richtung einer allgemeinen Nivellierung („zyklothymes Residuum"). (Hohes Suizidrisiko wirkt belastend auf die Prognose (Suizidhäufigkeit um 10 – 15%).)

8.5 Involutionsdepression, Spätdepression (ICD-10: F 31)

Grundlagen

- Synonym: Involutionsmelancholie.
- **Definition:** Erstmals im Involutionsalter (ab dem 45 – 50. Lebensjahr) auftretende (endogene) Depression).
- Epidemiologie: Anzunehmen bei 10 – 15% der affektiven Psychosen.
- **Ätiologie und Pathogenese:**
  - Grundsätzlich wie bei allen affektiven Psychosen multifaktorielle Genese (s. S. 201 Vorbemerkungen).
  - Wahrscheinlich bestehen zusätzliche Einflüsse zerebraler Abbauvorgänge (vermehrt diffuse Hirnatrophie?).
  - Oft gibt es eine Auslösesituation durch peristatische Faktoren (z. B. Pensionierung, körperliche Erkrankung, Verlusterlebnisse und Vereinsamung, Wohnungswechsel, Isolation).

Klinik

- Häufige Manifestationsformen:
  - Überwiegend agitierte Depression: Ängstliche Erregtheit, Unruhe. Pseudodemenz mit mnestischen Defiziten.
  - Seltener: „Jammerdepression" mit hypochondrischer Klagsamkeit und hysteriformer Ausgestaltung. Hier sehr häufig (latente) Suizidalität.
  - Ausgeprägte vegetative und Vitalstörungen (Hyposomnie, Herz-Kreislauf-Regulationsstörungen, Obstipation, Gewichtsverlust), Befindlichkeitsstörungen wie auch monoforme Leibmißempfindungen.
    (Wahnsymptome sind häufiger als bei unipolar- (s. S. 204) oder bipolar-rezidivierender Depression (s. S. 209): Schuldwahn, Verarmungswahn, hypochondrischer und nihilistischer Wahn).

Diagnostik

- **Psychopathologische Untersuchung:** Überwiegend ängstlich-agitierte, depressive Symptomatik mit monotoner Klagsamkeit (s. S. 112). Suizidalität ansprechen mit Risikoabschätzung (s. S. 349).
- **Anamnese:** Eigen- und Fremdanamnese: Biographie, Auslöser?
- **Körperliche Untersuchung, Labor- und apparative Diagnostik** (s. S. 25 ff) zum Ausschluß einer körperlichen Erkrankung (z. B. Hypothyreose, Hypertonie, Herzinsuffizienz, Diabetes mellitus und Malignom).

Differentialdiagnose

- Hirnorganisch begründbare Depression bei Demenz bzw. hirnatrophischem Prozeß: Bildgebende Verfahren (Atrophie, Ischämieareale?), weitere Diagnostik siehe S. 132, 135, Risikofaktoren?
- Symptomatische oder pharmakogene Depression (s. S. 164 ff): Medikamentenanamnese!
- Erneute Phase einer rezidivierenden Depression (s. S. 204): Anamnese mit bekannter affektiver Erkrankung, Fremdanamnese, Verlauf.
- Altersbedingte Akzentuierung depressiver Persönlichkeit bzw. Dysthymia: Zunahme bereits früher durchgehend bestehender Neigung zu Bedrücktheit und Schwermütigkeit (s. S. 275).

8.5 Involutionsdepression, Spätdepression (ICD-10: F 31)

Therapie

- **Allgemein:**
  - Stationäre Behandlung immer bei schwerer Symptomatik (Suizidalität, s. S. 349).
  - Allgemein-roborierende und pflegerische Maßnahmen.
  - Körperliche Basistherapie und bei körperlichen Grunderkrankungen gegebenenfalls spezielle internistische konsiliarische Mitbetreuung.
- **Psychiatrisch:**
  - Stützende therapeutische Gespräche, kognitive Trainings und Ergotherapie, Gruppenaktivitäten, Gymnastik, fürsorgerische und sozialtherapeutische Maßnahmen, Einsatz ambulanter Besuchsdienste nach der Entlassung.
  - Bei ausgeprägten, therapieresistenten Verläufen (mit anhaltender Suizidalität) Elektrokrampftherapie (s. S. 392). Meist keine Bereitschaft zum Schlafentzug!
- **Medikamentös:**
  - *Symptomorientierte antidepressive Therapie:*
    - Trizyklische Antidepressiva (u. U. auch parenteral!): z. B. Imipramin 100–150 mg p. o. täglich oder Amitriptylin 150–200 mg p. o. täglich.
    - Bei kardialen oder anderen Kontraindikationen vorzugsweise Anwendung von nichttrizyklischen oder anderen, atypischen Substanzen (s. S. 362 Somatotherapie): Fluoxetin, Paroxetin, Citaprolam, Moclobemid, Mirtazapin, Nefazodon, Sulpirid, Venlafaxin.
  - *Therapie begleitender Schlafstörungen:*
    - Dämpfendes Antidepressivum (z. B. Amitriptylinoxid, Trazodon, Trimipramin) nach Beachtung der Grunderkrankungen und Kontraindikationen, s. S. 369.
    - Alternativ: Schwachpotentes Neuroleptikum, z. B. Chlorprothixen, Levomepromazin.
    - Alternativ bei Erfolglosigkeit: Versuch mit Chloralhydrat, Zolpidem, Zopiclon oder schlafanstoßendem Benzodiazepin (z. B. Temazepam, Diazepam).

  Hinweis: Wegen oft mangelhafter Compliance muß die Überwachung der Einnahme sichergestellt werden!

Verlauf und Prognose

- Insgesamt günstig, langgestreckte Phasen mit einer Dauer von bis zu einem Jahr möglich. Rezidive eher selten, daher in der Regel keine Sekundärprophylaxe notwendig.

8.6 Involutionsmanie, Spätmanie (ICD-10: F 30)

Grundlagen

- **Definition:** Im Involutionsalter erstmals auftretende manische Symptomatik ohne organische oder andere Ursache als Form der endogenen Manie.
- Epidemiologie: Im Vergleich zur Involutionsdepression wesentlich seltener. (ca. 2–3% der affektiven Spätpsychosen).
- **Ätiologie und Pathogenese:** Entstehungsursachen grundsätzlich wie bei unipolarer (endogener) Manie (s. S. 207) bzw. affektiver Psychose (s. S. 201 Vorbemerkungen), möglicherweise mit einer zusätzlichen hirnorganischen Komponente.

Klinik

- Typisch maniforme Symptomatik (s. S. 114):
  - Grundlose Heiterkeit, Euphorie, nicht selten aber auch gereizte Stimmung, Ideenflucht mit Zerfahrenheit, Logorrhö.
  - Selbstüberschätzung bis zum Größenwahn, fehlende Krankheitseinsicht.
  - Bewegungsdrang, Getriebenheit und Hektik, vermindertes Schlafbedürfnis.

Diagnostik

- **Psychopathologische Untersuchung** (s. Klinik).
- **Anamnese:** Allgemein, Fremdanamnese (Beginn, frühere Auffälligkeiten, Biographie).
- **Körperliche Untersuchung:** Internistischer und neurologischer Status zum Ausschluß einer organischen Erkrankung.
- **Apparative und bildgebende Verfahren:** Ausschluß organischer Erkrankung, durchzuführende Untersuchungen s. S. 25 ff.

Differentialdiagnose

- Hirnorganische Erkrankung (z. B. Stirnhirnprozeß, Atrophie, progressive Paralyse): Bildgebende Verfahren, Lues-Serologie, Labordiagnostik.
- Andere körperliche Funktionsstörungen (z. B. Hyperthyreose): Somatisch orientierte Diagnostik siehe oben; Anamnese!
- Delirante Syndrome (bei Gefäßprozessen oder Medikamentenunverträglichkeit bzw. Intoxikation, Stimulantien- bzw. Drogenmißbrauch): Medikamenten- und Drogenanamnese sowie labortechnische Screeninguntersuchungen (s. S. 26).
- Altersbedingte Akzentuierung: Hyperthyme Persönlichkeit (s. S. 276): Fremdanamnese, Verlauf.

Therapie

- **Allgemein:** Stationäre Aufnahme meist erforderlich, notfalls über Zwangseinweisung (s. S. 469 Forensische Psychiatrie).
- **Medikamentös:**
  - Dämpfung mittels niedrigpotentem Neuroleptikum (z. B. Melperon, Levomepromazin) unter Beachtung extrapyramidaler Begleitwirkungen, da es besonders im Alter vermehrt zu Spätdyskinesien kommen kann.
  - Bei Therapieresistenz alternativ oder additiv Lithium oder Carbamazepin.

8.6 Involutionsmanie, Spätmanie (ICD-10: F 30)

- **Psychiatrisch:** Beratung der Angehörigen (weiterer Verlauf und Prognose, rechtliche Gesichtspunkte (Geschäfts- und Testierfähigkeit), therapeutische Gespräche).

Verlauf und Prognose

- Günstige Prognose mit im allgemeinen kürzerer Phasendauer als bei der Involutionsdepression.
  (Extrem selten Rezidive, daher keine Indikation zur medikamentösen Rezidivprophylaxe.)

Vorbemerkungen

Vitale Bedrohungen und Katastrophensituationen, aber auch schwere individuelle Kränkungen, Beängstigungen und Verlusterlebnisse können zu Erlebens- und/oder Verhaltensauffälligkeiten führen, die als Folge der Psychotraumatisierung anzusehen sind.
Die aktuelle Symptomatik – meist gekennzeichnet durch heftige Angst, Unruhe, Erregtheit, Verzweiflung oder Apathie („Katastrophenreaktion") – klingt zwar im günstigen Fall während der folgenden Tage ab, kann allerdings in Form von Schreckhaftigkeit, Bedrücktheit, Gereiztheit und Schlafstörungen persistieren. Wiederholte Angsterlebnisse bzw. anhaltende schwere Belastungen (z. B. Lagerhaft, Terrorismus Geiselnahme, Folter) können eine Entwicklung in Gang setzen, die durch über lange Zeit oder gänzlich verbleibende Persönlichkeitsveränderungen mit chronischer Depressivität, Ängstlichkeit, Leistungsverlust, verminderter Belastbarkeit und vegetativen Störungen gekennzeichnet ist („erlebnisbedingter Persönlichkeitswandel"). Es handelt sich dabei um eine tiefgreifende Änderung der gesamten Person („Überlebenden-Syndrom", „KZ-Syndrom").
Wieweit zusätzlich frühere Erfahrungen, „Streßimpfung" und dispositionelle Faktoren pathogenetisch und pathoplastisch kurz- und langfristig wirksam sind, ist im Einzelfall schwer vorhersehbar; ab einem gewissen Ausmaß an psychischer Belastung wird allerdings früher oder später vermutlich jeder Mensch die Grenze seiner Kompensationsfähigkeit überschreiten und mit – ihm bis dahin selbst unbekannten – abnormen Erlebens- und Verhaltensweisen reagieren.
Insgesamt hängen Ausmaß und weiterer Verlauf der psychopathologischen Auffälligkeiten einerseits ab von Intensität und Dauer des Psychotraumas, andererseits von der individuellen Belastbarkeit sowie von verfügbaren Coping-Ressourcen. Therapeutische Hilfe sollte möglichst rasch und unmittelbar im Rahmen einer Krisenintervention erfolgen und Ausgangspunkt für eine weiterführende individuelle Psychotherapiewerden. Anxiolytische oder dämpfende Medikamente sind anfangs meist erforderlich.
In der ICD-10 gehören die Belastungs- und Anpassungsstörungen (Gruppe F 43) wie auch die dissoziativen oder Konversionsstörungen (Gruppe F 44) zur Hauptgruppe F 4 (neurotische, Belastungs- und somatoforme Störungen). Letztere werden aus Gründen besserer Übersichtlichkeit im Kapitel „Psychosomatische Erkrankungen, somatoforme Störungen" der Checkliste abgehandelt.

9.1 Belastungs - u. Anpassungsstörungen

Tabelle 64 Klassifikation nach ICD-10

Manifestationsform	ICD-10	diagnostische Kriterien	Zeitkriterien	Seite
akute Belastungsreaktion, psychogener Erregungszustand	F 43.0	vorübergehende Störung nach außergewöhnlicher Belastung (Angst, Depression, Verzweiflung, Überaktivität, sozialer Rückzug, ggf. Amnesie)	**Latenz**: Minuten–Stunden **Dauer**: Stunden–Tage	217, 219
posttraumatische Belastungsstörung	F 43.1	wiederholtes Erleben des Traumas (Erinnerungen, Alpträume mit Gleichgültigkeit, Teilnahmslosigkeit, Anhedonie, vegetative Übererregtheit, Angst, Depression, Suizidgedanken)	**Latenz**: Wochen–Monate **Dauer**: > 1 Monat	223
depressive Reaktion, Trauerreaktion	F 43.20	Verarbeitung von emotionalem Streß, depressive Verstimmung, Angst, Besorgnis, Einschränkung im Alltag u. Sozialverhalten	**Latenz**: ≤ 1 Monat nach dem Ereignis	221
Zweck-, Wunschreaktion	F 43.25	Unterformen: Kurz: < 1 Monat Lang: < 2 Jahre	**Dauer**: Meist < 6 Monate	222
andauernde Persönlichkeitsstörung nach Extrembelastung	F 62.0	z. B. nach KZ- o. Lagerhaft, Geiselnahme (Verbleibende Ängste, Hoffnungslosigkeit, Rückzug, Mißtrauen, Erschöpfungsgefühl, Schlafstörungen)	**Dauer:** > 2 Jahre	

9.2 Akute Belastungsreaktion (ICD-10: F 43.0)

Grundlagen

- Synonym: Akute Krisenreaktion, Schreckreaktion, Katastrophenreaktion. Erlebnisreaktion.
- **Definition:** Heftige psychische Reaktion auf Erlebnis massiver Bedrohung.
- **Ätiologie und Pathogenese:**
  - Unerwartet und intensiv erlebte (vitale) körperliche und/oder seelische Bedrohung (z. B. Naturkatastrophe, Unfall, Verbrechen, Vergewaltigung, Explosion, Feuer).
  - Prädisponierend erhöhte Vulnerabilität (individuell unterschiedlich ausgeprägt).

Klinik

- Schockartig auftretender psychischer Ausnahmezustand, gekennzeichnet durch:
  - Motorische Erstarrung („Betäubung") bis zum Stupor („Totstellreflex").
  - *Oder:* Unruhe mit Umherirren, Desorientiertheit, Derealisation, („Fluchtreaktion"), panische Angst.
  - Psychogene Körperstörungen, z. B. Lähmungen, Aphonie, Sehstörungen.
- Zusatzsymptome im Verlauf: Angst, Verzweiflung, Niedergeschlagenheit, Überaktivität oder Rückzug.
- Vegetative Begleitsymptomatik: Tachykardie, Schwitzen, Zittern, Erröten oder Blässe, Erbrechen, Harn- und Stuhldrang.
  (Dauer: Stunden bis Tage, eine Amnesie für diesen Zeitraum ist möglich infolge intensiver „Verdrängung".)

Diagnostik

- **Psychopathologische Untersuchung:** Typische Symptomatik (s. Klinik).
- **Anamnese:** Allgemein, Fremdanamnese (Art und Dauer des Traumas, Schwere, Zeitpunkt, Alkohol- und/oder Drogenkonsum. Zeitlicher Zusammenhang zwischen Symptomatik und außergewöhnlicher körperlicher und/oder seelischer Belastung (siehe Tabelle 64)).
- **Körperliche Untersuchung, Labor, apparative Diagnostik** zum Ausschluß einer organischen Störung.

Differentialdiagnose

- Akute Psychose (s. S. 195), katatoner Stupor (s. S. 355): Intensives Angsterleben steht hier im Vordergrund.
- Panikattacke (s. S. 229), Angststörung (s. S. 227).
- Horrortrip nach Drogeneinnahme: Anamnese! Drogenscreening (s. S. 26).
- Dissoziative bzw. psychogene Körperstörung (s. S. 239): Dominierende körperliche Symptomatik.

9.2 Akute Belastungsreaktion (ICD-10: F 43.0)

Therapie

- **Psychiatrisch, psychotherapeutisch:**
  - Behutsame, jedoch beharrliche Kontaktaufnahme bei gleichzeitiger Abschirmung gegenüber äußeren Reizen („Talking down"). Evtl. stationäre Aufnahme.
  - Längerfristig psychotherapeutische und gruppentherapeutische Intervention, z.B. kathartische Affektentlastung, stützende Gespräche, Gruppentherapie (s.S. 431), Rollenspiel (s.S. 435), Traumbearbeitung, Psychodrama (s.S. 437), Gestalttherapie (s.S. 413). Bei ausgeprägtem Vermeidungsverhalten sind verhaltenstherapeutische Maßnahmen angezeigt.
- **Medikamentös:** Rasche und kurzfristige medikamentöse Entlastung durch (parenteral) Benzodiazepin (z.B. Lorazepam, Diazepam) für die Dauer von max. 1 – 2 Wochen, vgl. S. 377.

Verlauf und Prognose

- Nach Abklingen der aktuellen Symptomatik häufig über längere Zeit noch ängstliche Unruhe, Angespanntheit und Schlafstörungen zu beobachten.
- In manchen Fällen Übergang in hartnäckige hypochondrische, depressive oder dissoziative Störungen (s. S. 231, 235, 239). Daher ist eine frühzeitige, schrittweise Belastung des Betroffenen bei gleichzeitiger Bearbeitung von Vermeidungsverhalten anzustreben (Verhaltenstherapie, s. o.)!

9.3 Psychogener Erregungszustand (ICD: F 43.23–43.25)

Grundlagen

- **Definition:** Zustand abnorm starker Erregtheit unter psychischem Streß.
- **Ätiologie und Pathogenese:**
  - Eine für die betroffene Person außergewöhnlich heftige psychische Erschütterung (z.B. massive Bedrohung, Provokation, Streit, unerwartet schwere Kränkung, Enttäuschung).
  - Begünstigend wirken konstitutionell oder passager verminderte psychische Belastbarkeit, Sensibilisierung durch vorausgegangene Konfliktsituationen.

Klinik

- Sich rasch steigernde motorische Unruhe mit Schreien, Umherlaufen, Umsichschlagen bis zum allgemeinen Bewegungssturm (Amoklauf), starke Anspannung mit oder ohne Angstgefühl.
- Trugwahrnehmungen in Form von illusionären Verkennungen (s. S. 103).
- Meist begleitende vegetative Reaktionen wie Tachykardie, Zittern, Schwitzen, Erröten oder Erblassen.
- Anschließend psychogene Amnesie möglich (Verdrängung der unangenehmen Erlebnisse).

Diagnostik

- **Psychopathologische Untersuchung** (s. Klinik), fehlende Hinweise auf eine echte psychotische Symptomatik!
- **Anamnese:** Spezielle Anamnese, Fremdanamnese: Drogen, Alkohol, Medikamente, auslösende Situation, frühere Verhaltensauffälligkeiten?
- **Körperliche Untersuchung** zum Ausschluß einer somatischen Erkrankung.

Differentialdiagnose

- Akute schizophrene Psychose (s. S. 195): Hier psychotische Symptome (Wahn, Sinnestäuschungen), Anamnese!
- (Endogene) Manie oder maniformes Syndrom anderer Genese (s. S. 114, 207): Zusätzlich Euphorie oder andere Maniesymptome, Anamnese.
- Intoxikation mit Alkohol oder Rauschmitteln: Anamnese, Drogenscreening!
- Epileptischer Dämmerzustand: Anamnese, EEG (s. S. 153).
- Übererregbare Persönlichkeit: Hier meist diesbezüglich bekannte Primärpersönlichkeit: Fremdanamnese!
- Histrionische Persönlichkeit: Bekannte Neigung zu entsprechendem Verhalten (Fremdanamnese!) (s. S. 284).

Therapie

- **Psychiatrisch, psychotherapeutisch:**
  - Allmähliche Kontaktaufnahme, beruhigendes Zureden („Talking down").
    (Bei schwerwiegender Symptomatik und bei Selbst- und Fremdgefährdung ist eine stationäre Aufnahme notwendig; evtl. Unterbringung (s. S. 469).)

9.3 Psychogener Erregungszustand (ICD: F 43.23 – 43.25)

- Zum frühestmöglichen Zeitpunkt vertieftes, detailliertes Gespräch über die auslösende Konfliktsituation: Ziel ist die Erarbeitung von Coping-Strategien. Aufbau einer systematisierten Psychotherapie bei ausgeprägtem Leidensdruck, ausreichender Motivation und Einsichtsfähigkeit.
- **Medikamentös:** Zur Unterstützung von Beruhigung und Entspannung ist die Verabreichung eines Benzodiazepins (z. B. Lorazepam, Oxazepam, Diazepam) empfehlenswert (s. S. 377).

Verlauf und Prognose

- Dauer von Minuten bis Stunden. Günstige Prognose mit Abklingen der akuten Symptomatik und meist rascher Normalisierung.

Hinweis: Plötzliche Suizidhandlungen möglich!

- Rezidivneigung besteht bei einer konstitutionell vorhandenen Psycholabilität bzw. Persönlichkeitsstörung, einer anhaltenden Konfliktsituation bzw. anderen peristatischen, pathogenen Reizkonstellationen.

9.4 Depressive Reaktion, Trauerreaktion (ICD-10: F 43.20)

Grundlagen

- **Definition:** Zustand von Depressivität nach aktueller seelischer Belastung.
- **Ätiologie und Pathogenese:** Eine für die betroffene Person außergewöhnliche Psychotraumatisierung (z. B. Trennungs- oder Verlusterlebnis, Kränkung, Enttäuschung). (Begünstigend: konstitutionell verminderte Belastbarkeit).

Klinik

- Depressives Syndrom (s. S. 112) in engem zeitlichen Zusammenhang mit dem Ereignis:
  - Niedergeschlagenheit oder Leeregefühl, Resignation und Verzweiflung. Häufig besteht akute Suizidalität (s. S. 349).
  - Antriebsverarmung bis zur Apathie bzw. zum depressiven Stupor.
  - *Körperliche Begleiterscheinungen:* Erschöpfungsgefühl und Müdigkeit, Schlafstörungen, Inappetenz, Kopfdruck, Schwindel, Globusgefühl.

Diagnostik

- **Psychopathologische Untersuchung** (s. Klinik).
- **Anamnese:** Fremdanamnese (traumatisches Ereignis, zeitl. Zusammenhang mit Symptomatik, Biographie, sonstige Stimmungslage, Suizidgedanken).
- **Körperliche Untersuchung:** Ausschluß somatische Grunderkrankung.

Differentialdiagnose

- (Endogene) Depression: Hier meist kein „ungewöhnliches" auslösendes Ereignis.
- Körperlich begründbare (s. S. 164) und pharmakogene Depression (s. S. 168): Körperliche Grunderkrankung (Ausschlußdiagnostik s. o.), Medikamenteneinnahme, Medikamenten- und Drogenscreening.
- Depressive Neurose/Dysthymia: Kein spez. Auslöser, chronifizierter Verlauf! (s. S. 235).

Therapie

- **Psychiatrisch, psychotherapeutisch:** Einfühlende Kontaktaufnahme (entlastendes Gespräch), Übergang zu konfliktzentrierter Psychotherapiebei anhaltender Symptomatik bzw. Leidensdruck und ausreichender Compliance.
- **Medikamentös:**
  - Vorübergehend nach Bedarf schwach- bis mittelpotentes Antidepressivum (z. B. Amitriptylinoxid, Nefazodon oder Johanniskraut-Extrakt). (Bei Schlafstörungen Substanz mit dämpfender Wirkung (z. B. Trazodon oder Trimipramin) bzw. vorübergehend Kombination mit Benzodiazepin oder Zolpidem oder Zopiclon.)

Verlauf und Prognose

- Zunächst meist Abklingen der aktuellen Symptomatik; abhängig vom Ausmaß der Belastung jedoch Neigung zur Chronifizierung in Richtung einer erlebnisreaktiven Entwicklung bzw. posttraumatischen Belastungsstörung.
  (Im Einzelfall kann eine bipolar-affektive Störung aktiviert werden, die depressive Symptomatik nimmt dann einen entsprechenden Verlauf (s. S. 209).)

9.5 Zweckreaktion (ICD-10: F 43.25)

Grundlagen

- Synonym: Tendenzreaktion, Wunschreaktion (s. a. dissoziative Störung S. 239).
- **Definition:** Verhaltensweisen, mit denen mehr oder weniger bewußt ein bestimmtes Ziel erreicht werden soll.
- **Ätiologie und Pathogenese:** Hintergrund der zweckgebundenen Verhaltensweisen stellen teils bewußtseinsnähere, teils bewußtseinsfernere Motive dar. Übergänge zur Aggravation und Simulation sind fließend. Prädisponierend ist eine einfach strukturierte, infantile Persönlichkeit.

Klinik

- Ausdrucksstarkes, demonstratives Verhalten:
  - Hyperexpressive Mimik und Gestik.
  - Grobe psychogene Körperstörungen (z.B. Abasie, Astasie), groteske Fehlhandlungen (z.B. demonstratives Danebengreifen, Versprechen, „sinnlose Handlungen").
  - Pseudodementielles Verhalten (Ganser-Syndrom), psychogene Dämmerzustände.

Diagnostik

- **Psychopathologische Untersuchung:** Aktuelle Symptomatik mit demonstrativem Verhalten (s. Klinik).
- **Anamnese:** Allgemein, Fremdangaben (aktuelle Lebensbedingungen, soziales Umfeld. Alkohol-, Drogen-, Medikamentenanamnese).
- **Körperliche Untersuchung:** Ausschluß körperlicher Erkrankung.

Differentialdiagnose

- Hirnorganische Erkrankung: Körperl. Untersuchung, app. Diagnostik.
- Hysteriforme Symptomatik bei Schizophrenie (s. S. 180 ff) oder Involutionspsychose (s. S. 211): Grunderkrankung, Anamnese!
- Drogenintoxikation (s. S. 353, 26): Drogenscreening, Anamnese!

Therapie

- **Psychiatrisch, psychotherapeutisch:**
  - Gründliche diagnostische Abklärung zur Schaffung einer klaren Ausgangslage. Offene und eindeutige Besprechung der Situation einschließlich erklärender und weiterführender, beratender Hinweise.
  - Der Patient muß Gelegenheit zum „Rückzug" ohne Kränkung erhalten.
  - Zusätzlich gegebenenfalls Angebot von soziotherapeutischer Hilfe und Ratschlägen zur Lebensplanung.

Verlauf und Prognose

- Bei unzulänglicher Abklärung, diagnostischer Unsicherheit oder überprotektiver Behandlung Gefahr der Verfestigung und Verselbständigung in Richtung einer Konversions- bzw. Rentenneurose (s. S. 242).

9.6 Posttraumatische Belastungsstörung (ICD-10: F 43.1)

Grundlagen

- Synonym: Traumatische Neurose.
- **Definition:** (Verzögerte) Reaktion auf außergewöhnliche (vitale) Bedrohung.
- **Ätiologie und Pathogenese:** Ungewöhnlich belastendes Ereignis (Naturkatastrophe, Verbrechen, Geiselnahme, Vergewaltigung, Terroranschlag). Prädisponierend: Asthenische oder depressive Persönlichkeit (s. S. 274, 275).

Klinik

- Mit einer Latenz von Wochen bis Monaten: (Dauer: > 1 Monat).
  - Gleichgültigkeit, Apathie, Anhedonie oder Passivität.
  - Diffuses Angstgefühl, Reizbarkeit.
  - Suizidgedanken, sich aufdrängende Erinnerungen, Wiedererleben („Flash back"), Alpträume. Vermeidung von Situationen, Handlungen oder Gedanken, die an das traumatisierende Ereignis erinnern.
  - Sympathikotonie mit Vigilanzsteigerung und Schlafstörungen.

Diagnostik

- **Psychopathologische Untersuchung:** Typische Symptomatik (s. Klinik).
- **Anamnese:** Allgemein und Fremdanamnese (Angaben zu adäquaten belastenden Ereignissen, passende Latenz (s. o.), Biographie).
- **Körperliche Untersuchung, apparative und Labordiagnostik:** Ausschluß einer körperlichen Grunderkrankung.

Differentialdiagnose

- Depressive Neurose bzw. Dysthymia (s. S. 235): Biographische Anamnese!
- Erschöpfungssyndrom bei asthenischer Persönlichkeit bzw. Neurasthenia (s. S. 274): Fremdanamnese!
- Chronischer Drogen- oder Medikamentenmißbrauch (s. S. 243 ff): Anamnese, Screening!

Therapie

- **Psychiatrisch, psychotherapeutisch:**
  - Zunächst kathartisch-stützende Gespräche mit Übergang in andere Therapieformen: Konfliktzentrierte Einzel- oder Gruppentherapie, Bilderleben (s. S. 407). Entspannungsübungen (s. S. 415 – 417), kreative und Musiktherapie (s. S. 448).
  - Spezielle Therapieeinrichtungen bzw. Selbsthilfegruppe (s. S. 493).
- **Medikamentös**: Bei anhaltender Störung Mitbehandlung durch leicht- bis mittelpotentes Antidepressivum, z. B. Mirtazapin, Opipramol, Sulpirid, Citaprolam, Nefazodon, Paroxetin (s. S. 369).

Verlauf und Prognose

- Häufig chronifizierter Verlauf mit Depressivität, Befindlichkeitsstörungen und Asthenie („erlebnisbedingter Persönlichkeitswandel") bei fluktuierendem Leidensdruck. In seltenen Fällen Alkohol- oder Medikamentenmißbrauch.

10.1 Neurotische Störungen

Vorbemerkungen

Neurotische Störungen repräsentieren seelische Fehlentwicklungen, sich ausdrükkend in Veränderungen des Wahrnehmens, Empfindens und Erlebens und damit verbundenen verzerrten Vorstellungen und Verhaltensweisen. Im Gegensatz zu den akuteren Belastungs- und Anpassungsstörungen (s. S. 215) sind als Ursachen häufig bis in die frühe Kindheit zurückzuverfolgende chronische emotionale Belastungen bzw. anhaltend-rezidivierende Psychotraumatisierungen zu eruieren. Auch nach deren Beendigung persistiert die Symptomatik mit Tendenz zur Habituation. Manifestiert sich die neurotische Störung im Bereich einer körperlichen Erkrankung oder Störung, wird von psychosomatischer Erkrankung (somatoforme Störung, s. S. 306 ff) oder dissoziativer Störung (Konversionsstörung s. S. 239) gesprochen. Letztere sind den ICD-10-Gruppen F 44, F 45 sowie F 50, F 51, F 52, die akuten Belastungs- bzw. Erlebnisreaktionen der Gruppe F 43 zugeordnet.
Aus psychodynamischer Sicht beruhen neurotische Störungen auf abgewehrten Konfliktkonstellationen. Vor allem nach psychoanalytischer Lehrmeinung wird die Symptomatik abgeleitet aus ins Unbewußte verdrängten und abgewehrten aggressiven Impulsen und Triebwünschen. Form und Ausmaß der Symptome, die oft Symbolcharakter haben, werden erklärt aus ihrer Entstehungsgeschichte während unterschiedlicher Entwicklungsphasen in der Kindheit.
Nach lerntheoretischer Auffassung ist die neurotische Symptomatik Folge erlernter und automatisierter „Fehlgewohnheiten".
Beide Ansätze vermögen nach heutigem Stand nicht alle Symptome befriedigend zu erklären. Sicherlich sind auch konstitutionelle Mängel an Belastbarkeit und Kompensationsfähigkeiten mitverursachend wirksam, d. h. die Neurose resultiert aus einem Zusammenspiel peristatischer, dispositioneller und konstitutioneller Faktoren. Hierfür spricht die hohe Konkordanz für neurotische Symptome von 40–50% bei monozygoten Zwillingen. Mit zunehmendem Alter verlieren jedoch genetische Faktoren gegenüber den lebensgeschichtlichen an Bedeutung. Nachgewiesen sind ebenfalls Veränderungen im Bereich der zerebralen chemischen Neurotransmission bzw. des Hirnstoffwechsels.
Die Erkrankungswahrscheinlichkeit liegt zwischen 5 und 10%, die Prävalenz bei Frauen ist doppelt so hoch. Es besteht ein hohes Maß an Komorbidität mit Alkohol- und Medikamentenmißbrauch. Außerdem ist die Prognose belastet durch Suizide und Parasuizide, insbesondere bei Angst- und Eßstörungen.
Unbehandelte Neurosen tendieren zur Verfestigung oder sogar Ausweitung, vor allem bei emotional instabiler Persönlichkeit, schleichendem Beginn und kognitiven Defiziten bzw niedriger Intelligenz. Die Therapie orientiert sich – schulgebunden – einerseits an dem jeweils zugrunde gelegten Krankheitsmodell, andererseits an den empirischen Erfahrungen mit dem Einsatz wirksamer Behandlungsmethoden. Den therapeutischen Rahmen liefern die globalen Kriterien Reflexion, Klärung, Reaktualisierung bzw. Katharsis, Ressourcenaktivierung und Hilfe zur Bewältigung.
Im folgenden werden Phobien und andere Angststörungen (Gruppen F 40 und F 41), Zwangsstörungen (Gruppe F 42) und die depressive Neurose besprochen (in der ICD-10 als Dysthymia unter F 34.1). Die Konversionsneurose (s. S. 239) wird in den Gruppen F 44.4 bis F 44.7 abgehandelt.

10.2 Generalisierte Angst (ICD-10: F 41.1)

Grundlagen

- Synonym: Angstneurose, Angstkrankheit.
- **Definition:** Anhaltende, diffuse, gegenstandslose Angst ohne spezifisches Vermeidungsverhalten.
- Epidemiologie: Vorkommen bei 2–4% der Bevölkerung. Erstmanifestation etwa im 2.–3. Lebensjahrzehnt. (Frauen häufiger als Männer betroffen).
- **Ätiologie und Pathogenese:**
  - *Genetische bzw. dispositionelle Faktoren* (familiäre Häufung).
  - *Allgemeine Faktoren:*
    - Früh erfahrene Lebensunsicherheit durch fehlende oder übertriebene Fürsorge. Mangelhafte Entwicklung von Urvertrauen.
    - Trennungsangst bei Klammerverhalten der Mutter.
  - *Tiefenpsychologische Leithypothese:*
    - Angsterzeugender Konflikt aus Aggressionsstreben oder libidinös-sexuellen Impulsen und deren Hemmung durch das Über-Ich.
    - Furcht vor Verlust des narzißtischen Gleichgewichts.
  - *Lernpsychologische Leithypothese:*
    - Verstärkung ehemals erfahrener Ängste über entsprechend konditionierende Lernvorgänge.
    - Irrationale Überzeugung der eigenen Hilflosigkeit bei der Bewältigung von Anforderungen.

Klinik

- Allgemeine Symptomatik einer Angststörung (vgl. S. 108):
  - Beklemmungsgefühl, Unsicherheit, Schreckhaftigkeit, Muskelverspannung, diffuse Schmerzen. Innere Angespanntheit, Unruhe, Nervosität, Unfähigkeit zur Entspannung.
  - Entfremdungserleben (z. B. Derealisations-, Depersonalisationsgefühl).
  - Depressivität mit fluktuierender Intensität (s. S. 112), manchmal Suizidalität.
  - (Parasympathikotone) vegetative Begleitsymptomatik: z. B. Schweißausbruch, Diarrhoe, Atemnot, Zittern, Schwitzen.

  (Mindestdauer: 6 Monate (Diagnosekriterium nach ICD-10).)

Diagnostik

- **Psychopathologische Untersuchung** (s. Klinik); Neurosenpsychologische Diagnostik (s. S. 20).
- **Testpsychologische Persönlichkeitsdiagnostik**, z. B. HAMA, ASI, MMPI.
- **Eigen- und Fremdanamnese** (monate- bis jahrelange psychische und physische Beschwerden?), biographische Anamnese (s. Klinik).
- **Körperliche Untersuchung, Labor- und apparative Diagnostik:** Ausschluß organischer Erkrankungen (s. S. 165 Tabelle 49).

Differentialdiagnose

- Symptomatische Angsterkrankung: Organdiagnostik, Medikamente? (s. S. 171).
- Depressive oder schizophrene Psychose mit Angstsymptomatik: Vorrangig depressive oder psychotische Symptome; Verlauf! (s. S. 180, 201).
- Suchterkrankung: Anamnese, Drogenscreening! (s. S. 243, 26).

10.2 Generalisierte Angst (ICD-10: F 41.1)

Therapie

- **Psychotherapeutisch:** Personenzentriert oder aufdeckend (s. S. 397).
- **Medikamentös** (evtl. unterstützend):
  - Phytotherapeutika (z. B. Kavain-Präparate, Melisse, Hopfen, Baldrian).
  - *Oder:* Anxiolytika (z. B. Buspiron 10 mg/d p. o., Opipramol 100 mg/d p. o., Hydroxyzin 50 mg/d, s. S. 377).
  - *Oder:* Antidepressivum (z. B. Fluvoxamin, Paroxetin, Nefazodon, Citaprolam) in geringer Dosierung (s. S. 369).

Verlauf und Prognose

- Trotz Fluktuation Tendenz zur Chronifizierung.
  (Belastung der Prognose durch Alkohol- oder Benzodiazepinmißbrauch.)

10.3 Angststörung, phobische Neurose (ICD-10: F 40)

Grundlagen

- **Definition:** Krankhafte Angst vor bestimmten Objekten oder Situationen (s. Leitsymptome S. 110).
- Epidemiologie:
  - Behandlungsbedürftige Phobien insgesamt sollen bei 10 – 20% der Bevölkerung vorliegen, wobei manchmal Kombinationen auftreten (s. u.).
  - Oft liegt eine familiäre Belastung vor. (Frauen sind häufiger betroffen als Männer.)
- **Ätiologie und Pathogenese:**
  - *Genetisch bedingte Disposition?*
  - *Psychodynamische Leithypothese:* Angsterregende Gegenstände (die Symbolcharakter haben können) induzieren gleichzeitig verdrängte (aggressive und/oder libidinöse) Impulse und gegenläufige Abwehrmechanismen (Ambivalenzkonflikt).
  - *Lernpsychologische Leithypothese:* Symptomgenese aus Koppelung eines angsterzeugenden Stimulus mit neutralem Reiz im Sinne einer verstärkenden Konditionierung.
  - *Häufige Auslöser:* Panikattacken (s. S. 229).

Klinik

- **Agoraphobie** („Platzangst" F 40.0): Zwanghafte Befürchtung, in großen, weiten Räumen oder auf Plätzen und Höhen, bei Bahn- oder Flugzeugreisen, aber auch in engen Räumen wie Fahrstühlen, Kaufhäusern (Klaustrophobie) ohnmächtig zu werden oder die Kontrolle zu verlieren bzw. nicht schnell genug Hilfe zu erhalten.
  - Zunehmendes Vermeidungsverhalten, Entwicklung von Erwartungsangst (Phobophobie).
  - Depressivität, Insuffizienzgefühle; Isolation.

  (Vorkommen bei 8 – 10% der Bevölkerung. Frauen sind doppelt so häufig betroffen.)
- **Soziale Phobie** (F 40.1):
  - Angst vor anderen Menschen, insbesondere in Gruppen oder in der Öffentlichkeit (z. B. öffentlich sprechen, Treffen mit fremden Personen).
  - Angst vor dem anderem Geschlecht.
  - Ausgeprägtes Vermeidungsverhalten mit Tendenz zur Isolation, Selbstunsicherheit, Erythrophobie (Angst vor Erröten).
  - Einsicht, daß die Symptome übertrieben und unvernünftig sind.

  (Vorkommen bei 2 – 5% der Bevölkerung, Beginn meist in der Jugend.)
- **Spezifische (isolierte) Phobie** (F 40.2):
  - Angst vor umschriebenen Situationen oder Objekten (Beispiele):
    - Tierphobie (Zoophobie), z. B. Spinnen, Schlangen, Hunden.
    - Karzinophobie, AIDS-Phobie, Blutphobie, Herzphobie (s. S. 233), Herzneurose, Hypochondrische Neurose (s. S. 231).
    - Geschlossene Räume: Klaustrophobie (s. o.)

  (Vorkommen bei etwa 5 – 10% der Bevölkerung, oft Beginn schon während der Kindheit. Frauen sind häufiger betroffen.)

10.3 Angststörung, phobische Neurose (ICD-10: F 40)

Diagnostik

- **Psychopathologische Untersuchung** (s. Klinik); Verhaltensanalyse (s. S. 20); evtl. neurosenpsychologische Diagnostik (s. S. 20).
- **Testpsychologische Persönlichkeitsdiagnostik:** Rorschach, TAT, MMPI, GT.
- **Eigen- und Fremdanamnese** (Fragen zu oben beschriebener Symptomatik), Alkohol- und Medikamentenanamnese, Biographie.
- **Körperliche Untersuchung, Labor- u. apparative Diagnostik:** Ausschluß organischer Ursachen (s. S. 165 Tabelle 49).

Differentialdiagnose

- Andersartige Angsterkrankung: Fehlen umschriebener Angstobjekte.
- Persönlichkeitsstörung: Anhaltend-diffuse Ängstlichkeit ohne objektbezogene Angst (s. S. 271).
- Beginnende Psychose: Selten isoliert typisch phobische Symptome (s. S. 180 ff).
- (Endogene) phobische Depression: Phasischer Verlauf mit weitgehender Remission (s. S. 204 Tab. 60).

Therapie

- **Psychotherapeutisch:**
  - *Aufklärung und Beratung:* Keine gefährliche „Geistesstörung", gute Behandlungsaussichten mit günstiger Prognose.
  - *Verhaltenstherapie:* Abhängig von Compliance und emotionaler Belastbarkeit Konfrontation oder systematische Desensibilisierung (s. S. 421).
  - *Alternativ:* Aufdeckende Psychotherapie (s. S. 403).
- **Medikamentös:**
  - *Bei schwerer Ausprägung:* Antidepressive Langzeitbehandlung (mindestens ½ Jahr, je nach Chronifizierung bis über mehrere Jahre), z. B. Imipramin 50–100 mg/d p.o. oder Fluoxetin 20(–40)mg/d p.o. oder Paroxetin 20 mg/d p.o. oder Moclobemid 300–450 mg/d p.o (bevorzugt bei sozialer Phobie).

Hinweis: Benzodiazepine nur passager bzw. therapieeinleitend einsetzen (Abhängigkeitsgefahr!)

Verlauf und Prognose

- Mit suffizienter Therapie günstig bis sehr günstig, vor allem bei frühzeitiger Diagnose und Behandlung.
- Ansonsten Tendenz zur Chronifizierung und Ausweitung durch zunehmendes Vermeidungsverhalten, v. a. bei sozialer und Agoraphobie.
  (Belastung der Prognose durch Alkohol- und/oder Benzodiazepinmißbrauch.)

Grundlagen

- **Definition:** Anfallsartiger intensiver Angstzustand (s. S. 108 Leitsymptomatik), häufig mit phobischer Begleit- oder Folgesymptomatik (s. S. 227 Phobische Neurose).
- Epidemiologie: Vorkommen bei 1–2% der Bevölkerung.
- **Ätiologie und Pathogenese:**
  - Genetische Einflüsse; Verwandtschaft zu (endogener) Depression?
  - Störungen der Neurotransmission im Corpus amygdaleum, Hirnstamm und im Locus coeruleus in der Rautengrube (noradrenerg, serotonerg)? (Angstauslösung durch Hemmung der GABA-Rezeptoren oder Stimulierung der Benzodiazepin-Rezeptoren im Gyrus parahippocampalis bekannt!)
  - Infolge ausgeprägter Erwartungsangst zunehmende Rückkoppelung mit Verstärkung und Zunahme der Angstanfälle.
  - Konstitutionell oder dispositionell erhöhtes Vigilanz- und Aufmerksamkeitsniveau mit vermehrter Reagibilität.

Klinik

- **Psychopathologisch:**
  - Intensive, panikartige, minutenlang anhaltende Angstzustände, spontan oder ausgelöst durch die Vorstellung, z. B. plötzlich zu sterben, ohnmächtig oder wahnsinnig zu werden (s. S. 108 Leitsymptome).
  - Häufig vorlaufend Befürchtung, im Falle eines Angstanfalls bzw. einer akut bedrohlichen Gesundheitsstörung nicht rasch genug Hilfe zu erhalten. (Nach den ersten Angstattacken entwickelt sich meist ein zunehmendes phobisches Vermeidungsverhalten mit Erwartungsangst.)
- Begleitsymptomatik:
  - Innere Gespanntheit, Unruhe, Entfremdungserleben (Depersonalisation, Derealisation).
  - *Intensive vegetative Beschwerden:*
    - Palpitationen, Tachykardie, Tachypnoe, Schweißausbrüche, Hautblässe, Mydriasis.
    - Mundtrockenheit, Harndrang.
    - Übelkeit, Diarrhoe, Obstipation, Schmerzen, Tremor, Schwindel, Gefühllosigkeit/Kribbelgefühl.

Diagnostik

- **Psychopathologische Untersuchung** (s. Klinik); Verhaltenanalyse (s. S. 20); evtl. neurosenpsychol. Diagnostik (s. S. 20).
- **Testpsychologische Persönlichkeitsdiagnostik**, z. B. HAMA, ASI.
- **Eigen- und Fremdanamnese** (plötzliche Attacken mit körperl. Begleitsymptomatik?), Sozialanamnese, Biographie.
- **Köperliche Untersuchung:** Internistischer und neurologischer Status. Für einzelne Erkrankungen und diagnostische Schritte s. S. 165 bzw. Tabelle 49 Symptomatisches Angstsyndrom, organische Angststörung.

10.4 Panikstörung (ICD-10: F 41.0)

Differentialdiagnose

- Körperliche Erkrankung (z.B. Hyperthyreose, Hypertonie, Phäochromozytom, Herzrhythmusstörungen, Mitralklappenprolaps): Somatische Ausschlußdiagnostik s.o., Angst weniger intensiv!
- Horrortrip nach Drogenkonsum (s.S. 156, 254): Drogenanamnese, Fremdanamnese, Drogenscreening (s.S. 26), keine begleitenden Phobien!
- Stimulantienmißbrauch (s.S. 262): Anamnese, oft ausgeprägte vegetative Symptome, Drogenscreening.
- Drogeninduzierte Psychose (s.S. 156): Anamnese, Drogenscreening, zusätzliche psychotische Symptome.
- Prodromalstadium einer schizophrenen Psychose (s.S. 180ff): Angst nicht so intensiv wie bei Panikattacke, keine phobische Begleitsymptomatik, Anamnese.

Therapie

- **Psychiatrisch, psychotherapeutisch:**
  - Aufklärung und Beratung über Art der Störung.
  - Bevorzugt kognitive Verhaltenstherapie (s.S. 423). Zusätzlich Entspannungsübungen, autogenes Training, Atemkontrolle (s.S. 415–418).
  - Im akuten Anfall „Talking down“, (parenteral) Benzodiazepin (z.B. Lorazepam, Diazepam) *oder* bei betont körperlich-vegetativer Symptomatik β-Rezeptorenblocker (z.B. Propanolol, Metoprolol p.o.).
- **Medikamentös** (zur Vermeidung von Habituation mit sekundärer Agoraphobie):
  - Serotoninwiederaufnahmehemmer, z.B. Fluoxetin 20(–40)mg/d p.o. oder Paroxetin 20 mg/d p.o. oder Sertralin 50(–100)mg/d p.o. *oder* (bei Unwirksamkeit) trizyklische Antidepressiva, z.B. Imipramin 50–100 mg/d p.o. *oder* Moclobemid 300–450 mg/d p.o.

  Hinweis: In der 1. Woche Kombination mit Lorazepam 1–3 mg/d p.o. oder Alprazolam 1 mg/d p.o., dann ausschleichen.
  (*Dauer:* Bei frühem Therapiebeginn bis ca. 1/2 Jahr, ansonsten Monate bis Jahre. Erster Absetzversuch nach ca. 1/2 Jahr.)

Verlauf und Prognose

- Tendenz zur Chronifizierung bei fehlender oder unzulänglicher Behandlung (analog zu den phobischen Störungen). Neigung zu Alkohol- und/oder Medikamentenmißbrauch in > 50% der Fälle!
  (Hohe Komorbidität mit anderen affektiven Störungen.)

10.5 Hypochondrie, Nosophobie (ICD-10: F 45.2)

Grundlagen

- **Definition:** Anhaltend ängstliche, aber unbegründete körperbezogene Selbstbeobachtung aufgrund der Befürchtung, an einer ernsten Körperkrankheit zu leiden. Überschneidung mit spezifischer Phobie (s. S. 227).
- Epidemiologie: Vorkommen bei ca. 0,5% der Bevölkerung mit familiärer Häufung.
- **Ätiologie und Pathogenese:**
  - *Psychodynamische Leithypothese:*
    - Narzißtische Fixation von Kastrationsangst.
    - Schuldängste durch Abwehr diffuser Angst.
  - *Lernpsychologische Leithypothese:* Konditionierung von Verunsicherung und Ängstlichkeit nach Erleben schwerer Krankheiten in der Umgebung mit sich daraus entwickelnder Überbesorgnis und Schonhaltung.
    (Eine konstitutionell sensitive Persönlichkeit ist krankheitsanfälliger.)

Klinik

- **Psychopathologisch** (s. S. 111):
  - Krankheitsfurcht (häufig iatrogen induziert), allgemeine Klagsamkeit.
  - Ängstliche Selbstbeobachtung, Unruhe. Überbesorgtheit um die eigene Gesundheit.
  - Fehldeutung harmloser Befindlichkeits- und Funktionsstörungen. Verlust der Unbefangenheit gegenüber der Stabilität von Körperfunktionen mit multiplen Beschwerden.
- Spezielle Formen: siehe Tabelle 65 (s. a. spezifische Phobie S. 227).

Tabelle 65 Spezielle Formen der hypochondrischen Neurose (Beispiele)

Manifestationsform	Leitsymptome
AIDS-Phobie	Befürchtung, HIV-infiziert zu sein
Karzinophobie	Befürchtung, an Krebs erkrankt zu sein
Dysmorphophobie	Überzeugung, mißgestaltet zu sein
Herzphobie	Angst vor plötzlichem Herztod (s. S. 233 Herzneurose)

Diagnostik

- **Psychopathologische Untersuchung** (s. Klinik); neurosenpsychol. Diagnostik (s. S. 20).
- **Umfassende Anamneseerhebung:** Biographie, Persönlichkeitsentwicklung, Familie, frühere Erkrankungen.
- **Testpsychologische Persönlichkeitsdiagnostik**, z. B. MMPI, FPI, GT, Rorschach, TAT.
- **Körperliche Untersuchung, Labor- und apparative Diagnostik:** Ausschluß organischer Ursachen.

10.5 Hypochondrie, Nosophobie (ICD-10: F 45.2)

Differentialdiagnose

- Hypochondrische Form der (endogenen) Depression: Hier phasischer Verlauf mit Remission (s. S. 204).
- Hypochondrischer Wahn bei Involutionsdepression oder Schizophrenie: Wahnhafte Ausgestaltung und Fixierung!
- Hypochondrische Persönlichkeit: Einförmig-durchgängiger Persönlichkeitszug, Hypochondrie weniger intensiv ausgeprägt. Schwierige DD! (s. S. 288).
- Stimulantienmißbrauch mit Körpermißempfindungen: Anamnese, Drogenscreening! (s. S. 262).

Therapie

- **Allgemein, psychotherapeutisch:**
  - Konfliktzentrierte Psychotherapie (s. S. 406), gegebenenfalls in Kombination mit kognitiver Verhaltenstherapie (s. S. 423).
  - Evtl. Entspannungsübungen, Suggestivmaßnahmen, Biofeedback (s. S. 415 ff).
  - Ergotherapie, Sport, Physiotherapie (s. S. 396, 447).
- **Medikamentös** (bei ausgeprägtem Leidensdruck!):
  - Schwach- bis leichtpotentes Anxiolytikum (z. B. Opipramol 100 mg/d p. o. oder Hydroxyzin 50 mg/d oder Buspiron 10 mg/d p. o. oder Kavain-Präparate), auch in Verbindung mit Serotoninwiederaufnahmehemmern (z. B. Fluvoxamin 100 mg/d p. o., Sertralin 50 – 100 mg/d p. o., Fluoxetin 20(– 40)mg/d p. o., Paroxetin 20 mg/d p. o.).
    (In vielen Fällen Notwendigkeit einer Langzeitbehandlung.)

Verlauf und Prognose

- Insgesamt besteht ein eher unberechenbarer Verlauf.
- Bei unzureichender oder fehlender Behandlung meist Chronifizierung mit Schonhaltung und teils bizarren Verhaltensweisen einer übertrieben „gesunden" Lebensführung und „doctor shopping ".

Hinweis: Wiederholte Organuntersuchungen bzw. Krankenhausaufenthalte tragen zur Verfestigung der Erkrankung bei!

10.6 Herzneurose, Herzphobie (ICD-10: F 45.3)

Grundlagen

- Synonym: Herzhypochondrie, Herzangstsyndrom, Kardiophobie.
- **Definition:** Sonderform der hypochondrischen Neurose (s. S. 231) mit auf das Herz fokussierten, unbegründeten Befürchtungen, einen Herzinfarkt oder plötzlichen Herztod zu erleiden.
- Epidemiologie:
  - Manifestationsalter: Ab Jugendalter. Oft familiäre Häufung von Angststörungen.
  - Erkrankungsgipfel: Etwa 3. Lebensjahrzehnt. (Männer häufiger betroffen als Frauen).
- **Ätiologie und Pathogenese:**
  - *Psychodynamische Leithypothese:* Latente Ambivalenzkonflikte zwischen Abhängigkeitsgefühlen und Trennungsängsten.
  - *Prädisponierend:*
    - Überforderung, Streß.
    - Nikotin- und Koffeingenuß.
  - *Auslöser:*
    - Meist Ereignisse wie Verlusterlebnis oder andere, erhebliche Veränderungen der Lebenssituation (z. B. Umzug, Trennung).
    - Unmittelbar induzierend sind häufig plötzliche Todesfälle im Bekanntenkreis oder ähnlich schwerwiegende Ereignisse.

Klinik

- Anfallsartig auftretende, unbegründete, panikartige Vernichtungs- und Todesangst, Angst vor dem Aussetzen der Herztätigkeit.
- Als Begleitsymptomatik verschiedene Herzsensationen wie Druckgefühl, „Stiche", Tachykardie, Herzklopfen und Engegefühl, was zu einer Verstärkung der Herztodbefürchtung führt (s. Panikstörung S. 229).
- Im Verlauf gesteigerte, herzfokussierte Wahrnehmung, verknüpft mit Spekulationen über die eigene Herzgesundheit.
  (Zunehmendes Vermeidungsverhalten mit sich ausweitender Raum- und Platzangst (Agora- und Klaustrophobie s. S. 227).).
- Typisch ist die häufige Inanspruchnahme ärztlicher Notdienste bzw. Aufsuchen des nächstgelegenen Krankenhauses.

Diagnostik

- **Psychopathologische Untersuchung** (s. Klinik); neurosenpsychol. Diagnostik (s. S. 20).
- **Umfassende Anamneseerhebung:** Beginn (Auslöser?), familiäre Atmosphäre, Vorbilder, Hypochondrie?
- **Testpsychologische Persönlichkeitsdiagnostik:** BfS, MMPI, EWL, ASI.

10.6 Herzneurose, Herzphobie (ICD-10: F45.3)

- **Ausschluß körperlicher Erkrankung** (Herzerkrankung oder andere Körperstörung wie z. B. Hyperthyreose, Hypertonie) – mögliches diagnostisches Vorgehen:
  - *Allgemein-körperliche Untersuchung:* Internistischer Status, Blutdruck, Pulsfrequenz, Auskultation, orthopädisch-neurologische Ursache?
  - *Labor:* Routinelabor, TSH (ggf. T_3, T_4), ggf. CK-MB.
  - *Evtl. Kardiologisch:* (Langzeit-, Belastungs-)EKG, Echokardiographie, Langzeit-RR.

  Hinweis: Die mitverursachende Rolle eines Mitralklappenprolapses ist nicht erwiesen.

Differentialdiagnose

- Angst bei agitiert-hypochondrischer Depression: Keine spezifische herzphobische Symptomatik, zusätzliche Symptome! (s. S. 204).
- Angst bei akuter Psychose: Nicht spezifisch herzfokussiert, psychot. Symptome, Anamnese! (s. S. 195).
- Angstattacken bei Drogenmißbrauch (Horrortrip): Nicht spezifisch herzfokussiert, eher wie bei Panikattacken (s. S. 229), Drogenanamnese.

Therapie

- **Psychiatrisch, psychotherapeutisch:**
  - Beruhigendes Zureden („Talking down").
  - So früh wie möglich kognitive Verhaltenstherapie (s. S. 423) oder konfliktzentrierte Psychotherapie (s. S. 406).
- **Medikamentöse Akuttherapie:** Parenteral Benzodiazepin (z. B. Lorazepam 1 – 3 mg *oder* Alprazolam 1 mg *oder* Diazepam 5 mg) *oder* β-Rezeptorenblocker (z. B. Propanolol, Metoprolol).
- **Medikamentöse Langzeitbehandlung:** Serotoninwiederaufnahmehemmer, z. B. Fluoxetin 20(– 40)mg/d p. o. oder Paroxetin 20 – 40 mg/d p. o. *oder* trizyklische Antidepressiva, z. B. Imipramin 50 – 100 mg/d p. o. (Nebenwirkungen erklären wie z. B. Herzklopfen!).

Wichtig: Körperliches Training (Sport, Physiotherapie)!

Verlauf und Prognose

- Neigung zur Chronifizierung, vor allem bei diagnostischer Unsicherheit mit wiederholten körperlichen und apparativen Untersuchungen („doctor shopping"). Erhebliche soziale Einschränkungen.
- (Die Prognose wird belastet durch begleitende Depressivität wie auch durch die Entwicklung einer Alkohol- oder Medikamentenabhängigkeit.)

10.7 Depressive Neurose, Dysthymia (ICD-10: F 34.1)

Grundlagen

- Synonym: Neurotische Depression.
- **Definition:** Chronifizierte Form von Depressivität psychogenen Ursprungs, die über mindestens 2 Jahre andauert.
- Epidemiologie: Vorkommen bei etwa 5% der Bevölkerung. Beginn meist im frühen Erwachsenenalter. (Frauen sind häufiger betroffen).
- **Ätiologie und Pathogenese:**
  - Zusammenwirken psychosozialer und lernpsychologischer Ursachen; die Rolle konstitutioneller Faktoren ist nicht geklärt.
  - *Psychodynamische Leithypothese:* Aus Ambivalenz zwischen Anlehnungsbedürfnis und unbewußter Aggressivität Umwandlung fremdaggressiver Impulse in Autoaggressivitätund Depressivität. (Je bewußtseinsferner dieser Vorgang abläuft, desto eher findet der Begriff „Neurose" Verwendung).
  - *Lernpsychologische Leithypothese:* Zunehmende Hilflosigkeit und Unselbständigkeit mit Selbstabwertung nach mangelhafter Entwicklung zur Eigenständigkeit aufgrund Überfürsorge. Sich wiederholende Verstärkungen mit negativen Auswirkungen auf das Selbstbild („gelernte Hilflosigkeit").

Klinik

- Merkmale des depressiven Syndroms (s. S. 112):
  - Bedrücktheit und innere Leere, Anhedonie.
  - Leistungsschwäche, Versagens- und Insuffizienzgefühl mit Selbstwertproblematik, mangelnder Antrieb.
  - Intermittierend auch latente oder manifeste Suizidalität.
- Begleitende Vitalstörungen:
  - (Ein-)Schlafstörungen, chronische Müdigkeit; diffuse Körperbeschwerden.
  - Ungewöhnliche Ab- oder Zunahme von Appetenz und Gewicht; Libidoverlust.

Diagnostik

- **Psychopathologische Untersuchung** (s. Klinik); neurosenpsychol. Diagnostik (s. S. 20).
- **Umfassende spezielle und biographische Anamnese** unter psychodynamischen Gesichtspunkten (s. S. 15), gegebenenfalls Fremdanamnese (Mißbrauchshinweise?); Suizidalität?
- **Testpsychologische Persönlichkeitsdiagnostik,** z. B. MMPI, FPI, GT, TAT.
- **Körperliche Untersuchung, Labor- u. apparative Diagnostik:** Ausschluß organischer Ursachen.

Differentialdiagnose

- (Endogene) Depression: Hier fehlende Psychodynamik, phasischer Verlauf mit Remission, eher Vitalstörungen (s. S. 204).
- Postremissives Erschöpfungssyndrom bei Schizophrenie: Anamnese, Katamnese (s. S. 197).
- Chronischer Medikamenten- und Drogenmißbrauch: Anamnese, Drogenscreening, Abhängigkeitsmerkmale (s. S. 243 ff).
- Alkoholismus: Längere Alkoholanamnese, Begleitsymptome! (s. S. 247).

10.7 Depressive Neurose, Dysthymia (ICD-10: F 34.1)

- Depressive Persönlichkeit: Eher einförmiger, wenig fluktuierender Verlauf ohne greifbare Ursachen (s. S. 275).
- Depressivität bei hirnorganischer Erkrankung: Symptomatische Depression (s. S. 164), Anamnese, Organdiagnostik.

Therapie

- **Psychiatrisch, psychotherapeutisch:**
  - *Psychotherapie:* Längerfristige, aufdeckende Psychotherapie (s. S. 403), gegebenenfalls in Kombination mit Bilderleben (s. S. 407), Psychodrama (s. S. 437) oder Gestalttherapie (s. S. 413).
  - *Alternativ kognitive Verhaltenstherapie* (s. S. 423) in Verbindung mit einem Selbstbehauptungstraining.
  - *Unterstützend* Bewegungs- und Musiktherapie, Physiotherapie (s. S. 395, 448).
- **Medikamentös** (vor allem initial oder zur Überbrückung von Krisensituationen in Erwägung zu ziehen): Schwach- bis mittelpotentes Antidepressivum:
  - Serotoninwiederaufnahmehemmer (z. B. Fluoxetin 20 mg/d p. o. oder Paroxetin 20 mg/d p. o. oder Citaprolam 10 mg/d p. o. oder Sertralin 20 – 40 mg/d p. o.).
  - Oder Sulpirid 100 – 150 mg/d p. o. oder Opipramol 100 mg/d p. o. oder Johanniskraut.

Verlauf und Prognose

- Unter adäquater Therapie längerfristig nicht ungünstig.
- Bei Nichtbehandlung Verfestigung in Richtung chronischer Depressivität mit erheblichen Einbußen an Lebensfreude und Leistungsfähigkeit. (Erhöhtes Suizid- und Suchtrisiko!)

10.8 Zwangsstörung, Zwangsneurose (ICD-10: F 42)

Grundlagen

- Synonym: Anankastische Neurose, Zwangskrankheit.
- **Definition:** Psychische Störung in Form von Zwangsgedanken, Zwangshandlungen oder Zwangsimpulsen. (Gilles-de-la-Tourette-Syndrom: Zwanghafte motorische bzw. vokale Tics und Automatismen.)
- Epidemiologie:
  - Vorkommen: 1–3% der Bevölkerung. Familiäre Häufung (8% bei Verwandten 1. Grades).
  - Beginn häufig schon in der Pubertät (Maximum im 2. Lebensjahrzehnt). (Männer und Frauen sind wahrscheinlich gleich häufig betroffen.)
- **Ätiologie und Pathogenese:**
  - *Hirnorganische Ursachen?* (Hinweise auf frontoorbitale und basale Hyperperfusion, im EEG häufiger Dysrhythmien).
  - *Genetische Ursachen:* Erhöhte Konkordanzrate bei monozygoten Zwillingen.
  - *Psychodynamische Leithypothese:* Fixierung verdrängter sexueller und aggressiver Regungen infolge übertriebener Reinlichkeitserziehung während analer Phase. Durch Zwangshandlungen magische Abwehr von Bedrohung und Gefahr.
  - *Lernpsychologische Leithypothese:* Erlernte Reizkonstellation mit dem Ziel, durch bestimmte Handlungen die mit dem Zwang verbundene Angst zu mindern bzw. zu verhindern.

Klinik

- Merkmale des Zwanges bzw. des anankastischen Syndroms (s. S. 112):
  - *Zwangsgedanken* (F 42.0): Zwanghaft und beharrlich sich aufdrängende Vorstellungen und Befürchtungen aggressiven, blasphemischen oder sexuellen Inhalts.
  - *Zwangshandlungen* (F42.1): Gegen den Willen des Patienten auftretende Impulse sowie Handlungen (z. B. Waschzwang, Zählzwang, Kontrollzwang). (Bei Unterlassung der Zwangshandlungen tritt erhebliche Angst auf – trotz Einsicht in die Unsinnigkeit der Inhalte und Rituale).
  - *Zwangsimpulse:* Handlungsimpulse obszönen, blasphemischen oder aggressiven Charakters (z. B. andere Person zu verletzen, sexuelle Praktiken betreffend).
- Begleitsymptome: Furcht, Angst, Vermeidungsverhalten, Depressivität.

Diagnostik

- **Psychopathologische Untersuchung** (s. Klinik); Verhaltensbeobachtung; Verhaltensanalyse (s. S. 20).

Hinweis: Zur Diagnosestellung muß die Symptomatik mindestens 2 Wochen bestanden haben!

- Testpsychologische Persönlichkeitsdiagnostik, z. B. HZI, Y-BOCS.
- **Ausführliche Anamneseerhebung.**
- **Ausschluß einer körperlichen Erkrankung:** Körperliche Untersuchung, Labor (Routinelabor s. S. 25), CCT/kranielles MRT (keine spezifischen Auffälligkeiten), EEG (möglicherweise unspezifische Allgemeinveränderungen).

10.8 Zwangsstörung, Zwangsneurose (ICD-10: F 42)

Differentialdiagnose

- Anankastische Form (endogener) Depression: Phasischer Verlauf mit Remission, Anamnese (s. S. 204).
- Anankastische Persönlichkeit: Lebenslang einförmiger Verlauf, Symptomatik erheblich schwächer ausgeprägt, kein Leidensdruck! (Eher Pedanterie, Übergenauigkeit), Fremdanamnese (s. S. 285).
- Schizophrenie: Vorherrschend psychotische Symptome (s. S. 180).
- Hirnorganische Erkrankung mit Zwangssymptomen (z. B. als Zwangsmimik): z. B. Enzephalitis, Multiple Sklerose, Morbus Parkinson, Thalamusschäden, Bulbärparalyse: Keine affektive Beteiligung, kaum Leidensdruck!
- Gilles-de-la-Tourette-Syndrom (s. S. 237): Keine affektive Beteiligung, kaum Leidensdruck!

Therapie

- **Psychiatrisch, psychotherapeutisch:**
  - Stützende (supportive), adaptive Psychotherapie (s. S. 402).
  - Kognitive Verhaltenstherapie (s. S. 423) bzw. systematische Desensibilisierung (s. S. 421), gestufte Exposition oder Konfrontation, Logotherapie (paradoxe Intention, s. S. 411).
- **Medikamentös:**
  - *Trizyklikum (1. Wahl):* z. B. Clomipramin 100 – 150 mg/d oder Imipramin 100 – 150 mg/d p. o.
  - Oder *(2. Wahl):* Serotoninwiederaufnahmehemmer: z. B. Paroxetin 20(– 40)mg/d p. o. oder Fluvoxamin 100(– 200)mg/d p. o.
  - Oder *(3. Wahl):* MAO-Hemmer: z. B. Moclobemid 300 – 450 mg/d p. o. (*Dauer:* Mindestens 10 – 12 Wochen (deutliche Wirkung abwarten), häufig Erfolg erst nach mehreren Monaten.)
  - *Bei Therapieresistenz:* Kombination von Clomipramin und Serotoninwiederaufnahmehemmer (cave: Krampfbereitschaft ↑, Risiko eines toxischen Serotoninsyndroms ↑).

Verlauf und Prognose

- Trotz Neigung zur Chronifizierung ist eine Linderung möglich, eine völlige Heilung jedoch eher selten (nur bei ca. 10 – 15 % der Betroffenen). Im Einzelfall kann es zu einer weitgehenden Einengung des persönlichen Lebensraumes mit einschneidenden sozialen Konsequenzen (malignes Zwangssyndrom bzw. Zwangskrankheit) kommen.
  (Hohe Komorbidität mit Depressionen, Phobien, Alkoholmißbrauch und Eßstörungen!)

10.9 Dissoziative Störung, Hysterie (ICD-10: F 44)

Grundlagen

- Synonym: Hysterische Neurose, Konversionshysterie, psychogene Körperstörung.
- **Definition:** Erlebnisbedingte akute psychische oder körperliche Funktionsstörung.
- Epidemiologie: Vorkommen bei < 0,1 % der Bevölkerung. (Frauen sind häufiger betroffen).
- **Ätiologie und Pathogenese:**
  - *Psychodynamische Leithypothese:* (Inadäquates) Umsetzen psychotraumatisierender Erlebnisse oder unerfüllter Phantasien bzw. Triebimpulse in funktionelle Störungen, die mehr oder weniger bewußt ausgestaltet werden.
  - *Lernpsychologische Leithypothese:* Habituation und Verstärkung von Symptomen infolge konditionierter Aufmerksamkeit und Zuwendung („Krankheitsgewinn").
  - *Begünstigend:*
    - Dispositionelle Faktoren? Sexueller Mißbrauch?
    - Unreife Primärpersönlichkeit.
  - In Gruppen (z. B. Schulklassen) bisweilen „kollektive Hysterie" durch Modell-Lernen.

Klinik

- Die unterschiedlichen klinischen Manifestationsformen sind in Tabelle 66 zusammengestellt.

Tabelle 66 Formen der dissoziativen Störung

Störung	ICD-10	klinische Symptomatik	Abgrenzungs-, diagnostische Kriterien
dissoziative (psychogene) Amnesie	F 44.0	Erinnerungslücke für zurückliegende traumatische Ereignisse (z. B. Unfall, Trauerfall)	unvollständige, wechselnde Angaben, nur einzelne Gedächtnisinhalte betroffen
dissoziative (psychogene) Fugue	F 44.1	abruptes Fortlaufen von Zuhause oder Arbeitsplatz bei nach außen geordnetem Verhalten (s. S. 291 Poriomanie)	DD epileptische Fugue: Nicht geplant, meist kürzer, keine psychosozialen Motive, Epilepsie-Anamnese
dissoziativer (psychogener) Stupor	F 44.2	bewegungsloses Verharren im Anschluß an Schockerleben, „Totstellreflex"	normaler Muskeltonus, aber keine objektive Bewegungseinschränkung

Fortsetzung Tabelle 66 ▸

10.9 Dissoziative Störung, Hysterie (ICD-10: F 44)

Tabelle 66 Fortsetzung

Störung	ICD-10	klinische Symptomatik	Abgrenzungs-, diagnostische Kriterien
Trance oder Besessenheit	F 44.3	Verlust der persönlichen Identität, Eindruck von Fremdgesteuertheit, Bewußtseinseinengung	die Symptomatik darf nicht auf rituelle Handlungen beschränkt sein
dissoziative (psychogene) Bewegungsstörung	F 44.4 – F 44.7	Bewegungs- und Motorikstörung ohne organische Ursache (z. B. Ataxie, Astasie, Abasie, Aphonie, Paresen)	unwillkürliche Mitbewegungen, Anspannung der Antagonisten, normaler Reflexstatus
dissoziativer (psychogener) Krampfanfall	F 44.5	Pseudoanfälle (s. S. 312 Pseudoepilepsie)	meist fehlend: Bewußtseinsverlust, Zungenbiß, Urin-/Stuhlabgang, epilepsietypische EEG-Potentiale Prolaktinerhöhung (*Cave:* Auch bei echten epilept. Anfällen nicht immer erhöht; intermittierend echte Anfälle)
dissoziative (psychogene) Wahrnehmungs- und Empfindungsstörung	F 44.6	Empfindungs- und Wahrnehmungsstörung ohne somat. Ursache. (z. B. Taubheit, Blindheit, Anosmie, Sensibilitätsstörung)	pathologisch-anatomisch unwahrscheinlich (z. B. streng median begrenzt, nicht an Dermatomen orientiert, alle Qualitäten betroffen)
Ganser-Syndrom	F 44.80	„Vorbeiantworten", nichtorganisch bedingte Verwirrtheit (s. Zweckreaktion S. 222)	nur in gewinnbringenden Situationen
dissoziative Identitätsstörung („multiple Persönlichkeit")	F 44.81	wechselnde „Persönlichkeiten"	umstrittene Diagnose

10.9 Dissoziative Störung, Hysterie (ICD-10: F 44)

Diagnostik

- **Psychopathologische Untersuchung** (s. Kinik); neurosenpsychol. Diagnostik (s. S. 20).
- **Testpsychologische Persönlichkeitsdiagnostik,** z. B. MMPI, FPI, GT, TAT.
- **Anamnese, Fremdanamnese, Sexualanamnese:** Psychogene Auslöser, sexueller Mißbrauch?
- **Körperliche Untersuchung, allgemeine Labor- und bildgebende Diagnostik**, erweitert nach der speziellen Fragestellung (z. B. EEG bei Krampfanfällen, elektrophysiologische Untersuchung bei angegebenen Sensibilitätsstörungen, Paresen) zum Ausschluß einer organischen Ursache.

Differentialdiagnose

- Körperliche, insbesondere neurologische Erkrankung (Beispiele):
  - *Multiple Sklerose (v. a. Bewegungsstörung, Wahrnehmungs- und Empfindungsstörung):* Neurologische Untersuchung, kranielles MRT, Liquordiagnostik, evozierte Potentiale.
  - *Polyneuropathie (Bewegungs- und Empfindungsstörung):* Neurologisch-internistische Untersuchung, elektrophysiologische Diagnostik.
- Histrionische Persönlichkeit (s. S. 284): Symptomatik weniger ausgeprägt, keine körperlichen Funktionsstörungen.
- Rauschmittelintoxikation, Delir (s. S. 351, 353): Anamnese, Drogenscreening.
- Dämmerzustand bei hirnorganischer Erkrankung (s. S. 89 Leitsymptome): Organdiagnostik, somatischer Befund.
- Posttraumatische Belastungsstörung: Ursache, Auslöser!

Therapie

- **Psychiatrisch, psychotherapeutisch:**
  - *Allgemein:* Zügiger Therapiebeginn, tragfähigen Kontakt herstellen. Nicht bagatellisieren! Kein Disput über Pathogenese!
  - *Speziell:*
    - Psychotherapie mit Suggestivmaßnahmen. Bei Therapieresistenz konfliktzentriertes Gespräch (s. S. 401).
    - Unterstützend Bewegungs-, Physio-, Musiktherapie (s. S. 395, 448), Entspannungsverfahren (s. S. 415 ff).

  Hinweis: Bei traumatisch-theatralischen Konversionssymptomen ist Aufmerksamkeitsentzug oft hilfreich!
- **Medikamentös:** Eher zurückhaltendes Vorgehen! Bei stärkerer Angst oder Erregtheit zeitlich limitiert Benzodiazepin, z. B. Lorazepam 1 – 2 mg/d p. o. oder Oxazepam 10 – 30 mg/d p. o.

Verlauf und Prognose

- Bei hysterischen Reaktionen meist schnelle Remission.
- Allerdings sind auch maligne Verläufe mit therapieresistenter Symptomatik und Invalidisierung möglich, z. B. bei sekundärem Krankheitsgewinn (vgl. Rentenneurose S. 242).

10.10 Rentenneurose (ICD-10: F 68)

Grundlagen

- Synonym: Entschädigungsneurose, Tendenzneurose, Unfallneurose.
- **Definition:** Psychogene Körperstörung als Ausdruck von Rentenbegehren oder Entschädigungswünschen.
- **Ätiologie und Pathogenese:**
  - Aus Kränkungsgefühl, Enttäuschung, Frustration oder Sicherungswünschen entstandene und sich verstärkende Symptomentwicklung mit Neigung zu Aggravation, z. B. nach Bagatellverletzung.
  - *Verstärker:* Subjektiv als ungerecht empfundene Bewertung eines unfallbedingten Körperschadens (insbesondere im Kopfbereich), unbefriedigende soziale Situation, Versorgungs- und Entschädigungswünsche.

Klinik

- Deutlich demonstrative, oft grobe funktionelle Körperstörungen mit vielfältigen subjektiven Beschwerden, die einförmig querulatorisch auf eine bestimmte schädigende Ursache bezogen werden (z. B. Unfallereignis).
- Begleitende psychische Auffälligkeiten mit subdepressiv-dysphorischer Grundstimmung, Reizbarkeit bzw. hypochondrischer Klagsamkeit und Querulanz, weitschweifiger Beschwerdeschilderung, sozialem Rückzug, Isolation.

Diagnostik

- **Psychopathologische Untersuchung** (s. Klinik); Verhaltensbeobachtung.
- **Eingehende Anamneseerhebung:** Auslöser, Verstärker?
- **Testpsychol. Persönlichkeitsdiagnostik,** z. B. TAT, Rorschach, MMPI.
- **Somatische Diagnostik** entsprechend der geschilderten Symptomatik zum Ausschluß bzw. zur einwandfreien Definition eventueller körperlicher Schädigungsfolgen.

Differentialdiagnose

- Hypochondrische Form der (endogenen) Depression (s. S. 204).
- Dissoziative Störung (s. S. 239).
- Hypochondrische Persönlichkeit (s. S. 288).

Therapie, Verlauf und Prognose

- **Psychiatrisch, psychotherapeutisch:**
  - Im Anschluß an eine Körperschädigung – so früh und umfassend wie möglich – gründliche Abklärung mit eindeutiger Diagnosestellung.
  - Sachliche und verständliche Aufklärung und Besprechung der Situation ohne Vorwurfshaltung; Limitierung von Krankschreibung, Kurwünschen, Rentenbegehren u. ä. unter Darlegung der therapeutischen Kontraindikation.
  - Angebote stützender (supportiver) Psychotherapie (s. S. 402) und soziotherapeutischer Hilfen (s. S. 444) mit dem Ziel der beruflichen Rehabilitation nach Abschluß eines eventuellen Entschädigungsverfahrens.
- **Verlauf und Prognose:** Nicht selten unkorrigierbar schlecht: Chronifizierung bzw. Progredienz der Symptomatik mit allmählicher Fixation. Begleitet von kontinuierlicher Rentenquerulanz („Rentenkampf"). Schließlich tatsächliche Berufs- oder Erwerbsunfähigkeit, so daß z. B. eine Berentung mehr oder weniger „erzwungen" wird.

11.1 Mißbrauch und Abhängigkeit, Suchterkrankungen

Vorbemerkungen

Mißbrauch, Abhängigkeit und Sucht kennzeichnen ein breites Krankheitsspektrum, das durch einen regelwidrigen und schädlichen Konsum psychotroper Substanzen gekennzeichnet ist. Drang und Verlangen, die betreffende Substanz immer wieder einzunehmen (craving), kennzeichnen die *psychische*, Abstinenzerscheinungen bei Absetzen die *physische* Abhängigkeit. Toleranzsteigerung liegt vor, wenn die Dosis gesteigert werden muß, um den erwünschten Effekt zu erreichen. Letztere spielt bei zentral dämpfenden Mitteln (Alkohol, Benzodiazepine, Barbiturate und Opiate) eine weitaus größere Rolle als bei zentral stimulierenden (Amphetamine, Cannabis, Kokain, Halluzinogene).
Abhängigkeit und Sucht entwickeln sich aus einem Zusammenwirken von Persönlichkeit, äußeren Einflüssen und substanzimmanenten Effekten, d h. aus süchtiger Fehlhaltung, Milieufaktoren einschließlich Auslösern und der pharmakologischen Wirkung auf Erleben und Verhalten (s. Abb. 11). Hinsichtlich letzterer sind die „Belohnungssysteme" des Gehirns von Bedeutung, vor allem das stimulierende Dopaminsystem (respondierend auf Amphetamin, Kokain) zur Aktivierung und Vigilanzerhöhung (Vorbereitungsphase) und das dämpfende Opiatsystem (respondierend auf Morphin, Heroin, Opioide) zur Vermittlung von Wohlbefinden und Euphorie (konsumatorische Phase). GABA, Serotonin und Cannabis sind weitere Transmitter.
Der Grad der Abhängigkeit scheint durch einen physiologischen Sensitivierungsprozeß der dopaminergen Neurone im Tegmentum und deren Projektionsgebiet im Nucleus accumbens des Frontalhirns bestimmt zu werden. Auslösefunktionen (v.a. bei Alkoholismus und Abhängigkeit von Medikamenten) haben Streß- und Konfliktsituationen, Schmerzzustände und Schlafstörungen.

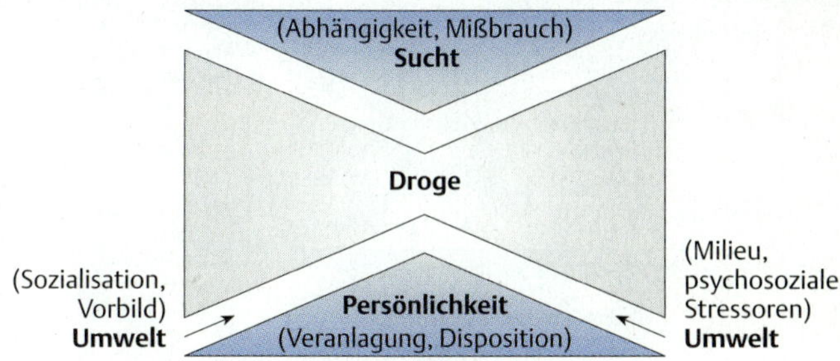

Abb. 11 Entstehungsmechanismen bei Suchterkrankungen

Die WHO unterscheidet als Arten der Abhängigkeit (dependence):

- *Opiat-Typ* (Opiate, Betäubungsmittel, Opioide),
- *Barbiturat-/Alkohol-Typ* (Barbiturate, Clomethiazol, Benzodiazepine, Alkohol, Lösungsmittel),
- *Amphethamine-/Khat-Typ* (Stimulantien, Designer-Drogen),
- *Kokain-Typ* (Kokain),
- *Cannabis-Typ* (Cannabis) und
- *Halluzinogen-Typ* (Halluzinogene).

11.1 Mißbrauch und Abhängigkeit, Suchterkrankungen

Noch jung ist der suchtmäßige Konsum flüchtiger Lösungsmittel. Trotz häufig parallelen Mißbrauchs verschiedener Suchtstoffe (Polytoxikomanie) dominiert bei weitem der Alkoholismus (um 40–60%), gefolgt von der Medikamentenabhängigkeit (um 20–25%) und der Drogensucht (um 15–20% der Abhängigen) bei insgesamt hoher Dunkelziffer. 6–8% der deutschen Bevölkerung leiden wahrscheinlich an einer Abhängigkeitserkrankung. Die Suchterkrankungen stellen mit ihren Begleiterkrankungen und Folgen ein großes gesundheitspolitisches und soziales Problem dar.

Die Therapie von Abhängigkeits- und Suchterkrankungen ist gekennzeichnet durch ein schrittweises Vorgehen mit dem Ziel der völligen Abstinenz. Die verlaufsorientierten Behandlungsschritte innerhalb eines multiprofessionellen Teams umfassen in der Regel die Phasen Motivation, Entgiftung bzw. Entzug, Entwöhnung, Rehabilitation und Nachsorge (s. Abb. 12). Wegen teils schwerster Entzugserscheinungen erlauben nicht alle Mißbrauchssubstanzen ein sofortiges Absetzen, vor allem nicht solche, bei denen Dosissteigerung und Toleranzerhöhung eine Rolle spielten (s. oben, vgl. Tabelle 67). Bei Polytoxikomanie ist mit einem mehrgipfeligen Entzugsverlauf zu rechnen.

In der ICD-10, die sich an der oben beschriebenen WHO-Typologie orientiert, sind unter der Hauptgruppe F 1 die „psychischen und Verhaltensstörungen durch psychotrope Substanzen" subsummiert, wobei zwischen Intoxikation, Abhängigkeit, Entzugssyndrom und anderen Begleiterscheinungen unterschieden wird. Süchtiges Verhalten wird in der ICD-10 hiervon abgetrennt und teils den „abnormen Gewohnheiten und Störungen der Impulskontrolle" (F 63), teils den „Eßstörungen" (F 50) oder den „Sexualstörungen" (F 64–F 66) zugeordnet.

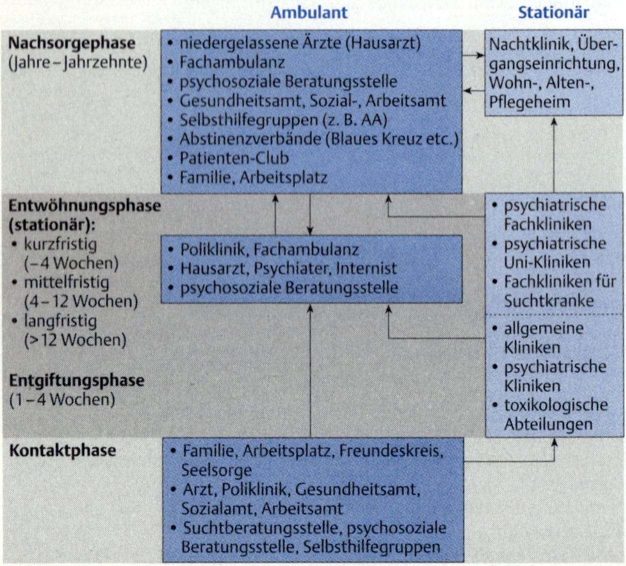

Abb. 12 Therapiekonzept bei Suchterkrankungen (nach Frank. Psychiatrie. 13. Auflage. Stuttgart: Gustav Fischer; 1997)

Tabelle 67 Abhängigkeit und Akuttherapie bei verschiedenen Arten der Sucht

Typ	Art der Abhängigkeit	Akuttherapie bei Intoxikation	Art des Entzugs, der Entwöhnung	Entzugssymptome	Akuttherapie bei Entzugssymptomen
Alkohol	physisch + psychisch	dämpfend, antikonvulsiv: Neuroleptikum o. Benzodiazepin	abrupt	Angst, Unruhe, Schlafstörungen, Tremor, veg. Symptome, Krampfanfall, Delir	Neuroleptika o. Clomethiazol, Clonidin (Antidepressivum, Carbamazepin)
Cannabis	psychisch (physisch?)	Talking down	abrupt	Angst, Depressivität, Schlafstörungen	Neuroleptika
Opiate	physisch + psychisch	Naloxon	abrupt	Unruhe, Craving, Übelkeit, Schwitzen, Gliederschmerzen, Gähnen, Fieber	Clonidin, Antidepressiva, Neuroleptika
Kokain	psychisch	Benzodiazepin	abrupt	Reizbarkeit, Angst, Depressivität, Schlafstörungen	Antidepressiva
Halluzinogen	psychisch	Benzodiazepin, Neuroleptika	abrupt	Dysphorie, Depressivität	Neuroleptika
Stimulantien	psychisch	Neuroleptikum, Benzodiazepin, Betablocker	abrupt	Dysphorie, Depressivität, Schlafstörungen	Antidepressiva
Barbiturate	psychisch + physisch	Neuroleptikum + Benzodiazepin	langsam ausschleichen	s. Alkohol	Neuroleptika, Clomethiazol

Tabelle 67 Fortsetzung

Typ	Art der Abhängigkeit	Akuttherapie bei Intoxikation	Art des Entzugs, der Entwöhnung	Entzugssymptome	Akuttherapie bei Entzugssymptomen
Benzodiazepine	physisch + psychisch	Flumazenil	langsam ausschleichen	s. Alkohol	Carbamazepin, Neuroleptika
Schnüffelsucht	psychisch	Neuroleptika	abrupt	Dysphorie	
Analgetika	psychisch + physisch	Neuroleptika	abrupt	Unruhe, Dysphorie	Neuroleptika, Carbamazepin
Nikotin	psychisch + physisch	Betablocker	abrupt (Substitution mit Nikotinpflaster)	Reizbarkeit, Unruhe	evtl. leichtes Antidepressivum

11.2 Alkoholismus (ICD-10: F 10)

Grundlagen

- **Synonym:** Alkoholkrankheit, Alkoholabhängigkeit, Alkoholmißbrauch, Trunksucht.
- **Definition:**
  - Andauernder, suchtmäßiger Konsum von Alkohol.
  - WHO-Definition: Chronische Verhaltensstörung, die bestimmt wird durch exzessives Trinken von Alkohol über das sozial übliche Maß hinaus, unter anderem mit der Folge körperlicher und psychischer Abhängigkeit.
- **Ätiologie und Pathogenese:** Multikonditionale Entstehungsweise aus dem Zusammenwirken von genetischer Disposition, Persönlichkeitsstruktur, Droge und sozialem Umfeld (s. S. 243 Vorbemerkungen):
  - *Psychodynamische Leithypothesen:* Ich- und Identitätsstörungen infolge mangelhafter Objektbeziehung und oraler Frustration in der Kindheit mit Fixation auf oraler Stufe bzw. Regression.
  - *Lerntheoretische Leithypothesen:* Verstärkung von als angenehm erlebter Befindlichkeit bzw. Abbau von Unlustgefühl, Nachahmung (Elternverhalten, Gruppendruck), Kontakterleichterung.
  - *Persönlichkeit:* Hohes Anspruchsniveau bei gleichzeitig erhöhter eigener Empfindlichkeit, Geltungsbedürfnis, Kontaktschwierigkeiten und Befindlichkeitsstörungen.
  - *Sozial:* Negative Vorbilder, „Broken home".
  - *Pharmakologisch:* Verstärkung der GABAergen Hemmung und Verringerung der L-Glutamat-vermittelten Erregung. Langfristig kommt es damit zu einer Abnahme der GABA-Rezeptoren und Vermehrung der L-Glutamat-Rezeptoren im ZNS.
  - *Genetik:* Hinweise auf enzymatische Besonderheiten bzw. andere Trait-marker (Veränderungen der Neuromodulatoren Beta-Carbolin und der Monoaminooxidase?).
- **Epidemiologie:**
  - Morbiditätsrisiko: Etwa 3 – 5% der Bevölkerung (bei Männern 6 – 7mal häufiger als bei Frauen).
  - Hereditäre Belastung mit familiärer Häufung bei 40 – 60% der Patienten.
  - Vorkommen in allen sozialen Schichten, zunehmender Jugendalkoholismus.
- **Gefährdungsgrenze (orientierende Werte):**
  - Frauen: 20 g Alkohol/Tag.
  - Männer: 40 g Alkohol/Tag.
- **Phasen der Alkoholkrankheit:** siehe Tabelle 69 S. 248.

Tabelle 68 Faustregeln für die Alkoholmenge bei üblichen Trinkmengen

Stoffklasse	Vol. % (ca.)	Menge (l)	Gramm Alkohol (ca.)
Bier	4	0,5	20
Wein	10 – 14	0,2	20 – 28
Sekt	10	0,1	10
Cognac, Whisky	40 – 50	0,02	8 – 10
Liköre	30 – 35	0,02	6 – 7

11.2 Alkoholismus (ICD-10: F 10)

Tabelle 69 Entwicklungsphasen der Alkoholabhängigkeit

Phase	Symptomatik + Kennzeichen	Alkohol – Toleranz
voralkoholische Phase	Spannungsminderung, Erleichterungstrinken	leichte Toleranzsteigerung
Prodromalphase	heimliches Trinken, auch morgens, Schuldgefühl, Gedächtnislücken, Verleugnung	weiterhin Toleranzsteigerung
kritische Phase	Kontrollverlust nach Trinkbeginn, Schuldgefühl, Interesseneinengung, Verlust an Kritikfähigkeit, soziale Probleme, Libido- und Potenzverlust	Toleranzminderung
chronische Phase	zwanghaftes Trinken, verlängerte Räusche, Angstzustände, Tremor, Persönlichkeitsabbau	Toleranzverlust, Abhängigkeit

Klinik

- **Zu Beginn:**
  - Erkrankung anfangs nur schwer erkennbar (Verleugnung, heimliches Trinken!).
  - Unspezifische internistische Erkrankungen: Magen-Darm-Beschwerden, Schlafstörungen, vegetative Symptome.
- **Organische Folgekrankheiten bei chronischem Alkoholismus:** Siehe Darstellung in der Tabelle 71 S. 250.
- **Persönlichkeitsveränderung:** Stimmungslabilität, Rücksichtslosigkeit, Reizbarkeit, vermehrte Erregbarkeit, Eifersucht, zunehmende Gedächtnis- und Konzentrationsstörungen (bis zum Korsakow-Syndrom – bei 3–5% aller Alkoholiker, s. u.).
- **Einfacher Rausch** (F 10.0): Passagere Alkoholintoxikation.
- **Pathologischer Rausch** (F 10.07): Dämmerzustand mit Erregtheit, Angst, Sinnestäuschungen und Aggressivität mit anschließender Amnesie.
- **Entzugserscheinungen** (F 10.3):
  - *Psychisch:* Schlafstörung, Nervosität, Angst, Depressivität, Unruhe, Konzentrationsstörungen, Verwirrtheit.
  - *Körperlich:* Schwitzen, Tremor, Tachykardie, Übelkeit, Erbrechen, Krampfanfälle, Hyper- o. Hypotonus.

Tabelle 70 Alkoholabhängigkeits-Typen nach Jellinek

Typus	Merkmale	Trinkverhalten	Abhängigkeit	Anzahl
α- Trinker	*kein* Kontrollverlust, Fähigkeit zur Abstinenz	*Konflikttrinker* Undiszipliniertes Trinkverhalten	nur psychisch	≈ 5%
β- Trinker	*kein* Kontrollverlust, Fähigkeit zur Abstinenz	*Gelegenheitstrinker* Übermäßiger Alkoholkonsum bei sozialen Anlässen	keine	≈ 5%
γ- Trinker	Kontrollverlust, zeitweilig Fähigkeit zur Abstinenz	*süchtiger Trinker* bis zum Rausch	zu Beginn psychisch Später auch physisch	≈ 65%
δ- Trinker	*kein* Kontrollverlust, jedoch Unfähigkeit zur Abstinenz	*Spiegeltrinker, Gewohnheitstrinker* Kontinuierlicher Alkoholkonsum	physisch	≈ 20%
ε- Trinker	Kontrollverlust im Rahmen von Alkoholexzessen	*Quartalstrinker, episodischer Trinker* Alkoholexzesse	psychisch	≈ 5%

- **Alkoholisches Delir** (bei ca. 15% aller Alkoholiker als Entzugs- oder Kontinuitätsdelir, F 10.4): Unruhe, ausgeprägte vegetative Symptome, Schlafstörungen, Desorientiertheit, gesteigerte Suggestibilität, Konfabulationen, optische und szenische Halluzinationen (vgl. S. 104), bei Kontinuitätsdelir protrahiert.
- **Alkoholhalluzinose** (F 10.5): Akustische Halluzinationen (Stimmenhören) über Stunden bis Wochen, Angst- und Verfolgungsgefühl. Dabei keine Bewußtseinsstörung, keine Desorientiertheit (vgl. S. 91). Die Symptomatik kann über Monate und Jahre andauern, sollte aber dennoch reversibel sein.
- **Korsakow-Syndrom** (F 10.6): Hirnorganisches Psychosyndrom mit Merkfähigkeitsstörungen, Konfabulationen, Desorientiertheit. Meist chronifizierter Verlauf.
- **Wernicke-Enzephalopathie:** Lebensbedrohlicher Zustand infolge Gefäßläsionen mit Blutungen im Gehirn (Nystagmus, Okulomotorikstörungen, zerebellärer Ataxie, Gedächtnisstörungen, Desorientiertheit und Bewußtseinstrübung. Oft Übergang in Korsakow-Psychose).

11.2 Alkoholismus (ICD-10: F 10)

Tabelle 71 Alkoholfolgekrankheiten

Organsystem	Manifestation	Klinik	spezielle Diagnostik
Ösophagus	Refluxösophagitis, Karzinom, Mallory-Weiss-Läsion, Varizen	Oberbauchschmerzen, Dysphagie, Übelkeit, Erbrechen, Hämatemesis	Gastroskopie, Biopsie, CT
Magen, Duodenum, Dünndarm	Gastritis, Duodenitis, Ulzera, Resorptionsstörungen	Oberbauchschmerzen, Übelkeit, Völlegefühl	Gastroduodenoskopie, Biopsie
Leber	Fettleber, Hepatitis, Zirrhose, Zieve-Syndrom (Hämolyse + Hyperlipidämie + alkoholtox. Hepatopathie	geringe Symptomatik wie Oberbauch-Druckschmerz bis zu Ikterus, Erbrechen, Diarrhoe, Aszites, Caput medusae	Laborparameter (s. u.), Sonographie, ggf. CT-Abdomen
Pankreas	akute, chronische Pankreatitis	Oberbauchschmerz (evtl. gürtelförmig), Fieber, Subileus, Übelkeit, Erbrechen	pankreasspezifische Amylase, Lipase, AP, γ-GT, Ca^{2+}, Sonographie, Rö-Thorax, -Abdomen, CT-Abdomen
Stoffwechsel	Hyperlipidämie, Hyperurikämie, hepatische Porphyrie	Arteriosklerose, Gicht, bei Porphyrie Hyperpigmentierung, Blasenbildungen	Labor, Urininspektion (bei Porphyrie evtl. nachdunkelnd)
Endokrinum	Hypogonadismus, Hyperkortisolismus, sekekundärer Diabetes mellitus	diabet. Stoffwechsellage, Libido-, Potenzverlust, Oligomenorrhoe, Verlust sekundärer Geschlechtsmerkmale	entsprechend der Klinik
Herz	dilatative Kardiomyopathie	Rhythmusstörungen, Herzinsuffizienz, Angina pectoris, Synkopen	EKG, Echokardiographie, Rö-Thorax

Tabelle 71 Fortsetzung

Organsystem	Manifestation	Klinik	spezielle Diagnostik
Nervensystem	Wernicke-Enzephalopathie, Korsakow-Syndrom, Epilepsie, Hirnatrophie, Polyneuropathie, Myopathie, Retrobulbärneuropathie, pontine Myelinolyse	Wernicke, Korsakow s. u., Gelegenheitsanfälle, Sensibilitätsstörungen, Paresen, Ataxie, Nystagmus, Sehstörungen	neurologische Untersuchung, CCT/MRT, EEG, EMG, NLG, Funduskopie

Diagnostik

- **Psychopathologische Untersuchung** (s. Klinik).
- **Anamnese:** Umfassende Fremd- (Objektivierung der Trinkmenge), Eigen-, biographische Anamnese, Suchtanamnese (Frage nach Rausch- und Suchtsymptomen).
- **Testpsychologische Persönlichkeitsdiagnostik,** z. B. MALT, TAI.
- **Körperliche Untersuchung:** Sorgfältig erhobener psychiatrischer (v. a. auch querschnittsmäßig Auffälligkeiten im Benehmen und Verhalten), internistischer (z. B. Gesichtsrötung, Foetor, Konjunktivitis, Tremor, Teleangiektasien, Palmarerythem) und neurologischer Status (z. B. Polyneuropathie, Nystagmus, Ataxie, Dysarthrie).
- **Labor:**
  - Bei akuter Intoxikation (akuter Rausch) Blutalkoholuntersuchung oder Alko-Test durchführen.
  - Erhöhte Transaminasen (GOT, GPT, γ-GT), Bilirubin ↑, evtl. Lebersynthesestörung mit CHE ↓, Quick ↓, Blutbild (MCV ↑), Vit. B12 ↓, Folsäure ↓, CDT ↑ (Carbohydratdefizientes Transferrin, zur Verlaufskontrolle bei chronischem Alkoholismus), Kreatinin ↑, Harnsäure ↑, Triglyzeride ↑.
- **Apparative Untersuchungen** (immer zum Ausschluß anderer Erkrankungn):
  - *CCT:* Bei chronischem Mißbrauch möglicherweise frontal betonte Hirnatrophie, Kleinhirnatrophie mit Erweiterungen der inneren und äußeren Liquorräume sowie zum Ausschluß traumatischer Läsionen (Sub- bzw. Epiduralhämatome).
  - *EEG:* Leichte bis mittelgradig ausgeprägte Allgemeinveränderung, eventuell mit β-Überlagerung.
  - Weitere symptombezogene, spezifische Diagnostik siehe Tabelle 71.

11.2 Alkoholismus (ICD-10: F 10)

Differentialdiagnose

- Intoxikationspsychose oder Enzephalopathie anderer Genese, z. B. drogen- oder medikamenteninduzierte Psychose (s. S. 156, 173).
- Drogenabhängigkeit: Drogenscreening (s. S. 26), körperliche Untersuchung (z. B. Injektionsstellen, Miosis).
- Andersartiger dementieller Prozeß (s. S. 133).
- Internistische Grunderkrankung: Körperliche Untersuchung, Zusatzdiagnostik s. Tabelle 49 S. 165.
- Neurologische Grunderkrankung: Neurologischer Status (z. B. Reflexdifferenzen, Paresen, Nackensteifigkeit, andere Herdsymptome), CCT (s. o.).

Therapie

- **Kontaktphase:** Sicherung der Diagnose und Klärung der Lebensverhältnisse, Abschätzung der Therapiemotivation. Kostenzusage? Hierfür Antrag an Leistungsträger (LVA, BfA) mit ausführlichem Bericht.
- **Entgiftungs- bzw. Entzugsphase** (s. S. 244 Abb. 12):
  - Stationäre Entzugsbehandlung unter besonderer Überwachung.
  - *Therapie von Entzugserscheinungen (Beginn 1 – 3 Tage nach Abstinenz):*
    - Dämpfende Neuroleptika (z. B. Promazin 100 – 200 mg/d p. o. oder Promethazin 100 – 150 mg/d p. o. oder Chlorprothixen 50 – 100 mg/d p. o. oder Melperon 200 – 350 mg/d p. o.) oder maximal eine Woche lang Clomethiazol, bei ausgeprägter vegetativer Symptomatik (z. B. Hypertonie) alternativ Clonidin.
    - Bei milderem Verlauf: Antidepressivum (z. B. Doxepin 100 – 200 mg/d p. o.) oder Carbamazepin 400 – 600 mg/d p. o.

    Hinweis: Stets Verabreichung von Vitamin B_1 (Thiamin) initial 50 mg i. m. täglich (cave anaphylaktische Reaktion), Folsäure 1 – 5 mg i. m. oder i. v. täglich und Magnesiumpräparaten!

    (Delir s. S. 351 Notfallpsychiatrie.)
  - *Bei Alkoholhalluzinose:* Mittelpotente Neuroleptika, z. B. Sulpirid 200 – 400 mg/d p. o. oder Clopenthixol 50 – 100 mg/d p. o. oder Fluphenazin 8 – 10 mg/d p. o.

    (Durchschnittliche Dauer einer Entgiftungsphase ca. 10 – 14 Tage.)
- **Entwöhnungsphase:** Spezifische Behandlung in entsprechender Fachklinik mit differenziertem psycho- und soziotherapeutischem Angebot. Strikte Abstinenz! (Durchschnittliche Dauer ca. 8 – 12 Wochen.)
- **Nachsorgephase:**
  - Ambulante Nachbehandlung mit Einbindung in Selbsthilfegruppen (z. B. Anonyme Alkoholiker, Blaues Kreuz, Guttempler, s. S. 493).
  - Rehabilitationsmaßnahmen, gegebenenfalls teilstationäre Behandlung in Tagesklinik oder Tagesstätte.
- **Bei therapierefraktärem Verlauf mit häufigen Rückfällen:** Anticravingsubstanz (Acamprosat, Naltrexon) oder alternativ Aversivbehandlung mit Disulfiram (genaue Anwendung s. S. 387 Tabelle 108).

Verlauf und Prognose

- Unter adäquater Behandlung Heilungsrate von bis zu 50% (Dauerabstinenz) nach vier Jahren. Ein Rückfallrisiko besteht lebenslang, ist jedoch im ersten Jahr am höchsten.
- In etwa 10% der Fälle Spontanheilung.
- **Schlechte Prognose:**
  - Übliche „Alkoholikerkarriere" mit sozialem Abstieg und erheblichen psychischen und körperlichen Schädigungen, Invalidität, Verlust sozialer Bindungen, allgemeine Depravation.
  - Beträchtliche Verkürzung der Lebenserwartung (3fach erhöhte Mortalität im Vergleich zum Bevölkerungsdurchschnitt) durch typische Folgekrankheiten (s.o.).
  - 12fach erhöhte Suizidalität gegenüber der Normalbevölkerung sowie durch Delinquenz in Form von Verkehrs- und Eigentumsdelikten, Sach- und Personenbeschädigungen (20–30% aller Arbeits-und Verkehrsunfälle sind alkoholbedingt! Ab 2‰ erheblich geminderte, ab 3‰ aufgehobene Schuldfähigkeit! Vgl. S. 475 forensische Psychiatrie).
  - Ein nicht adäquat behandeltes Alkoholentzugsdelir endet in bis zu 20% der Fälle tödlich (Herz-Kreislauf-Komplikationen), Letalität unter Behandlung <5%.

11.3 Cannabismißbrauch (ICD-10: F 12)

Grundlagen

- Synonym (für Cannabis): „Bar", „Brown", „Dope", „Gras", „Heu", „Kiff", „Lady", „Shit".
- **Definition:** Gewohnheitsmäßiger Konsum von Haschisch bzw. Marihuana.

Hinweis: Psychische Abhängigkeit, physische Abhängigkeit allenfalls nach langjährigem Gebrauch.

- **Wirksame Substanz, Applikation:**
  - Tetrahydrocannabinol (THC).
  - Applikationsform: Rauchen oder oral.
- **Ätiologie und Pathogenese:**
  - Prinzipiell wie bei allen Abhängigkeitskrankheiten, insbesondere bezüglich Rauschdrogen: Wunsch nach „Selbsterfahrung", „Bewußtseinserweiterung", „Emanzipation". Vermeintliche Anregung geistiger Produktivität und künstlerischer Kreativität (s. S. 243 Vorbemerkungen).
  - *Pharmakologisch:* Cannabinoide wirken serotonerg und anticholinerg im ZNS (limbisches System) und steigern vermutlich dessen Glukosestoffwechsel.
  - Nur geringe Toleranzentwicklung.

Hinweis: Haschisch ist häufig „Einstiegsdroge" für weitergehende Suchterkrankungen (bei ca. 70 – 80% der Opiatabhängigen). Genuß und Besitz von Haschisch bzw. Marihuana fallen unter das Betäubungsmittelgesetz und werden bislang strafrechtlich verfolgt. Allerdings kommt es zu einer Aussetzung der Strafe nach §35 BtmG, wenn eine kontrollierte Therapie erfolgt und auch nachgewiesen wird.

Klinik

- **Rausch** (F 12.0):
  - *Psychisch:* Wenige Minuten nach dem Rauchen gehobene Stimmung, Heiterkeit, Euphorie, gleichzeitig Antriebsverminderung mit Passivität und Lethargie, Gefühl der Zeitverlangsamung, abnorme Fokussierung der Wahrnehmung bzw. Sinnestäuschungen und Synästhesien (Wahrnehmung in einem Sinnesorgan bei Reizung eines anderen). Dauer: 4 – 6 Stunden.
  - *Körperlich:* Tachykardie, Blutdruckerhöhung, Durst- und Hungergefühl, Schläfrigkeit, Kopfschmerz, Übelkeit und Brechreiz, Mydriasis, Nystagmus, Mundtrockenheit, gerötete Konjunktiven.
- **Intoxikation:** Psychose mit Verfolgungsideen und Sinnestäuschungen (F 12.1).
- **Chronisch** (F 12.1): Gleichgültigkeit, Interessenverlust, Depressivität, Kontaktstörungen, schließlich auch Persönlichkeitsveränderung mit Verwahrlosungstendenz („Amotivationssyndrom").
- **Komplikationen:**
  - *Horrortrip:* Panikartige Angst infolge abnormer Erlebens- und Wahrnehmungsveränderungen.
  - *Flash back* (Echopsychose, Nachhallphänomene): Nach Tagen bis Wochen erneutes Auftreten der psychischen Veränderungen ohne erneute Einnahme der Substanz.
  - *Psychose mit schizophreniformer Symptomatik* (F 12.5, s. S. 156 Drogeninduzierte Psychose).
- **Entzug:** Keine körperlichen Entzugssymptome, jedoch Unruhe, Schlafstörungen mit Alpträumen und erhöhte Reizbarkeit!

11.3 Cannabismißbrauch (ICD-10: F 12)

- **Mögliche organische Folgeerkrankungen** bei chronischem Cannabismißbrauch: Entzündliche Erkrankungen der Atemwege, endokrine Störungen, Herz-, Kreislauf-Funktionsstörungen.

Diagnostik

- **Psychopathologische Untersuchung** (s. Klinik); Verhaltensbeobachtung.
- **Anamnese:** Eigen- und Fremdanamnese, biographische und Suchtanamnese.
- **Körperliche Untersuchung:** Internistischer und neurologischer Status.
- **Labor:** Drogenscreening, Substanznachweis im Urin (s. S. 26), Routinelabor.

Hinweis: Cannabinolnachweis im Urin ist noch bis zum 10. Tag nach der Einnahme möglich.

Differentialdiagnose

- Andere Form einer Intoxikation bzw. Suchterkrankung.
- Schizophrene Psychose (s. S. 180 ff).
- Hirnorganische Wesensänderung (s. S. 121).

Therapie

- **Allgemein psychiatrisch:**
  - Kontaktaufnahme und Entzug: Stationärer Entzug immer dann, wenn längerer und intensiver Mißbrauch bzw. Polytoxikomanie vorliegt. Entzugssymptome sind nach einem Intervall von ca. 2 – 4 Tagen zu erwarten.
  - Entspannungsübungen, Bilderleben, Gruppentherapie, Bewegungstherapie bzw. Sport (s. S. 395 ff). Selbsthilfegruppe (s. S. 493).
- **Medikamentös:** Bei Unruhezuständen schwachpotente, dämpfende Neuroleptika, z. B. Promazin 100 – 200 mg/d p.o oder Promethazin 75 – 150 mg/d p. o. oder Melperon 150 – 200 mg/d p. o. oder Chlorprothixen 50 – 100 mg/d p. o.

Verlauf und Prognose

- Insgesamt eher günstig.
- Bei Langzeitkonsum kognitive Beeinträchtigungen und Persönlichkeitsnivellierung mit sozialem Abstieg.
- Wie beim Tabakrauchen erhöhtes Risiko für Atemwegserkrankungen und Bronchialkarzinom (evtl. auch für Fertilitätsstörungen).

11.4 Abhängigkeit von Opiaten und Opioiden (ICD-10: F 11)

Grundlagen

- Synonyme (für Heroin): „H“, „brown sugar“, „horse“, „Jack“, „Schnee“.
- **Definition:** Physische und psychische Abhängigkeit von Opiaten, synthetischen Opioiden oder opioidartigen Analgetika.
- **Wirksame Substanzen, Applikation:**
  - Alfentanil, Buprenorphin, Codein, Dextromethorphan, Dextroprotoxyphen, Diazetylmorphin bzw. Diamorphin (Heroin), Dehydrocodein, Fentanyl, Hydrocodon, Hydromorphon, Levomethadon(L-Polamidon), Morphin, Nalbuphin, Opium, Pentazocin, Pethidin, Piritramid, Tilidin und Tramadol.
  - Applikationsform: Injektion, Rauchen, Schnupfen oder orale Einnahme.
- **Ätiologie und Pathogenese:** Wie bei allen Suchterkrankungen s. S. 243, zusätzlich:
  - Pharmakologische Wirkung auf spezifische (Gamma- und Kappa-) Opiatrezeptoren im zentralen Nervensystem (limbisches System).
  - Aktivierung von D1-Dopaminrezeptoren?
  - Sehr hohes Abhängigkeitspotential!

Klinik

- **Rausch** (F 11.0):
  - *Psychisch:* Euphorisierung, Stimulation oder Sedierung, Steigerung des Selbstgefühls.
  - *Körperlich:* Miosis, Bradykardie, Darmatonie mit Übelkeit und Erbrechen,
- **Intoxikation, Überdosierung:** Koma, Atemdepression, ausgeprägte Miosis, Zyanose, Lungenödem und Kreislaufkollaps.
- **Chronisch** (F 11.1):
  - *Psychisch:* Leistungsabfall, Apathie, Affektlabilität, emotionale Verflachung, Depressionen, Suizidgedanken und Suizid.
  - *Körperlich:* Rasche Toleranzentwicklung, ausgeprägte Vagotonie (Hypotonie, Bradykardie, Miosis, Diarrhoe), Libidoverlust, Amenorrhoe, Gewichtsabnahme bis zur Kachexie, Ataxie, Haarausfall, Hautblässe.
- **Entzug** (F 11.3):
  - „Cold turkey“ – Symptome: Mydriasis, Gänsehaut, graue Gesichtsfarbe, Schnupfen, Niesen, Augentränen, Rückenschmerzen, Muskelzuckungen, Appetitstörungen, Übelkeit, Brechreiz, Diarrhoe, Tachykardie, Hypertonie, Gliederschmerzen, Muskelkrämpfe, Zittern, Schlafstörungen, Unruhe, Angstgefühl, ausgeprägter Drogenhunger (craving), zerebrale Krampfanfälle.
  - *Beginn:* 6 – 10 Stunden nach Abstinenz.
  - *Dauer:* 8 – 10 Tage.

Achtung: Heroin ist oft mit Streckmitteln (z.B. Milchzucker, Ascorbinsäure, Mehl, Talkum, Gips) oder Verschnittmitteln (z.B. Koffein, Chinin, Azetylsalizylsäure, Barbitursäure, Strychnin, Amphetamin) versetzt, was zu unberechenbaren zusätzlichen Intoxikationen führen kann!

11.4 Abhängigkeit von Opiaten und Opioiden (ICD-10: F 11)

Diagnostik

- **Psychopathologischer Befund** (s. Klinik).
- **Anamnese:** Fremd- und Eigenanamnese bzw. Suchtanamnese.
- **Körperliche Untersuchung:** Einstichstellen, Spritzenabszesse, Miosis? Neurostatus.
- **Labor:** Drogenscreening (Polytoxikomanie), stets serologische Untersuchung auf Hepatitis (B, C), HIV-Infektion und Lues (TPHA-Suchtest).

Differentialdiagnose

- Andere Suchterkrankung, Polytoxikomanie: Anamnese, Drogenscreening.
- Affektive Erkrankung: Anamnese, Verlauf.

Therapie

- **Allgemein:** Im Rahmen einer stationären Intensivüberwachung (Kostenzusage durch die Rentenversicherung) konsequente Entgiftung und Entziehung bei sorgfältiger allgemein-körperlicher Pflege. Vorzüge des sogenannten Turboentzugs („Blitzentgiftung") unter Narkose umstritten.
- **Medikamentös:**
  - Niedrigpotentes Neuroleptikum (z. B. Levomepromazin 150 – 300 mg/d p. o.) oder Antidepressivum(z. B. Doxepin 150 – 300 mg/d p. o.), bei vorherrschend vegetativer Symptomatik auch Clonidin 0,5 – 0,75 mg/d p. o.
  - Bei lebensbedrohlichen Vergiftungserscheinungen: Einsatz von Morphinantagonisten (z. B. Nalorphin, Lorfan, Naloxon , Naltrexon oder Daptazil) unter Sicherung der Atmung (ggf. Intubation) und Pneumonie-Prophylaxe (Antibiose). (Der Wirkstoff Naltrexon (s. S. 387) kann auch zur Rezidivprophylaxe eingesetzt werden. Voraussetzungen: Motivation, soziale Integration, Abhängigkeit nicht länger als 5 Jahre!).
- **Substitutionsbehandlung:**
  - *RL-Methadon:* Genaues Vorgehen s. S. 385.
  - *Codein:* Diese Anwendung ist umstritten, sie scheint gegenüber Methadon keine Vorteile zu bieten, führt jedoch zu stärkerer Euphorisierung und größerer Abhängigkeit.
  - *L-Alpha-Acetyl-Methadon (LAAM):* Befindet sich noch in der Erprobung.
- **Psychiatrisch, psychotherapeutisch:** In entsprechender Fachklinik mit konfliktzentrierter Einzel- und Gruppentherapie, Arbeits- und Bewegungstherapie, Milieutherapie, weiterführende soziotherapeutische Maßnahmen s. S. 444 ff.

Verlauf und Prognose

- Belastung der Prognose durch eine hohe Rückfallquote und Tendenz zu sozialer Verwahrlosung und Beschaffungskriminalitätbei mehr als 20% der Abhängigen. (s. S. 243). Erfolgsquote von 50 – 60%.

11.5 Kokainsucht (ICD-10: F 14)

Grundlagen

- Synonyme (für Kokain): „Coke", „Koks", „Schnee", „Show", „star dust".
- **Definition:** Kontinuierlicher Konsum von Kokain.
- **Wirksame Substanzen, Applikation:**
  - Kokain.
  - „Crack": Mischung aus Kokain, Alkohol und Backpulver.
  - Applikationsform: Rauchen, Injizieren oder Schnupfen.
- **Ätiologie und Pathogenese:** Wie bei allen Abhängigkeitserkrankungen (s. S. 243), zusätzlich pharmakologisch Stimulierung der Dopaminfreisetzung bzw. Wiederaufnahmehemmung von Dopamin im ZNS.

Hinweis: Häufig polytoxikomane Kombination mit anderen Drogen wie Heroin, LSD oder Flunitrazepam („Ro").

Klinik

- **Rausch** (F 14.0):
  - *Psychisch:* Aktivismus, Antriebssteigerung, Euphorie, gehobenes Selbstgefühl, erhöhte Kontaktfähigkeit mit Rededrang, im weiteren Verlauf oft Umschlagen in Angstgefühl, Depressivität und Reizbarkeit, Selbstvorwürfe und Suizidgedanken, Auftreten von Wahnideen und (haptischen) Sinnestäuschungen (s. drogeninduzierte Psychose S. 156).
  - *Körperlich:* Tachykardie, Blutdruckerhöhung, Mydriasis, Kopfschmerz, Schwindel, Ataxie, Hyperreflexie.
- **Intoxikation:** Mydriasis, Tachyarrhythmie, Hyperthermie, epileptische Anfälle, Ataxie.
- **Chronisch** (F 14.1): Apathie, Dysphorie, Affektlabilität, Depersonalisation, soziale Desintegration bis zur Depravation, psychische Abhängigkeit mit Toleranzbildung. Bei „Crack" hohes Suchtpotential mit rascher körperlicher und sozialer Verelendung!
- **Entzugssymptomatik** (F 14.3): Angstzustände, Schlafstörungen, Tachykardie, Dyspnoe, Erbrechen und Durchfälle, Schwitzen, Erschöpfung.

Diagnostik

- **Psychopathologische Untersuchung** (s. Klinik).
- **Anamnese:** Eigen- und Fremdanamnese, Suchtanamnese.
- **Körperliche Untersuchung:** Internistischer Status (z. B. Blutdruck, Herzfrequenz, Pupillengröße).
- **Labor:** Drogenscreening (s. S. 26), Routinelabor.

Differentialdiagnose

- Andere Form einer Intoxikation: Anamnese, Labordiagnostik!
- Psychose aus dem schizophrenen Formenkreis (s. S. 180 ff): Anamnese, Verlauf.

Therapie

- **Allgemein, psychiatrisch:**
  - Kontaktaufnahme, Überprüfung der Motivation zur stationären Entgiftungsbehandlung.
  - Begleitende und weiterführende psychotherapeutische Betreuung und Nachsorge. Selbsthilfegruppe s. S. 493.
- **Medikamentös** (unterstützend):
  - Benzodiazepin, z. B. Diazepam 10 mg/d p. o. oder Lorazepam 4–6 mg/d p. o.
  - *Bei Depressivität (Suizidalität):* Antidepressivum, z. B. Imipramin 100–150 mg/d p. o. oder Desipramin 100–150 mg/d p. o. oder selektive Serotoninwiederaufnahmehemmer (z. B. Fluoxetin 20(–40)mg/d p. o. oder Paroxetin 20 mg/d p. o. oder Citaprolam 20 mg/d p. o. oder Sertralin100 mg/d p. o., s. S. 369 Somatotherapie).
  - *Bei Psychose:* Haloperidol 8–12 mg/d p. o. oder Fluphenazin 3–6 mg/d p. o.

Verlauf und Prognose

- Belastung der Prognose durch Persönlichkeitsveränderung mit beruflichem und sozialem Abstieg. Häufig Beschaffungskriminalität (s. S. 475 forensische Psychiatrie).

11.6 Rauschmittelsucht (ICD-10: F 16)

Grundlagen

- **Definition:** (Anhaltender) Mißbrauch von Halluzinogenen bzw. psychedelischen Drogen („Partydrogen") einschließlich „Designer-drugs".
- **Applikationsform:** Konsum durch Rauchen, Schnupfen oder orale Einnahme.
- *Hinweis:* Keine physische, jedoch starke psychische Abhängigkeit mit Toleranzentwicklung!
- **Wirksame Substanzen:**
  - LSD (Lysergsäurediäthylamid, Mescalin (Peyote-Kaktus), Psilocybin (mexikanischer Pilz), Muscarin (Fliegenpilz), Atropin (aus Tollkirsche), Harmin (aus exotischen Pflanzen). Synonyme für LSD: „Acid", „Cube", „Fahrkarte", „Mike", „Säure".
  - *Designer-drugs:* Methyl-Fentanyl mit morphinähnlicher Wirkung, Pethidin-Abkömmlinge mit morphinähnlicher Wirkung, Phencyclidin (PCP, „Angel dust", „Monkey", „Peace pill", „Crystal") mit intensiv-euphorisierender Wirkung.

    (Amphetaminabkömmlinge („Ecstasy") s. S. 262 Stimulantienmißbrauch.)
- **Ätiologie und Pathogenese:**
  - *Typische Persönlichkeitsstruktur:* Selbstunsicherheit, Frustrationsintoleranz und Stimmungslabilität, Geltungsbedürfnis, problematische Sozialisation.
  - *Suchtauslösend:* Neugierde, Imitationsverhalten, Befindlichkeitsstörungen.
  - *Pharmakologisch:* Serotonerge (und noradrenerge) Effekte im ZNS.

Klinik

- **Rausch** (F 16.0):
  - *Psychisch:* Über Stunden anhaltende Steigerung von Wahrnehmung und Empfinden, erhöhte Phantasietätigkeit, unnatürliches Wohlbefinden mit Selbstüberschätzung, Entfremdungserlebnisse, Veränderungen im Raum- und Zeiterleben, illusionäre Verkennungen, optische Halluzinationen und Pseudohalluzinationen, Zoenästhesien, abrupt auch Stimmungswechsel, unberechenbare Angst, Verwirrtheit.
  - *Körperlich:* Tachykardie, Hypertonie, Tremor, Mydriasis, Mundtrockenheit und Schwindel, Ataxie.
- **Chronisch** (F 16.1):
  - *Psychisch:* Interessenverlust, Apathie, Depressivität mit Suizidalität, Halluzinose.
  - *Körperlich:* Mydriasis, Tachykardie, Schwitzen.
- **Komplikationen:**
  - *Flash back:* Auch nach längerer Abstinenz (bis zu Monaten) erneutes Auftreten der typischen Halluzinogensymptome.
  - Horrortrip (s. S. 156).

Diagnostik

- **Psychopathologische Untersuchung** (s. Klinik).
- **Anamnese:** Eigen- und Fremdanamnese, biographische und Suchtanamnese.
- **Labor:** Drogenscreening (s. S. 26, Polytoxikomanie?), Routinelabor.
- **Körperliche Untersuchung:** Internistisch, neurologisch (z. B. Blutdruck, Herzfrequenz, Pupillengröße, Gleichgewichtsprüfung).

Differentialdiagnose

- Andere Form einer Intoxikation: Anamnese, Laborscreening.
- Maniformes Bild bei affektiver Störung oder schizophrener Psychose: Anamnese, Verlauf (s. S. 114).

Therapie

- **Allgemein, psychiatrisch:**
  - Kontaktaufnahme und Motivierung.
  - Stationäre Entzugsbehandlung, gegebenenfalls Unterbringung (s. forensische Psychiatrie S. 477, 478).
  - Weiterführende psychotherapeutische Entwöhnungsbehandlung. (Selbsthilfegruppe s. S. 493).
- **Medikamentös:**
  - Bei ausgeprägter Angst oder Erregtheit (Horrortrip): Benzodiazepin, z. B. parenteral Diazepam 5 – 10 mg i. v. oder Lorazepam 2 – 4 mg i. v., s. S. 348, 353 Notfallpsychiatrie.
  - Psychotische Symptomatik: Benzodiazepin und/oder Neuroleptikum (z. B. Haloperidol5 mg p. o. oder Clopenthixol 50 mg p. o.

Verlauf und Prognose

- Gelegentlich rezidivierende psychotische und Angstsymptomatik als „Flash back" (s. o.).
- Im Rausch sind unberechenbare Verhaltensweisen mit forensischen Konsequenzen möglich (s. S. 475 forensische Psychiatrie).
- Die Induktion einer schizophrenen Psychose mit eigenständigem weiteren Verlauf ist möglich (s. S. 156 drogeninduzierte Psychose).

11.7 Stimulantienmißbrauch (ICD-10: F 15)

Grundlagen

- **Definition:** Mißbrauch und Abhängigkeit von Psychostimulantien (Synonym: Energetika, Weckamine, Psychoanaleptika, Psychotonika).
- *Hinweis:* Keine körperliche, jedoch starke psychische Abhängigkeit!
- **Applikationsform:** Injektion oder oral.
- **Wirksame Substanzen:**
  - U. a. Amphetamin, Amfetaminil, Koffein, Ephedrin bzw. Norpseudoephedrin (Kath), Phencamphamin, Fenetylin, Levopropylhexedrin, Methylphenidat, Phenmetrazin, Pemolin und Prolintan („Bennies", „Black birds", „Dixies", „Speed", „Sweeties", „Uppers").
  - *Besondere Animationsdroge:* Methylendioxymetamphetamin („Ecstasy", „Eve", „Cadillac", „Empathy", „Adam", „XTC") mit Steigerung der Serotoninfreisetzung.
- **Ätiologie und Pathogenese:**
  - Multikausale Entwicklung (s. Vorbemerkungen S. 243).
  - *Mögliche Motivationen:* Minderung von Müdigkeitsgefühl, Leistungssteigerung (z.B. Doping bei Hochleistungssportlern), Appetitreduzierung (Anorexia nervosa s.S. 325), Eigenbehandlung von Depressionen. Reizhunger bei innerer Leere, Kontaktstörungen, Minderwertigkeitsgefühl, Ängstlichkeit.
  - *Pharmakologisch:* Dopaminerg induzierte zentral stimulierende Wirkung.

Klinik

- **Rausch** (F 15.0):
  - *Psychisch:* Gefühl von Leistungssteigerung. Euphorie. Unruhe und Aufgedrehtheit bis zur Enthemmung.
  - *Körperlich:* Tachykardie, Hypertonie, Mydriasis, Brechreiz, Mundtrockenheit, Tremor, Kopfschmerzen, Nystagmus, Ataxie.
- **Chronisch** (F 15.1):
  - *Psychisch:* Ideenflüchtigkeit, Aggressivität, verminderte Kritikfähigkeit, Gedächtnisstörungen, Dysphorie, Schlafstörungen, Suizidalität, Stimmungslabilität. Paranoide Psychose mit Sinnestäuschungen, Wahn und Angst (Weckaminpsychose s.S. 156).
  - *Körperlich:* Gewichtsverlust, Nierenschädigung, Hypertonie, Tremor, Stereotypien.
- **Entzug** (F 15.3): Über 3 – 5 Tage Apathie, Dysphorie, Gereiztheit und Depressivität/Suizidalität, Apathie, Schlafstörungen, Heißhunger, Muskelschmerzen, Tenesmen.

Diagnostik

- **Psychopathologische Untersuchung** (s. Klinik); Verhaltensbeobachtung.
- **Anamnese:** Eigen-, Fremd-, Drogenanamnese.
- **Labor:** Drogenscreening (s.S. 26), Routinelabor.
- **Eingehende körperliche Untersuchung.**

11.7 Stimulantienmißbrauch (ICD-10: F 15)

Differentialdiagnose

- Körperliche Erkrankung: z. B. Hyperthyreose, Hypertonie, Hypoglykämie, Phäochromozytom.
- Maniformes Syndrom bei affektiver Störung (s. S. 207, 209) oder beginnender Schizophrenie (s. S. 183).

Therapie

- **Allgemein, psychiatrisch:** Stationäre Entzugsbehandlung, ggf. Unterbringung (s. S. 477, 478).
- **Medikamentös:**
  - *Akuter Rausch bzw. Intoxikation:* Benzodiazepin, z. B. Diazepam 5 – 10 mg p. o., Lorazepam 2 – 4 mg p. o.
  - *Erregtheit, vegetative Symptomatik:* Betarezeptorenblocker, z. B. Propanolol, Metoprolol (s. Somatotherapie S. 377).
  - *Depressivität:* Antidepressivum, z. B. Imipramin, Desipramin, Amitriptylin, Doxepin oder Serotoninwiederaufnahmehemmer wie Fluoxetin, Paroxetin.
  - *Persistierende psychotische Symptome:* Neuroleptikum, z. B. Haloperidol 8 – 15 mg/d p. o. oder Fluphenazin 4 – 10 mg/d p. o. oder Perazin 150 – 250 mg/d p. o.

Verlauf und Prognose

- Bei weiterer Abstinenz gute Prognose.
- Ansonsten chronische Abhängigkeit mit Schlafstörungen und Tendenz zur Polytoxikomanie sowie Persönlichkeitsveränderung.

11.8 Abhängigkeit von Beruhigungsmitteln (ICD-10: F 13)

Grundlagen

- **Definition:** Mißbräuchliche Einnahme von Tranquilizern des Benzodiazepintyps oder von Mebrobamat.
- **Wirksame Substanzen, Applikation:**
  - Benzodiazepine stellen die am häufigsten mißbräuchlich eingenommenen Medikamente dar. Flunitrazepam („Ro") ist ein in der Drogenszene beliebtes Mittel bei Polytoxikomanie.
  - Applikationsform: Orale Einnahme, sehr selten Injektion.

Hinweis: Psychische und physische Abhängigkeit bei längerer Einnahme!

- Kreuztoleranz mit Alkohol und Barbituraten.
- Epidemiologie: Frauen sind deutlich häufiger betroffen.
- **Ätiologie und Pathogenese:**
  - Grundsätzlich wie bei allen Abhängigkeitskrankheiten multikausal (s. Vorbemerkungen S. 243).
  - *Auslöser:* Ähnlich wie bei Alkoholabhängigkeit oft Überlastung oder Überforderung („Streß"), chronische Konfliktsituation, aber auch Befindlichkeitsstörungen und Hyposomnie.
  - *Pharmakologisch:* Wie bei Alkohol inhibitorischer GABA-Effekt im ZNS.

Klinik

- **Akute Intoxikation** (F 13.0):
  - *Psychisch:* Ähnlich wie bei Alkoholmißbrauch (s. S. 247) Müdigkeit und Benommenheit, Anxiolyse, gleichzeitig gehobene Stimmungslage, Kontakterleichterung bis zur Enthemmung,
  - *Körperlich:* Muskelerschlaffung, verwaschene Sprache, Schwindel, Ataxie, Hypotonie.
- **Chronisch** (F 13.1):
  - *Psychisch:* Verlangsamung, Abstumpfung, Passivität, Gedächtnisstörungen, Fahrigkeit, allgemeine Wesensveränderung.
  - *Körperlich:* Tremor, Nystagmus, Ataxie, Gewichtsverlust, allmähliche Gewöhnung und Steigerung der Dosis (Toleranzerhöhung) oder Niedrigdosisabhängigkeit ohne Steigerung (low dose dependence).
- **Entzug** (F 13.3): Erst nach Stunden bis Tagen Unruhe, Tremor, Schwitzen, Tachykardie, Schlafstörungen, Derealisationsempfinden, Erbrechen, Angstzustände, prolongierte psychotische Symptome und Krampfanfälle, die mit tage- bis wochenlanger Verzögerung fluktuierend – nach längerem Konsum auch ohne Dosissteigerung – auftreten können (Niedrigdosisabhängigkeit!).

Diagnostik

- **Psychopathologische Untersuchung** (s. Klinik); Verlaufsbeobachtung.
- **Anamnese:** Eigen- und Fremdanamnese.
- **Eingehende körperliche Untersuchung.**
- **Labor:** Drogen- und Medikamentenscreening (Polytoxikomanie?), Routinelabor.
- **Apparative Diagnostik:** EEG (frontale β-Wellen).

11.8 Abhängigkeit von Beruhigungsmitteln (ICD-10: F 13)

Differentialdiagnose

- Andere Form der Intoxikation: Anamnese, Drogenscreening!
- Hirnorganisches Psychosyndrom bzw. Demenz (s. S. 121, 118): Anamnese, vorherrschend kognitive Defizite.

Therapie

- **Allgemein, psychiatrisch:**
  - Stationäre Entgiftungsbehandlung mit allmählicher Substanzreduzierung in kleinen Schritten, z. B. tropfenweise (bei Diazepam über Wochen!).

  Hinweis: Nicht abrupt absetzen, langsam ausschleichen!
  - Entspannungsübungen (s. S. 415 ff), Psychotherapie (s. S. 397) und kognitive Verhaltenstherapie (s. S. 423), Bewegungstherapie, Ergotherapie, Sport (s. S. 396).
- **Medikamentös:**
  - *Bei aktueller, schwerer Intoxikation:* Flumazenil (Benzodiazepinantagonist) im Rahmen der Intensivüberwachung (s. Notfallpsychiatrie S. 354 Tab. 89).
  - *Bei Entzugssymptomatik:* Carbamazepin 300 – 600 mg/d p. o. in Verbindung mit Neuroleptikum (z. B. Haloperidol 8 – 12 mg/d p. o.).
  - *Entzugsdelir:* Niedrigpotentes Neuroleptikum (z. B. Levomepromazin 100 – 200 mg/d p. o.) oder bis zu einer Woche Clomethiazol. (Weiterbehandlung wie bei Alkoholismus s. S. 247).

Verlauf und Prognose

- Abhängig von weiterer Abstinenz.
- Prävention (ärztliche Verschreibungsdisziplin!). (Reboundeffekte beachten!)

11.9 Abhängigkeit vom Barbiturat -Typ (ICD-10: F 13)

Grundlagen

- **Definition:** Psychische und physische Abhängigkeit von barbiturathaltigen Sedativa, Clomethiazol, Gluthemid, Carbromal und Methaqualon.

Hinweis: Ausgeprägte psychische und physische Abhängigkeit. (Kreuztoleranz besteht mit Alkohol und Benzodiazepinen!)

- **Applikationsform:** Meist orale Einnahme.
- Epidemiologie: Häufigeres Vorkommen bei Frauen.
- **Ätiologie und Pathogenese** (vgl. S. 243):
  - Schlaf- und Befindlichkeitsstörungen wirken in der Regel induzierend.
  - *Pharmakologisch:* Inhibitorischer GABA-Effekt im ZNS.

Hinweis: Intoxikation häufig auch aus suizidaler Absicht!

Klinik

- **Akute Intoxikation** (F 13.0):
  - *Psychisch:* Verlangsamung, Müdigkeit, Bewußtseinstrübung, Anxiolyse.
  - *Körperlich:* Verwaschene Sprache, Ataxie, Miosis, RR ↓, Atemdepression.
- **Chronisch** (F 13.1):
  - *Psychisch:* Stimmungslabilität, Reizbarkeit, Verlangsamung, Gedächtnisstörungen, kognitive Defizite s. hirnorganisches Psychosyndrom S. 121.
  - *Körperlich:* Tremor, Nystagmus, Dysarthrie, Schwindel, Ataxie, Gewicht ↓.
- **Entzugserscheinungen** (F 13.3): Prolongierte (Tage bis Wochen anhaltende) Unruhe, Übelkeit, Erbrechen, Kollapsneigung, Tachykardie, Tremor, Schwitzen, delirante Symptome, Krampfanfälle.

Diagnostik

- **Psychopathologische Untersuchung** (s. Klinik). Verhaltensbeobachtung.
- **Anamnese:** Eigen- und Fremdanamnese, Suchtanamnese.
- **Labor:** Drogenscreening (s. S. 26), Routinelabor (γ-GT ↑).
- **Körperliche Untersuchung:** Internistischer, v. a. auch neurologischer Status.
- **Apparative Diagnostik:** EEG (meist frontale β-Wellen).

Differentialdiagnose

- Andere Form der Intoxikation.
- Hirnorganisches Psychosyndrom bzw. Demenz (s. S. 118, 121).

Therapie, Verlauf und Prognose

- **Allgemein, psychiatrische Therapie:**
  - Stationäre Behandlung mit fraktionierter Entgiftung.

  Hinweis: Kein abruptes Absetzen! Schrittweiser Entzug mit Pentobarbital, täglich 10 mg Dosisreduktion.
  - Entspannungsübungen (s. S. 415 ff), Bewegungstherapie und Sport (s. S. 396).
  - Psychotherapie (s. S. 397), soziotherapeutische Nachsorge (s. S. 444).
- **Medikamentöse Therapie:** Bei Entzugssymptomatik mittelpotentes Neuroleptikum (z. B. Clopenthixol) oder zur Überbrückung ≤ 1 Woche Clomethiazol.
- **Verlauf und Prognose:** Abhängig von weiterer Abstinenz und ärztlicher Verschreibungsdisziplin! Reboundeffekte beachten (s. Schlafstörungen S. 314).

11.10 Analgetikamißbrauch (ICD-10: F 19)

Grundlagen

- **Definition:** Mißbräuchliche Einnahme von Schmerzmitteln.
- *Hinweis:* Psychische und physische Abhängigkeit!
- Wirksame Substanzen (meist Mischpräparate): Koffein, Barbiturat, Ergotamin, Mefenamin, Metamizol, Phenazon, Pyrazolon.
- Epidemiologie: Bei Frauen deutlich häufiger.
- **Ätiologie und Pathogenese:** Chronische Schmerzzustände (vgl. S. 310).

Klinik

- **Zu Beginn:** Euphorisierung bzw. Stimulierung, Betriebsamkeit und Angeregtheit.
- **Später:**
  - *Psychisch:* Eher Neigung zu Verlangsamung, Gleichgültigkeit, Müdigkeit und Abgestumpftheit.
  - *Körperlich:* Kopfschmerz bei phenacetinhaltigen Mitteln, Nephropathie (chron. interstitielle Nephritis), Gastritis.
- **Entzugssymptome:** Je nach Präparat Tremor, Schlafstörungen, Kollapsneigung, Durchfälle, Unruhe und Ängstlichkeit, Dysphorie, Zunahme der ursprünglichen Schmerzen (Reboundeffekte).

Diagnostik

- **Psychopathologische Untersuchung** (s. Klinik); Verhaltensbeobachtung.
- **Anamnese:** Eigen- und Fremdanamnese, Auslöser.
- **Körperliche Untersuchung:** Ausführlicher internistischer Status, neurologische Konsiliaruntersuchung.
- **Labor:** Drogen- und Medikamentenscreening (s. S. 26), Routinelabor (einschließlich Kreatinin, Na^+, K^+, Ca^{2+}, Phosphat, Differential-Blutbild), Urinstatus (Eiweiß, Leukozyten, Erythrozyten?)
- **Apparative Diagnostik:** Abklärung möglicher schmerzverursachender Erkrankungen, bei V.a. Analgetika-Nephropathie Sonographie, ggf. i.v.-Pyelogramm (Papillennekrosen).

Differentialdiagnose

- Andere Form einer chronischen Intoxikation: Anamnese, Screening.

Therapie

- **Allgemein, psychiatrisch:**
  - Stationäre Entgiftungs- bzw. Entzugsbehandlung mit begleitender psychotherapeutischer Betreuung.
  - Kontrollierte multiprofessionelle Schmerzbehandlung: (Medikamentös, s. u.), Biofeedback, Verhaltenstherapie, Entspannung, Suggestion.

11.10 Analgetikamißbrauch (ICD-10: F 19)

- **Medikamentös:**
  - *Bei Enzugssymptomatik:* Neuroleptikum, z.B. Haloperidol 5–10 mg/d p.o. kombiniert mit Carbamazepin400 mg/d p.o.
  - *Zur Schmerzbehandlung:*
    - Amitriptylin 100–150 mg/d p.o. kombiniert mit Haloperidol 1–2 mg/d p.o.
    - Oder: Imipramin 150 mg/d p.o. kombiniert mit Thioridazin 50 mg/d p.o.

Verlauf und Prognose

- Reboundeffekte!
- Starke Abhängigkeit von Abstinenz.

Hinweis: Auf ärztliche Verschreibungsdisziplin achten! Gefahr der Toleranzerhöhung mit allmählicher Dosissteigerung.

11.11 Schnüffelsucht (ICD-10: F 18)

Grundlagen

- Synonym: Sniffing, Thinner-Sucht.
- **Definition:** Mißbräuchliches Inhalieren von organischen Lösungsmitteln.
- *Hinweis:* Nur psychische Abhängigkeit!
- **Wirksame Substanzen** („Popper"): Äther, Aceton, Benzol, Butangas, Chloroform, Dichlormethan, Tetrachlorkohlenstoff und Toluol (in Sprays, Lösungsmitteln, Klebstoff- und Lackverdünnern).
- Epidemiologie: Gehäuft Auftreten bei Jugendlichen in Gruppen.
- **Ätiologie und Pathogenese** (vgl. S. 243).
  - *Mögliche Motivationen:* Neugier, Reizhunger, Geltungsbedürfnis.
  - *Pharmakologisch:* Serotonerge und adrenerge Wirkung im ZNS.

Klinik

- **Rausch** (F 18.0):
  - *Psychisch:* Unruhe, Erregung, Euphorie, Benommenheit, Verwirrtheit, Entfremdungserlebnisse, illusionäre Verkennungen, Halluzinationen.
  - *Körperlich:* Übelkeit, Brechreiz, Rötung der Gesichtshaut, Tachykardie, Nystagmus, Kopfschmerz, Ataxie.
- **Chronisch** (F 18.1): Appetitstörungen, Gewichtsabnahme, Enzephalopathie mit Persönlichkeitsveränderung und epileptischen Anfällen (s. hirnorganisches Psychosyndrom S. 121), Leber- und Nierenschädigung, Polyneuropathie.
- *Hinweis:* Ersticken bei Inhalation aus Plastiktüte möglich (sudden sniffing death)!

Diagnostik

- **Psychopathologische Untersuchung** (s. Klinik); Verhaltensbeobachtung.
- **Anamnese:** Eigen- und Fremdanamnese. Anlässe!
- **Körperliche Untersuchung:** Internistischer und neurologischer Status.
- **Apparative Diagnostik, Labor:** EEG, EKG, CCT; Routinelabor.

Differentialdiagnose

- Andersartige Intoxikation: Anamnese, Drogenscreening.
- Drogeninduzierte Psychose (s. S. 156).

Therapie

- **Allgemein, psychiatrisch:**
  - Stationäre Entgiftung.
  - Psychotherapeutische Begleitung (s. S. 397) und soziotherapeutische Nachsorge (s. S. 444).
- **Medikamentös:** Bei Unruhe schwachpotentes Neuroleptikum (z. B. Levomepromazin 75 – 100 mg/d p. o. oder Chlorprotixen 50 – 100 mg/d p. o.).

Verlauf und Prognose

- Abhängig von der Bereitschaft und Fähigkeit zu konsequenter Abstinenz.

11.12 Nikotinabhängigkeit (ICD-10: F 17)

Grundlagen

- **Definition:** Weltweit verbreitete Abhängigkeit von Nikotin, überwiegend in Form von (Zigaretten-)Rauchen.
- Epidemiologie: Geschlechtsverteilung (USA und Europa): Männer ca. 50–60%, Frauen ca. 30–40% der Bevölkerung.
- **Ätiologie und Pathogenese:**
  - *Motivationen:* Zu Beginn häufig jugendliche Neugier, Einwirkungen negativer Vorbilder in Familie oder „peer groups".
  - *Psychodynamisch:* Befriedigung oraler Bedürfnisse, Unterdrückung von Unlustgefühlen und Spannungszuständen, Konditionierung der Begleithandlungen.
  - *Pharmakologisch:* Entspannende Wirkung durch cholinerge Blockade und Freisetzung von ACTH und β-Endorphin, Dopamin-Produktion ↑.

Klinik

- Regelmäßiger (zwanghafter) Konsum von täglich mindestens 15–20 Zigaretten, häufig kombiniert mit Alkohol- oder gesteigertem Koffeinkonsum.
- Bei der Inhalation Steigerung von Wachheit und Konzentrationsvermögen (cholinerg-katecholaminerge Aktivierung), emotionsausgleichende Effekte.

Diagnostik

- **Psychopathologische Untersuchung** (s. Klinik).
- **Anamnese:** Eigen- und Fremdangaben (zur Objektivierung der Patientenangaben). Konsumtendenz?
- **Körperliche Untersuchung:** Mögliche klinisch-diagnostische Hilfen sind Raucherhusten, Braunfärbung der Finger, bei längerer Abstinenz innere Unruhe und Unlustgefühle.
- **Apparative Diagnostik:** Routinelabor, Röntgen-Thorax (Zeichen der chron. Bronchitis, Herzkonfiguration, Rundherde?), Dopplersonographie der hirnversorgenden Arterien, EKG.

Therapie

- **Allgemein, psychiatrisch:** Aufklärung und Information, Entspannungsübungen, Suggestivmethoden, Akkupunktur, Hypnose; Verhaltenstherapeutische Maßnahmen (z. B. Selbstkontrolltrainings, s. S. 424, 426 ff).
- **Medikamentös:** Kontinuierliche Nikotinzufuhr mittels übergangsweiser Verwendung von nikotinhaltigen Pflastern (transdermales Nikotinsystem TNS) oder Kaugummis mit schrittweiser Dosisreduktion.

Verlauf und Prognose

- Abstinenz: Spontan wird sie nur von 10–15% der Raucher erreicht, bei systematischer Entwöhnungsbehandlung von 30–40%.
- Körperliche Spätfolgen: Bei fortlaufendem Nikotinmißbrauch treten Gefäßerkrankung, Bronchialkarzinom und Fertilitätsstörungen auf.

Vorbemerkungen

Der Begriff „Persönlichkeitsstörung“ ist teils an die Stelle der früher üblichen Bezeichnung „abnorme“ oder „akzentuierte Persönlichkeit“ (obsolet: „Psychopathie“) getreten, teils findet er Verwendung bei Vorliegen sog. Charakter- oder Kernneurosen mit Prägnanzsymptomatik.

Unter Persönlichkeitsstörungen werden überdauernde, tiefverwurzelte abnorme Verhaltens- und Erlebensweisen verstanden, die mit subjektivem Leidensdruck und/oder Beeinträchtigungen der beruflichen und sozialen Leistungsfähigkeit einhergehen, wobei die Problematik des Gesundheitsbegriffes bzw. der „Normalität“ stets zu reflektieren ist. Eine „akzentuierte“ Persönlichkeit stellt noch keinen „Krankheitsfall“ dar.

Die Chronizität dieser „extremen Varianten seelischer Wesensarten“, die bereits während der Jugend oder dem frühen Erwachsenenalter in Erscheinung treten, impliziert hinsichtlich der Ätiologie nicht nur einen erheblichen konstitutionellen Anteil, sondern auch große Schwierigkeiten einer wirksamen Behandlung, erst recht hinsichtlich einer Heilung. Die Verlaufsprognose wird zudem oft durch begleitenden Substanzmißbrauch, Suizidversuche und sich rückkoppelnde soziale Schwierigkeiten belastet.

Mehr als bei anderen psychischen Störungen repräsentieren die tiefen- und lernpsychologischen Modelle zur Pathogenese Hypothesen, die von schulgebundenen Prämissen ausgehen und nicht bewiesen sind. Sicherlich stellen Erziehung und soziales Milieu wesentliche pathogenetische und vor allem pathoplastische Einflußgrößen dar; vorrangig ist jedoch von genetischen bzw. konstitutionellen Faktoren bezüglich charakterlicher und Triebabnormitäten auszugehen. In neurobiologischer Hinsicht finden sich in einigen Fällen diskrete EEG-Veränderungen (Dysrhythmien) und leichte morphologische Auffälligkeiten des Gehirns, so daß im Einzelfall eine minimale zerebrale Dysfunktion im Bereich von Antrieb und Affekt angenommen werden kann (s. S. 128 u. 129).

Aus den oft störenden Verhaltensweisen können nämlich konflikthafte Interferenzen mit der Umwelt resultieren, so daß bisweilen Übergänge zu Belastungsreaktionen (s. S. 215) und Anpassungsstörungen fließend werden; die differentialdiagnostische Abgrenzung zu letzteren Störungen ist oft sehr schwierig. Eine nosologische Verwandtschaft zu den (endogenen) Psychosen ist nicht bestätigt, es besteht jedoch ein hohes Maß an Komorbidität mit depressiven, Angst- und Zwangsstörungen.

Etwa 6–8% der Bevölkerung sollen von Persönlichkeitsstörungen betroffen sein (Frauen häufiger als Männer), nicht eingerechnet die Personen mit Veranlagungen zu Impulskontrollstörungen (s. S. 290), Süchten (s. S. 290) und Sexualstörungen (s. S. 298). Therapeutisch werden sowohl aufdeckende Langzeitbehandlungen versucht als auch Trainings zur Verhaltensmodifikation; bei krisenhaften Zuspitzungen sind stützende, aktuelle Interventionen wie auch der passagere Einsatz von Psychopharmaka erforderlich.

Die im folgenden beschriebenen Persönlichkeits- und Verhaltensvarianten stellen die häufigsten Prägnanztypen dar; sie folgen weitgehend der Klassifikationshauptgruppe F 6 der ICD-10, eingeschlossen Störungen der Impulskontrolle bzw. süchtiges Verhalten und Sexualstörungen bzw. sexuelle Deviationen.

12.1 Persönlichkeits- und Verhaltensstörungen

Tabelle 72 Allgemeine Leitlinien für Persönlichkeitsstörungen nach ICD-10

- deutliche Unausgeglichenheit in Einstellung und Verhalten in mehreren Funktionsbereichen (Affektivität, Antrieb, Impulskontrolle, Wahrnehmung und Denken, Beziehungen zu anderen)
- das Verhaltensmuster ist andauernd und nicht auf Episoden psychischer Krankheiten begrenzt
- die Störung ist nicht auf umschriebene, greifbare Hirnschädigungen, Hirnerkrankungen oder andere psychische Störung zurückzuführen
- das Verhaltensmuster ist tiefgreifend gestört und in vielen persönlichen und sozialen Situationen eindeutig unpassend
- Beginn in der Kindheit und Jugend, dauerhafte Manifestation im Erwachsenenalter
- deutliches subjektives Leiden, deutliche Einschränkung der beruflichen und sozialen Leistungsfähigkeit
- die Behandlung ist oft unbefriedigend

Tabelle 73 Kurze Charakterisierung der Persönlichkeitsstörungen in Anlehnung an ICD-10

Persönlichkeit	Charakteristika	S.
asthenisch	rasch erschöpfbar, wenig belastbar	274
depressiv	stets bedrückt, schwermütig, ernst	275
hyperthym	überaktiv, umtriebig, distanzarm	276
paranoid paranoisch	mißtrauisch, streitsüchtig, eifersüchtig, nachtragend, feindselig	277
schizoid, schizotyp	Vertrauensmangel, einzelgängerisch, Anhedonie, emotionale Kühle, sozialer Rückzug, paranoide Ideen, Grübelzwang, gekünsteltes und stereotypes Denken	278
emotional instabil stimmungslabil	wechselhafte Stimmung, impulsiv, ohne Berücksichtigung der Konsequenzen, unzuverlässig	279
reizbar-impulsiv	impulsiv, jähzornig, aggressiv (auch gewalttätig), reizbar	280
dissozial	egozentrisch, labil, Mißachtung von Normen, Delinquenz	281
Borderline	multiple Verhaltens- und Erlebensstörungen	282
histrionisch	theatralisch, dramatisch, manipulativ	284

Tabelle 73 Fortsetzung

Persönlichkeit	Charakteristika	S.
anankastisch	pedantisch, rigide, übergewissenhaft, perfektionistisch	285
ängstlich (vermeidend)	angespannt, unsicher, besorgt, mutlos	286
abhängig	unselbständig, ich-schwach, anlehnungs- u. hilfebedürftig, nachgiebig, anspruchslos	287
hypochondrisch	ängstlich, selbstbeobachtend, Vermeidungsverhalten, Schonhaltung, gesundheitsbewußt	288
narzißtisch	Wunsch nach Bewunderung, übersteigertes Selbstwertgefühl, Arroganz, Eitelkeit	289

12.2 Asthenische Persönlichkeit (ICD-10: F 48.0)

Grundlagen

- Synonym: Neurasthenie.
- **Definition:** Person mit mangelhafter allgemeiner Belastbarkeit, geringer Ausdauer und anhaltendem Gefühl von rascher Erschöpfbarkeit.
- Epidemiologie: Frauen häufiger vertreten.
- **Ätiologie und Pathogenese:**
  - Konstitutionelle Faktoren (s. Vorbemerkungen S. 271).
  - Lerntheoretisch: Versäumte adäquate Belastung im Kindesalter bzw. Überprotektivität mit daraus resultierender „gelernter Hilflosigkeit" und sekundärem Krankheitsgewinn.

Klinik

- **Psychopathologisch:** Vielfältige Klagsamkeit, Versagens- und Erschöpfungsgefühl, mangelhaftes Durchsetzungsvermögen, generelle Ich-Schwäche, Selbstunsicherheit, Bedrücktheit.
- Begleitsymptomatik: Chronische Müdigkeit und Leistungsschwäche, diffuse Mißempfindungen, vegetative Labilität, Schlafstörungen.

Diagnostik

- **Psychopathologische Untersuchung** (s. Klinik); Verlaufsbeobachtung.
- **Testpsychologische Persönlichkeitsdiagnostik,** z. B. MMPI, FPI, GT.
- **Anamnese:** Fremd- und Eigenanamnese.
- **Körperliche Untersuchung, apparative Diagnostik** zum Ausschluß einer körperlichen Erkrankung.

Differentialdiagnose

- Larvierte Form der (endogenen) Depression (s. S. 204): Phasischer Verlauf, ausgeprägtere Symptomatik.
- Chronischer Drogen- oder Medikamentenmißbrauch (s. S. 243): Anamnese, Drogenscreening.
- Depressive oder hypochondrische Neurose (s. S. 231, 235): Symptomatik ausgeprägter, schwierige DD!
- Postremissives Erschöpfungssyndrom nach akuter Psychose (s. S. 197): Anamnese, Verlauf.
- Somatoforme Störung (s. S. 306 ff): Körperliche Symptomatik im Vordergrund, weniger diffus.
- Rekonvaleszenz nach körperlicher Erkrankung: Anamnese, Verlauf.

Therapie, Verlauf und Prognose

- **Allgemein, psychiatrische Therapie:**
  - Schwerpunkt auf allgemein-roborierenden Maßnahmen, Physio- und Hydrotherapie, Gymnastik, Sport, Erholungsaufenthalten.
  - Ermutigung und stützende (supportive) Psychotherapie (s. S. 402).
  - Verhaltenstherapie: Belastungstraining, Token economy, „Streßimpfung" (s. S. 419).
- **Verlauf und Prognose:** Einförmig mit situativ bedingten Schwankungen.

12.3 Depressive Persönlichkeit (ICD-10: F 34.1)

Grundlagen

- **Definition:** Person mit konstanten Merkmalen von Bedrücktheit, Gehemmtheit und Pessimismus.
- Epidemiologie: Bei Frauen und Männern gleich häufig.
- **Ätiologie und Pathogenese:** Aus psychodynamischer Sicht Frühentwicklung einer depressiven Persönlichkeitsstruktur durch gestörte Eltern-Kind-Beziehung, insbesondere aus ambivalenter Bindung zur Mutter mit daraus resultierender Angst vor Entwicklung zur Unabhängigkeit. Darüber hinaus stellt sie eine konstitutionell bedingte Variante dar.

Klinik

- Durchgehend zaghaft-stille, kontaktarme, schwerblütig, bedrückt und gehemmt wirkende Menschen mit Neigung zu Zukunftsängsten und Pessimismus, Erschöpfungsgefühl, Anhedonie (s. S. 112).
- In charakterlicher Hinsicht oftmals hohe Zuverlässigkeit, Gewissenhaftigkeit und Genauigkeit („Typus melancholicus").

Diagnostik

- **Psychopathologische Untersuchung** (s. Klinik). Verhaltensinterpretation und Verlaufsbeobachtung
- **Testpsychologische Persönlichkeitsdiagnostik,** z. B. MMPI, FPI, GT, Rorschach.
- **Anamnese:** Umfassende fremd- und eigenanamnestischen Erhebungen.
- **Körperliche Untersuchung, apparative Diagnostik** zum Ausschluß einer organischen Grunderkrankung.

Differentialdiagnose

- Organisch bedingte depressive Syndrome (s. S. 112): Anamnese, Organdiagnostik.
- Beginnende Demenz (s. S. 118): Kognitive Defizite stehen im Vordergrund.
- Schizophrenes Residuum (s. S. 197): Anamnese, Verlauf.
- Depressive Neurose bzw. Dysthymie (s. S. 235): Ausgeprägtere Symptomatik.

Therapie, Verlauf und Prognose

- **Therapie:**
  - Im Einzelfall Versuch einer längerfristigen, aufdeckenden ambulanten Psychotherapie (s. S. 403) mit Bearbeitung einer möglicherweise zugrundeliegenden Trennungs- und Geborgenheitsproblematik.
  - Stützende (supportive) Psychotherapie (s. S. 402) bei größerem Leidensdruck mit Lebensschwierigkeiten.
  - Kognitive Verhaltenstherapie (s. S. 423).
  - Vermeiden einschneidender, abrupter sozialer Belastungen sowie Stabilisierung enger persönlicher Beziehungen.
- **Verlauf und Prognose:** Trotz chronifizierten Verlaufs meist zufriedenstellende Lebensbewältigung.

12.4 Hyperthyme Persönlichkeit (ICD-10: F 34.0)

Grundlagen

- **Definition:** Auffallend betriebsame Person mit lebhaftem Temperament.
- Epidemiologie: Keine sicheren Geschlechtsunterschiede.
- **Ätiologie und Pathogenese:** Weitgehend konstitutionell bestimmt (s. Vorbemerkungen S. 271).

Klinik

- **Psychopathologisch:**
  - Überaktivität bis hin zu ständiger Umtriebigkeit, gehobene Gestimmtheit und Mitteilungsbedürfnis.
  - Häufig begleitet von einer Neigung zu Geltungsbedürfnis und Distanzarmut; vermehrte Erregbarkeit. (Meist mitreißender Gesellschafter („Betriebsnudel").)

Diagnostik

- **Psychopathologische Untersuchung** (s. Klinik); Verlaufs- und Verhaltensbeobachtung.
- **Testpsychologische Persönlichkeitsdiagnostik,** z. B. MMPI, GT, YMRS, BRMAS.
- **Anamnese:** Fremd- und biographische Anamnese,
- **Körperliche Untersuchung, apparative Diagnostik:** Ausschluß einer körperlichen Grunderkrankung (s. o.).

Diffentialdiagnose

- (Endogene) Manie, Zyklothymia (s. S. 207, 209).
- Symptomatische maniforme Störung (s. S. 169).
- Maniformes Syndrom bei hirnorganischer Wesensänderung (s. S. 121).
- Alkohol- oder Rauschmittelintoxikation (s. S. 353).

Therapie, Verlauf und Prognose

- **Therapie:** Spezifische Therapieformen sind nicht bekannt und in der Regel auch nicht erforderlich.
- **Verlauf und Prognose:**
  - Mit dem Älterwerden stellt sich meist eine gewisse Beruhigung ein.
  - Als Negativvariante ist eine Persönlichkeitsnivellierung möglich.

12.5 Paranoide Persönlichkeit (ICD-10: F 60.0)

Grundlagen

- Synonym: Fanatische oder querulatorische Persönlichkeit.
- **Definition:** Person mit krankhaft gesteigerter Empfindlichkeit und/oder – bei fanatischer Persönlichkeit – kämpferischem Einsatz für überwertige Ideen und Vorstellungen.
- Epidemiologie: Beginn im frühen Erwachsenenalter, Vorkommen häufiger bei Männern.
- **Ätiologie und Pathogenese:**
  - Konstitutionelle Faktoren (s. Vorbemerkungen S. 271).
  - Möglicherweise unbewältigte Aggressionsproblematik, unbearbeitete Frustrationen und Versagungen aufgrund mangelhafter Coping-Strategien (insbesondere bei querulatorischer Persönlichkeit).

Klinik

- **Psychopathologisch:**
  - Empfindlich-sensitive, mißtrauische und/oder unbelehrbar rechthaberische Haltung.
  - Ich-Bezogenheit, Unduldsamkeit, Eifersucht oder Feindseligkeit.
  - Tendenz zu überhöhtem Selbstwertgefühl, ständige Selbstbezogenheit.

Diagnostik

- **Psychopathologische Untersuchung** (s. Klinik); Verlaufsbeoachtung.
- **Testpsychologische Persönlichkeitsdiagnostik,** z. B. Rorschach-Test, TAT, FPI.
- **Anamnese:** Fremd- und biographische Anamnese.
- **Körperliche, app. Untersuchung** zum Ausschluß organischer Störungen.

Differentialdiagnose

- Schizophrenie bzw. Residualsyndrom (s. S. 197).
- Wahnhafte Störung bzw. Paranoia (s. S. 116, 192).
- Rentenneurose (s. S. 242).
- Schizoide Persönlichkeit (s. S. 278).

Therapie, Verlauf und Prognose

- **Therapie (allgemein, psychiatrisch):**
  - Affektentlastende, stützende Psychotherapie (s. S. 402).
  - Entspannungsmaßnahmen (s. S. 415 ff).
  - Personenzentrierte (klientenzentrierte) Therapie (s. S. 412).
  - Logotherapie (s. S. 411).
- **Verlauf und Prognose:**
  - Insgesamt wenig fluktuierender Verlauf mit konstantem Leidensdruck infolge persönlicher, beruflicher und sozialer Einschränkungen.
  - Abmilderung der sthenisch-querulatorischen Haltung und damit einhergehender Aktivitäten im höheren Lebensalter.

12.6 Schizoide Persönlichkeit (ICD-10: F 60.1)

Grundlagen

- **Definition:** Person mit Neigung zu Kontaktscheu, Überempfindlichkeit und geringer emotionaler Anteilnahme.
- Epidemiologie: Überwiegend bei Männern vorkommende Störung (ca. 1–2% der Bevölkerung).
- **Ätiologie und Pathogenese:**
  - Bestimmend sind konstitutionelle Faktoren (s. Vorbemerkungen S. 271).
  - *Biographie:* In der Familie gehäuft psychische Störungen mit oft spannungsreichen, schwierigen Verhältnissen und fehlender emotionaler Wärme.

Klinik

- **Psychopathologisch:**
  - Anhedonie (Unvermögen zum Erleben von Freude), Mißtrauen und Zwiespältigkeit.
  - Distanziertheit, Introvertiertheit und Verschlossenheit; emotionale Kühle, exzentrisches Verhalten.
  - Neigung zu Isolation und Vereinsamung infolge mangelhafter sozialer Anpassungsfähigkeit.

Diagnostik

- **Psychopathologische Untersuchung** (s. Klinik), Verlaufs- und Verhaltensbeobachtung.
- **Testpsychologische Persönlichkeitsdiagnostik,** z.B. MMPI, Rorschach-Test, PSE.
- **Anamnese:** Eingehende Fremd- und Eigenanamnese.

Differentialdiagnose

- Schizophrenie vom Simplextyp (s. S. 183).
- Schizotype Störung (s. S. 191).
- Wahnhafte Störung (s. S. 116, 192).
- Schizophrenes Residual- oder Defektsyndrom (s. S. 197).
- Borderline-Persönlichkeitsstörung (s. S. 282).

Therapie, Verlauf und Prognose

- **Therapie (allgemein, psychiatrisch):**
  - Soweit möglich Einbindung in Lebensgemeinschaft mit festen Bezugspersonen und stabilen Interaktionen.
  - Stützende (supportive) Psychotherapie (s. S. 402), Arbeits- und Ergotherapie (s. S. 446 ff), Gruppenaktivitäten, soziotherapeutische Hilfestellung (s. S. 444).
- **Verlauf und Prognose:** Im Laufe des Lebens ist eine Verfestigung bis hin zur Verschrobenheit mit bizarren Lebensgewohnheiten möglich (sog. „Sonderling“).

12.7 Stimmungslabile Persönlichkeit (ICD-10: F 60.3)

Grundlagen

- Synonym: Zyklothymia. Thymopathische Persönlichkeit. Emotional instabile Persönlichkeit.
- **Definition:** Personen mit rasch wechselnden emotionalen Reaktionen bei latenter emotionaler Instabilität.
- Epidemiologie: Ca. 1 – 2% der Bevölkerung. Bei Frauen häufigeres Vorkommen.
- **Ätiologie und Pathogenese:** Weitgehend konstitutionell festgelegte Persönlichkeitsstruktur (s. Vorbemerkungen S. 271).

Klinik

- **Psychopathologisch:**
  - *Vorherrschend:* Oft kaum nachvollziehbare, impulshafte Stimmungsschwankungen und unberechenbare Launenhaftigkeit mit der Tendenz, Impulse auszuagieren ohne Rücksicht auf mögliche Konsequenzen.
  - *Latent:* Innere Unruhe, Unstetigkeit und Umtriebigkeit, Reizoffenheit, Reizhunger, Drang nach Veränderung, rasche Verstimmbarkeit, Kränkbarkeit.

Diagnostik

- **Psychopathologische Untersuchung** (s. Klinik).
- **Testpsychologische Persönlichkeitsdiagnostik,** z. B. MMPI, AMDP, EWL.
- **Anamnese:** Fremd- und biographische Anamnese.

Differentialdiagnose

- Hirnorganisches Psychosyndrom mit Affektlabilität bzw. -inkontinenz (s. S. 121).
- Chronischer Medikamentenmißbrauch bzw. anderweitige Suchterkrankung (s. S. 243).
- Borderline Persönlichkeitsstörung (s. S. 282).

Therapie, Verlauf und Prognose

- **Therapie (allgemein, psychiatrisch):**
  - Häufigere Aussprache mit dem Ziel der affektiven Entlastung (je nach Bedarf 1 – 3 mal pro Quartal).
  - Pädagogische Führung, stützende Psychotherapie (s. S. 402).
  - Vermeiden einer medikamentösen Behandlung, da eine Neigung zu Abhängigkeit besteht.
- **Verlauf und Prognose:** Im Laufe des Lebens kommt es eher zu einer Abnahme der seelischen Instabilität.

12.8 Reizbar-impulsive Persönlichkeit (ICD-10: F 60.30)

Grundlagen

- Synonym: Explosible Persönlichkeit, aggressive Persönlichkeit.
- **Definition:** Person mit Neigung zu heftigen Affektausbrüchen und impulsiven Reaktionen.
- Epidemiologie: Überwiegend bei Männern.
- **Ätiologie und Pathogenese:**
  - Konstitutionelle bzw. pränatal erworbene Überreagibilität und Unausgeglichenheit hinsichtlich der emotionalen Belastbarkeit (s. Vorbemerkungen S. 271).
  - *Psychodynamische Hypothese:* Inadäquate Abfuhr unbewußter Triebimpulse oder verdrängter aggressiver Regungen.

Klinik

- **Psychopathologisch:** Impulshafte, unangemessene Trotz- und Wutreaktionen bis zum Jähzorn, auch gewalttätige Handlungen. Latente Reizbarkeit und Launenhaftigkeit, verminderte Frustrationstoleranz (s. S. 115 Leitsymptome).

Diagnostik

- **Psychopathologische Untersuchung** (s. Klinik); Verhaltensbeobachtung.
- **Anamnese:** Umfassende Fremdanamnese.
- **Körperliche, apparative Diagnostik:** Ausschluß hirnorganisch bedingter Störungen (Epilepsie!) oder anderweitiger körperlicher Erkrankungen (im EEG vermehrt Dysrhythmien!).

Differentialdiagnose

- Frühkindliche Hirnschädigung mit erethischen (vermehrt erreg- und reizbar) Verhaltensstörungen (s. S. 128).
- Schizophrenia simplex bzw. Hebephrenie (s. S. 183).
- Medikamenten- oder Drogenmißbrauch, Alkoholismus (s. S. 243 ff).
- Dissoziale Persönlichkeit (s. S. 281).

Therapie, Verlauf und Prognose

- **Therapie (allgemein, medikamentös):** Im akuten Erregungszustand beruhigendes Zureden („Talking down"), zur Unterstützung Verabreichung von Benzodiazepin (z. B. Lorazepam) oder Neuroleptikum (z. B. Levomepromazin). (Grundsätzlich Abstinenz von Alkohol und Stimulantien.)
- **Verlauf und Prognose:**
  - Mit dem Älterwerden kommt es einerseits zu einer Abmilderung der Erregbarkeit, andererseits jedoch auch zu einer möglichen Interferenz mit dementiellen Beeinträchtigungen bzw. daraus resultierender Persönlichkeitszuspitzung.
  - Der Verlauf wird belastet durch überdurchschnittlich häufige Strafverfahren wegen Sachbeschädigung oder Körperverletzung (s. S. 457 forensische Psychiatrie).

12.9 Dissoziale Persönlichkeit, Soziopathie (F 60.2)

Grundlagen

- Synonym: Soziopathische Persönlichkeit, antisoziale Persönlichkeit.
- **Definition:** Person mit Neigung zu dissozialem Verhalten und Delinquenz.
- Epidemiologie: Bei ca. 3% der Männer und ca. 1% der Frauen (höhere Konkordanz bei eineiigen Zwillingen).
- **Ätiologie und Pathogenese** (s. S. 271 Vorbemerkungen): Hereditäre Belastung bzw. konstitutionelle Faktoren sind schwer zu trennen von ungünstigen Sozialisationseinflüssen: Auffallend häufig sind früher Elternverlust bzw. fehlender Vater, „Broken home"-Situation, mangelhafte Fürsorge, elterliches Delinquenzverhalten, Heimerziehung.

Klinik

- **Psychopathologisch:** Mißachtung sozialer Normen und Regeln (bereits während der Kindheit Schuleschwänzen, Weglaufen und Eigentumsdelikte), geringe Frustrationstoleranz mit Neigung zu aggressivem, auch gewalttätigem Verhalten, Tendenz zur Verwahrlosung. Unfähigkeit zum Erleben von Schuldbewußtsein, emotionale Defizite, Haltschwäche, Egoismus.
- Begleitend: Tendenz zu Alkohol- und Drogenmißbrauch, häufige Partnerwechsel.

Diagnostik

- **Psychopathologische Untersuchung** (s. Klinik); Verhaltensbeoachtung.
- **Testpsychol. Persönlichkeitsdiagnostik,** z. B. MMPI, Rorschach-Test, DIB.
- **Anamnese:** Biographie, Fremdanamnese.
- **Körperl. und apparative Untersuchungen:** CCT, EEG, Dopplersonographie.

Differentialdiagnose

- Frühkindlich exogenes Psychosyndrom bzw. frühkindl. Hirnschädigung mit/ohne Intelligenzminderung (s. S. 128).
- Chronischer Drogen- o. Medikamentenmißbrauch, Alkoholismus (s. S. 243).
- Borderline-Persönlichkeit (s. S. 282).
- Emotional-instabile Persönlichkeit (s. S. 279).
- Psychotisches Defektsyndrom (s. S. 197).

Therapie, Verlauf und Prognose

- **Therapie (allgemein, psychiatrisch):**
  - Vorrangig soziotherapeutische Maßnahmen mit Ausbildung bzw. Arbeitstherapie und Sozialtraining (s. S. 444).
  - Adaptive Einzel- und Gruppenpsychotherapie.
- **Verlauf und Prognose:**
  - Belastung der Prognose durch Delinquenz (s. o., vgl. S. 457).
  - Hohe Komorbidität mit Alkohol- und Drogenabhängigkeit oder anderer Suchterkrankung. (In der zweiten Lebenshälfte meist Tendenz zur Resozialisierung).

12.10 Borderline-Persönlichkeit (ICD-10: F 60.31)

Grundlagen

- Synonym: Borderline-Persönlichkeitsstörung, Borderline-Typus der emotional-instabilen Persönlichkeit.
- **Definition:** Komplex multipler Erlebens- und Verhaltensstörungen als Form der sogenannten Charakterneurose. Umstrittene psychiatrische Diagnose!
- Epidemiologie: Bei Frauen häufiger, je nach Schulmeinung bei bis zu 15% der Bevölkerung (?).
- **Ätiologie und Pathogenese:**
  - Möglicherweise Zusammenspiel konstitutioneller und Entwicklungsfaktoren mit dem Resultat spezifischer Ich-Störungen (Unfähigkeit zum Aufbau reifer Objektbeziehungen).
  - Entwicklung entweder in Richtung einer Grenzpsychose („schizotype Störung") (s. S. 191) oder einer Borderline-Persönlichkeitsstruktur.

Klinik

- **Psychopathologisch:**
  - *Bei „schizotypischer" Borderline-Persönlichkeitsstruktur (F 21):* Ängstlichkeit und Sensitivität, Denk- und Wahrnehmungsverzerrungen, chronische diffuse Ängste und Kommunikationsstörungen, innere Leere, Depressivität, Identitätsunsicherheit.
  - *Bei „instabiler" Borderline-Persönlichkeitsstruktur (F 60.31):* Stimmungslabilität und vermehrte Reizbarkeit, emotionale Krisen, Impulsivität, Aggressivität, selbstverletzendes Verhalten, Suizidalität, phobische Störungen, Hypochondrie und Konversionssymptome, Süchtigkeit, sexuelle Devianz.

Diagnostik

- **Psychopathologische Untersuchung** (s. Klinik); Verlaufsbeobachtung.
- **Testpsychologische Persönlichkeitsdiagnostik,** z. B. MMPI, DIB, Rorschach-Test, AMDP.
- **Anamnese:** Ausführliche spezielle, biographische, Fremdanamnese.

Hinweis: Insgesamt schwierige Diagnostik, da der Borderline-Begriff unscharf und unbestimmt ist, wie auch die pathogenetischen Modelle mit vielfältigen hypothetischen Konstruktionen überbesetzt sind.

Differentialdiagnose

- Frühkindliche Hirnschädigung bzw. frühkindlich exogenes Psychosyndrom mit Verhaltensstörungen (s. S. 128).
- Schizophrenie vom Simplextyp (s. S. 183) bzw. schizophrenes Residual- oder Defektsyndrom (s. S. 197).
- Psychogene Psychose.
- Schizotype Störung (s. S. 191).
- Zyklothymia (s. S. 204).
- Schizoide Persönlichkeitsstörung (s. S. 278).
- Alkoholismus oder Suchterkrankung (s. S. 243).

12.10 Borderline-Persönlichkeit (ICD-10: F 60.31)

Therapie, Verlauf und Prognose

- **Therapie (allgemein, psychiatrisch):**
  - Adaptive, kognitive oder stützende Einzel- und Gruppentherapie (s. S. 397, 431), langzeitig aufdeckende Psychotherapie (s. S. 403).
  - Musik-, Spiel- und Bewegungstherapie, Körpertherapie, kreative Therapien (s. S. 396, 448).
  - Gestaltungs- und Ergotherapie (s. S. 447).
- **Verlauf und Prognose:** Bisher nicht eindeutig bestimmbar, gelegentlich katamnestisch krisenhafte psychotische Episoden.

12.11 Histrionische Persönlichkeit (ICD-10: F 60.4)

Grundlagen

- Synonym: Infantile Persönlichkeit, hysterische Persönlichkeit.
- **Definition:** Geltungsbedürftige Personen, welche gern die allgemeine Aufmerksamkeit auf sich zieht.
- Epidemiologie: Bei Frauen häufiger vorkommend.
- **Ätiologie und Pathogenese:**
  - Konstitutionelle Faktoren (s. S. 271 Vorbemerkungen).
  - *Psychodynamisch:* Frühe Störung aufgrund mangelhafter Auseinandersetzung mit der Realität und Verharren in infantilem Wunschdenken. Ausweichmöglichkeit von der Realität. (Überdurchschnittlich lange Fixierung an Eltern und Geschwister.)

Klinik

- **Psychopathologisch:**
  - Meist lebhafte, auf Selbstdarstellung bedachte Personen mit Tendenz zu demonstrativen, theatralischen Verhaltensweisen.
  - Starkes Kontaktbedürfnis mit Neigung zu Distanzlosigkeit bei gleichzeitiger Bindungsschwäche und Unstetigkeit; Oberflächliche Affektivität, Reizhunger.
  - Selbstbezogenheit und Egozentrik, Anspruchshaltung gegenüber Mitmenschen bei geringer sozialer Anteilnahme; erhöhte Kränkbarkeit, leichte Beeinflußbarkeit.
  - Krisenhafte Zuspitzungen mit Konversionssymptomen (psychogene bzw. funktionelle Körperstörungen, z. B. Schmerzen, Lähmungen).

Diagnostik

- **Psychopathologische Untersuchung** (s. Klinik); Verlaufsbeobachtung.
- **Testpsychologische Persönlichkeitsdiagnostik,** z. B. MMPI, BfS, EWL.
- **Anamnese:** Vertiefte fremd- und biographische Anamnese.

Differentialdiagnose

- Maniformes Syndrom (s. S. 114).
- Dementielles Syndrom (s. S. 118).
- Drogen-, Medikamenten- oder Alkoholmißbrauch (s. S. 243).
- Narzißtische Persönlichkeit (s. S. 289).
- Dissoziative Störung (s. S. 239).

Therapie, Verlauf und Prognose

- **Therapie (allgemein, psychiatrisch):** Versuch mit stützender (supportiver) oder adaptiver Psychotherapie (s. S. 402), darüber hinaus im Umgang mit dem Betroffenen eher wohlwollende, aber gleichbleibende Distanz mit Verdeutlichung der Grenzen des persönlichen Spielraums.
- **Verlauf und Prognose:** Mit dem Älterwerden meist Minderung der Persönlichkeitsauffälligkeiten, gleichzeitig nicht selten Neigung zu Depressivität.

12.12 Anankastische Persönlichkeit (ICD-10: F 60.5)

Grundlagen

- Synonym: Zwanghafte Persönlichkeit.
- **Definition:** Person mit übertriebener Ordnungsliebe und Pedanterie.
- Epidemiologie: Ca. 0,5 – 1% der Bevölkerung betroffen. Bei Männern häufiger anzutreffen.
- **Ätiologie und Pathogenese:**
  - *Psychodynamische Leithypothese:*
    - Anankasmus als Kompensationsvorgang zur Abwehr innerer Desorganisationsimpulse.
    - Äußere Ordnung als ichstützendes Gerüst.
    - Nach psychoanalytischer Auffassung „ anal-retentiver Charakter".
  - Offenbar wirken konstitutionelle Ursachen an der Entstehung mit.

Klinik

- **Psychopathologisch:**
  - Auffallende Genauigkeit, Gewissenhaftigkeit und Strenge; nur wenig Spielraum zu Kompromißbereitschaft.
  - Risikoarme Lebensführung, Streben nach allseits geordneten Verhältnissen.
  - Perfektionismus mit Kontrollneigung, Pünktlichkeit, Rigidität.
  - Sparsamkeit und Zuverlässigkeit, aber auch Eigensinn mit querulatorischer Note; Zweifel, Mißtrauen, Vorsicht (s. S. 112).

Diagnostik

- **Psychopathologische Untersuchung** (s. Klinik); Verlaufsbeobachtung.
- **Testpsychologische Persönlichkeitsdiagnostik,** z. B. MMPI, FPI, GT, HZI.
- **Anamnese:** Umfassende Eigen- und Fremdanamnese.

Differentialdiagnose

- Zwangsneurose, Zwangsstörung (s. S. 237).
- (Endogene) Depression (anankastische Form) (s. S. 204).
- Zwangssyndrom bei Schizophrenie (s. S. 180).

Therapie, Verlauf und Prognose

- **Therapie (allgemein, psychiatrisch):**
  - Langzeitbehandlung in Form von Aussprache und Aufarbeitung situativ belastender Faktoren.
  - Autosuggestive Entspannungsübungen und Hypnose (s. S. 415 ff).
  - Kognitive Verhaltenstherapie (s. S. 423).
    (Im übrigen sollte die Konfrontation mit Situationen vermieden werden, die rasche Entscheidungen oder größere Kompromißbereitschaft erfordern.)
- **Verlauf und Prognose:** Tendenz zur Verfestigung und Chronifizierung.

12.13 Ängstlich (vermeidende) Persönlichkeit (F 60.6)

Grundlagen

- Synonym: Selbstunsichere Persönlichkeit.
- **Definition:** Übermäßig besorgte Person mit Mangel an Selbstvertrauen und Selbstsicherheit.
- Epidemiologie: Bei Frauen häufiger, ca. 3 – 5% der Bevölkerung betroffen.
- **Ätiologie und Pathogenese:**
  - *Psychodynamische Hypothese:*
    - Starke Mutterbindung und Überfürsorge bei schwachen bzw. fehlenden Vätern.
    - Entwicklung aus Konflikten zwischen Wollen („Ich-Ideal") und Können („Ich") mit begleitenden Selbstwertkrisen und Negativerfahrungen bei Mißerfolg.
  - *Lerntheoretisch:* Entwicklung zu „gelernter Hilflosigkeit".
  - Darüber hinaus konstitutionelle Faktoren wahrscheinlich.

Klinik

- **Psychopathologisch:**
  - Selbstunsicherheit, Gehemmtheit und Schüchternheit, mangelndes Durchsetzungsvermögen.
  - Anspannung und Besorgtheit, Unsicherheit und Minderwertigkeitsgefühl; Bedürfnis nach Gewißheit und Sicherheit.
  - Vermehrte Empfindlichkeit, Kränkbarkeit und Verletzbarkeit.
  - Neigung zu Affektstau und Aggressionshemmung; häufig Selbstvorwürfe.

Diagnostik

- **Psychopathol. Untersuchung** (s. Klinik); Verlaufs-, Verhaltensbeobachtung.
- **Testpsychologische Persönlichkeitsdiagnostik,** z. B. MMPI, Rorschach-Test, TAT, FPI.
- **Anamnese:** Umfassende Fremd- und Eigenanamnese.

Differentialdiagnose

- (Endogene) Depression (gehemmte Form) (s. S. 204)
- Depressive Persönlichkeit bzw. depressive Neurose (Dysthymia) (s. S. 275 bzw. 295).
- Angststörung (s. S. 227).

Therapie, Verlauf und Prognose

- **Therapie:**
  - *Allgemein, psychiatrisch:* Verhaltenstherapeutischer Schwerpunkt: Selbstbehauptungs- und Selbstsicherheitstraining (s. S. 436), Rollenspiel, Psychodrama (s. S. 435, 437). Ergo- und Musiktherapie (s. S. 447, 448).
  - *Medikamentös:* Bei schwerer Ausprägung zusätzlich medikamentös, z. B. Imipramin 50 mg/d p. o. oder Moclobemid 150 mg/d p. o. oder Kavain-Präparat.
- **Verlauf und Prognose:** Gute Prognose bei zufriedenstellender schulischer und beruflicher Ausbildung sowie gelungener Partnerwahl.

12.14 Abhängige Persönlichkeit (ICD-10: F 60.7)

Grundlagen

- Synonym: Passive Persönlichkeit, dependente Persönlichkeit.
- **Definition:** Person mit übermäßiger Unselbständigkeit und Abhängigkeit von anderen.
- **Ätiologie und Pathogenese:**
  - Konstitutionelle Faktoren (s. S. 271 Vorbemerkungen).
  - Überfürsorgliche Erziehung mit mangelhafter Förderung eigener Fähigkeiten („gelernte Hilflosigkeit").
  - Psychodynamisch: Orale Charakterstruktur.

Klinik

- **Psychopathologisch:**
  - Mangel an Ausdauer und Leistungsfähigkeit bei gleichzeitiger Empfindlichkeit, Ängstlichkeit und Wehleidigkeit.
  - Mangelhaftes Selbstvertrauen, Abhängigkeit von anderen Personen und Entscheidungsschwäche; Gefühl der Hilflosigkeit.
  - Angst vor Verlassenwerden und Alleinsein.
  - Bedürfnis nach Bestätigung durch andere bei eigenem Gefühl der Inkompetenz und Leistungsunfähigkeit.

Diagnostik

- **Psychopathologische Untersuchung** (s. Klinik); Verhaltens- und Verlaufsbeobachtung.
- **Testpsychologische Persönlichkeitsdiagnostik,** z. B. TAT, Rorschach-Test, FPI, GT.
- **Anamnese:** Eingehende Fremd- und Eigenanamnese, Biographie.
- **Körperliche Untersuchung, apparative Diagnostik** zum Ausschluß einer körperlichen Erkrankung!

Differentialdiagnose

- Asthenische Persönlichkeit (Neurasthenie, vgl. S. 274).
- Angststörung (s. S. 227).

Therapie, Verlauf und Prognose

- **Therapie (allgemein, psychiatrisch):** (Gruppen-) verhaltenstherapeutische Maßnahmen mit systematischen Trainings in sozialer Kompetenz (s. S. 441), Rollenspiel (s. S. 435), Selbstbehauptungstraining.
- **Verlauf und Prognose:**
  - Befriedigende Sozialprognose.
  - Belastung der allgemeinen Prognose durch Tendenz zu Medikamenten- oder Alkoholmißbrauch.

12.15 Hypochondrische Persönlichkeit (ICD-10: F 60.8)

Grundlagen

- **Definition:** Person mit Neigung zu übertriebener ängstlicher Selbstbeobachtung bezüglich ihrer gesundheitlichen Verfassung (s. S. 231 hypochondrische Störung).
- **Ätiologie und Pathogenese:** Weitgehend konstitutionell bestimmt (s. S. 271 Vorbemerkungen).

Klinik

- **Psychopathologisch:**
  - Vorherrschend fortlaufende ängstliche Selbstbeobachtung, einhergehend mit multiplen Befürchtungen bezüglich der eigenen Gesundheit und häufigen Arztbesuchen bzw. Untersuchungen.
  - Vermeidung von gesundheitlich belastenden Situationen, ausgeprägte Schonhaltung und betont „gesunde" Lebensführung mit vielerlei Vorsichtsmaßnahmen (s. S. 111 Leitsymptome).

Diagnostik

- **Psychopathologische Untersuchung** (s. Klinik); Verlaufsbeobachtung.
- **Testpsychologische Persönlichkeitsdiagnostik,** z. B. MMPI, TAT, Rorschach-Test, BfS, ASI.
- **Anamnese:** Fremd-, Eigen-, biographische Anamnese.
- **Körperliche Untersuchung, apparative Diagnostik** zum Ausschluß körperlicher Erkrankungen!

Differentialdiagnose

- Hypochondrische Neurose bzw. hypochondrische Störung (s. S. 231).
- (Endogene) Depression (hypochondrische Form) (s. S. 204).
- Leibgefühlsstörungen bei Schizophrenie (s. S. 186).

Therapie, Verlauf und Prognose

- **Therapie (allgemein, psychiatrisch):**
  - Geduldige Aufklärung und Beruhigung, stützende Gespräche.
  - Abbau der körperlichen Schonhaltung bzw. kontinuierliche körperliche Belastung durch Arbeit und Bewegung, Physiotherapie, Sport.
  - Kognitive Gruppentherapie, Selbsthilfegruppe (s. S. 493).
- **Verlauf und Prognose:** Einförmiger Verlauf mit situativen Schwankungen.

12.16 Narzißtische Persönlichkeit (ICD-10: F 60.8)

Grundlagen

- Synonym: Narzißtische Neurose. Unreife Persönlichkeit.
- **Definition:** Person mit Neigung zu Selbstüberschätzung und dem gesteigerten Wunsch nach Bewundert- und Begehrtwerden.
- **Ätiologie und Pathogenese:** Psychodynamische Leithypothese:
  - Libidinöse Ichbesetzung als Folge einer pathologischen Fehlentwicklung nach frustrierenden Kindheitserfahrungen.
  - Fehlende Geborgenheit und grundlegende Mängel an Zuwendung.
  - Nichtentwicklung von Urvertrauen und fehlende Reifung zu einem konsistenten Selbst.

Klinik

- **Psychopathologisch:**
  - Omnipotenz- und Größenphantasien bei gleichzeitigen Minderwertigkeitsgefühlen.
  - Ehrgeiz, aber auch Neidgefühl, Wunsch nach Anerkennung und Bewunderung.
  - Anspruchshaltung; Langeweile, innere Leere, Reizhunger.

Diagnostik

- **Psychopathologische Untersuchung** (s. Klinik), Verhaltensbeobachtung.
- **Testpsychologische Persönlichkeitsdiagnostik,** z. B. TAT, FPI, GT.
- **Anamnese:** Biographische Anamnese bzw. Erstinterview, Fremdanamnese.

Differentialdiagnose

- Schizoide Persönlichkeit (s. S. 278).
- Histrionische Persönlichkeit (s. S. 284).
- Hysterische Neurose (s. S. 239).
- Hebephrenie bzw. beginnende Schizophrenie (s. S. 183).

Therapie, Verlauf und Prognose

- **Therapie (allgemein, psychiatrisch):**
  - *Psychotherapie:* Aufdeckende Psychotherapie (s. S. 403) oder personenzentrierte Gesprächstherapie in Form von Einzelsitzungen (s. S. 412); Gestalttherapie (s. S. 413).
  - *Verhaltenstherapie:* Rational-emotive bzw. kognitive Therapien (s. S. 423, 425).
- **Verlauf und Prognose:** Schleppender Verlauf mit zweifelhafter Prognose, weniger günstig als bei „echten“ Neurosen.

13.1 Störungen der Impulskontrolle, süchtiges Verhalten

Vorbemerkungen

Störungen der Impulskontrolle bzw. süchtiges Verhalten äußern sich in einem zwanghaften Drang zu Aktivitäten, die vorübergehend Befriedigung verschaffen, jedoch den Betreffenden völlig an eine bestimmte Tätigkeit oder Verhaltensweise binden können. Als bekannteste solcher Fehlverhaltensweisen sind etwa Spielsüchtigkeit oder pathologisches Stehlen zu nennen. Die Grenze zwischen abnormen Gewohnheiten, exzessiver Leidenschaft und dranghaften Störungen der Impulskontrolle ist allerdings fließend.

Süchtiges Verhalten setzt eine persönliche Fehlhaltung voraus, die für die einzelnen Verhaltensabnormitäten unterschiedlich ausgeprägt ist. Allen diesen gemeinsam scheinen jedoch die Merkmale der Flucht aus einer bedrückenden Realität, einer Entlastung durch Betäubung und Regression und einem trügerischen Ausgleich emotionaler Defizite und innerer Lehre bis zur Selbstzerstörung zu sein. Die Handlungsweisen erscheinen oft planlos, unsinnig und unmotiviert; manchmal scheint der Betroffene ihnen hilflos ausgeliefert.

Die süchtigen Verhaltensweisen nötigen hinsichtlich der therapeutischen Strategie, der Prognose und der forensischen Aspekte zu einer Differenzierung zwischen „Sucht" und „Süchtigkeit" (s. S. 243). Letztere geht im Kontrast zu den stoffgebundenen Abhängigkeiten nicht mit körperlichen Entzugssymptomen einher, es werden allerdings Zustände von Unruhe, Bedrücktheit, Gereiztheit und Überstimulation beobachtet. Dennoch sollten – auch aus therapeutischen Gründen – die neurobiologischen Grundlagen der echten Sucht als Unterscheidungsmerkmal nicht aus dem Auge verloren werden.

Die krankhaften Impulskontrollschwächen werfen des weiteren oft forensische Fragen nach Defiziten bezüglich Steuerungs- und Selbstkontrollvermögen auf (s. forensische Psychiatrie S. 475).

Schwerpunkte der Therapie liegen auf dem konsequenten Entzug des Stimulus („Abstinenz") und dem begleitenden psychotherapeutisch-verhaltenstherapeutischen Programm einschließlich der Erarbeitung sinnvoller Betätigungsalternativen (Hobby, Sport, Selbsthilfegruppe) als Ersatz für die destruktive bis zerstörerische Süchtigkeit.

Die heterogene Gruppe dieser psychischen Störungen ist in der ICD-10 unter der Rubrik F 63 („Abnorme Gewohnheiten und Störungen der Impulskontrolle") subsummiert. Die sexuellen Triebkontrollstörungen sind unter dem Kapitel „Sexualstörungen" (ICD-10: F 64 – F 66) beschrieben. Eß- und Magersucht werden unter „Eßstörungen" (ICD-10: F 50) abgehandelt. Sie alle haben den Charakter des Dranghaften wie auch des einförmig sich Wiederholenden trotz negativer Reaktionen und sogar rechtlicher Sanktionen.

13.2 Poriomanie, dissoziative Fugue (ICD10: F 44.1)

Grundlagen

- Synonym: Dromomanie, Wanderlust, psychogenes Fortlaufen.
- **Definition:** Plötzliches, dranghaftes Weglaufen oder Wegfahren vom Wohnort.
- Epidemiologie: Gehäuftes Vorkommen im Jugendalter.
- **Ätiologie und Pathogenese:**
  - *Psychodynamische Leithypothesen:* Ausweichversuch vor aktuell sich zuspitzenden Konfliktsituationen, Angst vor Sanktionen, Fernweh, Affektabfuhr, Dissoziation (Entkoppelung von körperlichen und seelischen Funktionen, vgl. S. 239).
  - *Persönlichkeit:* Stimmungslabil, impulsiv, reizbar, empfindlich bis sensitiv, vermindert belastbar.

Klinik

- **Psychopathologisch:**
  - Plötzliches Verlassen von Wohnung, Schule oder Arbeitsplatz ohne Vorbereitung, häufig ohne bestimmtes Ziel.
  - Ratloses Umherirren am Zielort, zum Teil mit Tendenz zur Verwahrlosung.
  - Nach mehreren Tagen oder Wochen in der Regel Rückkehr zu den gewohnten Lebensverhältnissen („Aufwachen"). Gelegentlich kommt es anschließend zu einer psychogenen Amnesie.

Diagnostik

- **Psychopathologische Untersuchung** (s. Klinik). Umfeld?
- **Testpsychol. Persönlichkeitsdiagnostik,** z. B. Rorschach-Test, TAT, DIB.
- **Anamnese:** Biographische Anamnese, Fremdanamnese (Drogen? Alkohol?).
- **Körperliche Untersuchung, apparat. Diagnostik:** Neurol. Status, EEG, CCT.

Differentialdiagnose

- Oligophrenie oder Demenz mit Verhaltensstörungen.
- Maniforme Syndrome (s. S. 114).
- Beginnende Schizophrenie (s. S. 183).
- Epileptische Dämmerzustände: Anfälle in der Anamnese, Fremdanamnese.
- Rauschzustände.
- Simulation?

Therapie, Verlauf und Prognose

- **Therapie (allgemein, psychiatrisch):** Stützende (supportive, s. S. 402) und konfliktzentrierte Psychotherapie (s. S. 401), Rollenspiel (s. S. 435). Gegebenenfalls Familientherapie (s. S. 439), Milieuwechsel.
- **Verlauf und Prognose:** Mit zunehmendem Alter ist eher mit einer Abschwächung zu rechnen, andererseits kann es zu einer Verschiebung in andere dranghafte Handlungsweisen oder Sublimierung in Form von geplanten Reisen kommen.

13.3 Pathologisches Spielen (ICD-10: F 63.0)

Grundlagen

- Synonym: Zwanghaftes Spielen, Glücksspielabhängigkeit, Spielsüchtigkeit.
- **Definition:** Zwanghaftes Spielen an Automaten oder bei anderen Glücksspielen.
- Epidemiologie: Etwa 1 – 2% der Bevölkerung soll zu pathologischen Spielen neigen, Männer eher als Frauen.
- **Ätiologie und Pathogenese:**
  - *Psychodynamische Leithypothesen:* Prägenitale Befriedigungswünsche und unbewußte, narzißtische Ausschaltung der Über-Ich-Kontrolle. Passagere Ich-Entlastung durch Regression.
  - *Persönlichkeit:* Züge von Selbstunsicherheit und Stimmungslabilität, Unausgeglichenheit, Reizhunger, verminderte Frustrationstoleranz.
  - *Psychosoziale Faktoren:*
    - Automatenspieler sind eher jünger und aus unteren sozialen Schichten. Häufig negatives Vatervorbild und „Broken-home"-Situation. Integration in dissoziale Cliquen.
    - Roulettespieler sind eher mittleren Alters und aus der sozialen Mittelschicht. Vermehrtes Auftreten von Persönlichkeitsstörungen mit Größenphantasien und Narzißmus.

Klinik

- **Psychopathologisch:**
  - Intensives, hochaufmerksames Spielen, wobei Denken und Wahrnehmung auf Spielgerät bzw. Spielmittel fixiert sind.
  - Innere Angespanntheit, Unruhe.
  - Intermittierend Passivität, Apathie und Depressivität bis zur Suizidalität.
  - Allmähliche soziale Desintegration mit Zerfall persönlicher Bindungen und Isolation.
- Häufig assoziiert mit vermehrtem Alkoholkonsum.

Hinweis: Obgleich keine stoffgebundene Abhängigkeit vorliegt, sind Abstinenzerscheinungen möglich in Form von Reizbarkeit, Dysphorie, Unruhe und Umtriebigkeit, Zittern und Schlafstörungen.

Diagnostik

- **Psychopathologische Untersuchung** (s. Klinik); Verlaufsbeobachtung.
- **Anamnese:** Fremd- und Eigenanamnese, Auslösesituationen?
- **Körperliche Untersuchung:** Psychiatrischer, internistischer und neurologischer Befund.

Differentialdiagnose

- (Endogene) Manie (s. S. 207).
- Maniformes Syndrom (s. S. 114).
- Dissoziale Persönlichkeit (s. S. 281).

Therapie

- **Allgemein, psychiatrisch:**
  - *Psychotherapie:*
    - Aufdeckende bzw. konfliktzentrierte Psychotherapie (s. S. 403), personenzentrierte Gesprächstherapie (s. S. 412).
    - Bilderleben (s. S. 407), Rollenspiel (s. S. 435) und Psychodrama (s. S. 437).
    - Gestalttherapie (s. S. 413).
  - *Verhaltenstherapie:* Selbstkontrolle, Verhaltensverschreibung, Münzverstärkung oder Aversionstherapie (s. Verhaltenstherapie S. 419 ff).
  - *Soziotherapie:* Gegebenenfalls bei beruflichen und finanziellen Schwierigkeiten, beratende Sozialarbeit. Einbindung in eine Selbsthilfegruppe (s. S. 456, 493).
  - Konsequentes Meiden von Spielkasinos, Gaststätten mit Automaten oder sogenannten Spielotheken.
- **Medikamentös:** Bei Abstinenzerscheinungen (s. o.) dämpfendes Antidepressivum, z. B. Amitriptylin 50 mg/d p. o. oder Trazodon 100 – 150 mg/d p. o. (s. S. 369).

Verlauf und Prognose

- Günstig, falls eine Umstellung von Interessenlage und Motivation und eine Bearbeitung spezieller Konfliktsituationen gelingen. Im übrigen Belastung der Prognose durch Ausstieg aus sozialen Pflichten und familiären Bindungen, vor allem durch anwachsende Schulden bzw. daraus resultierender Beschaffungskriminalität.
- Gegebenenfalls muß die Einrichtung einer Vermögensbetreuung in Erwägung gezogen werden. Die Beurteilung der strafrechtlichen Verantwortlichkeit kann sehr schwierig sein (s. S. 475).

13.4 Pathologisches Brandstiften (ICD-10: F 63.1)

Grundlagen

- Synonym: Triebhaftes Brandstiften. Pyromanie.
- **Definition:** Zwanghaftes, vorsätzliches Feuerlegen, verbunden mit Faszination und Erregtheit.
- Epidemiologie: Männer sind weitaus häufiger pyroman.
- **Ätiologie und Pathogenese:** Triebhafte Impulsdurchbrüche bei stimmungslabilen, selbstunsicheren und schüchternen, aber auch oligophrenen und/oder alkoholisierten Personen.

Klinik

- Wiederholte, oft geschickt angelegte Brandstiftungen, häufig unter Alkoholeinfluß mit zuvor anwachsender Spannung.
- Beobachtung des Feuers unter starker Erregtheit.
- Engagement bei Löschaktionen.

Diagnostik

- **Psychopathologische Untersuchung** (s. Klinik).
- **Testpsychologische Persönlichkeitsdiagnostik,** z. B. Rorschach-Test, TAT.
- **Anamnese:** Eigen- und Fremdanamnese. Auslöser?
- **Körperliche Untersuchung, apparative Diagnostik:** Psychiatrischer, neurologischer und internistischer Status; EEG, CCT.

Differentdialdiagnose

- Oligophrenie, dementielle Wesensänderung: Anamnese, Verlauf (s. S. 118).

Therapie, Verlauf und Prognose

- **Therapie (allgemein, psychiatrisch):** Schwerpunktmäßig erzieherische bzw. verhaltenstherapeutische Maßnahmen (s. S. 419); Gruppentherapie (s. S. 431).
- **Verlauf und Prognose:** Belastung durch Wiederholungstendenz, darüberhinaus in Verbindung mit strafrechtlichen Konsequenzen oft Frage nach der Schuldfähigkeit (s. S. 475).

13.5 Pathologisches Stehlen (ICD-10: F 63.2)

Grundlagen

- Synonym: Stehllust, triebhaftes Stehlen, Stehlsüchtigkeit. (*Obsolet:* Kleptomanie.)
- **Definition:** Zwanghaftes Stehlen ohne Bereicherungstendenz, ohne erkennbares Motiv.
- Epidemiologie: Frauen sind vermutlich häufiger auffällig (ca. 5% der Ladendiebstahlsdelikte).
- **Ätiologie und Pathogenese:**
  - *Psychodynamische Leithypothesen:* Latente Selbstbestrafung, Überwindung des „Kastrationskomplexes", Mangelhafte Steuerung oraler Impulse, Affektentladung aus emotionaler Frustration und Unbefriedigtheit, „Nervenkitzel" (Stehllust).
  - *Persönlichkeit:* Eher weich und willensschwach mit konstitutionell verminderter Hemmschwelle gegenüber Reizen mit individuellem Aufforderungscharakter.

Klinik

- Wiederholtes (einzelgängerisches) Entwenden (in Supermärkten bzw. Selbstbedienungsläden) von unbrauchbaren Gegenständen oder solchen ohne größeren materiellen Wert, aber mit durchaus symbolischer Bedeutung für den Dieb (z. B. Spielzeug, Süßigkeiten, Geschenkartikel, Kosmetika). Die gestohlenen Gegenstände werden häufig weggeworfen oder verschenkt.
- Vor dem Diebstahl ansteigendes Spannungsgefühl, anschließend Gefühl der Befriedigung.
- Intermittierend Dysphorie, Depressivität und Schuldgefühl, Ratlosigkeit.

Diagnostik

- **Psychopathologische Untersuchung** (s. Klinik).
- **Testpsychologische Persönlichkeitsdiagnostik,** z. B. Rorschach-Test, TAT, FPI, DIB.
- **Anamnese:** Eigen- und fremdanamnestische Angaben, eingehende biographische Anamnese, Suchtanamnese (Drogen, Alkohol?). Auslösesituation?
- **Körperliche Untersuchung,** insbesondere Neurostatus.

Differentialdiagnose

- Beginnende Demenz mit Verhaltensstörungen (s. S. 118): (Fremd-)Anamnese.
- (Neurotische) Depression bzw. Dysthymia (s. S. 235): (Fremd-)Anamnese, psychopathologischer Befund.
- Alkoholrausch bzw. Drogenabhängigkeit mit Beschaffungsdelinquenz: Anamnese, Laborscreening.
- Fetischismus als Form der sexuellen Devianz (s. S. 302).

13.5 Pathologisches Stehlen (ICD-10: F 63.2)

Therapie

- **Allgemein, psychiatrisch:** (Grundvoraussetzungen sind der Abschluß eventuell laufender Ermittlungs- bzw. Strafverfahren sowie ausreichende Motivation):
  - *Psychotherapie:* Kathartische Psychotherapie (s. S. 401, 409), Bilderleben (s. S. 407), Gestalttherapie (s. S. 413), stützende (supportive) und konfliktzentrierte Psychotherapie (s. S. 403).
  - *Verhaltenstherapie:* Selbstkontrolle, Verhaltensverschreibungen, aversive Konditionierung (s. S. 426, 428).
  - Gegebenenfalls Familientherapie (s. S. 439).

Hinweis: Einkäufe nur in Begleitung von Angehörigen oder anderen vertrauten Personen!

Verlauf und Prognose

- Die Prognose wird belastet durch häufige Bestrafungen mit zunehmendem Strafmaß durch die hohe Rückfallquote.
- Die Anerkennung einer verminderten Schuldfähigkeit (§ 21 StGB) ist eher die Ausnahme, falls Delikte nicht unter Drogen- oder Alkoholeinfluß begangen worden sind (s. S. 475).

13.6 Arbeitswut, Arbeitssüchtigkeit (ICD-10: F 63.8)

Grundlagen

- Synonym: Workoholic.
- **Definition:** Anhaltend intensives Arbeiten unter Ausblendung aller Dinge, die damit nicht im Zusammenhang stehen.
- **Ätiologie und Pathogenese:** Psychodynamisch Wunsch nach Anerkennung, Ehrgeiz, Überkompensation von Selbstunsicherheit, Flucht aus unbefriedigender Lebenssituation, Ablenkung von innerer Leere.

Klinik

- **Psychopathologisch:**
  - *Primärsymptomatik:* Ohne existentielle Gründe tägliches Arbeiten von 12 Stunden Dauer und mehr bei nur kurzen Pausen; auch nach Erledigung einer Aufgabe alsbald Beginn neuer Projekte.
  - *Mögliche sekundäre Folgen:*
    - Wechsel zwischen innerer Angespanntheit und Erschlaffung mit geistiger Abwesenheit.
    - Vernachlässigung anderer Interessen, fehlender Freizeitausgleich.
    - Familiäre Spannungen, Kontaktstörungen, Isolation.

Diagnostik

- **Psychopathologische Untersuchung** (s. Klinik).
- **Testpsychologische Persönlichkeitsdiagnostik,** z. B. MMPI, FPI, TAT.
- **Anamnese:** Eigen- und fremdanamnestische Angaben, Aufklärung der psychodynamischen Hintergründe. Umfeld.

Differentialdiagnose

- Hyperthyme Persönlichkeit (s. S. 276).
- Zyklothymia (s. S. 201 ff).
- Manifornes Syndrom (s. S. 114).
- Mobbingfolge?

Therapie, Verlauf und Prognose

- **Therapie (allgemein, psychiatrisch):**
  - Psychohygiene: Aufbau alternativer Tätigkeiten (Hobbys u. ä.).
  - Verhaltenstherapie: Verhaltensverschreibungen (s. S. 426).
  - Gruppenpsychotherapie (s. S. 431).
  - Urlaub bzw. Milieuwechsel.
- **Verlauf und Prognose:** Nicht bekannt (letaler Ausgang beim sogenannten Karoshi-Syndrom (Erschöpfungstod durch Überarbeitung/Japan).

14.1 Sexualstörungen

Vorbemerkungen

Sexualstörungen sind Beeinträchtigungen und/oder Varianten sexuellen Erlebens und Verhaltens. Zum einen gehören hierzu die sexuellen Dysfunktionen, d.h. Störungen oder Schwierigkeiten beim Sexualverkehr. Falls hierfür keine organischen Ursachen vorliegen, zählen sie zu den psychosomatischen Erkrankungen (s. S. 306) (in der ICD-10 abgehandelt unter F 52). Zum anderen zählen hierzu Störungen der Geschlechtsidentität und solche der Sexualpräferenz, die im folgenden beschrieben werden.
Hauptmerkmale sind in diesem Fall eine fehlende, ambivalente oder inverse Akzeptanz der eigenen, körperlich manifestierten sexuellen Identität und daraus resultierender Erlebens- und Verhaltensweisen, die sich bereits frühzeitig manifestieren und nicht korrigierbar sind. Merkmal sexueller Triebabweichung ist die „abnorme" zur Befriedigung führende Sexualpraktik, die oft zwanghaft-rituellen Charakter zeigt. Eine strukturelle Verwandtschaft zur süchtigen Fehlhaltung (s. S. 290) ist bisweilen nicht zu übersehen. Die Art der Triebbefriedigung (Sexualpräferenz) gibt der entsprechenden sexuellen Verhaltensweise ihre besondere Prägung.
In Anbetracht der zahlreichen Spielarten sexuellen Verhaltens gibt es zwar keine scharfe Grenze zwischen „normal" und „deviant" – Sexualität ist individuell und wird von den jeweiligen gegenseitigen Übereinkünften der Sexualpartner bestimmt. Sie ist aber dann psychiatrisch-psychotherapeutisch relevant, wenn ihre Ausübung mit Leidensdruck, zwischenmenschlichen und sozialen Problemen einschließlich forensischer Komplikationen verbunden ist.
Wie bei den meisten psychischen Störungen muß hinsichtlich der Entstehungsursachen von einer multifaktoriellen Genese ausgegangen werden, bei der neben genetischen Determinanten und biochemisch-hormonellen, embryonalen Prägungen (v.a. bei Transsexualität) psychodynamische, lernpsychologische und soziale Faktoren wirksam sind. Letztere implizieren frühe Sozialisationsstörungen bei Fehlen stabiler Bezugspersonen und einer negativ besetzten Vaterfigur mit zugleich überprotektiv einengender Mutter. Gefühle einer Beschädigung der sexuellen Identität, Abwehr von Angst, Ausleben von aggressiven Impulsen bei gleichzeitigem Wunsch nach Bewunderung und Geborgenheit entsprechen einer Aufrechterhaltung und Verstärkung pubertärer devianter Phantasien. Die parasexuelle bzw. deviante Entwicklung verfestigt sich von einzelnen Impulsen zu einem monoformen Orientierungsnetz in Verknüpfung mit entsprechenden, abnormen Verhaltensmustern, so daß sie progredient zu einer stabilen Lebensform wird mit – wie bereits erwähnt – auch Zeichen süchtigen Verhaltens.
Therapeutische Hilfe ist nur dort angebracht, wo ein erkennbarer Leidensdruck vorliegt und der Betroffene motiviert ist, meistens bei Partnerkonflikten, depressiven Selbstwertkrisen oder im Rahmen strafrechtlicher Sanktionen. In Frage kommen dann psychodynamische bzw. konfliktaufdeckende Psychotherapie wie auch verhaltenstherapeutischen Methoden, notfalls in Kombination mit triebdämpfenden Medikamenten.
Störungen der Geschlechtsidentität (Transsexualismus) werden in der ICD-10 im Unterkapitel F 64 beschrieben, Störungen der Sexualpräferenz (sexuelle Deviation) im folgenden Kapitel F 65.

14.2 Transsexualität (ICD-10: F 64.0)

Grundlagen

- Synonym: Transsexualismus.
- **Definition:** Überzeugung, dem anderen Geschlecht anzugehören.
- Epidemiologie: Geschätzte Prävalenz um 1 : 20 000 bis 1 : 100 000. (Mann-zu-Frau-Transsexualität ist doppelt so häufig wie umgekehrt.)
- **Ätiologie und Pathogenese:**
  - *Soziobiologische Fehlentwicklung* unbekannter Ursache.
  - *Selten:* Klinefelter-Syndrom mit meist 47, XXY-Chromosomsatz.
  - *Psychodynamisch:* Symbiotische Mutterbeziehung bei schwacher Vaterfigur. Vermehrt partnerschaftliche Probleme bei den Eltern? (Neuroendokrinopathie während der hypothalamischen Differenzierungsphase im Embryonalstadium?)

Klinik

- **Psychopathologisch:**
  - Von Kindheit an zunehmendes Unbehagen und Inakzeptanz bezüglich der eigenen primären Geschlechtsmerkmale.
  - Empfindungen und Verhaltensweisen, die typisch sind für das andere Geschlecht.
  - Gelegentlich Tragen von Kleidern des anderen Geschlechts („cross-dressing").
  - Sekundär Tendenz zur Isolation oder Asexualität; Identitätskrise mit Depressivität.
  - Schließlich Wunsch nach (hormoneller und chirurgischer) Umwandlung.

Diagnostik

- **Psychopathologische Untersuchung** (s. Klinik).
- **Testpsychologische Persönlichkeitsdiagnostik,** z. B. TAT, FPI, GT.
- **Anamnese:** Sexualanamnese (Geschlechtsreife, Masturbationspraktiken), Familienstruktur, Elternrolle, biographische Anamnese (Wunsch, dem anderen Geschlecht anzugehören, Wahl der Spielsachen, Spielkameraden, Kleidung, vgl. S. 11), Fremdangaben.
- **Körperliche Untersuchung:** Internistische, urologische bzw. gynäkologische Abklärung.
- **Labor:** Routinelaborparamter, hormonelle Abklärung (Progesteron, Östradiol, LH, FSH, Testosteron, Prolaktin, ggf. ACTH-Test, Dexamethasonhemmtest).
- **Apparative Diagnostik:** CCT (kranielles MRT): Hypophysentumor?
- **Genetische Untersuchung:** z. B. Klinefelter-Syndrom?

Differentialdiagnose

- Schizophrenie (s. S. 180): Hier vorherrschend psychotische Symptomatik.
- Borderline-Persönlichkeit (s. S. 282): Sexualität spielt eher eine untergeordnete Rolle.
- Schizoide Persönlichkeitsstörung (s. S. 278): Sexuelle Devianz allenfalls sekundär.

14.2 Transsexualität (ICD-10: F 64.0)

Therapie

- **Allgemein:**
  - Bei dezidiertem Wunsch nach einer operativen Geschlechtsumwandlung prä- (6 Monate) und postoperative gegengeschlechtliche Hormonbehandlung.
  - Voraussetzungen für kosmetische Anpassungsoperation: Alter über 21 Jahre, ein- bis zweijährige präoperative Beobachtung mit begleitender Psychotherapie, Indikationsstellung von zwei unabhängigen psychiatrischen Spezialisten.
- **Psychiatrisch, psychotherapeutisch:** Psychotherapeutische Interventionen (bei den häufigen Identitätskrisen und sozialen Konflikten), jedoch nicht mit dem Ziel einer Umstimmung der Person; psychotherapeutische Nachbetreuung nach Operation.

Hinweis: Seit Transsexuellengesetz (1980) ist eine Änderung des Vornamens nach mindestens 3jähriger Transsexualität möglich.

Verlauf und Prognose

- Günstige Prognose, wenn eine volle soziale Integration erreicht wird.

14.3 Transvestismus (Transvestitismus) (ICD-10: F 64.1)

Grundlagen

- **Definition:** Tragen gegengeschlechtlicher Kleidung (cross-dressing).
- Epidemiologie: Überwiegend bei Männern, Beginn in der Adoleszenz (Einzelheiten siehe Lehrbücher der Sexualpathologie).
- **Ätiologie und Pathogenese:** Aus psychodynamischer Sicht Verkleidung als Erleben der Illusion von Doppelsexualität, verbliebene Trennungsangst aus Individuationsphase.

Klinik

- **Psychopathologisch:** Lustgewinn aus dem Anziehen weiblicher Kleidung oder Benutzung weiblicher Toilettenartikel.
- Begleitend: Betrachten vor dem Spiegel, gelegentlich verbunden mit Masturbation.

Hinweis: Eine operative Geschlechtsumwandlung wird *nicht* angestrebt (im Gegensatz zur Transsexualität s. S. 299).

Diagnostik

- **Psychopathologische Untersuchung** (s. Klinik); Verlaufsbeobachtung.
- **Testpsychologische Persönlichkeitsdiagnostik,** z. B. MMPI, FPI, TAT.
- **Anamnese:** Eigen-, Fremd- und Sexualanamnese. Umfeld?
- **Körperliche Diagnostik:** Ausführliche sexualmedizinische einschließlich genetischer Untersuchung (s. unter Transsexualität s. S. 299).

Differentialdiagnose

- Transsexualität (s. S. 299): Hier Wunsch nach operativer Geschlechtsumwandlung.
- Oligophrenie: Defizite der Intelligenz.
- Psychotisches Defektsyndrom (s. S. 197): Anamnese, Persönlichkeitsveränderung.

Therapie, Verlauf und Prognose

- **Therapie (allgemein, psychiatrisch):** Versuch einer aufdeckenden Psychotherapie (s. S. 403), gegebenenfalls auch in Form einer Partnertherapie (v. a. bei interaktionellen Konflikten), ansonsten stützende Therapie (s. S. 402).

Hinweis: Eine antiandrogene medikamentöse Behandlung ist erfolglos!

- **Verlauf und Prognose:** Neigung zur Chronifizierung.

14.4 Fetischismus (ICD-10: F 65.0)

Grundlagen

- **Definition:** Sexuelle Befriedigung durch Anblick oder Berührung von Gegenständen, insbesondere Kleidungsstücken des anderen Geschlechts.
- Fetischistischer Transvestismus (F 65.1): Sexuelle Erregung durch Anlegen weiblicher Kleidung (s. S. 301 Transvestismus).
- Epidemiologie (s. Lehrbücher der Sexualpathologie): Vorkommen nur bei Männern (Beginn meist während der Adoleszenz).
- **Ätiologie und Pathogenese:**
  - Überwiegend selbstunsichere, scheue Personen, die teilweise auch andersartig deviantes Verhalten zeigen.
  - *Psychodynamisch:* Fixation früherer Sexualerlebnisse an Umstände, die jene begleiteten. Ersatz des Sexualpartners durch das fetischistische Symbol, der Fetisch dient damit als Surrogat des ersehnten primären Liebesobjekts.

Klinik

- Sammeln (insbesondere durch Stehlen) und Gebrauch von Kleidungs- und Wäschestücken (häufig Schuhen!) andersgeschlechtlicher Personen zur sexuellen Erregung und Masturbation.
- Beim Sexualverkehr Erregung durch Präsenz des Fetischs.

Diagnostik, Differentialdiagnose

- **Psychopathologische Untersuchung** (s. Klinik).
- **Anamnese:** Ausführliche biographische und Fremdanamnese, Sexualanamnese (Geschlechtsreife, Sexual- und Masturbationspraktiken).

Differentialdiagnose

- Oligophrenie: Defizite der Intelligenz.
- Psychotisches Defektsyndrom (s. S. 197): Anamnese, heterogene Persönlichkeitsveränderung.

Therapie, Verlauf und Prognose

- **Therapie:**
  - *Psychiatrisch, psychotherapeutisch:* Bei Leidensdruck aufdeckende Psychotherapie (s. S. 403), gegebenenfalls in Kombination mit verhaltenstherapeutischen Maßnahmen, z. B. zur aversiven Konditionierung (s. S. 428).
  - *Medikamentös*: Dämpfung der sexuellen Appetenz durch Antiandrogenbehandlung mit Cyproteronacetat 100 mg täglich p. o.
- **Verlauf und Prognose:** Bei konsequenter Behandlung trotz Rezidiven nicht ungünstig.

14.5 Exhibitionismus (ICD-10: F 65.2)

Grundlagen

- **Definition:** Sexuelle Befriedigung durch Entblößung und demonstratives Vorzeigen der (männlichen) Genitalien vor Frauen oder Kindern.
- Epidemiologie: Sehr selten bei Frauen (z. B. als Entblößen der Brust).
- **Ätiologie und Pathogenese:**
  - Überwiegend scheue, selbstunsichere und kontaktschwache Männer. Die Entblößung ist Ausdruck eines dranghaften „Sichzeigenmüssens".
  - *Psychodynamisch:* Verselbständigung eines sexuellen Partialtriebes. Ableitung aus in der Kindheit erfahrener Ohnmacht und Unsicherheit und/oder sexueller Demütigung mit nachfolgenden aggressiven Kompensationsversuchen (Einzelheiten s. Lehrbücher der Sexualpathologie).

Klinik

- Überraschendes Entblößen des (erigierten) männlichen Genitales durch Öffnen oder Zurückschlagen der Kleidung.
- Gelegentlich mit Masturbation verbunden, jedoch ohne Zudringlichkeit oder sexuelle Aggressivität.
  (Körperkontakt mit anderen Personen wird dabei nicht angestrebt.)

Diagnostik, Differentialdiagnose

- **Psychopathologische Untersuchung** (s. Klinik).
- **Testpsychologische Persönlichkeitsdiagnostik,** z. B. Rorschach-Test.
- **Anamnese:** Eigen- und Fremdanamnese, Sexualanamnese, Biographie.

Differentialdiagnose

- Oligophrenie: Defizite der Intelligenz.
- Verhaltensstörungen bei Demenz: Alter! Kognitive Defizite (s. S. 118).
- Depravation bei chronischem Alkoholismus oder anderer Suchterkrankung: Anamnese, Drogenscreening (s. S. 26).
- Psychose: Anamnese, vorrangig psychotische Symptome, Verlauf (s. S. 180 ff).

Therapie, Verlauf und Prognose

- **Therapie:**
  - *Psychiatrisch, psychotherapeutisch:* Bei entsprechender Motivation Versuch mit Fokaltherapie (s. S. 406) bzw. analytischer Kurztherapie, gegebenenfalls in Kombination mit verhaltenstherapeutischen Maßnahmen (Selbstkontrollmethoden, Aversionsbehandlung, vgl. S. 428).
  - *Medikamentös:* Bei stärkerer Ausprägung, Leidensdruck, häufigen Rückfällen trotz Strafverfahren ist auch eine Antiandrogenbehandlung mit Cyproteronacetat 100 mg täglich p. o. in Erwägung zu ziehen.
- **Verlauf und Prognose:**
  - Unter adäquater Behandlung in 80% der Fälle keine Rückfälle.
  - Im übrigen Komplikationen im Verlauf durch Strafverfolgung (nur auf Antrag von Personen, die sich geschädigt fühlen) mit depressiven Krisen.
    (Bei Oligophrenie bzw. hirnorganischen Störungen Frage nach Schuldfähigkeit bzw. verminderter Schuldfähigkeit.)

14.6 Pädophilie (ICD-10: F 65.4)

Grundlagen

- **Definition:** Neigung zu sexueller Betätigung mit Kindern. Laut § 176 StGB liegt die Schutzaltersgrenze bei 14 Jahren. Päderastie: Sexuelle Beziehung zwischen Männern und Knaben.
- Epidemiologie: Vorkommen fast ausschließlich bei Männern.
- **Ätiologie und Pathogenese:** Triebfeder ist meist die mangelhafte Fähigkeit zu adäquaten sexuellen Beziehungen aufgrund Selbstunsicherheit und Minderwertigkeitsgefühl. Psychodynamisch dient die situationsbedingte Ausweichhandlung der Abwehr von Ängsten bei besonderem Triebdruck („Gelegenheitshandlung"). Hiervon unabhängig gibt es alterspädophile Handlungen mangels Gelegenheit zu anderer sexueller Betätigung, denen häufiger dementive Defizite zugrunde liegen. (Einzelheiten s. Lehrbücher der Sexualpathologie.)

Klinik

- **Psychopathologisch:** In der Regel scheue, selbstunsichere, kontaktschwache Menschen aus „Broken-home"-Situationen, nicht selten mit leichter geistiger Behinderung. Die Annäherung an Kinder beiderlei Geschlechts erfolgt eher zaghaft, selten in aggressiver Art.
- Begleitend: Gelegentlich Tendenz zur Promiskuität.

Diagnostik, Differentialdiagnose

- **Psychopathologische Untersuchung** (s. Klinik).
- **Testpsychol. Persönlichkeitsdiagnostik,** z. B. Rorschach-Test, TAT, FPI.
- **Anamnese:** Biographie, Sexualanamnese.

Differentialdiagnose

- Oligophrenie: Anamnese, Intelligenzdefizit.
- Demenz: Anamnese, kognitive Defizite, Alter (s. S. 118).

Therapie, Verlauf und Prognose

- **Therapie** (bei echter Motivation):
  - *Psychiatrisch, psychotherapeutisch:* Verhaltenstherapeutische Maßnahmen zur Selbstkontrolle (s. S. 425, 427). Gruppentherapie zur Stärkung von Selbstsicherheit und Kontaktverhalten (s. S. 431).
  - *Medikamentös:* Im Einzelfall (z. B. bei stärkerer Triebausprägung mit Kontrollschwäche) ist zusätzlich die medikamentöse Triebhemmung durch Einsatz des Antiandrogens Cyproteronacetat 100 mg täglich p. o. in Erwägung zu ziehen! (s. Somatotherapie S. 389).
- **Verlauf und Prognose:**
  - Die Prognose ist unsicher, Erfolgsquote von 30–70% bei kombinierter Behandlung. Die Entwicklung zu einer manifesten Homosexualität ist möglich.
  - Hiervon unabhängig sind Komplikationen durch Strafverfolgung. Bei Oligophrenie oder Demenz kann sich die Frage nach dem Vorliegen verminderter Schuldfähigkeit ergeben (s. S. 475).

14.7 Sadomasochismus (ICD-10: F 65.5)

Grundlagen

- **Definition:** Sexualverhalten, in dem Befriedigung durch Zufügen oder Erleiden von Schmerzen erreicht wird.
- **Ätiologie und Pathogenese:**
  - *Sadismus:* In psychodynamischer Hinsicht Abwehr von Kastrationsängsten.
  - *Masochismus:* Nach psychodynamischer Auffassung gegen sich selbst gekehrte Form von Sadismus. Bedürfnis nach Bestrafung.
  (Habituierung der Verhaltensweisen in entsprechenden Partnerbeziehungen bzw. Subkulturen.)

Klinik

- **Sadismus:** Sexuelle Erregung durch (verbale) Demütigung oder körperliche Züchtigung des Partners. Sexuelle sadistische Phantasien sind meist bis in die Kindheit zurückzuverfolgen.
- **Masochismus:** Sexuelle Erregung, dadurch hervorgerufen, daß die Person gefesselt, geschlagen oder auf andere Weise gequält wird.
- **Sadomasochismus:** Ambivalenz von gleichzeitigem Wunsch nach Beherrschung und Unterwerfung (Lust am Quälen und am Erdulden von Schmerz).

Diagnostik

- **Psychopathologische Untersuchung** (s. Klinik).
- **Testpsychologische Persönlichkeitsdiagnostik,** z. B. Rorschach-Test, TAT, FPI.
- **Anamnese,** v. a. Sexualanamnese.

Differentialdiagnose

- Der Einfluß von Alkohol oder Drogen ist zu berücksichtigen, sonst kaum mit anderen Störungen zu verwechseln.

Therapie, Verlauf und Prognose

- **Therapie (psychiatrisch):** Bei überzeugender Motivation stützende (s. S. 402) oder konfliktzentrierte Psychotherapie (s. S. 405, 406).
- **Verlauf und Prognose:** Chronifizierter Verlauf; bei sexuellem Sadismus wird die Prognose durch strafrechtliche Konsequenzen belastet (s. S. 475).

15.1 Psychosomatische Erkrankungen

Vorbemerkungen

Der Begriff „psychosomatisch“ beinhaltet die komplexen Einwirkungen seelischer Einflüsse auf Entstehung und Ablauf von Erkrankungen, die sich als körperliche Funktionsstörungen mit oder ohne Organbefund manifestieren. Dies bedeutet, daß bestimmte Körpersymptome durch psychische Ursachen mitbedingt oder zumindest mitgeformt werden können. Dabei kann es sich um aus der Biographie des Patienten ableitbare chronische Belastungs- und Konfliktsituationen handeln, deren Einflüsse sich möglicherweise bis in die Kindheit zurückverfolgen lassen.

Die psychosomatische Erkrankung stellt nach psychodynamischer Auffassung eine körperliche Konfliktlösung bei Verdrängung von Gefühlen und Ängsten dar. Aus lernpsychologischer Sicht werden im Sinne eines operanten Konditionierens physiologische Reaktionen an bestimmte Reize oder Situationen gekoppelt, die krankhafte Auswirkungen haben. Im Kontrast hierzu wird bei den dissoziativen und Konversionsstörungen (s. S. 239) von fehlgeleiteten Versuchen ausgegangen, bei bestimmter Persönlichkeitsstruktur ein aktuelles Lebensproblem zu lösen.

Betrachtungen zur Psychogenese dürfen allerdings nicht dazu verleiten, die individuelle körperliche Disposition als Hauptbedingung für das Entstehen der psychosomatischen Erkrankung in Frage zu stellen, d. h. Besonderheiten der Konstitution und der damit zusammenhängenden somatischen Situation (z. B. Stoffwechsel, zentrales, vegetatives und peripheres Nervensystem, Endokrinum, Immunsystem). Am Beispiel der Ulkus-Erkrankung des Magens zeigt sich, wie unzähligen Patienten langjährige, frustrane Psychotherapien aufgrund spekulativer Monokonstrukte zugemutet wurden.

Die psychosomatische Erkrankung entsteht mithin aus dem Zusammenspiel von Konstitution, Disposition und Adaptation. Dabei ist stets kritisch zu hinterfragen, welchen Einfluß die körperliche Erkrankung ihrerseits rückwirkend auf den Betroffenen hat (Somatopsychik), um voreilige Thesen zur vermeintlich pathogenen Persönlichkeitsstruktur zu vermeiden.

Als Schaltstelle zwischen biologischen Abläufen einerseits und psychischen Begleiterscheinungen andererseits gilt das substantielle wie funktionelle Ineinandergreifen vegetativer, zentralnervöser und endokriner Funktionskreise. Entsprechend diesem biopsychosozialen Integrationsmodell sind diagnostischer Zugang und therapeutische Strategien mehrgleisig – sie umfassen sowohl körperliche als auch psychologische Methoden.

Hinsichtlich der Häufigkeit psychosomatischer Erkrankungen schwanken die Angaben zwischen 20 und 30% der Bevölkerung, von denen 10 – 15% als dringend behandlungsbedürftig anzusehen sind. Frauen sind insgesamt häufiger vertreten. Hierbei handelt es sich meist um Personen mit internistischen Erkrankungen. Einzelheiten zur Diagnostik und Therapie sind den entsprechenden Lehrbüchern der Psychosomatik und Inneren Medizin zu entnehmen.

In der ICD-10 werden „somatoforme Störungen“ (F 40) von „Verhaltensauffälligkeiten mit körperlichen Störungen“ (F 50 – F 52) unterschieden. Letztere umfassen Eßstörungen (F 50), Schlafstörungen (F 51) und sexuelle Funktionsstörungen (F 52). Andere psychosomatische Erkrankungen sind unter F 54 zusammengefaßt. Die „hypochondrische Störung“ (F 45.2) wird als hypochondrische Neurose (s. S. 231) abgehandelt.

15.2 Spannungskopfschmerz (ICD-10: G 44.2)

Grundlagen

- Synonym: Funktioneller Kopfschmerz.
- **Definition:** Diffuser, chronisch-rezidivierender Kopfschmerz und Kopfdruck.
- Manifestationsformen:
  - Episodischer Typ.
  - Chronischer Typ.
- Epidemiologie:
  - Häufigkeit: Episodischer Typ etwa 35% (keine bestimmte Altersverteilung), chronischer Typ etwa 3% der Bevölkerung (mit dem Alter zunehmend). (Beide Geschlechter etwa gleich häufig betroffen.)
- **Ätiologie und Pathogenese:**
  - Anhaltende Muskelverspannungen im Bereich der Nacken- und Kopfmuskulatur sowie vaskuläre Faktoren.
  - *Psychodynamische Hypothese:* Konflikte mit dem Versuch der Bewältigung („Kopfzerbrechen"), dadurch auch Abwehr von Angst oder Depression. Oft ehrgeizige, erfolgsorientierte Primärpersönlichkeit.
  - *Lerntheoretische Hypothese:* Chronifizierung der Beschwerden infolge operanter Verstärkung des Schmerzverhaltens. Krankheitsgewinn durch Zuwendung.

Klinik

Tabelle 74 Symptomatik, diagnostische Kriterien des Spannungskopfschmerzes

	episodischer Typ	chronischer Typ
charakteristische Merkmale	– drückend, ziehend („Ring um den Kopf", „Schraubstock", „Helm"), bilateral, fehlende Verstärkung durch physische Belastung, Tagesaktivität meist nicht betroffen – anhaltend-dumpfes Schmerz- oder Druckgefühl im Hinterkopf- und Scheitelbereich oder pulsierender und klopfender Schmerz. Hartspann im Bereich der Nacken- und Schultermuskulatur	
mögliche Begleitsymptome	Licht- und Lärmempfindlichkeit, Schwindel, *ohne* Übelkeit oder Erbrechen	Licht- und Lärmempfindlichkeit, Schwindel *und* Übelkeit
Dauer	ohne Therapie: 30 Minuten bis mehrere Tage	
Frequenz	< 15 Tage/Monat	≥ 15 Tage/Monat

15.2 Spannungskopfschmerz (ICD-10: G 44.2)

Diagnostik

- **Psychopathologische Untersuchung.** Neurosenpsychol. Diagnostik.
- **Testpsychologische Persönlichkeitsdiagnostik,** z. B. MMPI, FPI.
- **Anamnese:** Ausführliche und vertiefte Exploration (v. a. Kopfschmerzanamnese: Beginn (Latenz), Dauer, Lokalisation, Begleitsymptome) und umfassende Erhebung der biographischen Anamnese.
- **Körperliche Untersuchung, apparative Diagnostik** zum Ausschluß einer körperlichen Erkrankung: Internistische (z. B. Hypertonie), neurologische, ophthalmologische, Hals-Nasen-Ohren-ärztliche und zahnmedizinische Untersuchung.

Achtung: Stets Analgetikamißbrauch eruieren! (Analgetikainduzierter Kopfschmerz s. S. 267).

Differentialdiagnose

- **Organische Grunderkrankungen:**
  - *Vasomotorischer Kopfschmerz:*
    - Migräne: Einseitig, pulsierend, Ruhebedürfnis, Sehstörungen, Übelkeit.
    - Bing-Horton-Syndrom bzw Cluster-headache: Schmerzmaximum im Gesicht (meist im Bereich der Orbita), unilateral, lokale autonome Störungen (z. B. Rötung des Auges, Tränenfluß).
  - *Trigeminusneuralgie:* Nur Sekunden andauernde, heftige Schmerzattacken meist im Versorgungsgebiet des 2./3. Trigeminusastes).
  - *Arteriitis temporalis:* Höheres Alter, temporale Schmerzen, verdickt tastbare A. temporalis (Sturzsenkung, evtl. Temporalisbiopsie).
  - *ZNS-Erkrankung:* Schwindel, Übelkeit, intrakranielle Raumforderung (neurologischer Befund, CCT, EEG), Entzündung (Labor, CCT, Liquor).
  - *HWS-Syndrom bzw. spondylogener Kopfschmerz:* Ggf. radikuläre Symptomatik, HWS-Beschwerden (orthopäd. Konsil, Röntgen-HWS).
  - *Chronische Sinusitis:* Wangen- , Stirnkopfschmerz, behinderte Nasenatmung, Entzündungszeichen.
  - *Augenerkrankung:* z. B. Fehlsichtigkeit, Glaukom (Ophthalmolog. Konsil).
  - *Zahnerkrankung:* z. B. Costen-Syndrom (zahnmedizinische Untersuchung).
  - *Kardiovaskuläre Erkrankung:* z. B. arterielle Hypertonie (Untersuchung, internistische Abklärung).
- **Psychiatrische Erkrankungen:**
  - *Somatisierte (endogene) Depression* (s. S. 204).
  - *Chronischer Medikamentenmißbrauch* (s. S. 243 ff).
  - *Rentenneurose* (s. S. 242).

Therapie

- **Allgemein, psychiatrisch:**
  - Aufklärung und Beratung des Patienten, auch hinsichtlich seiner Lebensführung (Arbeit, Freizeit, Bewegung, Schlaf).
  - Unterstützende Allgemeinmaßnahmen wie Physio- und Bewegungstherapie, Gymnastik, Sport, Schwimmen.
  - Entspannungsübungen (z. B. autogenes Training, s. S. 415), evtl. in Verbindung mit Biofeedback (s. S. 427).
  - Personenzentrierte Gesprächstherapie (s. S. 412), kognitive Verhaltenstherapie (s. S. 423).

- **Medikamentös** (nach Möglichkeit zu vermeiden):
  - *Episodischer Typ:* Im Ausnahmefall Acetylsalicylsäure oder Paracetamol je (500–)1000 mg/d p. o. an maximal 10 Tagen pro Monat.
  - *Chronischer Typ:* Prophylaxe mit Amitriptylin 50 mg/d p. o., bei mangelndem Therapieerfolg oder Kontraindikation Doxepin 30–50 mg/d p. o. *oder* Imipramin 50–75 mg/d p. o.

Verlauf und Prognose

- Meist hartnäckiger Verlauf mit häufigen Rezidiven.
- Darüber hinaus Belastung der Prognose durch Analgetikamißbrauch und dadurch bedingte Fixierung des Kopfschmerzes (vgl. S. 267).

15.3 Somatoforme Schmerzstörung (ICD-10: F 45.4)

Grundlagen

- Synonym: Psychalgie, psychogenes Schmerzsyndrom.
- **Definition:** Schmerzerleben, für dessen Intensität und Ausgestaltung psychische Einflüsse ausschließlich oder wesentlich mitbestimmend sind.
- **Ätiologie und Pathogenese:**
  - Das individuelle Schmerzerleben wird durch vielfältige emotionale, intentionale und motivationale Faktoren verursacht und geprägt.
  - *Psychodynamische Leithypothesen:* Konversionsneurotisches Geschehen zur Abwehr verpönter Wünsche und Impulse, unbewußte Selbstbestrafung, emotionelle Konflikte.
  - *Situative Verstärker*: Angst und Besorgnis, Ungewißheit, Erwartung und Anpassung, negative Vorerfahrungen.

Klinik

- **Psychopathologisch:**
  - Diffuser, schwer lokalisierbarer, chronifizierter Schmerz mit gelegentlich symbolischer „Organwahl" (Schmerzbereich als Projektionsfeld für unbewußtes Konfliktgeschehen). Hyperexpressive Schmerzschilderung.
  - Begleitend dysphorische Gestimmtheit (algogenes Psychosyndrom, s. S. 124).
- Begleitend: Häufige Arztbesuche bzw. Krankenhausaufenthalte; Analgetikaabusus, Alkoholmißbrauch.

Diagnostik

- **Psychopathologische Untersuchung** (s. Klinik).
- **Testpsychologische Persönlichkeitsdiagnostik,** z. B. BfS, MMPI.
- **Anamnese:**
  - Gründliche Exploration der Persönlichkeit und Erkundung des psychosozialen Umfeldes, biographische Anamnese.
  - Genaue Schmerzanalyse: Erfassung von Art, Auslöser, Ausmaß, Dauer, Intensität und Tagesprofil des Schmerzes.
- **Körperliche und apparative Diagnostik:** Internistischer und neurologische Abklärung.

Differentialdiagnose

- (Endogene) Depression (somatisierte Form) (s. S. 204): Eher phasischer Verlauf.
- Zönästhesien bei Schizophrenie (s. S. 186): Anamnese! Psychotische Symptomatik. Fluktuierender Verlauf.
- Rentenneurose (s. S. 242): Funktion des Schmerzes! Auslöser?
- Konversionsneurose (s. S. 239): Zusätzliche Begleitsymptomatik.
- Münchhausen-Syndrom (Vortäuschung von Beschwerden und Erkrankungen, um eine stationäre Aufnahme zu erreichen): „Fachsprache", Zweckgebundenheit.

Hinweis: Stets etwaigen Schmerzmittelmißbrauch abklären!

15.3 Somatoforme Schmerzstörung (ICD-10: F 45.4)

Therapie

- **Allgemein, psychiatrisch:**
  - Aufklärung und Beratung.
  - Bewegungstherapie (s. S. 396), Physiotherapie (s. S. 395). Ergotherapie (s. S. 447).
  - Entspannungsübungen und Suggestionsmethoden (s. S. 415 ff), katathymes Bilderleben (s. S. 407).
  - Gegebenenfalls konfliktzentrierte Psychotherapie (s. S. 405, 406).
  - Verhaltenstherapie: Schmerztagebuch, Biofeedback, kognitive Therapie (s. S. 423).

  Hinweis: Konsequenter Entzug von Analgetika (bei chronischem Mißbrauch)!
- **Medikamentös:** Behandlungsversuch mit Kombination von Neuro- und Thymoleptika (z. B. Imipramin 50 – 100 mg/d p. o. + Haloperidol 2 – 3 mg/d p. o. *oder* Amitriptylin 50 – 100 mg/d p. o. + Flupenthixol 1 – 2 mg/d p. o.).

Verlauf und Prognose

- Ohne adäquate Therapie Neigung zur Chronifizierung mit Gefahr der Berufs- oder Erwerbsunfähigkeit und schließlich Pflegebedürftigkeit.
- Bei entsprechender Behandlung ist die Prognose nicht ungünstig, vor allem bei deutlich konfliktgebundenen Schmerzzuständen.
- Gelegentlich situationsunabhängige Spontanremissionen.

15.4 Pseudoepilepsie, dissoziative Anfälle (ICD-10: F 44.5)

Grundlagen

- Synonym: Psychogene Anfälle, Pseudoanfälle (s. S. 240 Tabelle 66 Dissoziative Störung).
- **Definition:** Epileptiforme Anfälle nichtorganischer Ursache.
- **Ätiologie und Pathogenese:** Im Anschluß an Psychotraumatisierung (z. B. Kränkung, Bedrohung, Beschämung), als Simulation.

Klinik

- **Phänomenologisch** (Symptomatik wie beim echten Grand-mal-Anfall): Abruptes Hinfallen oder Hinstürzen, krampfartiges Schütteln des Rumpfes und der Gliedmaßen, keine Reaktion auf Außenreize, in manchen Fällen extreme Beugung des Körpers (Opisthotonus) wie bei hysterischem „arc de cercle", insgesamt deutlich appellativer Charakter des Anfallgeschehens.
- **Abgrenzungskriterien zum epileptischen Anfall:**
  - Fast nie Zungenbiß (wenn, dann Zungenspitze) oder Inkontinenz für Urin und /oder Stuhl.
  - Kaum Verletzungen.
  - Augen meist fest geschlossen; keine Mydriasis (*cave:* Mydriatika!).
  - Keine Pyramidenbahnzeichen.
  - Keine Zyanose, keine Hypersalivation.
  - EEG meist unauffällig.

Diagnostik

- **Psychopathologische Untersuchung;** Verhaltensbeobachtung. Klinik.
- **Testpsychologische Persönlichkeitsdiagnostik,** z. B. MMPI, FPI.
- **Anamnese:** Ausführliche und vertiefte Exploration.
- **Körperliche und apparative Diagnostik:** Neurologische Untersuchung; CCT (kranielles MRT), EEG (auch Provokations-EEG, s. S. 30).
- **Labor:** Routinelabor, postiktal Prolaktinbestimmung i. S. (bei echten Anfällen in bis zu 80% der Fälle erhöht, aber auch bei Synkopen).

Differentialdiagnose

Hinweis: Eine Kombination von echten epileptischen und pseudoepileptischen Anfällen ist möglich!

- Körperliche Erkrankungen: z. B. hypoglykämische und hypokalzämische Krisen, Hyperventilationssyndrom, Herzrhythmusstörungen, Drop-attacks bei vertebrobasilärer Insuffizienz: Anamnese, körperliche Untersuchung, Labor, EKG, Dopplersonographie.
- Rentenneurose (s. S. 242): Hier eher einförmig-querulierendes Bild.
- Zweckreaktion (s. S. 222): Finaler Charakter.
- Histrionische Persönlichkeit (s. S. 284): Gesamtpersönlichkeit!

15.4 Pseudoepilepsie, dissoziative Anfälle (ICD-10: F 44.5)

Therapie

➤ **Psychiatrisch, psychotherapeutisch:**
- Aufklärung und Beratung mit sicherer therapeutischer Haltung unter Verzicht auf besondere Zuwendung zum Patienten während des aktuellen Anfalls.
- Stützende (supportive) Psychotherapie (s. S. 402).
- Suggestivmaßnahmen, Hypnose (s. S. 418).
- Konfliktzentrierte Gesprächspsychotherapie (s. S. 405 f).

Verlauf und Prognose

➤ Eher günstig. Bei histrionischer Persönlichkeit oft überdauernde Neigung zu wechselnden Konversionssymptomen, die unterschiedlich bewußtseinsnah „eingesetzt" werden.

15.5 Schlafstörungen: Übersicht

Physiologie des Schlafes

➤ Die unterschiedlichen, physiologischerweise auftretenden Schlafstadien sind in der Tabelle 75 und der Abbildung 13 dargestellt.

Tabelle 75 Schlafstadien nach Rechtschaffen und Kales

Stadium	EEG	EOG	EMG
wach (Augen geschlossen)	α-Grundrhythmus (8 – 13 Hz), Vigilanzschwankungen mit β-Aktivität	Lidschläge und rasche Augenbewegungen	hoher Muskeltonus, Bewegungsartefakte
1. Einschlafen	α-Zerfall mit Zunahme frequenzlabiler τ-Aktivität (2 – 7 Hz), Vertex-Wellen, keine Spindeln, keine K-Komplexe	langsam rollende Augenbewegungen (slow eye movements –SEM)	Tonusabnahme (Musterdichte und Amplitude)
2. Leichtschlaf	τ-Aktivität (2 – 7 Hz) mit Schlaf-Spindeln und K-Komplexen, < 20% δ-Aktivität	keine Augenbewegungen	Tonusabnahme
3. mitteltiefer Schlaf	Gruppen hoher δ-Wellen (0,5 – 2 Hz) 20 – 50% der Schlafepoche, K-Komplexe, Spindeln	keine Augenbewegungen	Tonusabnahme
4. Tiefschlaf	Gruppen hochamplitudiger δ-Wellen > 50% der Epoche	keine Augenbewegungen	Tonusabnahme
REM: paradoxer Schlaf	ähnlich Stadium 1, keine Vertex-Wellen	rapid eye movements	niedrigster Muskeltonus

Schlafepoche: Üblich ist eine Einteilung des abgeleiteten EEG's in Abschnitte von 30 Sekunden Dauer (= Epoche)

Polysomnographie

➤ Zur Diagnostik von Schlafstörungen werden mehrere physiologische Parameter und Signale simultan in einem speziell hierfür eingerichteten Schlaflabor erfaßt:
- *EEG:* Elektroenzephalographie (s. S. 30).
- *EOG:* Elektrookulographie zur Aufzeichnung der Augenbewegungen.
- *EMG:* Elektromyographie zur Registrierung der Muskelanspannung.
- *EKG:* Elektrokardiographie.
- Atemparameter an Mund, Nase, Thorax, Abdomen, O_2-Sättigung.

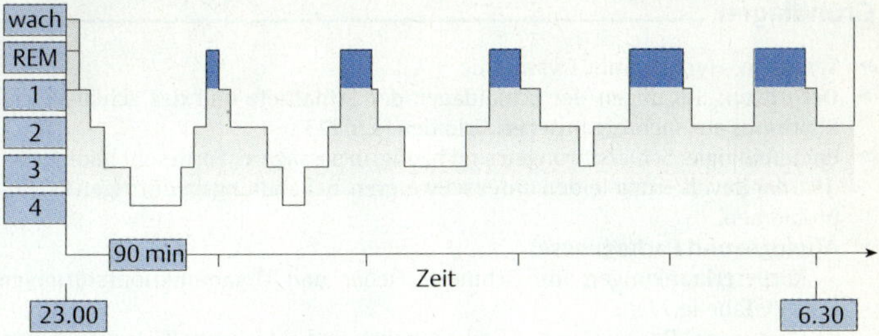

Abb. 13 Schlafprofil: Darstellung einer Schlafperiode mit 5 Schlafzyklen. 1, 2, 3, 4 = Non-REM-Schlafstadien (aus Sturm, Clarenbach. Checkliste Schlafstörungen. 1. Auflage. Stuttgart: Georg Thieme; 1997)

Übersicht

➤ Tabelle 76 gibt einen kurzen Überblick über die Klassifikation von Schlafstörungen.

Tabelle 76 Klassifikation von Schlafstörungen

Dyssomnien	Parasomnien	Schlafstörungen bei organischen Erkrankungen
– intrinsisch – extrinsisch – Störungen des zirkadianen Schlafrhythmus (z. B. Jet Lag, bei Schichtarbeit)	– Aufwachstörungen (z. B. Schlaftrunkenheit, Schlafwandeln, Pavor nocturnus) – Schlaf-Wach-Übergangsstörungen (z. B. rhythmische Bewegungen, Einschlafmyoklonien) – REM-Schlaf gebundene (z. B. Alpträume, Schlaflähmung) – andere (z. B. Bruxismus, schlafgebundenes Verschlucken)	– psychiatrische Erkrankungen – neurologische Erkrankungen – internistische Erkrankungen

15.6 Insomnie (ICD-10: F 51.0)

Grundlagen

- Synonym: Hyposomnie, Dyssomnie.
- **Definition:** Störungen der Schlafdauer, der Schlaftiefe und des Schlaf-Wach-Rhythmus aus nichtorganischen Gründen (s. S. 123).
- Epidemiologie: Schlafstörungen sind häufig, in passagerer Form sehr häufig. 10 – 15 % der Bevölkerung leiden unter schwereren, behandlungsbedürftigen Schlafproblemen.
- **Ätiologie und Pathogenese:**
  - Körpererkrankungen mit Schmerz, Fieber und Organfunktionsstörungen (vgl. Tabelle 77).
  - (Endogene) Depression mit Früherwachen und „Morgentief". Angstneurose, Hypochondrie, Dysthymia.
  - Hirnfunktionsstörungen im Rahmen zerebraler Durchblutungsstörungen (mit nächtlicher Unruhe und Verwirrtheit).
  - Überstimulation bzw. Stimulantieneinnahme (Koffein!); psychischer Streß; Alkohol- oder Medikamentenmißbrauch.

Klinik

- **Insomnien bzw. Dyssomnien:**
  - *Einschlafstörungen* (verbunden mit innerer Unruhe, Grübeleien oder Angstgefühl).
  - *Durchschlafstörungen* (mit unruhigem, zerhacktem Schlaf und leichter Erweckbarkeit).
  - *Begleitsymptomatik:* Zunehmende Angespanntheit vor dem erneuten Schlafversuch bzw. Angst vor Schlaflosigkeit. Tagsüber Müdigkeit, Gereiztheit, Subdepressivität, zum Teil ausgeprägter Leidensdruck.
  - Verstärkte Neigung zur Selbstbehandlung mit Alkohol oder Medikamenten.

Hinweis: Schlafmenge als Qualitätsparameter ergibt sich aus dem Produkt von Schlafdauer und -tiefe.

Diagnostik

- **Psychopathologische Untersuchung** (s. Klinik). Auslöser?
- **Anamnese:** Schlafanamnese (s. Tabelle 77), Biographie und aktuelle psychosoziale Situation, Fremdanamnese.
- **Körperliche Untersuchung:** Ausführlicher internistischer Status (inkl. Größe, Gewicht, RR, Herzfrequenz).
- **Labor:** Primär Routineparameter (s. S. 25).
- **Apparative Diagnostik:** EKG, Röntgen-Thorax; Polysomnographie im Schlaflabor (s. S. 314).

Differentialdiagnose

- Körperliche Erkrankung: s. o., z. B. Restless-legs-Syndrom, Schlafapnoesyndrom: Ausführliche Diagnostik.
- Alkohol- oder Medikamentenabhängigkeit bzw. Suchterkrankung: Anamnese, mögliche Substanzen s. Tabelle 77, 78, Drogenscreening (s. S. 26).
- Angsterkrankung bzw. Angstneurose (Einschlafangst) (s. S. 225 ff).
- Depressive Störung (s. S. 112).
- (Endogene) Manie bzw. andersartiges maniformes Syndrom (s. S. 207, 114).

15.6 Insomnie (ICD-10: F 51.0)

Tabelle 77 Exploration im Rahmen der Schlafanamnese

Themenkomplex	mögliche Krankheiten, Fragen
körperliche Erkrankung	– *allgemein:* chronische Schmerzen, Neoplasien – *internistisch:* Herz-Kreislauf (KHK, Rhythmusstörungen, Hypertonie, Gefäßstenosen), Lunge (COPD, Asthma bronchiale, Fibrose), Magen-Darm (Ulkus, Reflux), Nieren und Harnwege, endokrines System (z. B. Diabetes mellitus, Hypo-, Hyperthyreose, Akromegalie), Hämatologie, Onkologie – *neurologisch:* Residualsyndrome (nach Blutung, Infarkt, Entzündung, Tumor), zerebelläre Syndrome, neuromuskuläre Erkrankungen (Myasthenie, Myotonie, Myopathie, Neuropathie), Epilepsie, Demenz, extrapyramidale Syndrome, Schädel-Hirn-Trauma, Polyneuropathie – *dermatologisch:* juckende, brennende Hautkrankheiten
Medikamente, Drogen, Alkohol	– weiche Drogen (z. B. Cannabis, Marihuana, Haschisch) – harte Drogen (z. B. LSD, Heroin, Kokain) – Aufputschmittel, Stimulantien – Leim und Schnüffelstoffe – Appetitzügler – Schlafmittel – andere Medikamente (s. Tabelle 78)
psychische Störungen, psychiatrische Erkrankung	– psychische Erkrankungen bzw. psychiatrische Behandlung in der Anamnese (z. B. Depression, Suizidversuch, Angsterkrankung, Phobie, Psychose, Manie)
Schlaf-Wach-Rhythmus	– Zeitpunkt des Zu-Bett-Gehens – Zeitpunkt des Aufstehens – durchschnittliche Schlafdauer – Mittagsschlaf – Schlafverhalten an Wochenenden
Schlafverhalten	– Tagesmüdigkeit – spontanes Einschlafen tagsüber – Konzentrationsschwierigkeiten, Veränderungen der Leistungsfähigkeit – Einschlafschwierigkeiten – Früherwachen – nächtliche körperliche Symptome (z. B. Herzrasen, Atemnot, Husten, unruhige Beine) – Nykturie – Ödeme – Schnarchen – morgendliche Kopfschmerzen

Fortsetzung Tabelle 77 ▸

15.6 Insomnie (ICD-10: F 51.0)

Tabelle 77 Fortsetzung

Themenkomplex	mögliche Krankheiten, Fragen
mögliche andere Auslöser, Ursachen	– Nikotin, Kaffee, Tee, Alkohol – spätes Essen evtl. schwer verdaulicher Lebensmittel – Schlafraum: Lärm, Helligkeit, Temp. – Grübeln, Streß, Schichtarbeit, Schmerzen, anderes

Tabelle 78 Medikamente als mögliche Ursache von Schlafstörungen

Wirkstoffgruppe	mögliche Wirkstoffe
Nootropika	Pirazetam
Rheologika	Buflomedil, Dihydroergotoxin
Antibiotika	Gyrasehemmer
Zytostatika	
Migränemittel	Methysergid
Antihypertensiva	Betablocker, Clonidin
Broncholytika	Theophyllin, Clenbuterol
Hormonpräparate	Glukokortikoide, Thyroxin, Kontrazeptiva
Antiparkinsonmittel	L-Dopa
Antikonvulsiva	Phenytoin, Barbexaclon
Psychopharmaka	Fluoxetin, Desipramin, Moclobemid

Therapie

- **Allgemein, psychiatrisch:**
  - Beratung und Aufklärung bezüglich Schlafhygiene (s. Tabelle 79).
  - Entspannungsübungen; kognitive Verhaltenstherapie (s. S. 423).
- **Medikamentös:**
  - *Phytopharmaka:* z.B. Baldrian, Hopfen, Melisse, Passionsblume, Kavainpräparate.
  - *Oder:* Sedierende Antidepressiva (z.B. Trimipramin 25 mg/d p.o. oder Amitryptilin 50 mg/d p.o. oder Trazodon 100 mg/d p.o.) oder L-Tryptophan oder schwachpotente Neuroleptika (z.B. Melperon 50 mg/d p.o. oder Promethazin 50 mg/d p.o.) oder Chloralhydrat 500 mg/d p.o. oder Antihistaminikum.
  - *Passager zur Schlafeinleitung:*
    - Benzodiazepine über 2 bis maximal 4 Wochen (s. Somatotherapie S. 377).
    - Zopiclon 7,5 mg/d p.o. oder Zolpidem 10 mg/d p.o.
    - Melatonin wirkt ebenfalls schlaffördernd (z.B. bei Schlafstörungen infolge Jet lag).

Tabelle 79 Grundregeln der Schlafhygiene (aus Sturm, Clarenbach. Checkliste Schlafstörungen. 1. Auflage. Stuttgart: Georg Thieme; 1997)

Therapieempfehlungen
Einhaltung eines regelmäßigen Tag-/Nachtrhythmus
Einhalten regelmäßiger Schlafzeiten
Verzicht auf Mittagsschlaf oder „Tagesnickerchen im Sessel"
nicht länger schlafen als nötig, um danach ausgeruht zu sein
kein Radio oder Fernsehen im Schlafzimmer
Koffein- und Nikotinkarenz
Alkohol nur in geringen Mengen
evtl. baden, saunen oder Dampfbad vor dem Schlafengehen
kühles, gut gelüftetes und verdunkeltes Schlafzimmer
evtl. Entspannungstherapie
Vermeiden von Medikamenten, die den Schlaf stören
sorgfältige Beachtung der Therapiemaßnahmen bei Begleiterkrankungen, die den ruhigen Schlaf stören können
regelmäßiges körperliches Training, aber nicht kurz vor dem Schlafengehen
ausgeglichene Ernährung und Flüssigkeitsmenge am Abend
entspannende Abendgestaltung

Tabelle 80 Entspannungstechniken

Formen	Beschreibung
Autogenes Training	S. 415
Progressive Muskelrelaxation nach Jacobson	S. 417
Biofeedback	S. 427
Yoga, Meditation, Hypnose	S. 418

Verlauf und Prognose

- Bei Angst- oder hypochondrischer Störung Tendenz zur Chronifizierung, sonst recht wechselhafter Verlauf.

15.7 Hypersomnie (ICD-10: F51.1)

Grundlagen

- **Definition:** Zustände erheblicher Schläfrigkeit während des Tages.
- Epidemiologie: Betroffen sind 2 – 4% der Bevölkerung.
- **Ätiologie und Pathogenese:** Unzureichende Schlafmenge z.B. infolge eines Schlafapnoe-Syndroms, Narkolepsie, schlafbezogenen Myoklonien oder Restless-legs-Syndroms. Einnahme dämpfender psychotroper Substanzen (Medikamente, Drogen).

Klinik

- Ausgeprägte Schläfrigkeit mit häufigem Einnicken, Schlaftrunkenheit.
- Morgendliche Müdigkeit mit verlängerter Übergangszeit.
- Bei Narkolepsie hypnagoge Halluzinationen, Schlaflähmungen, imperative Schlafattacken.

Diagnostik

- **Psychopathologische Untersuchung.**
- **Anamnese:** Aktuelle, Schlaf- (s. S. 317) und Fremdanamnese.
- **Körperliche Untersuchung, apparative Diagnostik** (vgl. S. 316): Polysomnographie im Schlaflabor (s. S. 314), Vigilanzmessung während eines Tages mittels mobilem EEG.
- **Labor:** Routinelabor, bei Verdacht auf Narkolepsie zusätzlich genetische Untersuchung (HLA-DR 2, HLA-DQ 1w).

Differentialdiagnose

- Psychomotorische epileptische Anfälle: Epilepsietypische Potentiale im Rahmen einer mobilen Langzeit-EEG-Ableitung.
- Pickwick-Syndrom (obstruktives Schlafapnoe-Syndrom): Hochgradige Fettsucht, Hypoxämie, Hyperkapnie („Autonarkose").
- Medikamenten- oder Drogenmißbrauch (s. S. 243).
- Depressive Störung (saisonale Depression, s. S. 112, 201).
- Kleine-Levin-Syndrom (Hypersomnie-Bulimie-Syndrom).

Therapie

- **Allgemein, psychiatrisch:** Beratung zur Schlafhygiene (Entzug von Alkohol, Nikotin und Sedativa, vgl. Tabelle 79 S. 319).
- **Medikamentös:** Versuch mit Psychostimulantien, z. B. morgens Pemolin 20 mg p. o. *oder* Moclobemid (morgens und mittags je 150 mg p. o.) *oder* morgens Fluoxetin 20 mg p. o.

Verlauf und Prognose

- Abhängig von der Grunderkrankung. Begleitende Depressionen und soziale Beeinträchtigungen wirken belastend.

15.8 Störung der Schlaf-Wach-Rhythmik (ICD-10: F 51.2)

Grundlagen

- **Definition:** Desynchronisation zwischen zirkadianer biologischer Rhythmik und äußeren Zeitgebern mit Verschiebungen des Schlaf-Wach-Rhythmus.
- **Ätiologie und Pathogenese:** Prädisponierend ist ein Lebensstil mit wechselnden Aktivitäts- und Ruhephasen (z. B. Schichtarbeit, Flugreisen).

Klinik

Tabelle 81 Störungen des Schlaf-Wach-Rhythmus

Manifestation	Charakteristika	Begleitsymptomatik
vorverlagerter Typ	Früherwachen mit Vorverlagerung abendlicher Aktivitäten, häufig bei älteren Menschen	Depressivität und Müdigkeit am Abend
verzögerter Typ	verspätete Aktivitätsphase am Morgen und Vormittag mit spätem Zubettgehen, gehäuft bei jungen Menschen oder Psychosekranken mit fehlender Tagesstrukturierung.	soziale Integrationsprobleme
desorganisierter Typ	Fehlen einer täglichen Hauptschlafperiode, meistens bei älteren oder bettlägrigen Menschen	Müdigkeit und verminderte Leistungsfähigkeit tagsüber
häufig wechselnder Typ	mehrperiodisches Schlafverhalten über Tag durch äußere Einflüsse (Schichtarbeit, Transmeridianflüge)	verminderte Leistungsfähigkeit und Streßempfindlichkeit

Diagnostik

- **Psychopathologische Untersuchung** (siehe auch Klinik).
- **Anamnese:** Insbesondere Schlafanamnese (s. S. 317).
- **Organische und apparative Diagnostik,** Polysomnographie im Schlaflabor (s. S. 314).

Differentialdiagnose

- Psychotische Störung, insbesondere chronische Schizophrenie (s. S. 180 ff).
- Persönlichkeitsstörung (s. S. 271 ff).

15.8 Störung der Schlaf-Wach-Rhythmik (ICD-10: F 51.2)

Therapie

- **Allgemein, psychiatrisch:**
  - Beratung zur Schlafhygiene (s. Tabelle 79 S. 319).
  - Verschiebung der Schlaf- und Wachzeiten (nach hinten beim verzögerten Typ, nach vorn beim vorverlagerten Typ).
  - Versuch mit Lichttherapie (s. S. 391).

Verlauf und Prognose

- Bei Ausschöpfung des Behandlungsspektrums gute Prognose.

15.9 Parasomnie (ICD-10: F 51)

Grundlagen und Klinik

- **Definition:** Den physiologischen Schlafablauf unterbrechende Störungen mit meist vegetativer Begleitsymptomatik.

Tabelle 82 Kennzeichen der verschiedenen Formen der Parasomnie

Typ	Grundlagen	Epidemiologie	Klinik
Schlafwandeln (Somnambulismus) (F 51.3)	*Definition:* Aufwachstörung mit Dämmerzustand. *Ätiologie:* emotionale Instabilität	oft familiäre Häufung	mehrmaliges Aufsitzen oder Umhergehen meist im ersten Schlafdrittel ohne Reaktion auf Ansprache, danach spontanes Erwachen mit kurzzeitiger Orientierungsstörung. Amnesie
Pavor nocturnus (F 51.4)	*Definition:* Aufwachstörung meistens bei Kindern mit Schreien und Erregung, dranghaftem Aufstehen und Angstgefühl. *Ätiologie:* nicht eindeutig, häufig psychische Auslösung	Vorkommen bei 2 bis 3 % aller Kinder, häufiger bei Knaben als bei Mädchen	im ersten Nachtdrittel auftretende Ereignisse intensiver Furcht mit Aufschrei und vegetativen Zeichen wie beschleunigte Atmung, Pupillenerweiterung. Keine Reaktionen auf Ansprache bzw. Verwirrtheit. Anschließend Amnesie
Alpträume (F51.5)	*Ätiologie:* häufig belastende Lebensereignisse, auch Einnahme von trizyklischen Antidepressiva, Benzodiazepinen und Hypnotika	Vorkommen bei 5 % der Bevölkerung, häufiger bei Frauen	im letzten Nachtdrittel auftretende angsterregende Traumerlebnisse mit detallierter Erinnerung, verzögertes erneutes Einschlafen

Diagnostik

- **Psychopathologische Untersuchung** (siehe auch Klinik).
- **Testpsychologische Persönlichkeitsdiagnostik,** z. B. Rorschach-Test, TAT, GT.
- **Anamnese:** Schlafanamnese, biographische Anamnese. Auslöser?
- **Körperl. Untersuchung, apparative Diagnostik:** Einschließlich Polysomnographie im Schlaflabor.

15.9 Parasomnie (ICD-10: F 51)

Tabelle 83 Typische Befunde bei verschiedenen Formen der Parasomnie

Typ	EEG	Dauer
Schlafwandeln	Mischung von Non-Rem-Phasen und Aktivitäten niedriger Amplitude (Schlafstadien III und IV)	Minuten bis zu einer halben Stunde
Pavor nocturnus	im Non-rem-Schlaf mit δ-Aktivität (Schlafphase III und IV)	1 – 2 Minuten
Alpträume	abruptes Aufwachen aus einer REM-Schlafphase	

Differentialdiagnose

- Komplex-fokale bzw. psychomotorische epileptische Anfälle: Epilepsietypische Potentiale in der EEG-Ableitung.
- Medikamenten- und Drogenkonsum: Anamnese, Untersuchung, ggf. Laborscreening (s. S. 26).
- Dissoziative Störung (s. S. 239); Durchgangssyndrom (s. S. 121).
- Epileptischer Dämmerzustand: Bekannte Epilepsie, EEG-Befund.

Therapie

- **Allgemein, psychiatrisch:** Beratung zur Schlafhygiene (Medikamenten- u. Drogenabstinenz, vgl. S. 319); aufdeckende Psychotherapie (s. S. 403).
- **Medikamentös**: Passager Behandlung mit trizyklischem Antidepressivum, z. B. Imipramin 25 – 50 mg/d p. o.

Verlauf und Prognose

- Schlafwandeln und Pavor nocturnus verschwinden meistens nach der Pubertät.

15.10 Anorexia nervosa (ICD-10: F 50.0)

Grundlagen

- Synonym: Magersucht, Bulimarexie.
- **Definition:** Schwere Störung des Eßverhaltens mit bedrohlich werdender Abmagerung bis zur Kachexie.
- Epidemiologie:
  - Bei etwa 1–2% der weiblichen bzw. 0,1% der männlichen Bevölkerung während der Adoleszenz.
    (Beginn etwa 1.–3. Lebensjahrzehnt.)
- **Ätiologie und Pathogenese:** Offenbar Zusammenwirken biologischer, psychischer und psychosozialer Faktoren:
  - *Genetisch:* Mit rund 40% höhere parallele Erkrankungsrate bei monozygoten Zwillingen.
  - *Biologisch:* Funktionsstörung im vorderen rechten Stirnlappen des Großhirns? Volumendefizite des Kortex? Gestörter Serotoninstoffwechsel?
  - *Psychodynamisch:* Verleugnung eigener Bedürfnisse, Leistungsorientiertheit und Ehrgeiz, Narzißmus, Introvertiertheit, Neigung zur Askese, unbewußte Ablehnung der Reifung.
  - *Psychosozial:* Konflikt zwischen enger Familienbindung und Ablösung, mütterliche Dominanz. In der Familie Überfürsorglichkeit, Unflexibilität und mangelhafte Konfliktlösung.
  - *Kulturelle Einflüsse:* z. B. „Schlankheitsideal".

Klinik

- **Erheblicher Gewichtsverlust:** Körpergewicht mindestens 15% unter dem zu erwartenden Körpergewicht: z. B. Quetelets-Index/„Body-Mass-Index" ≤ 17,5 (berechnet nach der folgenden Formel: Körpergewicht in kg/[Körpergröße in m]^2), s. Abb. 14.
- **Psychopathologisch:**
  - Exzessives Fasten, Vermeiden hochkalorischer Nahrungsmittel.
  - Intermittierend Eßdrang bzw. Demonstration von normalem Essen mit folgendem, selbstinduziertem Erbrechen oder Abführen.
  - Abusus von Laxantien- und/oder Diuretika bzw. Appetitzüglern.
  - Auffallender Tätigkeitsdrang und übertriebene körperliche Aktivität.
    (Bei Bulimarexie ausgeprägte Symptome der Bulimie (s. S. 328).)
- **Körperliche Begleitsymptome:**
  - Endokrine Störungen: Amenorrhö, Hypoglykämie.
  - Elektrolytstörungen.
  - Fettstoffwechselstörungen mit Cholesterinerhöhung.
  - Bradykardie, Hypotonie.
  - Ödeme.
  - Allgemeine körperliche Schwäche und trophische Störungen, Osteoporose.

15.10 Anorexia nervosa (ICD-10: F 50.0)

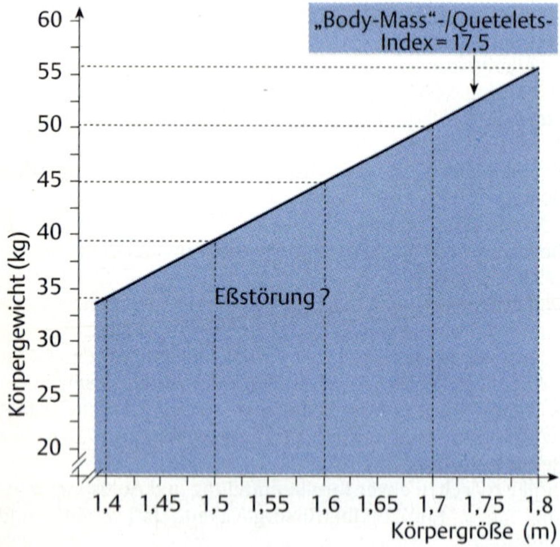

Abb. 14 Orientierung bei Eßstörungen, Quetelets-Index = 17,5 als Grenze

Diagnostik

- **Psychopathologischer Befund** (s. Klinik).
- *Hinweis:* Bei der Untersuchung fällt stets eine Tendenz zu Dissimulation und Verleugnung der Beschwerden wie auch der teils extremen Gewichtsabnahme auf.
- **Testpsychologische Persönlichkeitsdiagnostik,** z. B. MMPI, Rorschach-Test, GT.
- **Anamnese:** Ausführliche Anamneseerhebung einschließlich Fremdanamnese (Familie!) und Sexualanamnese. Umfeld?
- **Körperliche Untersuchung, apparative Diagnostik, Labor:** Abklärung der körperlichen Begleitsymptomatik, -erkrankungen (s. o.).

Differentialdiagnose

- Schwere konsumierende körperliche Erkrankung: Körperliche Untersuchung, organische Abklärung.
- Hormonelle Störung (z. B. M. Addison, Sheehan-Syndrom): Internistisch-gynäkologische Abklärung.
- Exzessives Fasten im Rahmen einer psychotischen Störung (z. B. bei Vergiftungswahn oder bei induzierter Psychose bzw. Indoktrinationssyndrom) (s. S. 120).

Therapie

- **Allgemein:** Hochkalorische – gegebenenfalls parenterale – Ernährung im Rahmen einer stationären Überwachung (evtl. in psychosomatischer Fachklinik). Kriterien für stationäre Behandlung sind: < 70% des Normalgewichts, Kreislaufstörungen, Elektrolytstörungen, ungünstige familiäre Situation, Depression, Isolation.
- **Psychiatrisch, psychotherapeutisch:**
  - Systematisierte, aufdeckende Psychotherapie (s. S. 403) oder personenzentrierte Gesprächstherapie mit Familientherapie (s. S. 412, 439).
  - Kombination mit verhaltenstherapeutischen Maßnahmen (z. B. Selbstkontrollmethoden, Münzverstärkung, kognitive Verhaltenstherapie, vgl. S. 423). Selbsthilfegruppe (s. S. 493).

Verlauf und Prognose

- Bei fehlender oder unzureichender Behandlung ungünstiger Verlauf bis hin zum Tod als Folge der Kachexie möglich. Aufgrund von Längsschnitterhebungen Mortalitätsrate zwischen 15 und 20%.
- Chronifizierter Verlauf bei 30–40% der Patientinnen, ebenso häufig spontane Remission.

  (Prognostisch belastend wirken ein früher Krankheitsbeginn und eine pathologische Familienstruktur.)

15.11 Bulimia nervosa (ICD-10: F 50.2–50.4)

Grundlagen

- Synonym: Hyperorexia nervosa, Freßsucht, Hyperphagie.
- **Definition:** Übermäßiges Essen aufgrund von Heißhungerattacken.
- Epidemiologie:
  - Morbiditätsrisiko: ca. 1–3% der weiblichen, 0,3% der männlichen Bevölkerung. Überwiegend Personen aus mittleren und höheren sozialen Schichten. (Beginn in der späten Adoleszenz.)
- **Ätiologie und Pathogenese:** Unterschiedliche Erklärungshypothesen (s. S. 306 Vorbemerkungen):
  - Primär Selbstunsicherheit, Impulsivität und verminderte Frustrationstoleranz.
  - Sexueller Mißbrauch?
  - Verleugnung eigener Wünsche und Bedürfnisse, jedoch Selbstbelohnung durch orale Kalorienzufuhr, besonders unter Streßsituationen. Ausgleich emotionaler Defizite.
  - Ambivalenz zwischen Symbiose und Separation. Störungen des Körperschemas und Körperselbstbilds.

Klinik

Hinweis: Im Gegensatz zur Anorexie (s. S. 325) deutlicher Leidensdruck!

- **Gestörtes Eßverhalten:**
  - Mehrmals täglich (gehäuft nachmittags und abends) Heißhungeranfälle, gefolgt von „Freßattacken" mit unkontrollierter Einverleibung größerer Mengen an (hochkalorischen) Nahrungsmitteln (oft Süßspeisen).
  - Erhaltung des Normalgewichts infolge suchtartigen Erbrechens, darüber hinaus durch Gewichtskontrolle, Fasten, Laxantienabusus, Einnahme von Appetitzüglern.
- **Psychopathologisch:**
  - Selbstvorwürfe und Schuldgefühle, Schamgefühl, Selbstverachtung und Depressivität bis zur Suizidalität, Stimmungsschwankungen, selbstverletzendes Verhalten, Krankheitsverleugnung .
  - Vermehrte Reizbarkeit, Unruhe, Schlafstörungen, Apathie, Neigung zu Alkohol-, Drogen- oder Medikamentenmißbrauch, Isolation.
- **Körperliche Begleitsymptome (-befunde)** aufgrund des chronischen Säurerefluxes und des Verlustes saurer Valenzen:
  - Elektrolytstörungen: $K^+\downarrow$, $Mg^{2+}\downarrow$, hypochlorämische Alkalose mit in der Folge Nierenschäden, Dehydratation, Herzrhythmusstörungen.
  - Zahnschäden (ausgeprägte Karies).
  - Hautschäden (Schwielen) an den Händen durch häufiges Auslösen des Würgreflexes.
  - Schmerzhafte Ösophagitis (bis zur Perforation), Dysphagie.
  - Laryngitis (Heiserkeit).
  - Amenorrhoe, Libidoverlust.

15.11 Bulimia nervosa (ICD-10: F 50.2 – 50.4)

Diagnostik

- **Psychopathologische Untersuchung** (s. Klinik). Auslöser?
- **Testpsychologische Persönlichkeitsdiagnostik,** z. B. Rorschach-Test, TAT, FPI.
- **Anamnese:** Eingehende Eigen- und Fremdanamnese (im Verlauf oft erhebliche, kurzfristige Schwankungen des Körpergewichts).
- **Körperliche Untersuchung, apparative Diagnostik:** Abklärung der körperlichen Sekundärschäden (s. o.).
- **Labor:** Ausschluß einer endokrinen oder Stoffwechselerkrankung.

Differentialdiagnose

- Psychogene Polydipsie.
- Konversionsneurose bzw. dissoziative Störung („Brechneurose", vgl. S. 239).
- Hyperphagie mit Übergewichtigkeit als Folge einer Hirnerkrankung (z. B. nach Enzephalitis): Anamnese, klinisch-neurologischer Befund.
- Kleine-Levin-Syndrom (s. S. 123).
- Chronische Schizophrenie bzw. psychotisches Residual- oder Defektsyndrom (s. S. 183, 197).
- Borderline-Persönlichkeit (s. S. 282).

Therapie

- **Allgemein:** Ausreichende körperliche Belastung, Sport, Bewegungstherapie. Bei Eßsucht ohne Erbrechen (einfacher Hyperphagie) kalorienarme Diät.
- **Psychiatrisch, psychotherapeutisch:**
  - Aufdeckende, konfliktzentrierte Psychotherapie (s. S. 403) bzw. personenzentrierte Gesprächstherapie (s. S. 412).
  - Verhaltenstherapie: z. B. Kontrolle des Eßverhaltens, Aversionstherapie, Münzverstärkung, Veränderung des Selbstkonzeptes (s. S. 419 ff).
  - Einbindung in eine Selbsthilfegruppe (z. B. ANAD; Overeater anonymus, Cinderella, s. S. 493).
  - Versuchsweise Langzeitbehandlung mit Antidepressivum, z. B. Imipramin 50 – 75 mg/d p. o., Fluoxetin 20 – 40 mg/d p. o. *oder* Paroxetin 20 mg/d p. o.

Verlauf und Prognose

- Hartnäckige Rezidivneigung mit begleitenden depressiven Einbrüchen, Selbstvorwürfen und Entmutigung.
- Unter Behandlung Heilung in 20 – 30%, Besserung in 30% der Fälle; ansonsten ungünstiger Verlauf.
  (Belastung der Prognose durch Alkohol- und Drogenmißbrauch sowie Suizidalität.)

15.12 Asthma bronchiale (ICD-10: F 54)

Grundlagen

- **Definition:** Anfallsartig auftretende Dyspnoe aufgrund einer Atemwegsobstruktion durch ein hyperreagibles Bronchialsystem mit Kontraktion der Bronchialmuskulatur und sekundärer Schleimansammlung.
- Epidemiologie: Morbiditätsrisiko um 0,5 – 2% der Bevölkerung.
- **Ätiologie und Pathogenese:**
  - Angeborene allergisch-dispositionelle Faktoren bzw. immunologische Einflüsse (s. S. 306); 3fach erhöhtes Erkrankungsrisiko bei einem Elternteil mit Asthma (wahrscheinlich autosomal-kodominanter Erbgang).
  - *Psychodynamische Hypothesen* (fragwürdig): Störung der symbiotischen Mutter-Kind-Einheit. Konflikt zwischen Anklammerungs- und Unabhängigkeitsbestrebungen. Nähe-Distanz-Konflikt.
  - *Uneinheitliches Persönlichkeitsprofil:* Hinweise auf Neigung zu Mißtrauen und Kontaktscheu.

Klinik

- **Körperlich (Asthmaanfall):** (Lebensbedrohliche) Atemnot mit Angstgefühl und Unruhe, Husten mit zähem, glasigem Sekret, Orthopnoe, exspiratorischem Stridor, auskultatorisch Giemen und Brummen, eventuell Zyanose.
- **Psychopathologisch:** Außerhalb der akuten Symptomatik Neigung zu Depressivität, aber auch zu Bagatellisierung der Erkrankung.

Diagnostik, Differentialdiagnose

- **Psychopathologische Untersuchung** (s. Klinik). Auslöser?
- **Testpsychologische Persönlichkeitsdiagnostik,** z. B. FPI, TAT, Rorschach-Test.
- **Anamnese:** Verlauf, Allergieauslöser, Familienanamnese (häufig allergische Diathese), zur Ermittlung psychogener Faktoren biographische + Fremdanamnese.
- **Körperliche Untersuchung, apparative Diagnostik:** Röntgen-Thorax, Allergietest, Lungenfunktion, immunologische Bestimmungen (IgE), Routinelabor.

Differentialdiagnose

- Andere internistische Erkrankungen mit Leitsymptomen Dyspnoe und Obstruktion (Lungenembolie, chronisch obstruktive Bronchitis, Lungenödem).

Therapie, Verlauf und Prognose

- **Allgemeine Therapie:** Gezielte medikamentöse Therapie nach intern. Maßgabe; unterstützend (soweit möglich) Entspannungsübungen, autogenes Training.
- **Psychotherapie:**
  - Atemtherapie, Biofeedback (s. S. 427).
  - Verhaltenstherapie (s. S. 419 ff): Wahrnehmungsschulung zur Erkennung von Auslösern, Training adäquater Verhaltensmuster („Selbstmanagement").
  - Bei pathologischen familiären Einflüssen systemische Therapie (= Familientherapie bzw. Mitbehandlung der Bezugspersonen).
- **Verlauf und Prognose:** Unter kompetenter Behandlung eher gute Prognose bei etwa ²/₃ der Asthmatiker. Bei früher Erstmanifestation bessere Remissionsquoten. Lebensbedrohliche Belastung der Prognose durch Status asthmaticus, bei rund 1% der Asthmatiker maligner Verlauf.

15.13 Essentielle Hypertonie (ICD-10: F 54)

Grundlagen

- **Definition:** Anhaltende Blutdruckerhöhung als Folge eines gesteigerten Sympathikotonus ohne bekannte körperliche Ursache.
- Epidemiologie: Häufigkeit: Etwa 70–90% aller Patienten mit Hypertonie. Morbiditätsrisiko von etwa 10%. (Einzelheiten s. Lehrbücher der Inneren Medizin.)
- **Ätiologie und Pathogenese:**
  - Genetische bzw. dispositionelle Faktoren, Ernährungsbedingungen sowie emotionale und soziale Stressoren mit begleitender und daraus folgender Sympathikotonie.
  - Persönlichkeitsstruktur: Eher zwanghaft bis perfektionistisch, leistungsorientiert und ehrgeizig, andererseits empfindsam bis empfindlich.

Klinik

- Typische Symptome der Hypertonie wie Kopfdruck, Schwindelgefühl, Augenflimmern, Müdigkeit.

Diagnostik

- **Psychopathologische Untersuchung** (s. Klinik). Auslöser?
- **Testpsychologische Persönlichkeitsdiagnostik,** z. B. FPI, GT, MMPI, TAT.
- **Anamnese:** Vertiefte Exploration bzw. biographische Anamnese. Umfeld?
- **Körperl. Untersuchung, apparative Diagnostik:** Ausschluß sekundärer Hypertonie-Ursachen (renal, endokrin, Aortenisthmusstenose, medikamentös).

Differentialdiagnose

- Sekundäre Ursachen einer Hypertonie (s. o.).
- Labile Hypertonie: Situativ bedingte, passagere Blutdruckerhöhung bei entsprechenden Erlebnisreizen, z. B. Prüfungsangst, Belastungsreaktion, psychotische Erregtheit.

Therapie

- **Allgemein** (in leichteren Fällen): Salzrestriktion, Gewichtsreduktion, Nikotin- und Koffeinabstinenz, Alkoholreduktion, Sport. (Im übrigen s. Lehrbücher der Inneren Medizin.)
- **Psychiatrisch, psychotherapeutisch:** Beratung zur Regelung der Lebensweise einschließlich Psychohygiene, autogenes Training oder andere Entspannungsübungen, Biofeedback (s. S. 427), konfliktzentrierte Psychotherapie, Bilderleben (s. S. 403, 407).

Verlauf und Prognose

- Günstig bei ausreichender Behandlung; eher ungünstig bei allmählicher Fixierung zunächst situativer Blutdruckerhöhungen in Richtung stabiler Hypertonie mit begleitender, vorzeitiger Arteriosklerose und anderen Folgeerkrankungen.

15.14 Colitis ulcerosa (ICD-10: F 54)

Grundlagen

- **Definition:** Chronisch-entzündliche Darmerkrankung des Dickdarms, die histologisch Mukosa und Submukosa betrifft.
- Epidemiologie: Morbiditätsrisiko < 0,2% der Bevölkerung (Vergleich: Bei Reizkolon ca. 10%).
- **Ätiologie und Pathogenese:**
  - Unklare Genese, offenbar genetische Disposition zu umschriebenen hyperergischen Reaktionen bzw. immunologischer Instabilität. Einflüsse der Ernährung werden diskutiert (Einzelheiten s. Lehrbücher der Inneren Medizin).
  - *Persönlichkeit:* Eher passiv-abhängig, depressiv-zwanghaft und ich-schwach mit Neigung zur Anklammerung und Bedürfnis nach Zuwendung und Geborgenheit.
  - *Psychosoziale Auslöser:* z. B. Konfliktsituationen, Verlusterlebnisse, schwere Kränkungen haben offenbar schubauslösenden Einfluß.

Klinik

- **Körperlich:**
  - Reduzierter Allgemeinzustand (Gewichtsabnahme) infolge der rezidivierenden schleimig-blutigen Diarrhöen, krampfartige Bauchschmerzen (Tenesmen) und subfebrile Temperaturen.
  - Mögliche Komplikationen: Toxisches Megakolon mit Perforations- und Peritonitisgefahr, Darmblutung, Karzinom, extraintestinale Organmanifestationen (Haut, Gelenke, Lunge, Nieren, Herz, Augen, Blut, Leber).
- **Psychopathologisch:** Damit einhergehende depressive Episoden.

Diagnostik

- **Psychopathologische Untersuchung** (s. Klinik).
- **Testpsychologische Persönlichkeitsdiagnostik,** z. B. FPI, Rorschach-Test, GT).
- **Anamnese:** Vertiefte Exploration zur Aufhellung möglicher psychodynamischer Einflüsse. Auslöser?
- **Körperliche Untersuchung, apparative Diagnostik:** Umfassende klinisch-internistische Abklärung (körperliche Untersuchung, Labor: BSG ↑, evtl. Leukos u. Thrombos ↑, Dysproteinämie, Eisenmangelanämie) einschließlich endoskopischer und röntgenologischer Diagnostik.

Differentialdiagnose

- Andere – entzündliche oder tumoröse – Erkrankungen des Darms (z. B. infektöse Enterokolitiden, Divertikulitis, Darmtuberkulose, Dickdarmkarzinom, ischämische Kolitis): Internistisch-somatische Abklärung.
- Alimentäre Intoxikation als Durchfallursache: Anamnese, somatische Abklärung, Labor.

Therapie

- **Allgemein, internistisch:**
  - *Medikamentös:* Salazosulfapyridin bzw. Mesalazin (5-Aminosalizylsäure) und/oder Glucocorticoide bzw. Immunsuppressiva (Einzelheiten s. Lehrbücher der Inneren Medizin).
  - *Diät:* Schlackenarme, kalorienreiche Kost, bei Unverträglichkeit aufgrund Laktoseintoleranz keine Milchprodukte; ggf. Wasser- und Elektrolytausgleich.
  - *Chirurgisch (Proktokolektomie):* Zur Karzinomprophylaxe bei Schleimhautdysplasien, akut bei Komplikationen (s. o.).
- **Psychiatrisch, psychotherapeutisch:** Entspannungsübungen, autogenes Training (s. S. 415), Hypnose, katathymes Bilderleben (s. S. 407), kreative und Musiktherapie.

Verlauf und Prognose

- Vor allem bei Schweregrad II und III (Stuhlfrequenz > 4/d, Entzündungszeichen, ausgeprägtere allgemeine Krankheitszeichen) unberechenbarer, körperlich und seelisch sehr belastender Krankheitsverlauf mit nicht vorhersehbaren Komplikationen (s. o.).
- Offenbar jahreszeitliche Schwankungen mit Frühjahrs- und Herbstgipfel.
- Bei Kindern im allgemeinen ungünstigere Prognose.
- Gefahr der malignen Entartung um so größer, je jünger der Patient ist bzw. je länger die Erkrankung besteht.
  (Die Möglichkeit einer Ausheilung ist an eine Proktokolektomie gebunden.)

15.15 Endogenes Ekzem (ICD-10: F 54)

Grundlagen

- Synonym: Neurodermitis, atopische Dermatitis.
- **Definition:** Chronisch-rezidivierendes Ekzem unbekannter Ursache.
- **Ätiologie und Pathogenese:** Offenbar Zusammenwirken genetisch-allergologischer und immunologischer Faktoren wie auch psychischer Einflüsse (Einzelheiten siehe Lehrbücher der Dermatologie):
  - *Psychodynamische Hypothesen* (fragwürdig): Mangel an emotionaler Wärme und Zuwendung während der Kindheit bei gleichzeitiger äußerer Überprotektivität und Fürsorglichkeit, aggressiv getönte Ambivalenzproblematik.
  - *Häufige Persönlichkeitszüge:* Empfindlichkeit bis zur Sensitivität, Gehemmtheit mit Kontaktstörungen, schizoide Charakterstruktur.
  - *Mögliche Auslöser:* Trennungssituationen und Reifungskrisen.

Klinik

- Rezidivierend pruriginös-juckendes Krankheitsbild mit Kratzartefakten und eventuell sekundärer Infektion.
- Bevorzugte Lokalisation: Kniekehlen, Armbeugen, Hand- und Fußgelenke, Hals (s. dermatologische Lehrbücher).
- Häufig tagesrhythmische Zunahme der Beschwerden gegen Abend.

Diagnostik

- **Psychopathologische Untersuchung.** Neuropsychol. Diagnostik.
- **Anamnese:** Beginn, Verlauf, Auslöser.
- **Testpsychologische Persönlichkeitsdiagnostik** zur Abklärung der Lebensgeschichte sowie möglicher psychosozialer Auslöser, z. B. MMPI, FPI, GT, TAT.
- **Dermatologische Untersuchung:** Vor allem auch hinsichtlich allergologischer Ursachen (in der Familienanamnese häufig Neigung zu Allergien).

Differentialdiagnose

- Ekzeme anderer Art, z. B. Kontaktekzem, seborrhoisches Ekzem, Stauungsekzem, Arzneimittelekzem.
- Neigung zu Selbstbeschädigung infolge Autoaggressivität (Münchhausen-Syndrom).
- Taktile Halluzinose bzw. Dermatozoenwahn (s. S. 92, 138).

Therapie

- **Allgemein, dermatologisch:** Umgebungs- bzw. Klimawechsel haben häufig einen günstigen Einfluß; (spezielle Therapie Lehrbücher der Dermatologie).
- **Psychiatrisch, psychotherapeutisch:**
  - Therapeutische Gespräche bzw. Gesprächspsychotherapie (s. S. 401, 412).
  - Entspannungsübungen, insbesondere autogenes Training (s. S. 415).
  - Katathymes Bilderleben (s. S. 407).
  - Selbstbehauptungstraining (s. S. 436), Rollenspiel (s. S. 435), Psychodrama (s. S. 437).

- **Medikamentös:** Bei zusätzlich vorliegender ausgeprägter Nervosität und Unruhe Verordnung von schwachpotenten Neuroleptika (z.B. Promethazin) oder nichtkardioselektiven β-Rezeptorenblockern (z.B. Propanolol).

Verlauf und Prognose

- Der weitere Verlauf ist in der Regel gekennzeichnet durch deutliche, von der psychischen Verfassung abhängige Schwankungen mit Perioden der Exazerbation und erneuten Remission.
- Nach längerer Erkrankungsdauer ist eine zunehmende Lichenifikation der Haut möglich.

15.16 Erektionsstörung (ICD-10: F 52.2)

Grundlagen

- Synonym: Erektile Dysfunktion
- **Definition:** Unfähigkeit des Mannes zum Sexualverkehr wegen Erektionsschwäche oder Ejaculatio praecox (s. S. 338), bei der Frau mangelhafte vaginale Lubrikation.
- Epidemiologie: Vorkommen bei ca. 10–20% der Bevölkerung.
- **Ätiologie und Pathogenese:**
  - Sexueller Leistungsdruck bzw. Versagensangst, Erwartungsspannung, Selbstunsicherheit, Schamgefühl.
  - Partnerschaftskonflikt bzw. unbewußte Ablehnung des Sexualpartners.

Klinik

- **Körperlich:** Unfähigkeit zum befriedigenden Sexualverkehr bei vorhandener Libido.
- **Psychopathologisch:** Depressivität, Selbstvorwürfe und Selbstwertkrisen, Hypochondrie. Gereiztheit.

Diagnostik

- **Psychopathologische Untersuchung** (s. Klinik). Auslöser?
- **Anamnese:** Allgemeine Anamnese, biographische Anamnese. Partnerschaft.
- **Testpsychologische Persönlichkeitsdiagnostik,** z. B. MMPi, TAT.
- **Körperliche Untersuchung, apparative Diagnostik,** insbesondere urologische bzw. gynäkologische Untersuchungen zum Ausschluß folgender Erkrankungen:
  - Mißbildungen oder Verletzungen im Urogenitalbereich.
  - Chronischer Alkoholismus bzw. Medikamentenmißbrauch, auch Gebrauch von z. B. β-Rezeptorenblockern und Neuroleptika.
  - Arterielle Hypertonie.
  - Neurologische Erkrankungen: Myelopathie, Conus-/Cauda-Syndrom, Plexus-sacralis-Läsion, Neuropathie (Diabetes mellitus!), autonome Störungen.
  - Endokrinologische Störung: Diabetes mellitus, bei Frauen Östrogenmangel.

Therapie

- **Allgemein, psychiatrisch:**
  - Gegebenenfalls Aufklärung und sexuelle Beratung, Empfehlung vorläufiger sexueller Abstinenz.
  - Spezielle Sexualtherapie als Kombination von Psychotherapie, spezifischer Verhaltenstherapie und Partnertherapie. (Einzelheiten s. Lehrbücher der Sexualtherapie.)
- **Medikamentös:** Versuch mit Antidepressivum Trazodon oder Enzymhemmer Sildenafil.

Verlauf und Prognose

- Bei sachgemäßer Behandlung gute Prognose mit Erfolgen bei über 80% der Patienten.

15.17 Frigidität, Anorgasmie (ICD-10: F 52.0 bzw. F 52.3)

Grundlagen

- **Definition:**
  - *Orgasmusstörung:* Nichterreichen des lustvollen Höhepunktes beim Sexualverkehr (Synonym: Anorgasmie).
  - *Frigidität:* Libidoverlust mit Abnahme sexueller Aktivität (Synonym: sexuelle Hypoaktivität).
- Epidemiologie: Häufiger bei Frauen (bis zu 30% der Bevölkerung).
- **Ätiologie und Pathogenese:** Psychosexuelle Fehlentwicklung, Unreife, Angst vor Schwangerschaft oder Infektion, Schamgefühl, Partnerschaftskonflikte, sexuelle Aversion.

Klinik

- **Körperlich:** Ausbleiben des Orgasmus, häufig kombiniert mit Libidostörungen oder mit Vaginismus; fehlende sexuelle Appetenz.
- **Psychopathologisch:** Gereiztheit, Depressivität und Selbstwertkrisen möglich, Spannungen in der Partnerschaft.

Diagnostik

- **Psychopathologische Untersuchung** (s. Klinik).
- **Anamnese:** V.a. biographische Anamnese, Sexualanamnese, Partnerschaftskonflikte?
- **Testpsychologische Persönlichkeitsdiagnostik,** z.B. TAT. FPI.
- **Körperliche Untersuchung, apparative Diagnostik:** Urologische, gynäkologische, endokrinologische, neurologische Untersuchung.

Differentialdiagnose

- Depression (s. S. 201).
- Anpassungsstörung (s. S. 215).
- Alkoholismus bzw. Suchterkrankung (s. S. 243).

Therapie, Verlauf und Prognose

- **Therapie (allgemein, psychiatrisch):** Wenn nötig, sexuelle Aufklärung und Beratung; im übrigen Kombination von Psycho- und Verhaltenstherapie im Rahmen partner- und familientherapeutischer Maßnahmen. (Einzelheiten s. Lehrbücher der Sexualtherapie.)
- **Verlauf und Prognose:** Bei fachgerechter spezifischer Behandlung günstige Prognose mit relativ hoher Erfolgsquote; ansonsten ist der weitere Verlauf abhängig von interaktionellen und psychosozialen Einflüssen.

15.18 Ejaculatio praecox (ICD-10: F 52.4)

Grundlagen

- **Definition:** Vorzeitiger Samenerguß aus nichtorganischen Gründen.
- **Ätiologie und Pathogenese:** Erwartungsangst mit gesteigertem Ejakulationsreflex, z.B. bei sexueller Unerfahrenheit und/oder Selbstunsicherheit, mangelnde Vertrautheit mit der Partnerin.

Klinik

- Samenerguß vor sexueller Befriedigung der Partnerin bzw. vor oder bereits kurz nach der Penetration.
(Bei Masturbation meist gute Kontrolle über die Ejakulation.)

Diagnostik

- **Psychopathologische Untersuchung.** Auslöser?
- **Anamnese:** V.a. auch Medikamenten- und Drogenanamnese, biographische Anamnese.
- **Körperliche Untersuchung, apparative Diagnostik** zum Ausschluß organischer Ursachen (sehr selten!): V.a. urologische Untersuchung.

Differentialdiagnose

- Schmerzhafte Erektion.

Therapie, Verlauf und Prognose

- **Therapie (allgemein, psychiatrisch):** Sexuelle Aufklärung und Beratung, Entspannungsübungen bzw. verhaltenstherapeutische-kognitive Maßnahmen. (Einzelheiten s. Lehrbücher der Sexualtherapie.)
- **Verlauf und Prognose:** Mit zunehmender sexueller Erfahrung kommt es meist zu einem Abbau der Störung.

15.19 Vaginismus (ICD-10: F 52.5)

Grundlagen

- **Definition:** Reflexartiger Spasmus der vaginalen Muskulatur.
- **Ätiologie und Pathogenese:**
  - Meist (unbewußte) sexuelle Ängste (z. B. vor einer Schwangerschaft) oder (unbewußte) Ablehnung des Partners.
  - Ängstliche Phantasien vor Penetration nach psychotraumatischen Erfahrungen (Erleben eines schmerzhaften oder erzwungenen Koitus z. B. bei mangelhafter Lubrikation, nach sexuellem Mißbrauch, Vergewaltigung, s. S. 340 Dyspareunie).

Klinik

- Reflektorische Verkrampfung der Scheiden- und Beckenbodenmuskulatur (Abwehrreflex) bei Penetrationsversuch.

Diagnostik

- **Psychopathologische Untersuchung.**
- **Testpsychologische Persönlichkeitsdiagnostik,** z. B. MMPI, FPI, Rorschach).
- **Anamnese:** Biographische und Sexualanamnese.
- **Körperliche** bzw. gynäkologische Untersuchung (Östrogenspiegel!).

Differentialdiagnose

- Organische Ursachen, z. B. Vaginitis oder vaginale Atrophie, Vernarbungen.

Therapie, Verlauf und Prognose

- **Therapie (allgemein, psychiatrisch):**
  - Sexuelle Beratung und Aufklärung. Entspannungsübungen (s. S. 415 ff) und verhaltens- bzw. sexualtherapeutische Maßnahmen.
  - Gegebenenfalls – je nach Leidensdruck – weitergehende (aufdeckende) Psychotherapie (s. S. 403). (Einzelheiten s. Lehrbücher der Sexualtherapie.)
- **Verlauf und Prognose:** Gut bei therapeutischer Intervention, ansonsten sehr hartnäckige Störung.

15.20 Dyspareunie (ICD-10: F 52.6)

Grundlagen

- **Definition:** Schmerzhafter Sexualverkehr.
- **Ätiologie und Pathogenese** (bei fehlenden lokalen organischen Ursachen):
  - *Fehlgeleitete Sexualerziehung:* Unkenntnis über Anatomie und Physiologie der Sexualorgane, Angst vor Schwangerschaft, unbewußte Ablehnung des Partners, unbewußte Homosexualität.
  - *Situativ:* Widerstände gegen Kohabitation mangels vorhergehender erotischer Stimulation oder aus ungünstigen momentanen Bedingungen (z. B. Zeitdruck, Gespanntheit, Unruhe).
  - Frühere unangenehme oder traumatisierende sexuelle Erfahrungen, sexueller Mißbrauch; Angst vor ansteckenden Infektionskrankheiten.

Klinik

- **Körperlich:**
  - Vaginismus vor oder während des Sexualverkehrs (s. S. 339).
  - Schmerzen während oder nach der Kohabitation, mangelhafte vaginale Lubrikation.
  - Dysmenorrhö oder Amenorrhö, Menorrhagien.
- **Psychopathologisch:** Begleiterscheinungen in Form von Gereiztheit, Depressivität, Stimmungslabilität, Verlust an Selbstvertrauen und Selbstsicherheit.

Diagnostik, Differentialdiagnose

- **Psychopathologische Untersuchung** (s. Klinik).
- **Anamnese:** Partnerschaftliche Beziehungen, Sexualanamnese. Umfeld?
- **Körperliche Untersuchung, apparative Diagnostik:** Gynäkologische bzw. urologische Untersuchung zum Ausschluß organischer Erkrankungen, z. B. Lageanomalien oder entzündliche Veränderungen im Urogenitalbereich, Zystitis, Adnexitis, Prostatitis.

Differentialdiagnose

- Erkrankungen auf urologischem und/oder gynäkologischem Gebiet und Medikamentenmißbrauch.

Therapie, Verlauf und Prognose

- **Therapie (allgemein, psychiatrisch):**
  - Empfehlung zu (vorübergehender) sexueller Abstinenz; falls notwendig sexuelle Aufklärung und Beratung.
  - Entspannungsübungen wie autogenes Training, katathymes Bilderleben (s. S. 407).
  - Kombination von Psychotherapie mit verhaltenstherapeutischen Maßnahmen im Rahmen einer Partnertherapie (s. S. 419 ff).
- **Verlauf und Prognose:** Unter sachgemäßer Behandlung ohne Zeitdruck günstige Prognose mit allmählicher Rückbildung der genannten Beschwerden.

Vorbemerkungen

Psychiatrische Notfälle bedürfen sofortiger gezielter (wenn auch meist nur vorläufiger) Diagnostik und umgehender therapeutischer Intervention. Voraussetzungen hierfür sind koordiniertes, aber zügiges Handeln, hochaufmerksame Wahrnehmung und gutes berufliches Training mit der Fähigkeit zu besonnener, aber rascher Entscheidung. Die organisatorischen Rahmenbedingungen müssen übersichtlich, leicht verfügbar und stets einsatzbereit sein.

Die häufigsten psychiatrischen Notfälle sind Erregungszustände, Bewußtseinsstörungen, Panikattacken, aktuelle Suizidalität, akute katatone Syndrome sowie pharmakogen bedingte Notfälle. Diese Krankheitsbilder finden sich statistisch am häufigsten bei persönlichkeitsgestörten und Suchtpatienten; allein letztere betragen über 10 Prozent aller Notaufnahmen in Krankenhäusern. Ferner können psychotische Störungen ein krisenhaftes Ausmaß annehmen, gefolgt von organisch bedingten psychischen Störungen bei älteren Patienten oder aufgrund einer internistischen Erkrankung.

Am Anfang der Notfallbehandlung stehen Kontaktaufnahme und beruhigendes Zusprechen („Talking down") bei – wenn möglich – knapper Anamneseerhebung. Soweit wie möglich sollten zumindest orientierende körperliche Untersuchungen durchgeführt werden (körperlicher Gesamteindruck, Vitalfunktionen und mögliche Verletzungen, Injektionsstellen und neurologische Funktionen). Möglicherweise läßt erst eine sedierende Medikation eine genauere Untersuchung zu, sie ist vor allem bei Angst- und Erregungszuständen meist nicht zu umgehen.

Fremdanamnestische Angaben werden besonders wichtig bei verstörten, mutistischen oder stuporösen Patienten. Stets ist vorrangig das Ausmaß einer möglichen Selbstgefährdung zu erkunden.

Ansonsten gelten als allgemeine Regeln: Ruhe und Besonnenheit ausstrahlen, sich Zeit nehmen, Unterbrechung der Kontaktaufnahme zum Patienten von außen soweit wie möglich vermeiden, auch bei erregt-aggressiven Patienten nicht empfindlich reagieren, längere Diskussionen vermeiden, diagnostische und therapeutische Maßnahmen verständlich und knapp erklären. Bei akuter Eigen- und Fremdgefährdung sind rechtliche Schritte zur stationären Unterbringung im Falle fehlender Freiwilligkeitserklärung aufgrund mangelnder Krankheitseinsicht einzuleiten.

16.2 Erregungszustand

Grundlagen

- **Definition**: Zustand mit Steigerung von Antrieb und Psychomotorik, affektiver Enthemmung und Kontrollverlust.
- **Ätiologie und Pathogenese:**
  - Alkohol- oder Drogenkonsum mit pathologischem Rausch (s. S. 243 ff).
  - Akute schizophrene Psychose (s. S. 195).
  - Manisches Syndrom im Rahmen einer affektiven Erkrankung (s. S. 207).
  - Panikattacke (s. S. 229).
  - Belastungs- und Anpassungsstörung (s. S. 215).
  - Postiktaler Dämmerzustand (s. S. 89).
  - Beginnendes Delir (s. S. 90).
  - Endokrine oder Stoffwechselentgleisung.

Klinik

- Starke Unruhe, vermehrter Bewegungsdrang.
- Angst, Panik oder Euphorie.
- Fremd- oder Eigenaggressivität mit selbst- oder fremdzerstörerischen Handlungen.

Diagnostik

- **Psychopathologischer Befund.**
- **Fremdanamnese**.
- **Körperliche Untersuchung** (soweit möglich; eventuell hierzu – falls keine Bewußtseinstrübung vorliegt – Sedierung mit Diazepam, Lorazepam oder Haloperidol. Ruhiges und sicheres Auftreten).
- **Notfallabor:** Drogen- und Medikamentenscreening (Teststreifen zur Urinkontrolle auf Drogen und Sedativa), Alco-Test, Bestimmung des Blutzuckers.

Differentialdiagnose

- Internistisch-neurologische Grunderkrankung (z. B. Hyperthyreose, Hypertonie, Angina pectoris, Herzinfarkt, Hypoglykämie) ausschließen.

Therapie

- **Allgemein:**
  - Ruhiges Zureden („Talking down"), Grunderkrankung bzw. Ursache bekämpfen.
  - Überwachung sicherstellen (gegebenenfalls Fixierung, Sitzwache!).

➤ **Medikamentöse Soforttherapie (parenteral):**
- *Bei Psychosen* mittel- bis höherpotente Neuroleptika (s. S. 362) i. v. oder, zum Beispiel:
  - Haloperidol 5 mg i. v. oder i. m.
  - *Oder:* Zuclopenthixol 10 – 20 mg i. m.
  - *Oder:* Levomepromazin 50 mg i. v. oder i. m.
- *Bei nichtpsychotischer Erregtheit* (Panikattacke, akute Belastungsreaktion bzw. posttraumatische Belastungsstörung, Horrortrip) sind Benzodiazepine meist ausreichend, zum Beispiel:
  - Lorazepam 2 – 4 mg i. v. oder i. m.
  - *Oder:* Diazepam 5 – 10 mg i. v. oder i. m.
- *Wenn keine ausreichende Wirkung* erzielt werden konnte, nach 30 – 60 Minuten gleiche Menge nachapplizieren bis zur erlaubten Tageshöchstdosis der Substanz (siehe Tabelle 84).
- *Bei oraler Applikation:* Einzeldosis etwa 50 % höher, gleiche Tageshöchstdosis!

Tabelle 84 Mögliche Tageshöchstdosierungen

Medikament	Tageshöchstdosis (mg)	Applikationsform
Haloperidol	20 – 30	i. v./i. m.
Zuclopenthixol	50 – 100	i. m.
Levomepromazin	100	i. v./i. m.
Diazepam	30	i. v./i. m.
Lorazepam	6	i. v./i. m.

16.3 Bewußtseinsstörung

Grundlagen

- **Definition:** Beeinträchtigung der Vigilanz mit oder ohne qualitative Bewußtseinsstörung (s. S. 87).
- **Ätiologie und Pathogenese:**
  - Intoxikation (Drogen, Medikamente).
  - Zentralnervöse Ursachen (s. auch hirnorganisch begründbare psychische Störungen S. 127 ff): Schädelhirntrauma, Raumforderung(Tumor, Blutung, Abszeß), Entzündung (Enzephalitis, Meningitis, Meningiosis), Gefäßprozeß (Infarkt, Blutung), Z. n. epileptischem Anfall, epileptischer Dämmerzustand.
  - Internistisch-systemische Erkrankungen (symptomatische psychische Störungen s. S. 163 ff): z. B. metabolische Störungen (z. B. Diabetes mellitus), endokrine Entgleisung, Pneumonie.

Klinik

- **Somnolenz:** Durch äußere Reize erweckbar, Augen geöffnet, häufig Verwirrtheit, Verlangsamung, Ratlosigkeit.
- **Sopor:** Reaktionen auf Schmerzreize, Augen dann geöffnet.
- **Koma:** Keine Reaktion auf Schmerzreize, Augen geschlossen.

Diagnostik

- **Psychopathologische Untersuchung.**
- **Anamnese:** soweit möglich, **Fremdanamnese**: Vorerkrankungen (frühere Anfälle, Diabetes mellitus, Herzerkrankungen, Hypertonus, Nierenerkrankung, Alkohol, Medikamente, psychische Auffälligkeiten), Trauma, Verlauf der Bewußtseinstrübung.
- **Körperliche Untersuchung,** insbesondere neurologischer Status (s. S. n): Einnässen, Zungenbiß, Injektionsspuren, Herzrhythmus, Blutdruck, Fötor (hepaticus, urämicus), Ikterus, sekundäre Geschlechtsmerkmale.
- **Labor:**
  - Notfallabor : Elektrolyte, CK, Kreatinin, Harnstoff-N, GOT, GPT, g-GT, evtl. Ammoniak, Urin, Drogen- und Medikamentenscreening (s. S. n).
  - Spezialisiertere Laboruntersuchungen (z. B. Hormonbestimmungen) bei Verdacht auf spezielle internistische Ursache.
  - Liquordiagnostik bei klinischem Verdacht (Nackensteifigkeit, Fieber, Leukozytose) zum Ausschluß einer entzündlichen/immunologischen Ursache (Enzephalitis, Meningitis, Meningiosis), s. S. n.
- Stationäre Beobachtung mit fortlaufender, gegebenenfalls intensivmedizinischer Überwachung. Ggf. internist. u. neurol. Konsil.
- **Apparative Diagnostik:**
  - Bildgebende Verfahren:
    - CCT, MRT, evtl. SPECT: Zum Ausschluß einer zentralnervösen, organischen Ursache (Blutung, Hirnödem, Trauma, Infarkt).
    - Rö-Thorax: V. a. pulmonale (z. B. Pneumonie), kardiale Grunderkrankung.
  - EEG: Epilepsietypische Potentiale, Zeichen einer Intoxikation? (Normalbefund bei psychogener Genese).
  - Dopplersonographie der hirnversorgenden Arterien: Stenose, Verschluß?
  - EKG, Echokardiographie: Rhythmusstörung, Infarktzeichen, Klappenerkrankung?

Differentialdiagnose

- Akinetischer Mutismus bei diffuser Hirnschädigung: Fehlenden Spontanbewegungen, fehlende Äußerungen, keine Abwehr auf Schmerzreize. Die Augen sind geöffnet, fixieren jedoch nicht.
- Depressiver Stupor, Katatonie: Regloses Verharren, keine Reaktion auf Außenreize, Augen geöffnet, normale Vitalfunktionen und Reflexantworten, Katalepsie, Mutismus.
- Psychogener Stupor: Aktiver Lidschluß nach passivem Öffnen, passiv angehobene Extremitäten werden beim Fallenlassen aktiv abgebremst, Fixation bei Auslösung des vestibulookulären Reflexes.
- Apallisches Syndrom: Augen geöffnet, keine Fixation, erhöhter Muskeltonus, orale Automatismen.
- Locked-in-Syndrom: Patient wach, reglos, Tetraparese mit Einbeziehung der Gesichts- und Sprechmuskulatur, Verständigung über vertikale Augenbewegungen.

Therapie

- **Unterbringung** in geschützter Umgebung (Intensivstation) und Beobachtung (Sitzwache). Ggf. internist. u. neurol. Konsil.
- **Symptomatische intensivmedizinische Behandlung** mit Sicherung der Vitalfunktionen, ggf. Flüssigkeitssubstitution, Überwachung der Kreislauf- und Atmungsparameter. Evtl. Konsil.

Hinweis: Keine Psychopharmaka (außer bei zusätzlicher starker Unruhe)!

16.4 Akute Verwirrtheit

Grundlagen

- **Definition:** Störung der Orientierung (Zeit, Ort, Person, Situation)
- **Ätiologie und Pathogenese:**
  - *Akute oder chronische Intoxikation* durch Alkohol, Drogen oder Medikamente.
  - *Zerebrale Durchblutungsstörungen* (v. a. nächtliche Orientierungsstörung älterer Patienten) bei Exsikkose, Hypotonie.
  - *Andere zentralnervöse Prozesse:* Enzephalitis, Tumor, Infarkt, Blutung (SAB, chronisches Subduralhämatom), Trauma.
  - *Symptomatische Psychose aufgrund internistischer Erkrankung:* z. B. Hyperthyreose, Hyperparathyreoidismus, Hyperglykämie, Hypoglykämie, Herz-, Nieren- und Leberinsuffzienz, Anämie, paraneoplastisch.
  - Folgezustand einer schweren, akuten seelischen Belastung (Katastrophenreaktion (s. S. 215 ff Belastungsreaktion).

Klinik

- Ratlosigkeit, Unruhe, Angstgefühl und Fremdaggressivität (s. S. 15 Allgemeine Psychopathologie).

Hinweis: Nicht zu verwechseln mit der *Verworrenheit* bei schizophrenen und manischen Psychosen als Folge desorganisierten Denkens. Die Symptomatik ist auf den ersten Blick sehr ähnlich, bei Verworrenheit treten jedoch formale Denkstörungen, Sprunghaftigkeit, Ambivalenz, Inkohärenz u. a. psychotische Symptome auf.

Diagnostik

- **Psychopathologische Untersuchung** (s. Klinik).
- **Anamnese** (vor allem **Fremdanamnese**):
  - Beginn: akut, subakut, chronisch?
  - Bewußtseinsstörung?
  - Veränderungen des Sprechens bzw. der Sprache?
  - Progredienz?
  - Grunderkrankungen?
  - Medikamente, Alkohol, Drogen?
- **Körperliche Untersuchung.**
- **Labor:**
  - *Notfallabor* (s. S. 342, 344).
  - *Liquordiagnostik* bei Verdacht auf Meningitis, Enzephalitis mit Fieber, Nackensteifigkeit, Bewußtseinstrübung, starken Kopfschmerzen, Subarachnoidalblutung (s. S. 28).
- **Stationäre Überwachung** mit regelmäßigen Bewußtseinskontrollen, gegebenenfalls intensivmedizinische Betreuung. Neurol. Konsil.

- **Apparative Diagnostik**:
  - *CCT* (evtl. mit Kontrastmittel) bei fokalen neurologischen Ausfällen (z.B. Paresen, Sensibilitätsstörungen, Reflexdifferenzen) mit Verdacht auf Hirninfarkt, -blutung, -ödem, -tumor (s. auch S. 33).
  - *SPECT:* Hyperperfusion bei Entzündung (vor Nekrosestadium), Hypoperfusion bei Ischämieareal.
  - *EEG* bei klinischen Hinweisen auf ein Anfallsgeschehen (Anamnese, wiederholtes Auftreten, motorische Entäußerungen) und/oder Enzephalitis (s. auch S. 30)?
  - *Dopplersonographie der hirnversorgenden Arterien:* Gefäßstenose, -verschluß?

Differentialdiagnose

- Delir: Alkohol-, Drogenanamnese, Bewußtseinsstörung, Tremor, Ataxie, vegetative Dysregulation, s. S. 351.
- Dementielles Syndrom: Chronischer Verlauf, Persönlichkeitsveränderungen, s. S. 118.
- Dämmerzustände bei Epilepsie: Komplex-partielle Anfälle, Status komplex-partieller Anfälle, Grand-mal-Anfall (iktal bzw. postiktal).
- Aphasische Sprachstörung: Hirninfarkt, Hirnblutung, Tumor, Entzündung.
- Wernicke-Enzephalopathie: Alkoholanamnese, Nystagmus, Augenmuskelparesen, zerebelläre Ataxie, vegetative Dysregulation.
- Korsakow-Syndrom: Merkfähigkeitsstörung, Konfabulationen, Desorientiertheit.
- Transitorisch-globale Amnesie (TGA): Vorübergehende, ausgeprägte Störung vor allem des Kurzzeitgedächtnisses mit Ratlosigkeit, Perseverationen unklarer Ätiologie. Routinehandlungen sind möglich, danach besteht eine Amnesie für diesen Zeitraum.

Therapie

- **Unterbringung** in geschützter Umgebung und Überwachung.
- **Behandlung der Grunderkrankung.**
- **Möglichst keine Psychopharmaka** (außer bei zusätzlicher starker Unruhe oder Angst oder psychotischer Verworrenheit).

16.5 Panikattacke, Angstanfall

Grundlagen

- **Definition:** Intensives Gefühl von Bedrohung (Vernichtungsgefühl).
- **Ätiologie und Pathogenese:**
  - Im Rahmen einer Angsterkrankung (s. S. 255 ff).
  - Als Reaktion auf ein bedrohliches Ereignis (s. S. 217 akute Belastungsreaktion).
  - Nach Genuß von Rauschdrogen oder Amphetaminen (s. S. 156 drogeninduzierte Psychose).

Klinik

- Bewegungsdrang, starke Unruhe, situationsinadäquate Handlungen oder – seltener – Stupor.
- Globus- und Oppressionsgefühl, Schwebegefühl, Schwindel, Depersonalisation und Derealisation (s. S. 106).
- Heftige vegetativ-sympathikotone Reaktionen: Tachykardie, Dyspnoe, Mydriasis, Zittern.

Diagnostik

- **Psychopathologische Untersuchung** (s. Klinik).
- **Anamnese, Fremdanamnese** (Drogen- bzw. Alkoholabusus)?
- **Orientierende körperliche Untersuchung.**

Differentialdiagnose

- Internistische Erkrankung, z. B. Angina pectoris, Herzinfarkt, Hypertonie, Hypoglykämie, Hyper-, Hypothyreose, Phäochromozytom.
- Hyperventilationstetanie.

Therapie

- **Allgemein:**
  - Primär Kontaktaufnahme und beruhigendes Gespräch („Talking down").
  - Aufklärung über Art und Verlauf des Angstanfalls.
  - Gegebenenfalls Planung weiterer Therapie, z. B. Verhaltens- (s. S. 419 ff) oder Psychotherapie (s. S. 397 ff).
- **Medikamentös:**
  - Lorazepam 2 mg i. v. oder i. m.
  - *Oder*: Diazepam 5 mg i. v. oder i. m.
  - *Oder*: Oxazepam 10 – 20 mg i. v. oder i. m.
  - ***Hinweis:*** Blutdruckabfall möglich, deshalb *langsame* i. v.-Gabe!
  - *Bei vorherrschend körperlichen Angstsymptomen* Betarezeptorenblocker (z. B. Propanolol 10 – 20 mg p. o. oder Oxprenolol 40 – 80 mg p. o. oder Atenolol 25 mg p. o.).

Grundlagen

- **Definition:**
  - *Suizid*: Drang und vorbereitende Handlungen zur absichtlichen Selbstbeschädigung mit tödlichem Ausgang.
  - *Parasuizid*: Ohne tödlichen Ausgang (Suizidalität siehe auch S. 113).
- **Ätiologie und Pathogenese:**
  - *In 90% der Fälle psychiatrische Erkrankung:* Depressionen (40 – 60%), Suchterkrankungen (hier Alkoholismus mit 20%) und Psychosen (10%), insbesondere solche mit Schuldwahn.
  - *Schwere, insbesondere unheilbare körperliche Erkrankung.*
  - *Krisensituationen, akute Belastungsreaktion,* z. B. Trennung, Probleme im Beruf, Wohnungslosigkeit, Isolierung, Vereinsamung, Verlust sozialer Bindungen.
  - *Risikofaktoren:* frühere Suizidversuche, Suizidankündigung oder -drohung, Suizidversuche in Bekanntschaft oder Verwandtschaft (siehe auch Tabelle 85).

Klinik

- Zeichen von Lebensüberdruß, auch in zwanghaft sich wiederholender Form von Todesgedanken.
- Schwere Depressivität (s. S. 112).
- Vorausgegangene Suizidversuche.

Diagnostik

- **Psychopathologische Untersuchung** (s. Klinik).
- **Anamnese! Fremdanamnese!** (Psychiatrische Grunderkrankung?).
- **Suizidrisiko einschätzen** (s. Tabelle 85).

Tabelle 85 Abschätzung des Suizidrisikos

Mögliche Fragen, zu beurteilende Themenbereiche
Todeswunsch?
Selbstvernichtungsphantasien und -träume?
konkrete Vorstellungen über Art des geplanten Suizids?
vorbereitende Handlungen?
aktuelle Krisensituation?
frühere Suizidversuche?
Suizidversuche in der Umgebung?
soziale Situation?
allgemeine Lebenssituation?
Einfluß von Alkohol oder Drogen?

Therapie

- **Allgemein:**
  - Herstellen einer tragfähigen therapeutischen Beziehung ohne inquisitorisch-moralisierende Vorhaltungen.
  - Stationäre Aufnahme (notfalls auch gegen den Willen des Betroffenen, s. S. 469).
- **Medikamentös:**
  - *Dämpfendes Antidepressivum* (z. B. Amitriptylin 50 mg p.o. oder Doxepin 50 – 75 mg i. v. oder i. m. (auch als Kurzinfusion in 250 – 500 ml Infusionslösung), gegebenenfalls kombiniert mit Benzodiazepin (z. B. Oxazepam 10 – 20 mg i. v./i.m oder 2 mg Lorazepam i. v./i. m.).
  - *Bei psychotischer Suizidalität* zusätzlich mittelpotentes, dämpfendes Neuroleptikum (z. B. Promazin 50 mg i. v., Chlorprothixen 50 mg i. v. oder Fluanxol 1 – 2 mg i. v.), evtl. in Verbindung mit Benzodiazepinpräparat.

Grundlagen

- **Definition**: Akute organische Psychose mit quantitativer und qualitativer Bewußtseinsstörung, Orientierungsstörungen, Halluzinationen und vegetativer Dysregulation (s. S. 90).
- **Ätiologie und Pathogenese:**
  - *Alkoholentzug* bei chronischem Alkoholabusus.
  - *Psychopharmakologische Medikation* (v. a. bei älteren Menschen).
  - *Entzug* von Benzodiazepinen, Barbituraten, Drogen (Amphetamine, Kokain, Halluzinogene).

Klinik

Allgemeine Symptomatik sowie der Schwerpunkt der Symptome bei einzelnen Delirformen sind in Tabelle 86 und 87 zusammengestellt:

Tabelle 86 Allgemeine Symptomatik bei Prädelir, Delir

Bewußtseinsstörung (quantitativ)	Somnolenz, Sopor, bis zum Koma
Bewußtseinsstörung (qualitativ) mit Sinnestäuschungen Wahrnehmungstäuschungen Denkstörungen Affektstörungen	Desorientiertheit zu Zeit, Ort, Person, Situation, verminderte Konzentrations- und Merkfähigkeit, Wahngedanken, optische und haptische Halluzinationen, illusionäre Verkennungen, Angst
Unruhe	Nesteln, Zupfen, Umherlaufen
vegetative Entgleisung	Schwitzen, Fieber, Zittern, Übelkeit, Erbrechen, Durchfall, Tachykardie, Hypertonie, Schlafstörungen
gesteigerte Krampfbereitschaft bis hin zum Krampfanfall	Gelegenheitsanfall

Tabelle 87 Schwerpunkt-Symptomatik spezifischer Delirformen

Delirform	Symptomatik
Alkohol	erhebliche vegetative Begleitsymptome, erhöhte Suggestibilität, Unruhe, Angst
Medikamente	Verwirrtheit, Unruhe, Verkennungen
Drogen	schwere vegetative Störungen (Schwitzen, Fieber, Tremor), Angst, Ataxie

16.7 Prädelir, Delir

Diagnostik

- **Psychopathologische Untersuchung** (s. Klinik).
- **Orientierende körperliche Untersuchung.**
- **Fremdanamnese** (insbesondere zur Alkohol- und Medikamentenanamnese).
- **Notfallabor** (s. S. 342, 344).
- **CCT** bei Verdacht auf akuten Hirnprozeß (s. S. 33)

Allgemeine Therapie

- **Stationäre Aufnahme,** umgehend Grunderkrankung behandeln.
- **Intensivmedizinische Betreuung** mit Sicherung der Vitalfunktionen und fortlaufender Überwachung.
- **Flüssigkeits-, Elektrolytsubstitution**: 2500 – 4500 ml Elektrolytlösung tägl. i. v.
  Cave: Hyponatriämie mit Serum-Natrium < 110 mmol/l langsam ausgleichen, sonst Gefahr der Zentralen pontinen Myelinolyse.

Hinweis: Glukoseinfusion bei Alkoholikern kann zu einer Wernicke-Enzephalopathie führen! Daher stets simultan Thiamin (50 mg i. m.) und Magnesiumsubstitution!

- **Bei Krampfanfall:** Clonazepam 2 mg i. v. *oder* Diazepam 10 mg i. v.; Anfallsprophylaxe mit Carbamazepin 400 mg p. o.

Spezielle Therapie bei Entzugsdelir

- **Clomethiazol** (KI: Ventilationsstörung, Bronchial- oder Lungenerkrankungen, Leber- und Niereninsuffizienz, portokavaler Shunt):
  - *Oral:* Initial 2 – 4 Kapseln p. o. oder 10 – 20 ml Mixtur p. o., dann alle 2 Stunden weitere 2 Kapseln oder 10 ml Mixtur. (Tageshöchstdosis von 24 Kapseln (12 x 2 Kps.) kaum notwendig.)
  - *Intravenös* (schweres Delir, orale Therapie nicht ausreichend):

  Cave: Atemdepression, RR-Abfall, bronchiale Hypersekretion! Deshalb nur auf Intensivstation (Intubationsbereitschaft, Monitoring)!
    - 0.8%ige Lösung (500 ml Infusionslösung): Initial 60 – 120 ml in den ersten 10 Minuten bis zu leichter Sedierung, dann 10 – 20 Tropfen/Minute.
    - Maximal 2000 ml Infusionslösung pro Tag. Vorteil: Anfallsschutz.
    - Bronchiale Hypersekretion: Ggf. Atropinsulfat (3 x 0,5 mg/d s. c.).

  Cave: Clomethiazol hat hohes Suchtpotential, daher möglichst schnell ausschleichen (innerhalb von 8 – 14 Tagen).
- **Alternativ** (z. B. bei Grunderkrankungen, die eine Therapie mit Clomethiazol verbieten, s. o. Kontraindikationen):
  - Doxepin (100 – 200 mg/d i. v. oder i. m.).
  - Eventuell in Kombination mit Haloperidol (10 – 20 mg/d i. v. oder i. m.).
  - Clonidin (0,6 – 0,9 mg p. o. oder 0,15 mg langsam s. c. oder i. m.).

Spezielle Therapie bei anderen Ursachen

- Anticholinerg wirkende Medikamente absetzen, symptomat. Therapie s. o.
- Bei anderen Ursachen nach Möglichkeit stets simultane Behandlung der Grunderkrankung!

16.8 Intoxikation, Drogennotfall

Grundlagen

- **Definition**: Klinische Folgen von Drogenkonsum oder mißbräuchlicher Medikamenteneinnahme (vgl. S. 243 ff).

Klinik

- Siehe Tabelle 88.

Tabelle 88 Klinik verschiedener Intoxikationen bzw. Drogennotfälle

Substanz	Klinische Manifestation
Opiatintoxikation	Atemdepression, Bewußtseinstrübung, Pupillenverengung
Opiat*entzug*	Unruhe, Frösteln, Zittern, Gliederschmerzen, Gereiztheit, Mydriasis, Übelkeit, Durchfall
Cannabisintoxikation	Tachykardie, Mydriasis, Hypertonie und Hyperglykämie, evtl. Hyperthermie, gerötete Bindehäute
Halluzinogenintoxikation	Verkennung, Angstgefühl, besonders intensiv beim Horrortrip, „Flash back"
Psychostimulantienintoxikation	Unruhe, Angst, Erregtheit, Halluzinationen, Wahnideen, haptische Halluzinationen
Intoxikation mit Sedativa (Benzodiazepine, Barbiturate)	Bewußtseinstrübung, Atemdepression, Hypertonie
Benzodiazepin*entzug*	Unruhe, Angstgefühl, Verkennung, psychotische Symptome, Entzugskrampfanfälle, Delir (s. S. 351)
Intoxikation mit Schnüffelstoffen (Lösungs- und Verdünnungsmittel)	Bewußtseinstrübung, delirante Symptomatik, Ataxie, Mydriasis, Dysarthrie
Intoxikation mit Neuroleptika	Harnverhalt, Parkinsonoid, Akathisie, malignes neuroleptisches Syndrom (s. S. 356)
Intoxikation mit Antidepressiva	delirante Symptomatik (s. S. 351), zerebrale Krampfanfälle
Intoxikation mit (non-reversiblen) MAO-Hemmern	hypertensive Krisen (Hyperthermie)
Lithiumintoxikation	Übelkeit, Erbrechen, Durchfall, Ataxie, Reflexsteigerung. Krampfanfälle, Tremor, Bewußtseinsstörungen (> 1.6 mmol/l). Letal ab 3 mmol/l
Alkoholintoxikation	s. S. 247 Suchterkrankungen

16.8 Intoxikation, Drogennotfall

Diagnostik

- **Psychopathologische Untersuchung** (s. Klinik).
- **Drogenanamnese!** Fremdangaben und -beobachtungen.
- **Notfallabor** mit Drogen- und Medikamentenscreening (s. S. 26).
- **Körperliche Untersuchung**: Internistischer und v. a. auch neurologischer Status (Merkmale von Drogenmißbrauch wie Hautverletzungen, Punktionsstellen?).

Differentialdiagnose

- Internistische Erkrankungen mit metabolischen oder endokrinen Entgleisungen.

Therapie

- **Allgemein**: Stets stationäre Aufnahme und Intensivüberwachung.
- **Medikamentös:** s. Tabelle 89.

Tabelle 89 Differenzierte Therapiestrategien bei Drogennotfällen

Drogennotfall	Therapie
Horrortrip durch Rauschdrogen	Diazepam 5 – 10 mg i. v. *Alternativ*: 0,075 – 0,15 mg Clonidin i. v. oder s. c.
Opiatintoxikation	Naloxon 0.4 – 2 mg i. v. oder i. m. Notfalls forcierte Diurese im Rahmen der Intensivbehandlung und Gabe von Kortikosteroiden
Halluzinogen-Cannabis-Intoxikation	5 – 10 – 20 mg Diazepam i. v.
Kokainintoxikation	5 – 10 – 20 mg Diazepam i. v., ggf. zusätzlich 2 – 5 mg Haloperidol i.m
Benzodiazepin-Intoxikation	0,1 – 0,5 mg Flumazenil i. v., Flüssigkeitszufuhr
neuroleptisches Delir	1 – 4 mal täglich 200 mg Clomethiazol
neuroleptisches Parkinsonsyndrom	5 mg Biperiden i. v. Bei Harnverhalt 0,25 mg Carbachol s. c. oder i. m.
Lithiumintoxikation	Flüssigkeitszufuhr, ggf. Hämodialyse (ab Lithiumspiegel von 1,5 mmol/l)

Grundlagen

- **Definition:** Motorische Erstarrung („Versteinerung") mit massivem Rückzugsverhalten (s. S. 98).
- **Ätiologie und Pathogenese:**
  - Akut-katatone Schizophrenie (s. S. 189).
  - Schwere affektive Störung (depressiver Stupor oder manischer Stupor).
  - Schwere Belastungsreaktion aufgrund von Schockerlebnis, Panikanfall (s. S. 229), Katastrophenreaktion (s. S. 217).

Klinik

- **Katatonie:** Innerliche Angespanntheit, Haltungsverharren, Fehlen körperlicher Aktivitäten bei Bewußtseinsklarheit, keine erkennbare Reaktion auf Kommunikationssuche (Mutismus), Rigor, Katalepsie.
- **Febrile (perniziöse) Katatonie** (s. S. 356): Zusätzlich Hyperthermie, Exsikkose, Elektrolytverschiebung, Tachykardie, Hypertonie.

Diagnostik

- **Psychopathologische Untersuchung** (s. Klinik).
- **Fremdanamnese:** Dauer der Symptomatik, psychiatrische Vorerkrankungen, Medikamente, internistische oder neurologische Grunderkrankungen.
- **Orientierende internistische u. neurologische Untersuchung.**
- **Notfallabor** (s. S. 342, 344).
- **Ausschluß anderer somatischer Erkrankungen:** z. B. Urämie, Hyperthyreose, Leberkoma. Ausschluß einer Intoxikation durch Drogen oder Psychopharmaka (s. S. 354)!
- **Apparativ:**
  - *CCT mit KM:* Ausschluß eines erhöhten Hirndrucks (z. B. Tumor, Ödem).
  - *EEG:* Ausschluß eines Status komplex-partieller Anfälle.

Differentialdiagnose

- Schwere Intoxikation.
- Koma bei Hirnblutung oder Trauma.
- Andere Komaursachen.

Therapie

- **Allgemein:** Stationäre Einweisung und intensivmedizinische Betreuung (Sitzwache); fortlaufende Überwachung, Sicherung der Vitalfunktionen.
- **Medikamentös:**
  - *Bei depressivem Stupor*: Amitriptylin (25 – 50 mg p. o.) *oder* Clomipramin (25 – 50 mg p. o.) *oder* (Doxepin 50 mg p. o.) jeweils mit Lorazepam (2 – 4 mg i. m.).
  - *Bei schizophrener Katatonie:* Haloperidol (5 – 10 mg i. m.) *oder* Fluphenazin (10 mg i. m.) *oder* Zuclopenthixol (40 mg i. m.) jeweils mit Lorazepam (4 mg i. v. oder i. m.).

16.10 Malignes neuroleptisches Syndrom

Grundlagen

- **Definition**: Lebensbedrohliche Komplikation unter neuroleptischer Behandlung. Auftreten meist während der ersten Behandlungswochen oder nach Dosissteigerung.
- **Ätiologie und Pathogenese:** Vermutlich Störung des intrazellulären Kalzium- und cAMP-Stoffwechsels infolge einer Blockade von Dopaminrezeptoren in den Basalganglien und im Hypothalamus.
- **Epidemiologie:** Inzidenz von 0,07 – 0,5 % aller mit Neuroleptika therapierten Patienten.

Klinik

- Rigor, Stupor, Bewußtseinsstörungen, schwere Akinese.
- Hohes Fieber (> 40 °C).
- Vegetative Begleitsymptomatik: Tachykardie, Dyspnoe, Blutdruckerhöhung.
- Häufig Sekundärkomplikationen: Nierenversagen, Atemdepression, Kollaps.

Diagnostik

- **Anamneseerhebung:** Medikation, Depot-Neuroleptikum?
- **Körperliche Untersuchung:** Orientierender internistischer und neurologischer Status.
- **Notfallabor:** CK-Erhöhung, Elektrolytentgleisung?

Differentialdiagnose

Hinweis: Schwierige Abgrenzung zur akuten febrilen Katatonie (s. S. 355) wegen nahezu identischer Symptomatik!

- Akinetische Krise bei M. Parkinson.
- Maligne Hyperthermie bei Anästhesie mit Inhalationsnarkotika oder unter depolarisierenden Relaxantien (Anamnese, Prädisposition bekannt?).

Tabelle 90 Differentialdiagnose „malignes neuroleptisches Syndrom" (MNS) – „febrile Katatonie" (FK)

gemeinsame klinische Symptome	
Hyperthermie, Bewußtseinsstörungen bis zum Koma, autonome Dysregulation, Akinese	
MNS	**FK**
Beginn mit Rigor, Akinese meist 1 – 2 Wochen nach Beginn einer Neuroleptikatherapie und meist nach Abklingen der akuten psychotischen Symptome	Beginn meist mit schizophrenen Symptomen, ohne Rigor bei nicht oder nicht ausreichend neuroleptisch behandelten Schizophrenien

Therapie

- **Allgemein:**
  - Sofortiges Absetzen aller Neuroleptika.
  - Stationäre Intensivüberwachung (Sitzwache).
  - Symptomatisch Kühlung (feuchte Tücher, Ventilator) und Volumengabe zum Ausgleich des Elektrolyt- und Säure-Basen-Haushalts, Thrombose- und Dekubitusprophylaxe.
- **Medikamentös:** Dantrolen (50 mg p. o. oder initial 2,5 mg/kg KG i. v. über 15 Minuten mit folgender Erhaltungsdosis: 7,5 mg/kg KG i. v. täglich (maximal 10 mg/kg KG i. v. täglich)).

  Hinweis: Strenge i. v.-Gabe wegen Gewebetoxizität mit Nekrosegefahr!
- **Elektrokrampftherapie (EKT)** als ultima-ratio-Therapie (s. S. 392).

17.1 Somatotherapie

Vorbemerkungen

Unter Somatotherapie werden alle in der Psychiatrie gebräuchlichen biologischen Therapieformen zusammengefaßt, die mittelbar oder unmittelbar auf das zentrale Nervensystem psychotrop einwirken. Die Annahme, daß Störungen im Bereich neurotransmissionsvermittelter Informationsaufnahme und -verarbeitung in kognitions-, antriebs- und affektkontrollierenden zerebralen Netzwerken Ursache oder zumindest Bedingung für viele psychische Erkrankungen sind, wurde durch die Wirksamkeit biologisch begründeter Therapieverfahren eindrucksvoll bestätigt. Vorrangig gehören hierzu die seit einigen Jahrzehnten verfügbaren modernen Psychopharmaka, von denen als Hauptgruppen die neuroleptisch und antidepressiv wirkenden Substanzen wie auch die als Tranquilizer bzw. Nootropika eingesetzten Medikamente zu nennen sind. Sie bedeuten einen großen Fortschritt in der Behandlung besonders der schizophrenen und affektiven Psychosen, aber auch der Angst- und Zwangskrankheiten und ermöglichen darüber hinaus häufig den psychotherapeutischen Zugang bei vielen neurotischen und Anpassungsstörungen. Fortschritte sind ebenfalls zu erwarten in der Beeinflussung degenerativ-dementieller Erkrankungen, generell in einer weiteren Verbesserung der Relation von Effizienz zu Verträglichkeit.

Der Einsatz von Psychopharmaka setzt eingehende Kenntnisse über deren Indikationen und Wirkprinzipien einschließlich Begleitwirkungen voraus. Praktische Erfahrungen führen zu einer ebenso souveränen wie patientenbezogenen Handhabung des mittlerweile großen Spektrums zur Verfügung stehender Medikamente.

Mit dem radikalen Wandel der psychopharmakologischen Szene seit den 60er Jahren war ein drastischer Rückgang der bis dahin weitverbreiteten Elektrokrampftherapie verbunden, die allerdings nach wie vor bei speziellen Indikationen zum Einsatz kommt. Ebenfalls Errungenschaften neuerer Zeit sind die Schlafentzugsbehandlung (Wachtherapie), die Lichttherapie bei bestimmten depressiven Erkrankungen und das Biofeedback bei funktionellen Körperstörungen.

Da der Behandlungsplan einer psychischen Erkrankung immer das Abbild einer Integration biologischer, psychotherapeutischer, sozialpsychiatrischer und ergänzender Therapien darstellt, wird das therapeutische Management ergänzt durch zusätzliche Angebote an Körpertherapien im weiteren Sinne, zu denen z. B. Physiotherapie, Ergotherapie, Arbeitstraining, Bewegungstherapie und Sport ebenso wie allgemein-pflegerische Maßnahmen gehören. Sie vermögen nicht nur Allgemeinbefinden und Leistungsfähigkeit zu verbessern, sondern können gezielt zur Verbesserung von Einzelfunktionen, wie z. B. Koordination, Motorik, Wahrnehmung, Konzentration und Ausdauer eingesetzt werden.

17.2 Therapie mit Nootropika (Antidementiva)

Grundlagen

➤ **Definition:** Nootropika sind Substanzen zur Verbesserung der Hirnleistung (s. Tab. 91). Sie sind vasoaktiv, stoffwechselaktiv oder cholinomimetisch wirksam.

Tabelle 91 Therapie mit Nootropika

Hauptgruppe	Wirkprinzip	Indikation
vasoaktive Substanzen: Nifedipin, Sympathikolytika (z. B. Nicergolin) und Betasympathikomimetika, Dihydroergotoxin, Cinnarizin und Ginkgoflavon glykoside	Verbesserung der Hirndurchblutung über eine Verminderung des Strömungswiderstandes mit möglicher Verbesserung der O_2- und Glukoseverwertung	zerebrale Durchblutungsstörungen bzw. Multiinfarktdemenz, zusätzlich zur Verbesserung der Mikrozirkulation durch Hämorrheologika
Substanzen zur Aktivierung des Gehirnstoffwechsels: Piracetam, Pyritinol, Memantin, Vincamin	Steigerung der neuronalen Impulsfrequenz, Stabilisierung der intrazellulären Kalziumhomöostase	alle Arten primärer und sekundärer Demenzen
Cholinesterasehemmer: Tacrin, Metrifonat *Cholinomimetika:* Donezepil, Rivastigmin	über Hemmung der Azetylcholinesterase Verbesserung der cholinergen Neurotransmission	Demenz vom Alzheimer-Typ
Muskarin- und Nikotinagonisten (in Erprobung): z. B. Xanomelin, Mimamelin, Galanthamin		Demenz vom Alzheimer-Typ

Begleitwirkungen, Komplikationen, Kontraindikationen

➤ Nebenwirkungen und Kontraindikationen der einzelnen Wirkstoffe siehe Tabelle 92.

Tabelle 92 Nebenwirkungen und Kontraindikationen der verschiedenen Nootropika

Substanz	Nebenwirkungen	Kontraindikationen
Dihydroergotoxin	Schlafstörung, Übelkeit, Erbrechen, Bradykardie, Angina pectoris, Blutdruckabfall	Hypotonie, Psychose
Nicergolin	Müdigkeit, Schlafstörungen, Hypotonie, Hautrötung, Hitzegefühl	frischer Herzinfarkt, Akute Blutung, Kombination mit α- oder β-Mimetika, Bradykardie < 50/min

Fortsetzung Tabelle 92 ▶

Tabelle 92 Fortsetzung

Substanz	Nebenwirkungen	Kontraindikationen
Nimodipin	Flush, Wärmegefühl, Kopfschmerzen, Übelkeit, Hypotonie	Hirnödem, Hirndruck
Piracetam	Schlafstörungen, Schwindel, Depressive Verstimmung, Übelkeit, Erbrechen, Hypotonie	Unruhe, Erregtheit, Niereninsuffizienz
Pyritinol	Hautausschläge, Schlafstörungen, Blutbildveränderungen, Übelkeit, Erbrechen	Nieren- und Leberstörungen, Autoimmunerkrankungen, Hämatopoetische Störungen
Vincamin	Übelkeit	Hirndruck
Cinnarizin	Hitzegefühl, Schwindel, Kopfschmerzen, gastrointestinal, vereinzelt Dyskinesien	Parkinsonsyndrom
Memantin	Schwindel, Kopfdruck, Unruhe, Müdigkeit, Übelkeit	schwere Verwirrtheit, Nierenfunktionsstörungen, Epilepsie
Tacrin	Erhöhung der Transaminasen (s. o.), u. U. auch der alkalischen Phosphatase und/oder des Bilirubins (Ikterus möglich), Übelkeit, Erbrechen, Durchfälle, Hypotonie, Unruhe, Schlafstörungen, Urtikaria, Ataxie, Myalgie	bekannte Unverträglichkeit, Leberfunktionsstörungen, Ikterus, bestehende unbehandelte Magen- und Darmulzera, (Frauen im gebärfähigen Alter)
Donezepil	Übelkeit, Unruhe	ähnlich wie Tacrin
Rivastigmin	Übelkeit, Unruhe	ähnlich wie Tacrin
Metrifonat	Übelkeit, Unruhe	ähnlich wie Tacrin

Vorgehen

- Indikationsstellung und Aufklärung des Patienten über Haupt- und Nebenwirkungen sowie Risiken des Medikamentes.
- Symptomorientierter Einsatz siehe Tabelle 91 S. 359.
(Therapie mit Tacrin: Einschleichende Dosierung mit initial 4 × 10 mg p. o. täglich über 6 Wochen, bei guter Verträglichkeit stufenweise Steigerung (alle 4 – 6 Wochen) bis zur Zieldosis (abhängig von individueller Verträglichkeit, Indikator hierfür ist der Verlauf der Serum-Transaminasenwerte, v. a. GPT).)

Hinweis: Interaktionen mit anderen Medikamenten beachten, z. B. Theophyllin-Clearance ↓, unter Cimetidin Tacrin-Serumkonzentration ↑, unter Cholinesterasehemmer cholinerge Wirkung ↑ !

- Übrige Nootropika: Blocktherapie über mindestens 2 – 3 Monate, bei therapeutischem Effekt (klinischer Besserung) Langzeitbehandlung.
(Dosierungen und Handelsnamen s. S. 480, Tabelle 124.)
- Kein therapeutischer Nihilismus, stets begleitend kognitive Leistungstrainings!

17.3 Therapie mit Neuroleptika (Antipsychotika)

Grundlagen

➤ **Definition:** Neuroleptika sind zentral dämpfende und antipsychotisch wirksame Substanzen zur Behandlung akuter und chronischer psychotischer Symptome sowie psychomotorischer Erregtheit (s. Tab. 93). Sie wirken außerdem antiemetisch, antiadrenerg und antihistaminerg.

Tabelle 93 Neuroleptika – Hauptgruppen entsprechend ihrer chemischen Struktur

Hauptgruppe	Wirkstoffe
Phenothiazine	Alimemazin, Chlorpromazin, Fluphenazin, Levomepromazin, Perazin, Promazin, Promethazin, Thioridazin, Perazin, Perphenazin
Thioxanthene	Chlorprothixen, Clopenthixol, Flupentixol, Zuclopenthixol
Dibenzodiazepine	Clozapin, Olanzapin
Dibenzothiepin	Zotepin
Butyrophenone	Benperidol, Bromperidol, Haloperidol, Melperon, Pipamperon, Trifluperidol
Benzamide	Amisulprid
Benzisoxazol	Risperidon
Buthylpiperidine	Fluspirilen, Pimozid
Phenolindol	Sertindol

➤ **Wirksamkeit bzw. neuroleptische Potenz:**
- *Hochpotente Neuroleptika:* Benperidol, Bromperidol, Clozapin, Flupentixol, Fluphenazin, Fluspirilen, Haloperidol, Perphenazin, Pimozid, Risperidon, Trifluperidol.
- *Mittelpotente Neuroleptika:* Amisulprid, Clopenthixol, Olanzapin, Perazin, Sertindol, Zotepin, Zuclopenthixol.
- *Niedrigpotente Neuroleptika (Basis- oder Breitbandneuroleptika mit deutlich sedierender Wirkung):* Alimemazin, Chlorprothixen, Levomepromazin, Melperon, Pipamperon, Promazin, Promethazin, Prothipendyl, Thioridazin, Trifluperazin, Triflupromazin.

17.3 Therapie mit Neuroleptika (Antipsychotika)

➤ **Wirkprinzipien:**
- Reduktion des zu psychotischen Symptomen führenden (?) Dopaminüberschusses durch eine Blockade der verschiedenen Dopamin-Rezeptoren (D_1–D_4) in mesolimbischen, nigrostriären und retikulären Hirnabschnitten. Korrelation der antipsychotischen Wirksamkeit mit der Einwirkung auf D_2-Rezeptoren (außer bei „atypischen" Substanzen wie z. B. Clozapin oder Sulpirid).
- Darüber hinaus Blockade der Acetyl-, Serotonin-, Noradrenalin- und Histamin-Rezeptoren.

Indikationen

➤ **Psychiatrische Erkrankungen:**
- Wahn, Sinnestäuschungen, Denkstörungen.
- Psychomotorische Unruhe, Erregungszustände.
- Maniforme Syndrome mit Erregtheit.
- Entzugserscheinungen bei Abhängigkeitserkrankungen.
- Schwere Schlafstörungen.

(Indikationen für Therapie mit Clozapin siehe S. 367.)

➤ **Andere Erkrankungen:**
- Neurologische Erkrankungen (z. B. Chorea Huntington, Dystonie, chron. Schmerzsyndrome)
- Im Rahmen der Anästhesie (z. B. Neuroleptanalgesie)
- Symptomatisch (Singultus, Erbrechen, Übelkeit).

Begleitwirkungen, Komplikationen

➤ Insbesondere bei den stärker antipsychotisch wirksamen (hochpotenten) Substanzen sind zahlreiche unerwünschte Nebenwirkungen (siehe Tabelle 94).

Tabelle 94 Neuroleptika-Nebenwirkungen und mögliche Gegenmaßnahmen

Nebenwirkung	Klinik	Therapievorschlag
anticholinerge Wirkung (v.a bei schwächer antipsychotischen Substanzen)	Mundtrockenheit	Lutschbonbons, Kaugummi
	Tachykardie	Beta-Rezeptorenblocker (z. B. Propanolol, Metoprolol)
	Hypotonie, Orthostase	Dihydroergotamin
	Obstipation, Schwitzen (paralyt. Ileus)	Carbachol, (Laxans)
	Blasenstörung (bis zum Harnverhalt)	Carbachol
	Akkomodationsschwäche, Glaukom	Pilokarpin-Augentropfen

Fortsetzung Tabelle 94 ▶

Tabelle 94 Fortsetzung

Nebenwirkung	Klinik	Therapievorschlag
Frühdyskinesien: Bereits nach Stunden bis Tagen	Zungen-, Schlund- oder Blickkrämpfe	Biperiden 1 Amp. (5 mg) langsam i. v., anschließend 3 × 1 Tbl. p. o. täglich
Parkinsonoid: Auftreten nach ein bis zwei Wochen	Akinese, Rigor, Tremor, Speichelfluß und Salbengesicht	Biperiden (s. o.), Dosisreduktion, Substanzwechsel
Akathisie, Tasikinesie: Nach Tagen bis Wochen	Sitz- und Bewegungsunruhe, innere Gespanntheit	Dosisreduktion o. Absetzen, Versuch mit Biperiden (s. o.) und Diazepam. Alternativ Beta-Rezeptorenblocker (z. B. Propanolol), Bewegung, Sport
Spätdyskinesien (tardive Dyskinesien): Auftreten nach Langzeitbehandlung über Monate oder Jahre, vor allem bei älteren Patienten	Tics, mimischen Stereotypien, Schaukelbewegungen und Extremitätenhyperkinesien, choreatiforme Bewegungen	langsame Dosisreduktion, Umstellung auf Tiaprid und/oder Olanzapin oder Clozapin, Versuch mit Thioridazin, additiv Vitamin E. (Akineton ist wirkungslos!)
weitere Nebenwirkungen	*Hämatopoese:* Leukopenie, Agranulozytose	bei Leukozyten < 3 000/µl Absetzen, internistische Therapie
	Leber, Gallengänge: Transaminasenanstieg	beobachten, ggf. Umstellung auf anderes Präparat
	Endokrinum: Prolaktin ↑, Gynäkomastie, Galaktorrhoe, Amenorrhoe, Libidoverlust, Gewichtszunahme	Ggf. Dosisreduktion
	Neurologisch: Zerebrale Krampfanfälle (Krampfschwelle ↓)	Reduktion o. Absetzen bzw. zusätzlich Antiepileptikum
	delirante Symptome	Reduktion bzw. Absetzen von stark anticholinergen Neuroleptika
	Depressivität (s. pharmakogene Depression S. 168)	ggf. Antidepressiva
	Kognitive Leistungseinbußen bei älteren bzw. Demenzpatienten	Reduktion, evtl. Umsetzen auf andersartiges Medikament
	Dermatologisch: Photosensibilität, Exanthem	nach Möglichkeit Absetzen, dermatologische Therapie

Tabelle 94 Fortsetzung

Nebenwirkung	Klinik	Therapievorschlag
	Ophthalmologisch: Linsen-, Hornhauttrübung, Pigmenteinlagerungen in die Retina	Umstellung auf Butyrophenone
Sehr selten: malignes neuroleptisches Syndrom (Auftreten meist innerhalb der ersten bis zweiten Behandlungswoche)	schwere Akinese, Rigor, Hyperthermie, Tachykardie und CK-Erhöhung	Neuroleptika sofort absetzen! Intensivmedizinische Betreuung. Siehe Notfallpsychiatrie S. 356

Kontraindikationen

- Glaukom, Pylorusstenose, Prostatahyperplasie (anticholinerge Wirkung v. a. der schwächer antipsychotisch wirkenden Substanzen).
- Anfallsleiden (mögliche Reduzierung der Krampfschwelle).
- Morbus Parkinson (pharmakogenes Parkinsonoid).
- Kombination mit Barbituraten, Alkohol, Opiaten, anderen Analgetika (mögliche Wirkungsverstärkung).
- Schwere Leberfunktionsstörungen (Cholestase, Transaminasenerhöhung).
- Hämatologische Grunderkrankungen (Gefahr der Agranulozytose, Leukopenie).
- Allergische Diathese (mögliche hämatopoetische und dermatologische Reaktionen).

Vorgehen

- Indikationsstellung und Aufklärung des Patienten (Haupt- und Nebenwirkungen, Risiken des Medikamentes): Strikte Alkoholabstinenz, Einschränkung der Fahrtüchtigkeit (s. S. 464)!
- Akuttherapie je nach vorherrschender Zielsymptomatik:
  - *Akute psychotische Symptome mit florider Symptomatik:* Hochpotentes Neuroleptikum (evtl. auch parenteral).
  - *Psychotische Angespanntheit, wahnhafte Angst, Unruhe und entaktualisierter Wahn:* Mittelpotentes Neuroleptikum,
  - *Ängstliche Unruhe, Umtriebigkeit und Einschlafstörungen:* Niedrigpotentes Neuroleptikum.

  (Dosierungen und Handelsnamen s. S. 482, Tabelle 125.)
- Daran anschließend:
  - Feinregulierung in Abhängigkeit von therapeutischer Effizienz einerseits und Vertäglichkeit andererseits.
  - Bei mangelhafter Besserung wöchentliche Steigerung der Dosis bis zur zulässigen Tageshöchstdosis.
  - Erhaltungsdosis nach Remission noch etwa ein halbes Jahr beibehalten.
  - Abschluß der Behandlung nach allmählicher Dosisreduktion.

17.3 Therapie mit Neuroleptika (Antipsychotika)

- Bei Therapieresistenz (kein wesentlicher klinischer Effekt): Wechsel des Medikaments (andere chemische Struktur!) frühestens nach 8 – 10 Tagen, spätestens nach 3 – 6 Wochen.
- Langzeittherapie:
  - *Indikationen:* Rezidivprophylaxe nach 2 psychotischen Episoden, schwerer Krankheitsschub mit ungünstigem Verlauf, hohes genetisches Risiko (Familie!).
  - *Richtlinien:* Möglichst geringe Dosierung mit täglich 1 – 2maliger Gabe (Retard-Wirkung nutzen oder Depotpräparat wählen).
- **Kontrolluntersuchungen** bei jeder Neuroleptikatherapie: Routinemäßig durchzuführende Untersuchungen sind in Tabelle 95 zusammengestellt. Bei Clozapin-Therapie siehe auch S. 367.

Tabelle 95 Routine-Kontrolluntersuchungen bei Neuroleptika-Therapie

Untersuchung	Kontroll – Intervalle
Blutbild	– Ausgangsbefund – 3 Monate wöchentlich – 3 – 4 Monate 14-täglich – dann 1/4-jährlich
Blutdruck, Herzfrequenz	– Ausgangsbefund – 1 – 2 Monate wöchentlich – 3 – 4 Monate 14-täglich – 3 Monate monatlich – dann 1/4jährlich
S-Transaminasen (GOT, GPT, γ-GT)	– Ausgangsbefund – 3 Monate 14-täglich – dann 1/4-jährlich
Harnstoff, Kreatinin	– Ausgangsbefund – dann 1/4-jährlich
EKG	– Ausgangsbefund – nach 2 – 4 Wochen – dann 1/4-jährlich
EEG	– Ausgangsbefund – dann 1/4-jährlich

17.3 Therapie mit Neuroleptika (Antipsychotika)

Therapie mit Depot-Neuroleptika

- **Indikation:** Mangelnde Compliance in der Einnahme der oralen Neuroleptika.
- Vorteile:
  - Bessere Überwachung der Therapie.
  - Parenterale Zufuhr gewährleistet konstante Dosis unabhängig von möglichen enteralen Absorptionsproblemen.
  - Überdosierung vermeidbar.
  - Regelmäßiger Kontakt von Arzt und Patient.
- **Vorgehen:**
  - Langsamer Übergang von oraler Medikation zu parenteraler Zufuhr („überlappende Medikation").
  - *Hinweis:* Dosierungen und Handelsnamen s. S. 484, Tabelle 126.
  - Notwendige Dosisanpassungen müssen sehr langsam durchgeführt werden!
  - Möglichst niedrige Dosierung anstreben.
  (Notwendige Kontrolluntersuchungen siehe Tabelle 95.)

Tabelle 96 Umstellung von oraler auf Depotmedikation (nach Kapfhammer 1990)

Wirkstoff	Vorgehen
Fluphenazin-Decanoat	1,6 × orale Tagesdosis für 4 – 6 Wochen, dann Reduktion um 50 %
Perphenazin-Enantat, Perphenazin-Decanoat	24 – 36 mg p. o. täglich = 100 mg i. m. alle 2 Wochen
Flupentixol-Decanoat	10 mg p. o. täglich = 40 mg i. m. alle 2 Wochen
Haloperidol-Decanoat	10 – 12 mal orale Tagesdosis i. m. alle 4 Wochen

Therapie mit Clozapin

- Indikation: Schwere akute und chronische schizophrene Psychosen mit mangelndem Ansprechen auf andere Neuroleptika bzw. intolerablen Nebenwirkungen dieser Therapie.
- **Spezielle Kontraindikationen** (andere Kontraindikationen siehe S. 365):
  - Kombination mit trizyklischen Neuroleptika.
  - Gravidität, Stillzeit.
- **Nebenwirkungen:** Siehe Tabelle 94. Bei Kombination mit einem trizyklischen Neuroleptikum erhöhte Agranulozytosegefahr (Risiko ca. 1 %. Granulozytopenie bei ca. 3 %). Zu Beginn gelegentlich passager Orthostase, Tachykardie, Temperaturerhöhung und Leukozytose (hier ggf. vorübergehende Dosisreduktion!), Hypersalivation.
  Verminderte Glukosetoleranz?

17.3 Therapie mit Neuroleptika (Antipsychotika)

- **Spezielles Vorgehen:**
  - Schriftliche Einwilligung des Patienten nach entsprechender Aufklärung (gesetzliche Betreuung?)
  - Der verordnende Arzt muß einen sog. Revers unterzeichnet haben (Anerkennung der Bedingungen für die Anwendung).
  - Überprüfung von Thrombozytenzahl und Differentialblutbild (Behandlung nur bei Leukozytenzahl > 3500/μl).
  - *Dosierung:* 1. Tag: 1 – 2 × 12,5 mg p. o. oder i. m., dann tägliche Erhöhung um 25 – 50 mg (nach Verträglichkeit). Tägliche Maximaldosis: 600 – 900 mg in mehreren Einzeldosen. Empfohlener Serumspiegel: > 0,35 mg/l.
  - ***Hinweis:*** Erhöhung des Serumspiegels bei Kombination mit Serotoninwiederaufnahmehemmer (SSRI – s. S. 369) bis zum 10fachen möglich!
- **Kontrolluntersuchungen:**
  - Blutbild: 18 Wochen wöchentlich, 3 Monate 14-täglich, dann monatlich.
  - Andere Kontrolluntersuchungen siehe Tabelle 95 S. 366.
- **Absetzkriterien:**
  - *Absolut:* Leukozyten < 3000/μl, Granulozyten < 1500/μl.
  - *Empfohlen:* Eosinophile Granulozyten > 3000/μl, Thrombozyten < 50.000/μl.
- **Therapiebeendigung:**
  - Schrittweise Dosisreduktion über 1 – 2 Wochen.
  - Bei abruptem Absetzen den Patienten sorgfältig überwachen. Bei Unverträglichkeit Umsetzen auf Olanzapin oder Amisulprid oder Sertindol.
  - Leukozyten über einen Zeitraum von 4 Wochen kontrollieren.
  - ***Hinweis:*** Tägliche Blutbildkontrollen bis zur Normalisierung! Auf mögliche klinische Symptome achten: Hals- und Gaumenschmerzen, unklares Fieber?

17.4 Therapie mit Antidepressiva (Thymoleptika)

Grundlagen

- **Definition:** Antidepressiva sind Medikamente mit teils mehr stimmungsaufhellend-antriebssteigernder, teils mehr dämpfend-anxiolytischer Wirkung.
- Hauptgruppen: siehe Tab. 97.

Tabelle 97 Antidepressiva – Hauptgruppen entsprechend ihrer chemischen Struktur (s. a. S. 370)

Hauptgruppe	Wirkstoffe (Beispiele)	Wirkprinzipien
tri- und heterozyklische Substanzen	Amitriptylin und Amitriptylinoxid, Clomipramin, Desipramin, Dibenzepin, Dosulepin, Doxepin, Imipramin, Lofepramin, Maprotilin, Melitracen, Mianserin, Nortriptylin, Noxiptilin, Opipramol (s. a. Tranquilizer), Trimipramin	unspezifisch noradrenerge und serotonerge Wiederaufnahmehemmung in das präsynaptische Neuron
Monoaminooxidase-B-Hemmer (MAO-H)	Moclobemid, Tranylcypromin	Hemmung des Abbau-Enzyms Monoaminooxidase B
spezifische Serotonin-wiederaufnahmehemmer (SSRI)	Citalopram, Fluoxetin, Fluvoxamin, Paroxetin, Sertralin	selektive Blockade des Rücktransportes von Serotonin
spezifische Noradrenalin-wiederaufnahmehemmer (NARI)	Reboxetin	selektive Blockade des Rücktransportes von Noradrenalin
spezifische Serotonin- *und* Noradrenalin(wieder)aufnahmehemmer (NaSSR)	Mirtazapin, Nefazodon, Venlafaxin	selektive Blockade des Rücktransportes von Serotonin und Noradrenalin
sonstige	Sulpirid, Trazodon, Viloxazin	
Phytotherapeutika	Hypericin	
Aminpräkursor Oxitriptan	Tryptophan	Anreicherung von Serotoninvorläufern im präsynaptischen Neuron

17.4 Therapie mit Antidepressiva (Thymoleptika)

- **Allgemeine Wirkprinzipien** (s. Tab. 97):
  - Erhöhtes Neurotransmitterangebot im synaptischen Spalt.
  - Blockierung der Neurotransmission zum postsynaptischen Neuron.
  - Erhöhung des präsynaptischen Angebotes an (Aminpräkursor) Oxitriptan.
  - Steigerung der Empfindlichkeit der postsynaptischen Rezeptoren?

Indikationen

- Unipolare (endogene) und bipolare (zyklothyme) Depression.
- (Chronische) Schizophrenie bzw. postpsychotisches Residuum.
- Ausgeprägtere neurotische Depression bzw. Dysthymia.
- Angst- und Panikerkrankung.
- Zwangsstörung, Eßstörung.
- Chronischer Schmerz.

Begleitwirkungen, Komplikationen

- **Tri- und tetrazyklische Antidepressiva:** Siehe Tabelle 98.
- **Nichttrizyklische Antidepressiva:** Nausea, Schwindel, Unruhe, Schlafstörungen, vermehrtes Schwitzen, Kopfschmerzen.

Kontraindikationen

- **Absolute Kontraindikationen:**
  - Schwangerschaft (vor allem im 1. Trimenon).
  - Schwere Herzerkrankungen (internistisches Konsil!).
  - Akute Intoxikation.
  - Harnverhalt.
  - Unzureichend eingestellte Epilepsie (bei SSRI).
  - Elektrokrampftherapie in den letzten 8 Wochen (bei SSRI).
  - Kombinationstherapie von MAO-Hemmern mit trizyklischen Antidepressiva und/oder Serotoninwiederaufnahmehemmern (*cave:* Blutdruckkrisen, toxisches Serotoninsyndrom s. Tabelle 98). Für Karenzfristen s. S. 373.
- **Relative Kontraindikationen:**
  - Herzrhythmusstörungen bzw. Reizleitungsveränderungen.
  - Leber-Nieren-Erkrankungen.
  - Bei trizyklischen (und heterozyklischen) Wirkstoffen: Glaukom, Prostatahyperplasie, Pylorusstenose.

Hinweis: Deutliche Wirkungspotenzierung bei gleichzeitiger Einnahme anderer psychotroper Substanzen einschließlich Alkohol!

Vorgehen

- Aufklärung über Haupt- und Nebenwirkungen bzw. Risiken der Medikation. *Hinweis:* Fahruntüchtigkeit in der ersten Behandlungsphase!
- Körperliche Untersuchung: Internistischer und neurologischer Status (bestehende Kontraindikationen?).
- Präparatewahl: Abhängig von der Zielsymptomatik, siehe Tabelle 99 S. 372.
- Trizyklika vorzugsweise bei ausgeprägtem Krankheitsbild einsetzen (auch parenterale Behandlung möglich – hier über mindestens 10 Infusionen, Dosierung siehe Tabelle 127 S. 485).

17.4 Therapie mit Antidepressiva (Thymoleptika)

Tabelle 98 Tri- und tetrazyklische Antidepressiva – Nebenwirkungen und deren mögliche Therapie

Nebenwirkung	Klinik	Therapiemöglichkeit
allgemein		
anticholinerg	Akkommodationsschwäche, Glaukomanfall	Pilokarpin-Augentropfen
	Tremor, Tachykardie	Beta-Rezeptorenblocker (z. B. Propanolol oder Metolol)
	Obstipation, Miktionsstörungen, Schwitzen	Carbachol, Prostigmin
	Orthostase, Schwindel	Dihydroergotamin
	Mundtrockenheit	Lutschbonbons, Kaugummi
psychisch	Unruhe, Erregtheit, Schlafstörungen. Delirien	Benzodiazepin, Zolpidem o. Zoplicon oder schwachpotentes Neuroleptikum
neurologisch	Tonusverlust der Beine, selten Krampfanfälle	symptomatisch, ggf. antikonvulsiv
endokrinologisch	Hypothyreose, Amenorrhoe, Galaktorrhoe	evtl. Thyroxinsubstitution
hämatologisch	Eosinophilie Thrombozyten ↓ Leukozyten ↓	Dosisreduktion, ggf. Absetzen
dermatologisch	Ödeme, Photodermatosen	
speziell		
toxisches Serotoninsyndrom (vor allem bei Kombination von MAO-Hemmer mit Tryptophan oder SSRI)	starke Unruhe, Akathisie, Übelkeit und Erbrechen, Schwindel, Schlafstörungen, Tachykardie, delirante Verwirrtheit und Bewußtseinstrübung, Koma, Tremor, Rigor	sofortiges Absetzen der Medikation, Intensivüberwachung, ggf. Hämoperfusion, Relaxierung, Beta-Rezeptorenblocker

Hinweis: Einschleichend dosieren! Klassische Antidepressiva über 2 Wochen, bei neueren, atypischen Substanzen über maximal 1 Woche! Bei älteren Menschen muß die Dosis um etwa 50% reduziert werden! Dosierungen und Handelsnamen s. S. 485, Tabelle 127.

➤ Wirkungslatenz: 1 – 3 Wochen mit zu Beginn antriebssteigerndem Effekt.

Hinweis: Bei Suizidalität deshalb nur psychomotorisch dämpfend wirksame Substanzen verwenden (s. o.) bzw. mit Benzodiazepin kombinieren (s. auch S. 349)! Keine Benzodiazepine nur wegen Schlafstörungen!

17.4 Therapie mit Antidepressiva (Thymoleptika)

Tabelle 99 Klinisches Wirkungsprofil verschiedener Antidepressiva

Indikation	Erwünschte Wirkung	Wirkstoffe (Beispiele)
gehemmt-ängstliche Symptomatik	stimmungsaufhellend-aktivierend	*„Desipramin-Typ"*: Desipramin, Dibenzepin, Fluoxetin, Fluvoxamin, Moclobemid, Nortriptylin, Paroxetin, Tranylcypromin, Venlafaxin, Viloxazin
Agitiertheit und Unruhe	dämpfend	*„Amitriptylin-Typ"*: Amitriptylin und Amitriptylinoxid, Doxepin, Mianserin, Trimipramin, Trazodon
ausgeprägte Vitalstörungen bzw. larvierte Depression	aufhellend-stabilisierend	*„Imipramin-Typ"*: Clomipramin, Dosulepin, Imipramin, Maprotilin, Melitracen, Mirtazapin, Nefazodon, Sulpirid, Lofepramin

Tabelle 100 Routine-Kontrolluntersuchungen bei Antidepressiva-Therapie

Untersuchung	Kontroll – Intervalle
Blutbild	– Ausgangsbefund – 3 – 4 Monate 14täglich – dann ¼jährlich
Blutdruck, Herzfrequenz	– zu Beginn täglich – dann in größeren Abständen
S-Transaminasen (GOT, GPT, γ-GT)	– Ausgangsbefund – 3 Monate 14täglich – dann ¼jährlich
Harnstoff, Kreatinin	– Ausgangsbefund – dann ¼jährlich
EKG	– Ausgangsbefund – nach 2 – 4 Wochen – dann ¼jährlich
EEG	– Ausgangsbefund – dann ¼jährlich

17.4 Therapie mit Antidepressiva (Thymoleptika)

- Nach Erreichen der Vollremission Erhaltungsdosis 6 Monate beibehalten, dann Dosisreduktion in sehr kleinen Schritten.

Hinweis: Herkömmliche MAO-Hemmer *nicht* in Kombination mit anderen Antidepressiva, insbesondere Serotoninwiederaufnahmehemmern verwenden!

- Karenzfristen bei Wechsel/Umstellung der Therapie:
  - *Klassischer* MAO-Hemmer (MAO-H), z. B. Tranylcypromin:
    - Trizyklisches Antidepressivum → MAO-H: Mind. 1 Woche wash-out.
    - MAO-H → Trizyklisches Antidepressivum: 1 Woche.
    - MAO-H → SSRI: 2 Wochen.
  - *Reversibler* MAO-H, z.B Moclobemid: *Keine* Karenz beim Wechsel von/zu andersartigem Antidepressivum.
- **Vorgehen bei Therapieresistenz** (nach 3 Wochen erfolgloser Therapie):
  - Indikation überprüfen.
  - Dosierung (Höhe, Therapiedauer, Serumspiegelkontrollen) überprüfen.
  - Substanzwahl überprüfen.
  - Compliance überprüfen.
  - Wechsel auf ein Präparat mit anderem Wirkmechanismus.
- **Regelmäßige Kontrolluntersuchungen:** Siehe Tabelle 100.

17.5 Phasenprophylaxe affektiver Psychosen

Grundlagen

- **Definition:** Medikamentöse Rezidivprophylaxe mit Lithiumsalzen oder Carbamazepin bei rezidivierenden affektiven und schizoaffektiven Psychosen.
- Wirkstoffauswahl: Lithium eher bei bipolar-affektiven, Carbamazepin eher bei schizoaffektiven Psychosen.
- **Wirkprinzipien:**
  - *Lithium:* Vermutlich Stabilisierung der Neurotransmission im „second messenger"-System. Über Hemmung der Inositolphosphatase vermehrte Noradrenalinfreisetzung?
  - *Carbamazepin:* Indirekte Hemmung von Glutamat? Einfluß auf transzellulären K^+- und Ca^{2+}-Transport?
- **Indikationen:**
  - *Akute manische Psychose* (in Verbindung mit einem Neuroleptikum, Lithium ausdosieren bis zu einem Serumspiegel von 1 mmol/l).
  - *Bipolare Psychose:* 2 Phasen innerhalb von 4 Jahren oder insgesamt 3 Phasen.
  - *Unipolare Psychose* (endogene Depression oder Manie): 2 Phasen innerhalb von 5 Jahren oder insgesamt 4 Phasen.

Lithium

- Indikationsstellung und Aufklärung des Patienten über Haupt- und Begleitwirkungen der Medikation (s. Tabelle 101).
- Eingehende körperliche Untersuchung einschließlich Messung von Gewicht und Halsumfang.
- Laboruntersuchungen: Ausgangsbefunde für Kreatinin (evtl. Kreatininclearance), Harnstoff, Glukose, Elektrolyte, Blutbild und Schilddrüsenfunktionsparameter (T_3, T_4, TSH basal), Urinstatus.
- Apparative Diagnostik: EKG, EEG.
- **Begleitwirkungen, Komplikationen** siehe Tabelle 101.
- **Kontraindikationen:**
  - *Absolut:* Schwangerschaft (1. Trimenon), schwere Herz/Kreislauferkrankung, Morbus Addison, schwere Nierenfunktionsstörung (akutes Nierenversagen).
  - *Relativ:* Arterielle Hypertonie, Herzinsuffizienz, zerebelläre Störungen, Myasthenia gravis, Morbus Parkinson, hypothyreose bzw. hyperthyreote Struma, Diuretika-Therapie, Na^+-arme Diät.
  - *Vorsicht bei:* Schwangerschaft im 2. u. 3. Trimenon, Entbindung, Stillzeit, Epilepsie, Morbus Parkinson, Diarrhoe, Erbrechen, Fieber, Medikamenten (z. B. Neuroleptika, Tetrazykline, Antikonvulsiva, Methyldopa, Herzglykoside, Indometazin).

Hinweis: Bei neu eingetretener Schwangerschaft muß Lithium sofort abgesetzt werden (wegen möglicher teratogener Wirkung!), kontrazeptive Maßnahmen besprechen!

- **Praktisches Vorgehen, Dosierung:** Bei überlappender Therapie mit anderem Antidepressivum im Verlauf einer Woche ein- bzw. ausschleichen! (Dosierungen und Handelsnamen s. S. 487, Tabelle 128.)
- Kontrolluntersuchungen siehe Tabelle 100. (Immer durchzuführen bei interkurrenten Erkrankungen!)

17.5 Phasenprophylaxe affektiver Psychosen

Tabelle 101 Unerwünschte Nebenwirkungen einer Phasenprophylaxe mit Lithium

Nebenwirkung, Komplikation	Therapievorschlag
Übelkeit, Brechreiz, Durchfall, Appetitverlust	symptomatisch
Müdigkeit, Schwindelgefühl, Verwirrtheit	symptomatisch
feinschlägiger Tremor	Beta-Rezeptorenblocker
euthyreote Struma	L-Thyroxin (wenn TSH ↑)
Ödeme, Gewichtszunahme, Polydipsie (mittel- bis langfristig)	kalorienarme Diät. Normale Kochsalzzufuhr! Keine Diuretika!
selten: EKG-, EEG-Veränderungen, Leukozytose, Akne	
Intoxikation (mittlere toxische Grenze ab 1,6 – 1,8 mmol/l i. S.): Durchfall, Erbrechen, Tremor, verwaschene Sprache, Ataxie, Müdigkeit, Benommenheit, Rigor, Reflexsteigerung, Myoklonien, Krampfanfälle, fortschreitende Bewußtseinstrübung bis zum Koma, Nierenfunktionsstörungen bis zur Anurie, Schock, Herzstillstand	– sofortiges Absetzen! – Ausgleich des Wasser- und Elektrolythaushalts (ggf. Natriumsubstitution) – forcierte Diurese – ab Serumspiegel 3 mmol/l Hämodialyse

Tabelle 102 Kontrolluntersuchungen bei Lithiumprophylaxe

Untersuchung	Kontroll – Intervalle
Serumspiegelkontrollen (+ Kreatinin): Anzustrebender Serumspiegel 0,6 – 0,8 mmol/l	– Ausgangsbefund – 1 Monat wöchentlich – 1/2 Jahr monatlich – dann 1/4jährlich
Körpergewicht und Halsumfang	– 1/4jährlich
Schilddrüsenfunktion	– jährlich
Routinelabor (Elektrolyte, Blutbild, Kreatinin)	– halbjährlich – jährlich
EKG	– jährlich
EEG	– jährlich

17.5 Phasenprophylaxe affektiver Psychosen

- Behandlungsdauer: Mindestens 4 Jahre, dann schrittweises Absetzen, wenn über 2 Jahre keine affektiven Störungen mehr aufgetreten sind.
- Therapiebeendigung: Langsames Ausschleichen über ca. 3 Monate.

Carbamazepin

- Indikationsstellung und Aufklärung des Patienten über Haupt- und Begleitwirkungen der Medikation.
- **Indikation:** Schizoaffektiver Verlauf, Lithium-Unverträglichkeit, Therapieresistenz oder rapid cycling (≥ 4 Phasen/Jahr), Kontraindikationen gegen Lithium (s. Tabelle 374).
- **Mögliche Nebenwirkungen:**
  - *Gastrointestinal:* Übelkeit, Diarrhoe, Schmerzen, Anstieg der Leberenzyme.
  - *Neurologisch:* Schwindel, Ataxie, Müdigkeit, Doppelbilder, Kopfschmerzen, Dyskinesien.
  - *Herz/Kreislauf:* Rhythmusstörungen, Hypotonie.
  - *Andere:* Selten Allergien, Leukozytopenie, Vaskulitis, Hyponatriämie, Hautreaktionen (Urtikaria, Pruritus).
- **Kontraindikationen:**
  - Überempfindlichkeit gegenüber trizyklischen Antidepressiva.
  - Schwere Leberfunktionsstörungen.
  - Höhergradige AV-Blockierungen.
  - Akute intermittierende Porphyrie.
  - Knochenmarksschädigung.
  - Kombination mit MAO-Hemmer.

  (Dosierungen und Handelsnamen s. S. 487, Tabelle 128.)
- Angestrebter Serumspiegel: 6–10 mg/l (entsprechend täglich 600–800 mg Carbamazepin). Serotoninwiederaufnahmehemmer können Carbamazepin-Serumspiegel erhöhen!
- Kontrolluntersuchungen:
  - *Serumspiegelkontrollen:* 1 Monat wöchentlich, $^1/_2$ Jahr monatlich, dann $^1/_4$jährlich.
  - *Blutbild, Transaminasen:* Zu Beginn monatlich, später $^1/_4$jährlich.

17.6 Therapie mit Tranquilizern

Grundlagen

- **Definition:** Tranquilizer sind Medikamente mit spannungs- und angstlösender, muskelrelaxierender und dämpfender Wirkung (in höherer Dosierung auch schlafinduzierend und antikonvulsiv wirksam).
- **Hauptgruppen und Wirkprinzipien** s. Tabelle 103, vgl. auch Tab. 107 S. 383.

Tabelle 103 Tranquilizer – Hauptgruppen und Wirkprinzipien

Hauptgruppe	Wirkstoffe	Wirkprinzip
Benzodiazepine	Alprazolam, Bromazepam, Camazepam, Chlordiazepoxid, Clobazam, Clotiazepam, Diazepam, Dikaliumclorazepat, Ketazolam, Lorazepam, Medazepam, Metadazepam, Nordazepam, Oxazepam, Prazepam	Verstärkung der hemmenden Funktion GABA-erger Neuronen, wodurch die prä- und postsynaptische exzitatorische Neurotransmission vermindert wird
atypische Substanzen	Buspiron, Benzoctamen, Hydroxyzin, Opipramol	– Buspiron dämpft die serotonerge und D_2-Neurotransmission. – Hydroxyzin hat antihistaminische, anticholinerge, antiemetische und spasmolytische Eigenschaften – Opipramol wirkt antihistaminerg, adrenolytisch, anticholinerg
Beta-Rezeptorenblocker	Propranolol, Sotalol, Pindolol	Dämpfung von betaadrenerg vermittelten vegetativen Streßsymptomen
zentrale Sympathikolytikase	Clonidin	Hemmung der Aktivität noradrenerger Neuronen im Locus coeruleus
Phytotherapeutika	Kavain, Baldrian	zentral-vegetativ dämpfend

17.6 Therapie mit Tranquilizern

Indikationen

- **Angstzustände bzw. Panikattacken** (s. S. 348 Notfallpsychiatrie): z. B. Lorazepam 2 – 5 mg, Diazepam 5 – 10 mg.
- **Horror-Trip, Flash back** (s. S. 353 Notfallpsychiatrie): z. B. Diazepam 5 – 10 mg, Lorazepam 2 – 5 mg.
- **Katatone Form der Schizophrenie** (s. S. 189): z. B. Lorazepam 5 mg i. v. o. i. m.
- **Angst als Begleitsymptomatik bei schizophrenen und affektiven Psychosen:** Buspiron 15 – 20 mg/d (o. Thioridazin 25 – 50 mg/d o. Thioxanthen 30 mg/d).
- **Angst- und Spannungszustände bei Anpassungs- und Persönlichkeitsstörungen:** z. B. Kavain, Baldrian, Opipramol, Hydroxyzin.
- **Einschlafstörungen** (vgl. S. 382 Hypnotika): Eher Domäne dämpfender Antidepressiva (z. B. Trimipramin 20 mg/z.N. p.o. oder Amitriptylin 25 mg/z.N. p.o. oder Trazodon 100 mg/z.N. p.o.

Hinweis: Tranquilizer grundsätzlich nicht zur Bekämpfung von Befindlichkeitsstörungen oder „Alltagsstreß" einsetzen. Sie sind niemals Ersatz für therapeutische Gespräche bzw. psychotherapeutische Behandlung!

Begleitwirkungen, Komplikationen, Kontraindikationen

Tabelle 104 Nebenwirkungen, Komplikationen und Kontraindikationen der verschiedenen Tranquilizer

Wirkstoffgruppe	Nebenwirkungen	Kontraindikationen
Benzodiazepine		
allgemein	Müdigkeit, Schläfrigkeit, Schwindel, Ataxie, Verlangsamung, Aufmerksamkeitsschwäche, Verlängerung der Reaktionszeit	– Myasthenia gravis – chron. respiratorische Insuffizienz – akutes Glaukom – schwere Leber- und Nierenschäden – hypotone Muskelerkrankungen – Schlafapnoesyndrom – akute Intoxikationen – Suchtanamnese – Schwangerschaft 1. Trimenon, Stillzeit
bei (zu schneller) parenteraler Applikation	Blutdruckabfall, Atemdepression,	
Überdosierung	Apathie, allgemeine Verlangsamung, Muskelschwäche, Doppelbilder, verwaschene Sprache, Kopfschmerz,	

Tabelle 104 Fortsetzung

Wirkstoffgruppe	Nebenwirkungen	Kontraindikationen
chronische Einnahme	Vergeßlichkeit, Konzentrationsschwäche, allgemeine kognitive Leistungsminderung, Muskelschwäche, Gleichgültigkeit, Dysphorie, Schlafstörungen	
paradoxe Reaktionen (selten, am ehesten bei älteren Menschen)	Erregtheit, Euphorie, Schlafstörungen	
Entzugserscheinungen (auch bei Niedrigdosisabhängigkeit!)	20–25% der Patienten: Angst, Unruhe, Schlafstörungen, Reizbarkeit, Dysphorie, Schwitzen, Tachykardie, Zittern, psychotische Symptome, protrahierte Entzugssymptome können über Wochen anhalten mit immer neuen Rezidiven	
abruptes Absetzen	Rebound-Symptome	
atypische Substanzen		
Buspiron	Schwindel, Kopfschmerz, Übelkeit, Durchfall, Unruhe, Schlafstörungen	– Schwangerschaft, Stillzeit – schwere Leber- und Nierenfunktionsstörungen – Myasthenia gravis – akutes Glaukom – Alter < 18 Jahre
Hydroxyzin	Müdigkeit, Mundtrockenheit, Sehstörungen	– Glaukom – Hypertonie
Opipramol	Müdigkeit, Ataxie, Übelkeit	– Glaukom – AV-Block – Leberschäden
Beta-Rezeptorenblocker		
allgemein	Blutdruckabfall, Bradykardie, Dyspnoe bei obstruktiver Lungenerkrankung	– Schwangerschaft, Stillzeit – Herzinsuffizienz NYHA III + IV

Fortsetzung Tabelle 104 ▸

17.6 Therapie mit Tranquilizern

Tabelle 104 Fortsetzung

Wirkstoffgruppe	Nebenwirkungen	Kontraindikationen
		– AV-Überleitungsstörung, Sinusknotensyndrom, SA-Block – COPD, Asthma bronchiale – insulinpflichtiger Diabetes mellitus
zentrale Sympathikolyse		
Clonidin	Müdigkeit, Kopfschmerzen, Schwindel, Übelkeit, Obstipation, Orthostase, Mundtrockenheit	– Schwangerschaft, Stillzeit – KHK, AV-Block II. + III. Grades, Sinusknotensyndrom, Bradykardie – Niereninsuffizienz

Vorgehen

- Indikationsstellung und Aufklärung des Patienten über Haupt- und Nebenwirkungen: Gleichzeitige Einnahme anderer Sedativa mit Kreuztoleranz (z.B. Opiate, Barbiturate) oder von Alkohol nicht erlaubt – Suchtanamnese! Aufklärung über eingeschränkte Fahrtüchtigkeit!
  (Dosierungen und Handelsnamen s. S. 489, Tabelle 129.)

Tabelle 105 Wirkprofil gängiger Tranquilizer

Hauptwirkung, Anwendung	Wirkstoff
Anxiolyse, weniger dämpfend	Alprazolam, Buspiron, Chlordiazepoxid, Clobazam, Clonazepam, Clotiazepam, Dikaliumclorazepat, Hydroxyzin, Kavain, Lorazepam, Medazepam, Nordazepam, Opipramol, Oxazepam, Prazepam
dämpfend, schlafanstoßend und antikonvulsiv	Diazepam und Temazepam sowie Benzodiazepinhypnotika (s. S. 382)
Reduktion von vegetativen Unruhe- und Angstäquivalenten	Clonidin, Beta-Rezeptorenblocker (s. o.)

- Wichtige Therapiegrundsätze:
  - Immer mit geringer Dosierung beginnen (außer bei Katatonie).
  - Buspiron, Opipramol und Hydroxyzin wirken nicht gegen Panikattacken.
  - Wirksamkeit bestimmt durch Dosishöhe, Halbwertszeit und Verteilung im Gewebe. Kumulationsgefahr besteht bei langsam verstoffwechselten Benzodiazepinen wie z. B. Diazepam, Dikaliumclorazepat, Chlordiazepoxid, Metadazepam, Prazepam und Clobazam!
- **Kontrolluntersuchungen:** Gute Verträglichkeit, daher sind üblicherweise keine regelmäßigen Labor-, EKG- oder EEG-Untersuchungen notwendig.
- Abhängigkeitsrisiko: Gefährdet sind vor allem Patienten mit Suchtanamnese, chronischen Schmerzen und/oder Schlafstörungen sowie ängstlich-depressiver Persönlichkeitsstruktur – vorbeugende Strategien:
  - Verordnung von Benzodiazepinen nicht länger als 4 bis max. 6 Wochen. Dann schrittweise Ausschleichen (*cave:* Abruptes Absetzen!).
  - Verschreibungen in der kleinsten Packungsgröße.
  - Möglichst niedrige Dosierung!

17.7 Therapie mit Hypnotika

Grundlagen

- **Definition:** Hypnotika sind Substanzen mit schlafanstoßender und -fördernder Wirkung (Tab. 106).
- **Wirkprinzipien:**
  - Hypnotika vom Benzodiazepintyp sowie Zopiclon und Zolpidem verstärken die GABA-erge Neurotransmission und hemmen dadurch die neuronale Erregbarkeit.
  - Chloralhydrat ist ein Alkoholabkömmling.
  - Clomethiazol s. Entwöhnungsbehandlung S. 387.

Tabelle 106 Charakteristika verschiedener Schlafmittelgruppen (aus Laux, Möller. Memo Psychiatrie, Psychotherapie. 1. Aufl. Stuttgart: Enke; 1998)

	„ideales Schlafmittel“	Barbiturate	Antihistaminika	Chloralhydrat	Benzodiazepine	Zopiclon/ Zolpidem
Beeinflussung des physiologischen Schlafs:						
REM-Schlaf	0	+++	++	0	+	0
Tiefschlaf	0	+++	++	++	++	+
Abhängigkeitspotential	0	+++	++	+	+	(+)
Toxizität (Suizidpotential)	0	+++	++	++	0	0
Wirkungsverlust	0	+++	++	++	+	+
Wechselwirkungen mit anderen Medikamenten	0	+++	++	+	0/+	0/+

0 = unbedeutend, + = leicht, ++ = mittel, +++ = stark

- **Hauptgruppen:**
  - Benzodiazepine (außer den unter den Tranquilizern – s. S. 377 – mit stark dämpfender, schlafanstoßender Wirkung bereits genannten): Brotizolam, Flunitrazepam, Flurazepam, Loprazolam, Lormetazepam, Midazolam, Nitrazepam, Temazepam, Triazolam.
  - Zyklopyrrolon: Zopiclon.
  - Imidazopyridin: Zolpidem (Saripidem gegen Panikerkrankung noch in Erprobung).
  - Chloralhydrat.
  - Antihistaminika: Diphenhydramin, Doxylamin.
  - Clomethiazol.
  - Phytotherapeutika: Baldrian, Hopfen, Melisse, auch in Kombination.

  (Barbiturate obsolet.)
- ***Hinweis:*** Hypnotika werden oft bei Suizidversuchen verwendet!

Indikationen

- Ein- und Durchschlafstörungen unterschiedlicher Genese.

Vorgehen

- Indikationsstellung und Aufklärung des Patienten über Haupt- und Nebenwirkungen (Schlafhygiene stets vorrangig beachten, s. S. 319)!
  (Dosierungen und Handelsnamen s. S. 491, Tabelle 130.)
- Wichtige Therapiegrundsätze:
  - Auswahl des Medikamentes mit niedrigster Komplikationsrate, z. B. primär Therapieversuch mit einem Phytotherapeutikum. Beginn mit möglichst niedriger Dosierung.
  - Keine Verordnung über längere Zeiträume, vor allem nicht von Benzodiazepinhypnotika und Clomethiazol. Frühzeitig Absetzversuche!
  - Bei Therapieresistenz bzw. Gefahr der Abhängigkeit Umstellung auf dämpfendes Antidepressivum (s. S. 372) oder Neuroleptikum (s. S. 362).

Begleitwirkungen, Komplikationen, Kontraindikationen

Tabelle 107 Nebenwirkungen, Komplikationen und Kontraindikationen der verschiedenen Hypnotika

Wirkstoffgruppe	Nebenwirkungen	Kontraindikationen
Benzodiazepinhypnotika	*vor allem bei älteren Patienten Überhangeffekte (hang over):* morgendliche Müdigkeit, Verlangsamung, Benommenheit, Ataxie, Koordinationsstörungen, Schwindel. *nach längerem Gebrauch:* Dysarthrie, muskuläre Hypotonie, Kollapsneigung, Risiko der Abhängigkeit, Rebound-Effekte	s. Tabelle 104 S. 378

Fortsetzung Tabelle 107 ▸

17.7 Therapie mit Hypnotika

Tabelle 107 Fortsetzung

Wirkstoffgruppe	Nebenwirkungen	Kontraindikationen
Zopiclon und Zolpidem	– Müdigkeit, Benommenheit – Übelkeit – Schwindelgefühl – Einschränkung des Reaktionsvermögens	– Schwangerschaft, Stillzeit – Myasthenia gravis – resp. Insuffizienz – schwere Leberinsuffizienz
Chloralhydrat	– Übelkeit – Verwirrtheit – Leberfunktionsstörungen	– schwere Leber-, Niereninsuffizienz – Herzinsuffizienz NYHA III + IV
Antihistaminika	– Müdigkeit – Mundtrockenheit – Harnverhaltung – erhöhte Unfallgefahr!	– Engwinkelglaukom – Blasenstörung mit Restharn
Clomethiazol	– rasche Abhängigkeitsentwicklung, vgl. S. 387	– Schwangerschaft, Stillzeit

Grundlagen

- **Definition:** Substitutionsbehandlung bei Opiatabhängigen mit RL-Methadon.
- **Wirkprinzip:** RL-Methadon (Razemat aus Levomethadon und rechtsdrehendem D-Methadon) ist strukturchemisch von Morphin ableitbar, daher Blockade der Opiatrezeptorenim ZNS mit Unterdrückung von Entzugssymptomen.

Hinweis: Die Substitution mit Codein oder Dihydrocodein ist medizinisch umstritten. Nach der 10. BtmÄndV vom 01.02.98 (s. u.) dürfen diese Substanzen ab dem 01.07.98 nicht mehr angewandt werden (Ausnahme: „Unmöglichkeit" einer anderen Behandlung). Andere Substanzen sind noch in Erprobung (s. S. 243 Suchterkrankungen).

Indikationen

- **Eine Substitutionsbehandlung von i. v.-Opiatabhängigen kann unter folgenden Bedingungen durchgeführt werden** (geregelt durch die 10. Novelle der BtMVV vom 01.02.1998 und entsprechende NUB-Richtlinien der Kassenärztlichen Vereinigungen, NUB = Richtlinien des Bundesausschusses der Ärzte und Krankenkassen für die Einführung *n*euer *U*ntersuchungs- und *B*ehandlungsmethoden):
  - Drogenabhängigkeit mit lebensbedrohlichem Zustand im Entzug.
  - Schwere körperliche Erkrankung (z. B. AIDS!).
  - Schwangerschaft, Geburt und 6 Wochen danach.
  - Alter > 18 Jahre.
  - Häufige Rückfälle, drohende Verwahrlosung.
  - Zuverlässigkeit (kein Beigebrauch!).

Hinweis:
- *Schweiz:* Methadonabgabe durch Kantonsärzte, keine spezifischen Voraussetzungen bzw. gesetzlichen Auflagen!
- *Österreich* (Erlaß vom 25.09.1987): Substitution (Amtsarzt, Fachärzte für Neurologie, Psychiatrie, nach speziellen Fortbildungen) als ultima ratio zur Abstinenz von schweren Suchtgiften nach genauer Prüfung des Einzelfalles bei folgenden Indikationen: Personen > 20 a, mehrjährige (> 1 a) Opiatabhängigkeit, mehrere gescheiterte Entzugsbehandlungen, gleichzeitig bestehende HIV-Infektion, opiatabhängiger Ehe- oder Lebenspartner von substituierten Personen. (Substitution < 20 a: Zusätzlich andere Erkrankungen, mangelnde Bereitschaft zur Abstinenz + HIV-Infektion, AIDS-Erkrankung). (Voraussichtlich im Herbst 1998 neuer Erlaß!)

Begleitwirkungen, Komplikationen, Kontraindikationen

- Nebenwirkungen: Schwitzen, Übelkeit, Schlafstörungen, Libidoverlust, Mundtrockenheit, Miosis, Bronchospasmus.
- **Kontraindikationen:** Intoxikation, Darmerkrankung, Phäochromozytom, Beigebrauch (Einnahme zusätzlicher Drogen oder Medikamente, vor allem von Cannabis, Benzodiazepin und Barbiturat): Mögliche Bewußtseinstrübung, Atemdepression, Hypotonie, psychotische Symptome.

17.8 Substitution mit Methadon

Vorgehen

- Aufklärung über Haupt- und Nebenwirkungen (Drogenanamnese!).
- Wichtige Therapiegrundsätze:
  - Beginn mit 30 – 40 mg Methadon/d, durch Dosiserhöhungen in 10 mg-Schritten an die durchschnittliche Erhaltungsdosis von etwa 90 mg herantasten (zu Beginn 2 Einnahmen pro Tag, später eine).
  - Verordnungsbreite: 5 – 100 mg/d. Am besten die Einzeldosis direkt und damit kontrolliert an den Patienten verabreichen (kontrollierte Einnahme).
  - *Ziel:* Abstinenz über allmähliche Herunterdosierung in 5 – 10 mg-Schritten.
  - Flankierender Einsatz von Clonidin oder Doxepin ist möglich.
  - Engmaschige Urinkontrollen: Frage des Beigebrauchs anderer Drogen!

Hinweis (Deutschland): Rezepte (Stempel, Arztunterschrift und Telefonnummer) mit Buchstaben „S" kennzeichnen!

- Begleitend stets sozialtherapeutische (s. S. 444 ff) und rehabilitative Maßnahmen!

17.9 Medikamentöse Entwöhnungsbehandlung

Grundlagen

- **Definition:** Medikamentengestützte Behandlung von Abhängigkeit und Sucht (s. S. 243 Suchterkrankungen).
- **Verfügbare Substanzen, Indikation, Wirkprinzip:** siehe Tabelle 108.

Tabelle 108 Entwöhnungsbehandlung

Generic (Handelsname)	Wirkprinzip	Indikation
Disulfiram (Antabus)	Hemmung des Acetaldehydabbaus nach Genuß von Alkohol	Aversionsbehandlung bei Alkoholismus
Acamprosat (Campral, Aotal)	Hemmung der exzitatorischen Glutamat-Neurotransmission	Anticraving-Substanz bei Alkoholismus
Clomethiazol (Distraneurin)	vermutlich Interaktion mit inhibitorischen GABA-ergen Neuronen	Alkoholentzugsdelir
Clonidin (Paracefan)	Hemmung der Aktivität noradrenerger Neurone im Locus coerulus	Alkohol- und Opiatentzugssyndrom
Naltrexon (Nemixin)	kompetitiver Opiatantagonismus	Entwöhnungsbehandlung Opiatabhängiger, (Rückfallprophylaxe bei Alkoholismus)
Nikotin (Nicorette, Nikotin-Pflaster)	cholinerge Blockade und Freisetzung von ACTH und Beta-Endorphin	Unterstützung der Raucherentwöhnung

Vorgehen, Nebenwirkungen, Kontraindikationen

- Indikationsstellung und Aufklärung des Patienten über Haupt- und Nebenwirkungen, Klärung der Therapiemotivation. Begleitende Psychotherapie stets unerläßlich!
- **Disulfiram:** Erfordert hohe Motivation, Compliance und Verläßlichkeit – Einsatz nur in Ausnahmefällen.
  - *Kontraindikationen:* Diabetes mellitus, Herz-, Leber- und Nierenerkrankung, Schilddrüsenüberfunktion, zerebrale Durchblutungsstörungen, fortgeschrittene Arteriosklerose, Ösophagusvarizen.
  - *Dosierung:* An Tag 1 – 3 0,5 – 1 g/d, ab dem 4. Tag 0,2 – 0,4 mg/d.
  - *Nebenwirkungen:* Müdigkeit, Schwindel, Kopfschmerz, Übelkeit.
  - *Mögliche Symptome bei gleichzeitigem Alkoholabusus:* Schwindel, Übelkeit, Erbrechen, Tachypnoe, Herzrasen, Flush, Hypotonie, Kopfschmerzen, Schweißausbrüche, Schwäche. In schweren Fällen Bewußtseinsstörung, epileptische Anfälle, Herz-/Kreislaufversagen bis zu letalem Ausgang.

17.9 Medikamentöse Entwöhnungsbehandlung

- **Acamprosat:** Kann als neuartige Anti-Craving-Substanz noch nicht abschließend beurteilt werden.
  - *Kontraindikationen:* Niereninsuffizienz mit S-Kreatinin > 120 µmol/l, Leberfunktionsstörung, Alter > 65 Jahre.
  - *Dosierung:* Körpergewicht > 60 kg: 2-2-2 Tabletten/d, Körpergewicht < 60 kg: 2-1-1 Tabletten/d (à 333 mg).
  - *Nebenwirkungen:* Durchfall, Übelkeit, Bauchschmerzen, Libidominderung, Pruritus.
- **Clomethiazol:** Gut und zuverlässig wirksam, auch antikonvulsiv. Bisher unersetzlich bei alkoholischem Delir und Prädelir.
  - *Kontraindikationen:* Lungenerkrankung, Intoxikation mit anderen Sedativa (Suchtanamnese)!
  - *Dosierung:* ≤ 1 Woche je nach Symptomatik 2–4 g/d, anschließend über eine Woche schrittweise Dosisreduktion (vgl. S. 352).
  - *Nebenwirkungen:*
    - Parenteral: Atemdepression, hypotone Regulationsstörungen, Bewußtseinstrübung.
    - Oral: Selten Hypotonie, Magenbeschwerden.
- **Clonidin:** Gut wirksam bei körperlicher (Opiat-)Entzugssymptomatik mit vegetativer Dysregulation.
  - *Kontraindikationen:* Reizleitungsstörungen (v. a. AV-Block), zerebrale Durchblutungsstörungen.
  - *Dosierung:* 0,3–0,8 mg/d in mehreren Einzeldosen.
  - *Nebenwirkungen:* Hypotonie, Bradykardie, Mundtrockenheit, Obstipation.
- **Naltrexon:** Wirksamstes Mittel zur Opiatentwöhnung mit guter Verträglichkeit. (Zur Rückfallprophylaxe bei Alkoholismus Zulassung beantragt).
  - *Kontraindikationen:* Leberfunktionsstörung, gleichzeitiger Opiatkonsum.
  - *Dosierung:* 50 mg/d.
  - *Nebenwirkungen:* Übelkeit, Kopfschmerzen, Müdigkeit, Gelenk- und Muskelschmerzen, Libidodämpfung, Transaminasenanstieg.
- **Nikotinpflaster:** Problemlos zu handhabende Unterstützung zur schrittweisen Nikotinentwöhnung.
  - *Kontraindikationen:* Frischer Myokardinfarkt, instabile Angina pectoris, kürzlich Hirninfarkt, hochgradige Hypertonie.
  - *Dosierung:* Pflaster geben 5–23 mg Nikotin in 24 h frei. Täglicher Pflasterwechsel. Je nach Ausmaß der Abhängigkeit wöchentliche Dosisreduktion über die Pflastergröße.
  - *Nebenwirkungen:* Hautreaktionen, Kopfschmerz, Schwindel, Übelkeit, Schlafstörungen, Tachykardie.

17.10 Antiandrogenbehandlung

Grundlagen

- **Definition:** In der Psychiatrie Einsatz synthetischer Antiandrogene zur Dämpfung sexueller Übererregbarkeit („reversible chemische Kastration").
- **Wirkprinzip:** Cyproteronacetat verdrängt die Keimdrüsenhormone von dienzephalen Erregungszentren, dadurch Reduktion der androgenen, gonadotropen und antigestionalen Wirkung der betreffenden Hormone und somit sexuelle Triebdämpfung bzw. Verringerung der sexuellen Stimulierbarkeit.

Indikationen, Vorgehen

- **Indikation:** Sexuelle Devianz, insbesondere Exhibitionismus, Pädophilie und Fetischismus. Zuverlässige Dämpfung der Triebstärke, erfordert jedoch hohe Motivation und Compliance.
- **Vorgehen, Dosierung** (Ergänzung zu Psycho- und Verhaltenstherapie):
  - Per os 100 mg (2 x 1 Tbl. à 50 mg) täglich.
  - *Oder:* Depotform (14 täglich 3 – 5 ml tief i. m.).

Nebenwirkungen,Komplikationen, Kontraindikationen

- **Nebenwirkungen, Komplikationen:**
  - Azoospermie mit reversibler Zeugungsunfähigkeit.
  - Appetit- und Gewichtszunahme.
  - Gynäkomastie.
  - Müdigkeit, Depressivität.
  - Veränderung der Glukosetoleranz.

  Hinweis: Die Wirkung von Alkohol kann verstärkt werden!
- Kontraindikationen: Lebererkrankungen, Neigung zu Thrombosen, Sichelzellanämie, schwerer Diabetes mellitus mit Gefäßveränderungen, schwere Depression.

17.11 Schlafentzug

Grundlagen

- Synonym: Wachtherapie.
- **Definition:** Iatrogener Schlafmangel zur Behandlung (endogener) unipolarer und bipolarer Depression wie auch (therapieresistenter) neurotischer Depressivität (Dysthymia).
- Varianten:
  - *Totaler Schlafentzug:* Gesamte Nacht.
  - *REM-Entzug:* Jeweils Aufwecken des Patienten bei Beginn einer Traumschlafphase.
  - *Partieller Schlafentzug:* Nur 2. Nachthälfte ab 01.00 Uhr morgens.
- **Wirkhypothese:** Chronobiologische Grundannahme:
  - Durch Schlafentzug Resynchronisation der möglicherweise gestörten zirkadianen Rhythmik bei bestimmten Formen der (endogenen) Depression.
  - Normalisierung der in der Depression gestörten Schlafmuster.
- Einfluß auf die klinische Symptomatik:
  - *Vermindert werden:* Depressivität, Interessenlosigkeit, Gehemmtheit, Angst und Unruhe.
  - Erfolgsquote bei bis zu 60% der Patienten. Die Besserung hält allerdings meist nur 1–2 Tage an.

Indikation, Vorgehen

- **Indikation:** Als Begleittherapie zur medikamentösen Behandlung bei allen Formen der (endogenen) Depression, bei schizoaffektiver Psychose und bei Dysthymia.
- **Vorgehen:**
  - Aufklärung und Information.
  - Der Patient wird angehalten, nachts unter Aufsicht wach zu bleiben (Gesellschaftsspiele, kleine Mahlzeiten, Fernsehen, Radiohören, Spazierengehen).
  - Durchführung etwa 2 × pro Woche mit mehreren Wiederholungen.

  Hinweis: Der Patient sollte den fehlenden Schlaf nicht tagsüber nachholen! Psychopharmakamedikation fortsetzen, am Abend vor dem geplanten Schlafentzug keine Sedativa!

Begleitwirkungen, Komplikationen, Kontraindikationen

- **Begleitwirkungen, Komplikationen:** Nicht bekannt außer (nicht seltener) hypomanischer Reaktion.
- **Kontraindikation:** Epilepsie (Erniedrigung der Krampfschwelle!).

Grundlagen

- Synonym: Fototherapie.
- **Definition:** Behandlung bestimmter Depressionsarten mit hellem (weißem) Licht.
- **Wirkhypothese:** Einflußnahme des durch das Auge aufgenommenen Lichtes auf die möglicherweise gestörte zirkadiane Rhythmik über den Melatoninstoffwechsel?

Indikation

- Saisonale Depression (SAD, vgl. S. 205).

Vorgehen

- Täglich zweistündige (jeweils vormittags und/oder am späten Nachmittag) Bestrahlung des Gesichtes mit weißem Licht (sogenanntes „True-lite" aus tageslichtähnlichen Fluoreszenzröhren mit einer Beleuchtungsstärke von rund 2500 Lux) oder 30 – 40 Minuten bei 10000 Lux.
- Der Abstand zur Lichtquelle sollte < 1 Meter betragen, der Patient soll häufiger in das Licht blicken.

Begleitwirkungen, Komplikationen, Kontraindikationen

- Fraglich Schläfrigkeit, Reizbarkeit, Kopfschmerzen, Übelkeit, Augenbrennen.
- Kontraindikationen nicht bekannt.

17.13 Elektrokrampfbehandlung

Grundlagen

- Synonym: Elektrokonvulsionsbehandlung (-therapie, EKT), elektrische Durchflutung.
- **Definition:** Iatrogene Auslösung eines zerebralen Krampfäquivalents durch Rechteckimpulsstrom (Kurzpulstechnik).
- **Wirkhypothese:** Vermutlich Einflußnahme auf die Aktivität des zentralen Dopaminmetabolismus. Steigerung der postsynaptischen Rezeptorensensibilität für Serotonin, Dopamin und Noradrenalin.

Indikationen

- Lebensbedrohliche perniziöse (febrile) Katatonie.
- Wahnhafte (endogene) Depression mit anhaltender Suizidalität, Stupor, körperlicher Erschöpfung, Nahrungsverweigerung.
- Schwere Manie.
- Therapierefraktäre Wochenbett- und Schwangerschaftspsychose.
- Unverträglichkeit einer Psychopharmakatherapie (z.B. Nebenwirkungen, Schwangerschaft).
- Notwendigkeit eines raschen Therapieerfolges.

Kontraindikationen

- **Absolut:** Frischer Herzinfarkt, zerebrales/aortales Aneurysma, zerebrales Angiom, erhöhter Hirndruck.
- **Relativ:** Koronare Herzerkrankung, schwerer arterieller Hypertonus, Zustand nach Enzephalomalazie, Lungenerkrankung.

Begleitwirkungen, Komplikationen

- Unmittelbar nach der Behandlung häufiger amnestisches Durchgangssyndrom mit Gedächtnisstörungen und Reaktionsverlangsamung (selten retrograde oder anterograde Amnesie für Stunden), über 1 – 3 Stunden Anstieg von Blutdruck und Herzfrequenz möglich.
- Gelegentlich Kopfschmerzen mit Flush-Syndrom.
- Im EEG sind manchmal über Wochen anhaltende Allgemeinveränderungen zu registrieren.
  (Bisher keine Hinweise auf irreversible neuronale Schädigungen!)

Vorgehen

- **Allgemeine Voraussetzungen:**
  - Aufklärung des Patienten bzw. Betreuers über Haupt- und Begleitwirkungen sowie Risiken der Behandlung, schriftliche Einwilligung!
  - ***Hinweis:*** Übliches Narkoserisiko als wesentlichster Risikofaktor.
  - Antikonvulsiv wirkende Psychopharmaka absetzen.
  - Nahrungskarenz – der Patient muß nüchtern sein!

- **Voruntersuchungen:**
  - Körperliche Untersuchung mit eingehendem internistischem und neurologischem Status. Anästhesiologisches Konsil.
  - Routinelabor (s. S. 25).
  - EKG, Röntgenthorax und EEG.
- **Ablauf:**
  - Anästhesiologische Intensivüberwachung (-station) mit EKG- und EEG-Monitoring.
  - Prämedikation mit 0,5 mg Atropin i. v.
  - Kurznarkose in Intubationsbereitschaft, Gummikeil (zur Vermeidung von Zungenverletzungen).
  - Muskelrelaxation mit Succinylcholin (Suxamethoniumchlorid), Maskenbeatmung mit reinem Sauerstoff.
  - Mittels beider Elektroden über der *nichtdominanten Hemisphäre (unilateral)* Applikation eines bipolaren Impulsstromes (200 – 900 mA, 60 – 130 V, 2 – 5 s Dauer) und Auslösung eines tonisch-klonischen generalisierten Anfalls von mindestens 25 s Dauer.
  - Danach Überwachung des Patienten bis zur völligen Reorientierung (Herzfrequenz, RR, Aufforderungen: Augenöffnen, Zunge herausstrecken).

  Hinweis: Nach der Behandlung stets Fortführung der medikamentösen Behandlung, da in der Regel mit Rezidiven innerhalb der folgenden Tage zu rechnen ist!
- Therapiefrequenz: Blockmethode mit 2 – 3 Elektrokrampfbehandlungen pro Woche, insgesamt bis zu 6 – 10 Anwendungen.

17.14 Bioenergetik

Grundlagen

- **Definition:** Körperbezogene Therapieform mit möglichen therapeutischen Auswirkungen.
- **Wirkhypothese:**
  Ausgegangen wird von der Einheit seelischer und körperlicher Befindlichkeit. Störungen können sich äußern in Verkrampfungen („muskuläre Blockaden" und „Muskelpanzer").
  - Durch Auflockerung der Verspannungen und befreiendes Erleben der eigenen Körperfunktionen soll es zur Lösung blockierter Emotionen und Wiederherstellung der seelischen Balance kommen. Plazebo-Anteil dabei nicht bestimmbar.

Indikationen

- Leichtere bis mittelschwere neurotische und Anpassungsstörungen.
- Funktionelle Körperstörungen.
- Suchterkrankungen.
- Verhaltensstörungen.

Vorgehen

- Spezielle körperliche Übungen zur Erfahrung der eigenen Leiblichkeit einschließlich taktiler und Atemübungen. Die damit einhergehenden Wahrnehmungen und Ausdrucksverhaltensweisen werden angesprochen und bearbeitet.

Begleitwirkungen, Komplikationen, Kontraindikationen

- **Begleitwirkungen, Komplikationen:** Überforderung des Patienten, Gefahr der ideologischen Überfrachtung, unrealistische Erwartungen.
- **Kontraindikationen:**
  - Akute und ausgeprägte psychische Erkrankungen.
  - Oligophrenie bzw. Demenz.
  - Neigung zu hypochondrischer Selbstbeobachtung.

Grundlagen

➤ **Definition:** Einsatz physikalischer Behandlungsmethoden im psychiatrischen Bereich in Form von Massage, Elektrotherapie, Wärmeanwendung, Licht- und Hydrotherapie.

➤ **Wirkhypothesen:**
- Positive Beeinflussung von Leistungsbereitschaft, Aktivität und Selbstwertgefühl des Patienten.
- Medikamentöse Begleitwirkungen werden reduziert.

Indikationen, Vorgehen

➤ **Indikationen:** Sämtliche psychischen Erkrankungen, insbesondere solche, die mit körperlichen bzw. neurologischen Beeinträchtigungen einhergehen.

➤ **Vorgehen, Ablauf:** In Abhängigkeit von Person und Erkrankungsart Besprechung der Anwendungen mit den Physiotherapeuten.

Hinweis: Sehr wichtig ist die Rückmeldung über Verträglichkeit bzw. Effizienz der Behandlung!

Begleitwirkungen, Komplikationen, Kontraindikationen

➤ Begleitwirkungen, Komplikationen: Überforderung des Patienten durch eine zu forcierte Behandlung.

➤ **Kontraindikationen:**
- Schwerere körperliche Begleit- oder Grunderkrankung.
- Perakute und akute Psychose.

17.16 Bewegungstherapie

Grundlagen

- **Definition:** Sammelbegriff für die verschiedenen Arten krankengymnastischer, tänzerischer oder sportlicher Betätigung psychisch Kranker unter Einbeziehung gruppendynamischer Einwirkungen.
- **Wirkhypothesen:**
  - *Bei Krankengymnastik und Sport:* Schwerpunkt eher auf körperlichem Training mit Steigerung der vegetativen Belastbarkeit und Verbesserung der Herz-Kreislauf-Funktion.
  - *Rhythmisch-tänzerische Übungen:* Abbau von Ängsten und emotionalen Spannungen.
  - *Mannschaftsspiele:* Verbesserung von Kontaktverhalten, Integrationsfähigkeit, Selbstsicherheit und Durchsetzungsvermögen.
  - Laufen (Jogging) kann antidepressiven Effekt haben.

Indikationen, Vorgehen

- **Indikationen:**
  - Entaktualisierte psychische Erkrankungen, insbesondere solche mit körperlichen Begleiterscheinungen.
  - Suchterkrankungen.
  - Persönlichkeitsstörungen.
  - Depressionen.
  - Verhaltensstörungen.
  - Psychosomatische Erkrankungen bzw. somatoforme Störungen.
- **Vorgehen, Ablauf:** Festlegung der ärztlichen Indikation und Besprechung mit den Bewegungstherapeuten.

Hinweis: Auch hier ist die Rückmeldung über Verträglichkeit und Effizienz wichtig. Leistungssport ist nicht geeignet!

Begleitwirkungen, Komplikationen, Kontraindikationen

- Begleitwirkungen, Komplikationen: Überforderung bei untrainierten Patienten.
- **Kontraindikationen:**
  - *Absolut:* Schwerere körperliche Begleit- und Grunderkrankung.
  - *Relativ:* Akute Psychose.

Vorbemerkungen

Psychotherapie bedeutet die Behandlung mit speziellen, wissenschaftlich begründeten und erprobten psychologischen Methoden, die ein breites Spektrum – vom singulären therapeutischen Gespräch bis zum standardisierten, systematisierten Verfahren – umfassen. Als Hauptformen sind grundsätzlich zudeckende, supportiv-komplementär arbeitende Verfahren von aufdeckenden (analytischen) zu unterscheiden. Im Übergangsbereich, jedoch mit Wurzeln in der Tiefenpsychologie, finden sich die der humanistischen Psychologie entstammenden sogenannten Erlebnistherapien wie auch die symptomorientierten auto- und heterosuggestiven Entspannungs- und Hypnoseanwendungen. Weniger Berührungspunkte gibt es mit der aus der Lernpsychologie entwickelten Verhaltenstherapie, die an anderer Stelle abgehandelt wird (s. S. 419).
In Abhängigkeit von Art, Ausmaß und Dauer der vorliegenden psychischen Störung oder Erkrankung, aber auch von Belastbarkeit, Motivation und Introspektionsfähigkeit des Patienten wird die Indikation für die entsprechende Therapieform gestellt: Eine eher beratend-stützende Behandlung mit dem Nahziel einer aktuellen Entlastung und einer Verbesserung von Adaptation und Coping-Strategien oder eine biographisch orientierte, analysierend-aufdeckende mit dem Fernziel von Reifung, Autonomie und Umstrukturierung der Persönlichkeit (neurosenpsychologische Diagnostik s. S. 20).
Die Wirksamkeit von Psychotherapie ist belegt, allerdings scheinen die Qualität der Therapeut-Patient-Beziehung und die damit verbundene Atmosphäre (Therapeutenvariablen) wesentliche therapeutische Faktoren darzustellen, abgesehen von Kooperationswilligkeit und -fähigkeit des Patienten. Eine ausschließlich somatische Behandlung psychisch Kranker kann nur als kurzfristige Notfallmaßnahme akzeptiert werden.
Angesichts der enormen Zahl verschiedener Psychotherapieformen ist vor dem Hintergrund überprüfter Effizienz wie auch wissenschaftlicher Begründbarkeit eine Auswahl zu treffen, die zudem ökonomische Ressourcen zu berücksichtigen hat. Von den Krankenkassen anerkannt sind derzeit – als sogenannte Richtlinienverfahren – die aufwendige analytische Psychotherapie (Psychoanalyse), die tiefenpsychologisch fundierte Psychotherapie einschließlich ihrer Varianten und das katathyme Bilderleben.
Hauptindikation für aufdeckend-analytisch begründete Psychotherapie stellen einige neurotische und Anpassungsstörungen, Persönlichkeitsstörungen einschließlich Abhängigkeits- und Suchterkrankungen sowie psychosomatische bzw. somatoforme Störungen dar. Die verbleibenden psychischen Erkrankungen sind eher Gegenstand supportiv-komplementärer und/oder suggestiver und übender Verfahren oder der Verhaltenstherapie (s. S. 419). Stets ist zu prüfen, ob die ökonomischere Gruppentherapie (s. S. 431) eine sinnvolle Alternative darstellen könnte, besonders wenn das Therapieziel soziales Lernen und Interaktionstraining impliziert.
Der Leistungsumfang der Krankenkassen beträgt derzeit bei analytischer Psychotherapie 160 Behandlungsstunden, im besonderen Fall 240 Stunden bei einer Höchstgrenze von 300 Stunden zuzüglich 8 Probesitzungen. Für die tiefenpsychologisch fundierte Psychotherapie umfaßt die entsprechende Kostenübernahme 50 bzw. 80 Stunden, bei Kurzzeittherapie 25 Stunden (Höchstgrenze: 100 Stunden) zuzüglich 5 Probesitzungen. Das Psychotherapeutengesetz sieht zudem ab 1999 eine finanzielle Beteiligung des Patienten vor.
Tabelle 109 gibt eine Übersicht über die häufigsten Psychotherapieformen.

Tabelle 109 Häufigste Psychotherapieformen

Therapieform	Methode	Indikation	Dauer
therapeutisches Gespräch, Krisenintervention (s. S. 401)	– intervenierend-klärend – fokussiert	– akute Erkrankung – Belastungsreaktion (Erlebnisreaktion)	einzelne Interventionen
stützende (supportive) Therapie (s. S. 402)	– zudeckend-adaptiv – pharmakotherapie-begleitend	– chron. Psychose – Anpassungsstörungen – Abhängigkeitserkrankung, Sucht	Gesprächskette (n. Bedarf)
tiefenpsychologisch fundierte Therapie (s. S. 405)	– modifiziert-aufdeckend – deutend, interpretierend – konfliktverarbeitend	– Anpassungsstörung (depressive u. Angstneurose) – Persönlichkeitsstörung – Abhängigkeitserkrankung	Standard 25(–80) Sitzungen, max. 100 (zuzügl. 5 Probesitzungen)
Fokaltherapie, Kurztherapie (s. S. 406)	– konfliktzentriert-aufdekend – interpretierend	– Belastungs- und Konfliktreaktion – Anpassungsstörung	bedarfsabhängig ca. 15–20 Sitzungen, max. 25
katathymes Bilderleben (KB) (s. S. 407)	– imaginativ-deutend	– Anpassungsstörung – somatoforme und psychosomatische Störung – Schmerz	bedarfsabhängig ca.15–20 Sitzungen
personen-(klientenzentrierte) Gesprächstherapie (GT) (s. S. 412)	– selbstexplorierend, reflektierend	– Anpassungsstörung – chron. Konfliktsituation	bedarfsabhängig ca.10–30 Sitzungen

Tabelle 109 Fortsetzung

Therapieform	Methode	Indikation	Dauer
autogenes Training (AT) (s. S. 415)	– autosuggestiv-konzentrativ – übend	– psychosomatische und somatoforme Störung – chron. Schmerz – Streßreaktionen	Grundkurs: 8 Sitzungen (Doppelstunden)
Progressive Relaxation (PME) (s. S. 417)	– muskelentspannend – übend – körperwahrnehmend	– somatoforme Störung – Angstbereitschaft – Streßsymptome	8 Sitzungen
Hypnose (s. S. 418)	– fremdsuggestiv – tranceinduzierend	– somatoforme Störung – Schmerz – Sucht – Angst	Grundkurs: 8 Sitzungen (Doppelstunden)

18.1 Psychotherapie

Tabelle 110 Psychotherapeutische und verhaltenstherapeutische Kassenleistungen (Sitzungen) (Richtlinien – Psychotherapie) (s. a. Tab. 113)

	analyt. Psychotherapie („Psychoanalyse")[1]	**tiefenpsychologisch fundierte Psychotherapie[2]**	**Verhaltenstherapie**
Kurzzeit-Psychotherapie		25	25
grundsätzlich („Normaltherapie")	160	50	45
besonderer Fall	240	80	60
Regelhöchstgrenze	300	100	80

[1] zusätzlich werden bis zu 8 probator. Sitzungen genehmigt
[2] zusätzlich werden bis zu 5 probator. Sitzungen genehmigt

18.2 Therapeutisches (problemorientiertes) Gespräch

Grundlagen

- **Definition:** Das therapeutische (problemorientierte) Gespräch ist die am häufigsten praktizierte, unspezifische Form zudeckender psychotherapeutischer Intervention (vgl. S. 402 supportive Psychotherapie, S. 412 personenzentrierte Gesprächstherapie).
- **Notwendige Eigenschaften, Kenntnisse und Fähigkeiten des Therapeuten** (s. a. personenzentrierte Gesprächstherapie):
  - Kompetenz zu Diagnostik und Therapie.
  - Kompetenz zu Konzentration und Aufmerksamkeit („full awareness").
  - Geduld und Einfühlungsvermögen, emotionale Wärme, Empathie.
  - Offenheit und Authentizität, Toleranz.
  - Flexibilität (Krisenintervention!).
  - Grundkenntnisse in Kommunikation und Gesprächsführung.
  - Benutzung einer klaren und verständlichen Sprache.
  - Therapeutische Zielvorstellungen.
- **Wirkhypothesen:**
  - Entlastung des Patienten durch Aussprache und Affektabfuhr (Katharsis).
  - Beruhigung durch Erklärung der Störung bzw. der Erkrankung.
  - Eingrenzung des aktuellen Problems vor dem Hintergrund vorhandener Ressourcen, aktive Hilfe zur Problembewältigung durch emotionale Unterstützung und Beratung; Entdeckung neuer Lebensperspektiven.

Indikationen

- Hilfe bei aktueller Lebenskrise oder akuter psychiatrischer Erkrankung (psychotische Krise) (Krisenintervention, vgl. S. 342, 346 ff Notfallpsychiatrie).
- Belastungs-und Anpassungsstörung, Erlebnisreaktion, Suizidalität.
- Abhängigkeitserkrankung.
- Angehörigenberatung.

Begleitwirkungen, Komplikationen, Kontraindikationen

- **Begleitwirkungen, Komplikationen:** Ängstliche oder depressive Reaktionen bei (unbedachten) komplizierten differential-diagnostischen Erörterungen oder belastenden prognostischen Hinweisen.
- **Kontraindikationen:** Nicht bekannt.

Vorgehen

- Ausführliche Anamnese und (vorläufige) Diagnosestellung.
- Ungestörtes (ohne Zeitdruck!), wenig strukturiertes Gespräch vor dem Hintergrund der oben genannten Kriterien mit entlastender, stützender und/oder zukunftsweisender Funktion.
- Kritisches Hinterfragen der Lebensführung ohne Deutungen/Interpretationen.
- Mobilisierung von Zuversicht, Hoffnung und Veränderungsbereitschaft.
- Gegebenenfalls Weichenstellung zu weiterführender (systematisierter) Psychotherapie.

  (Gesprächsdauer: ca. 30–50 Minuten. Eventuell Wiederholung innerhalb der darauffolgenden Tage.)

18.3 Stützende (supportive) Psychotherapie

Grundlagen

- **Definition:** Methode zudeckender Psychotherapie in Form einer Reihe therapeutischer Gesprächsinterventionen.
  (Keine spezielle Methodik, wichtige Voraussetzungen sind jedoch eine ausreichende Kommunikationsfähigkeit des Patienten und die oben genannten Eigenschaften des Therapeuten (s. S. 401).)
- **Wirkhypothesen:**
- Beitrag zur Bewältigung (Coping) der Erkrankung des Patienten.
  - Vermittlung einer realistischeren Einstellung zu sich und seiner Umwelt. Die Adaptation des Patienten an die Realität führt zu einem „Gleichgewicht" zwischen ihm und der Erkrankung.
  - Hilfe bei der weiteren Lebensplanung, Hilfe zur Selbsthilfe.
  - Ggf. Herstellung der Grundbedingungen für eine spezielle Psychotherapie.

Indikationen

- Langzeittherapie bei chronisch Kranken mit ausreichender Auffassungs- und Ausdrucksfähigkeit (Beispiele):
  - Chronische Psychose, auch mit Residualsymptomatik.
  - Psychosomatische Erkrankung.
  - Suchtkrankheit, Abhängigkeit.
  - Anhaltende seelische Belastung, Anpassungsstörung.
  - Chronische körperliche Erkrankung.
- Immer dann, wenn aufdeckende Therapieformen oder verhaltenstherapeutische Maßnahmen kontraindiziert und/oder wirkungslos sind.

Begleitwirkungen, Komplikationen, Kontraindikationen

- **Begleitwirkungen, Komplikationen:**
  - Bei Fehleinschätzung der psychischen Stabilität des Patienten Reaktionen von Depressivität, Angespanntheit und Angst möglich.
  - Intellektuelle Unterforderung des Patienten kann zu Unzufriedenheit, Langeweile und/oder Ungeduld führen.
- **Kontraindikationen:** Relative Kontraindikation bei neurotischer und Anpassungsstörung (hier Anwendung erst dann, wenn eingreifendere Therapieformen wie z. B. analytisch orientierte Psychotherapie erfolglos ausgeschöpft wurden oder nicht möglich sind).

Vorgehen

- Regelmäßige Konsultationen mit themenzentrierten Gesprächen. Jedes Einzelgespräch sollte eine Thematik abschließen. (Dauer je ca. 30 – 40 min.)
- Üblicherweise freie Aussprache mit Schilderung realer aktueller Probleme.
- Unter Vermeidung von mißbilligenden oder kritischen Äußerung Ermutigung des Patienten, in vorsichtigen Schritten die erforderliche Lebensperspektive aufzubauen und ihr nachzugehen. Hierbei Lob und Ermunterung als Rückkoppelung.

Hinweis: Gesprächs-Termine nach Möglichkeit schon vor Beginn der Therapie fixieren (Stabilisationsfaktor).
(Kombination mit medikamentöser Langzeitbehandlung ist problemlos möglich.)

18.4 Analytische Psychotherapie, Psychoanalyse

Grundlagen

- **Beschreibung:** Von S. Freud geschaffene Untersuchungsmethode zur Aufdekkung unbewußter Inhalte sowie darauf aufbauende Behandlungsmethode neurotischer Störungen mit speziellem Persönlichkeitsmodell („Es" – „Ich" – „Über-Ich", s. Abb. 15) und Entwicklungsmodell („orale Phase" – „anale Phase" – „phallisches Stadium" – „Latenzperiode"). Neben der orthodoxen Richtung Entwicklungen, die sich zwar am ursprünglichen Persönlichkeitskonzept orientieren und das Grundprinzip der Analyse bejahen, jedoch hinsichtlich der Neurosenentstehung von dynamischeren Auffassungen ausgehen (z. B. Neopsychoanalyse, dynamische Psychotherapie, analytische Kurztherapie, Fokaltherapie, analytische Psychologie und individualpsychologische Therapie).
- **Sonderform der analytischen Fokal- bzw. Kurztherapie („Kurzanalyse"):** Das therapeutische Ziel beschränkt sich hier auf einen abgrenzbaren Konflikt (s. S. 406 Fokaltherapie, s. S. 405 Dynamische Psychotherapie).

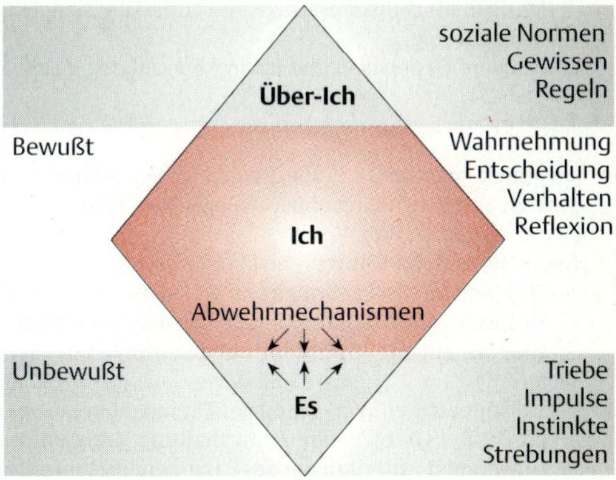

Abb. 15 Psychoanalytisches Persönlichkeitsmodell

- **Wirkhypothesen:**
  - *Grundannahme:* Wiederbewußtmachung vergessener, ehemals ins Unbewußte abgedrängter Triebkonflikte und affektgeladener Vorstellungen mit Hilfe spezieller Techniken (siehe unten)
  - *Therapeutisches Medium:* Übertragungsprozeß zwischen Arzt und Patient („Übertragungsneurose").
  - *Therapeutisches Ziel:* Heilung nach Aufdeckung der Widerstandsmechanismen und Bearbeitung der Übertragsdynamik („wo Es war, soll Ich werden") (s. S. 397 Vorbemerkungen).
  (Auch in Gruppenform möglich.)

18.4 Analytische Psychotherapie, Psychoanalyse

Indikationen

- Neurotische Entwicklung bzw. Anpassungsstörung, insbesondere depressive Neurose (Dysthymia) und generalisierte Angst (Angstneurose).
- Persönlichkeitsstörung.

Begleitwirkungen, Komplikationen, Kontraindikationen

- **Begleitwirkungen, Komplikationen:**
  - Eine längere Analyse kann zu einer zunehmenden Unselbständigkeit des Patienten mit Abhängigkeit vom Therapeuten führen.
  - Infolge mangelhafter Kontrolle der Gegenübertragung kann es zu Identifikation und Aktivismus von Seiten des Therapeuten kommen.
  - Im Verlauf der Behandlung oft wechselnde Zustände von Depressivität, Unruhe oder Angstgefühl.
- **Kontraindikationen:**
  - Psychosen und psychotisches Residuum.
  - Mangelhaft reflexionsfähige und auffassungseingeschränkte Patienten.
  - Oligophrenie.
  - Schwere Depression und Zwangserkrankung, Panikstörung.

Vorgehen

- **Vorphase** (maximal 8 Probesitzungen): Psychoanalyt. Erstinterview, biographische Anamnese, neurosenpsychologische Diagnostik (s. S. 20) und Klärung der Psychodynamik. Prognose?
- **Eigentliche Behandlung** (entspannt sitzender oder liegender Patient):
  - *„Psychoanalytische Grundregel“:* Gedanken, Vorstellungen, Empfindungen, Wünsche oder Befürchtungen, die dem Patienten gerade einfallen, sollen spontan mitgeteilt werden – ohne Kontrolle oder Selbstkritik („freies Assoziieren“).
  - *„Abstinenzregel“:* Von Seiten des Therapeuten nur sparsame Interpretationen, ansonsten weitgehende Zurückhaltung. Erfassen des *Sinngehalts* der Äußerungen und Mitteilungen des Patienten über Interpretation und Deutung als Aufdeckung des Unbewußten.
  - *„Widerstände“:* Sind aus der Abwehrhaltung des Patienten, der an seiner kindlichen Konfliktlösung („neurotischer Kompromiß“) festhalten will, ableitbar und können als wichtige Therapiemediatoren verwendet werden (z. B. Schweigen, Ausweichen, Vermeiden, Streiten, Langeweile, Überaktivität, Ablenken usw.).
- Therapieumfang, -dauer: Im Normalfall 160 Sitzungen mit 2–4 Sitzungen pro Woche à 50 Minuten unter möglichst genauer Einhaltung des Zeitrahmens. In besonderen Fällen werden 240 Sitzungen von der Krankenkasse getragen (Höchstgrenze: 300 Sitzungen zuzüglich 8 Probesitzungen).

18.5 Tiefenpsychologisch fundierte Psychotherapie

Grundlagen

- Synonym: Psychoanalytisch begründete Psychotherapie. Psychodynamische Therapie
- **Definition:** Aus dem analytischen Standardverfahren abgeleitete Modifikationen aufdeckender Psychotherapie. (Auch als Gruppentherapie geeignet.)
- Varianten:
  - *Dynamische Psychotherapie:* Flexibles, dem Verlauf zeitlich angepaßtes (dialogisches) therapeutische Arbeiten, das auch direkte Interventionen einschließt.
  - *Niederfrequente Therapie:* Zeitlich gestrecktes Arbeiten mit mindestens einer Sitzung pro Monat, evtl. Halbierung der Sitzungsdauer auf 25 Minuten.
- **Wirkhypothese:** Ähnlich wie bei der Psychoanalyse (s. S. 403) Wiederbewußtmachung eines verdrängten Konfliktes und dessen Bearbeitung durch Interpretation, jedoch folgende Unterschiede:
  - Regressive Verhaltensweisen und die Entwicklung einer Übertragungsneurose werden nicht angestrebt.
  - Das Therapieziel wird bereits zu Beginn eingegrenzt: Eine Änderung der Persönlichkeitsstruktur ist nicht intendiert.

Indikationen

- Neurotische bzw. Anpassungsstörung, insbesondere Depressivität und generalisierte Angst.
- Persönlichkeitsstörung.
- Abhängigkeitserkrankung.

Begleitwirkungen, Komplikationen, Kontraindikationen

- Im großen und ganzen wie bei analytischer Psychotherapie (s. S. 403).

Vorgehen

- Biographische Anamnese, neurosenpsychologische Diagnostik (s. S. 20) und Klärung der Psychodynamik. Anhand der ersten 5 Probesitzungen Bestandsaufnahme der aktuellen Symptomatik. Diagnose?
- Konfliktzentrierte Bearbeitung problembesetzter Themen („Klarifikation").
- Der Therapeut ist weniger abwartend, sondern aktiver und direktiver; der Patient sitzt.
- Übliche Behandlungsfrequenz: 1 Sitzung à 50 Minuten wöchentlich bei insgesamt 50 (bis max. 80) Sitzungen, Höchstgrenze 100 Stunden zuzüglich 5 Probesitzungen (s. S. 397 Vorbemerkungen).

18.6 Fokaltherapie, Kurztherapie

Grundlagen

- **Definition:** Analytisches Kurzzeitverfahren. Variante der tiefenpsychologisch fundierten Therapie (s. S. 405). (Auch als Gruppentherapie geeignet).
- Voraussetzungen von Seiten des Patienten: Hohe Motivation, Autonomie, Fähigkeit zur „Psychosynthese".
- **Wirkhypothese:** Im wesentlichen wie bei tiefenpsychologisch fundierter Psychotherapie (s. S. 405) – folgende Unterschiede:
  - Beschränkung auf den (reaktivierten) Hauptkonflikt, der durch Klarifizierung, Interpretation, Übertragung und Gegenübertragung bearbeitet wird.
  - Nicht angestrebt wird eine Korrektur der Persönlichkeitsstruktur.

Indikationen

- Umschriebene Konfliktsituation, Lebenskrise.
- Belastungsreaktion.
- Anpassungsstörung mit Depressivität.

Begleitwirkungen, Komplikationen, Kontraindikationen

- **Begleitwirkungen, Komplikationen:** Nicht bekannt.
- **Kontraindikationen:**
  - Akute Psychose.
  - Kognitive Beeinträchtigungen.
  - Chronische Zwangskrankheit, schwere Phobie.
  - Suchtleiden.
  - Suizidalität.

Vorgehen

- Indikationsstellung nach 5 Probesitzungen wie bei tiefenpsychologisch fundierter Psychotherapie (s. S. 405).
- Entstehung, Bedeutung und Auswirkung von eingrenzbaren Konflikten werden vor dem Hintergrund der lebensgeschichtlichen Entwicklung geklärt und bearbeitet.
- Aktives Vorgehen des Therapeuten, Behandlung im Sitzen.
- Behandlungsdauer: Maximal 25 Therapiestunden à 50 Minuten oder 50 Sitzungen à 25 Minuten (s. S. 397 Vorbemerkungen).

Grundlagen

- **Definition:** Vom „Bildstreifendenken" (visuelles, gezieltes „Phantasieren") abgeleitete Form der imaginativen Psychotherapie, spezielle Methode tiefenpsychologisch fundierter Psychotherapie. Anleitung zum emotionsgeladenen Erleben einer Tagtraumwelt in Form szenischer Bilder. (Auch in Gruppenform möglich).
- **Wirkhypothese:** Durch Deutung und Besprechung der erlebten Imaginationen kommt es zur Aufdeckung und Bewältigung unbewußter Konfliktsituationen.

Indikationen

- Additiv zu aufdeckender Psychotherapie bei folgenden Erkrankungen:
  - Angst und Zwangszustände.
  - Depressive Störung.
  - Psychosomatische und somatoforme Störung.
  - Chronifizierter Schmerz.
- Darüber hinaus zur allgemeinen Entspannung und Sammlung durch meditative „Innenschau".

Begleitwirkungen, Komplikationen, Kontraindikationen

- **Begleitwirkungen, Komplikationen:**
  - Bei zu forciertem Vorgehen können Unruhezustände und Angstgefühl bis zur Panik auftreten.
  - Wie bei anderen aufdeckenden Psychotherapieformen kann eine latente Psychose aktiviert werden.
- **Kontraindikationen:**
  - Psychose und psychotisches Residuum.
  - Hirnerkrankung bzw. -schädigung.
  - Oligophrenie.
  - Schwere Depression, Borderline- und narzißtische Persönlichkeitsstörung.
  - Patienten mit Neigung zu verstärkter Selbstbeobachtung.

Vorgehen

- Zunächst Entspannungsübung, dann suggestive Anregung: Der Patient wird aufgefordert, sich bestimmte Situationen vorzustellen und zu beschreiben, zu Beginn sogenannte „Standardmotive" (s. u.), später auch vermehrt konfliktbesetzte Themen.

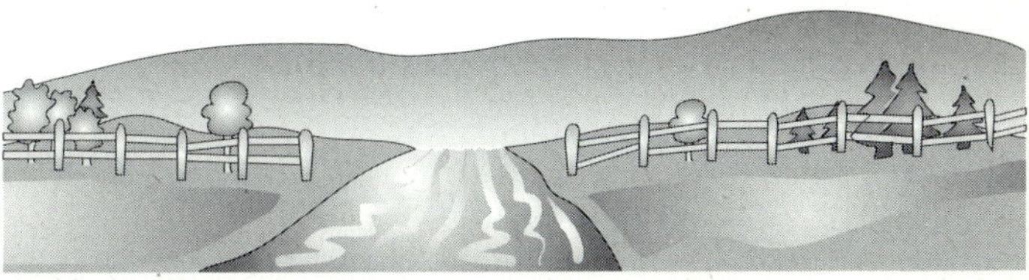

Abb. 16 Katathymes Bilderleben (Standardmotiv/Grundstufe)

18.7 Katathymes Bilderleben

- Standardmotive:
  - *Grundstufe:* z. B. Blume, Bach, Berg, Haus, Waldrand (s. Abb. 16).
  - *Mittelstufe:* Bezugspersonen, Sexualität, Aggressivität, Ich-Ideal.
  - *Oberstufe:* Höhle, Sumpf, Vulkan, Schriftrolle.
- Unter sparsamer Interpretation durch den Therapeuten wird eine Auseinandersetzung mit den Symbolgestalten angestrebt, welche den Patienten zu Selbsterkennung, Einsicht, Versöhnung und Annahme befähigen sollen.
- Dauer, Umfang: Ca. 10 – 20 Sitzungen, ergänzend zu tiefenpsychologisch fundierter Psychotherapie.

Grundlagen

- **Definition:**
  - Von C. G. Jung entwickelte, analytisch orientierte Form der Psychotherapie. (Zentraler Begriff ist die „Selbstwerdung" („Individuation").)
  - Umfassender Begriff des Unbewußten wirkt als schöpferische Quelle alles Bewußten.
- Zugrundeliegende Neurosentheorie: Folge einer Verdrängung und Vernachlässigung von angeborenen „religiösen" Funktionen der Psyche mit nachfolgenden seelischen Störungen.
- **Wirkhypothese:** Wandlung und Heilung des Patienten durch Individuation infolge der Entwicklung eines Nachreifungs- und Entfaltungsprozesses.

Indikationen

- Anpassungsstörung.
- Persönlichkeitsstörung.
- Lebensschwierigkeiten.
- Chronische Konfliktsituation.

Begleitwirkungen, Komplikationen, Kontraindikationen

- Im großen und ganzen wie bei psychoanalytischer Psychotherapie (s. S. 403).

Vorgehen

- Über biographische Anamnese (s. S. 11) innerhalb von maximal 8 Probesitzungen: Erhellung der Psychodynamik, neurosenpsychologische Diagnostik (s. S. 20).
- Bestandsaufnahme und Interpretation ehemals unbewußter Inhalte aus Träumen, freier Assoziation und aktivem Vorstellen.
- Erklärung und Bewußtmachung der symbolverkleideten Inhalte aus dem individuellen und kollektiven Unbewußten als Quelle neurotischen Verhaltens.
- Hiermit einhergehend Phasen der Katharsis, Übertragung und schließlich Veränderung und Gesundung.
- Dauer: Leistungspflicht der Krankenkassen beträgt 160 (–240) Sitzungen zuzüglich 8 Probesitzungen.

18.9 Individualtherapie

Grundlagen

- **Definition:**
  - Von A. Adler entwickelte, ganzheitsorientierte Therapieform, die auf dem Konzept der Individualpsychologie beruht.
  - Abweichend von klassischer Psychoanalyse zentrale Rolle von Minderwertigkeits- und Mangelerlebnissen sowie daraus resultierender Überkompensationen. Insgesamt ausgeprägt pädagogischer Akzent.
    (Einzel- und Gruppenbehandlung (auch als Familien- und Partnertherapie) möglich.)
- **Wirkhypothesen:**
  - Durch Bewußtmachung von Motivationen und Zielsetzungen, die das Selbstwerterleben des Patienten bestimmen, werden neue Lebensperspektiven ermittelt. Im Kontrast zur Psychoanalyse wird die Bedeutung sozialer Bezüge hervorgehoben.
  - Freilegen der Überkompensationsbemühungen, die als neurotische Absicherungsmaßnahmen identifiziert werden.

Indikationen

- Allgemeine Lebensschwierigkeiten.
- Persönlichkeits- und Anpassungsstörung.
- Additiv bei psychosomatischer Erkrankung und somatoformer Störung.
- Sexuelle Devianz.

Begleitwirkungen, Komplikationen, Kontraindikationen

- **Begleitwirkungen, Komplikationen:** Ähnlich wie bei analytischer Psychotherapie (s. S. 403) Unselbständigkeit und Abhängigkeit vom Therapeuten bei mangelhafter Gegenübertragungskontrolle, Regression, Überforderung des Patienten bei zu hastigem Vorgehen.
- **Kontraindikationen:**
  - Psychose, psychotisches Residual- und Defektsyndrom.
  - Oligophrenie bzw. hirnorganische Schädigung.

Vorgehen

- 8 Probesitzungen: Biographische Anamnese (s. S. 11), neurosenpsychologische Diagnostik (Psychodynamik? Prognose?, s. S. 20).
- Eigentliche Behandlung: Analyse des Lebensstiles der frühen Kindheit („Lebensplan") und daraus resultierend Neubewertung der künftigen Lebensplanung, schrittweise Bearbeitung von Minderwertigkeitsgefühlen und Überkompensation.
- Therapeutische Beziehung auf der Ebene von Partnerschaftlichkeit, Gleichberechtigung und gegenseitiger Wertschätzung (ermutigend).
- Dauer, Umfang: Langzeittherapie mit 160 (–240) Sitzungen.

Grundlagen

- **Definition:**
  - Form „ärztlicher Seelsorge", basierend auf der aus der Individualpsychologie entwickelten „Existenzanalyse" (sogenannte „3. Wiener Schule"). Angestrebt wird eine analytische Erhellung des Sinnes der personalen Existenz unter Einbeziehung gegenwärtiger Geschehnisse.
  - Weitere therapeutische Faktoren: „Begegnung" und „Engagement".

Hinweis: Keine „Logik"-Therapie im Sinne einer Behandlung mit „Vernunftargumenten"!

- **Wirkhypothese:** Grundannahme ist die Ermittlung des individuellen Lebenssinnes durch die Auseinandersetzung mit der Lebensgeschichte, vor allem auch der eigenen Krankheit. Kann dieser Lebenssinn akzeptiert werden, vermag der Patient der vermeintlichen Sinnlosigkeit des Lebens („existentielle Frustration") entgegenzutreten. Er wird entscheidungsfähig, reift zum „personalen Werden" und überwindet seine „noogene Neurose" (s. u.).

Indikationen

- Alternativ oder ergänzend zu anderen Psychotherapieformen:
  - Anhaltende Depression und chronische Angst, vor allem dann, wenn sie Ausdruck tiefergreifender Lebenskrisen sind.
  - Unlösbare Konfliktsituation („noogene Neurose").
  - Chronische körperliche Leiden oder Behinderung.
- Bei umschriebenen Angst- und Zwangssymptomen gezielte Anwendung von paradoxer Intention und Dereflexion (s. u.).

Begleitwirkungen, Komplikationen, Kontraindikationen

- **Begleitwirkungen, Komplikationen:** Nicht bekannt.
- **Kontraindikationen:** Akute Psychose, psychotisches Residual- und Defektsyndrom, Oligophrenie bzw. hirnorganische Schädigung, Demenz und schwere Verhaltensstörung.

Vorgehen

- Leitlinie: Umfassende Analyse der Biographie mit allen wichtigen Ereignissen, Zielsetzungen, Sinnbezogenheiten und Motivationen, teils unter Einsatz analytischer Methoden. Schrittweise Ergründung des dem Patienten verborgenen Sinnes von Schicksal und Krankheit, wobei der Therapeut quasi „seelsorgerische" Aufgaben übernimmt.
- Praktische Handlungen:
  - *„Paradoxe Intention":* Der Patient wird aufgefordert, sich vorzustellen und herbeizuwünschen, was er besonders fürchtet (ähnlich der Symptomverschreibung im Rahmem der Verhaltenstherapie, s. S. 419).
  - *„Dereflexion":* Versuch, krankhafte Symptome durch Ablenkung zu ignorieren bzw. damit zu „vergessen" (ähnlich dem Gedankenstop bei Verhaltenstherapie, s. S. 424).
- Dauer: Durch eine große individuelle Breite gekennzeichnet.

18.11 Personenzentrierte Gesprächstherapie (GT)

Grundlagen

- Synonym: Klientenzentrierte Gesprächstherapie.
- **Definition:**
  - Aus der psychologischen Beratung entwickelte Psychotherapieform, die zur „humanistischen Psychologie" gehört. Angestrebt wird eine schrittweise Entfaltung und Autonomisierung der Persönlichkeit zum eigentlichen „Selbst". Auf eine vorausgehende, vertiefte neurosenpsychologische Diagnostik wird verzichtet. (Auch in Gruppenform möglich.)
  - Wesentliche Charaktereigenschaften des Therapeuten: Positive Wertschätzung, emotionale Wärme, einfühlendes Verständnis, Kongruenz, Echtheit.
- **Wirkhypothese:**
  - *Grundannahme:* Jeder Mensch verfügt über genügend Kräfte, sich selbst zu bestimmen und zu artikulieren.
  - Unentdecktes Potential des Patienten wird ermittelt und ihm auf dem Weg der Selbstexploration bewußt gemacht. Hieraus resultieren Selbstannahme und Selbstkongruenz des Patienten sowie Selbstverantwortung und Autonomie (einfühlendes Verständnis bzw. Empathie des Therapeuten sind hierbei als therapeutisch wirksame Variable von besonderer Bedeutung).

Indikationen

- Neurotische Depression bzw. Dysthymia; Angstneurose.
- Additiv bei psychosomatischer bzw. somatoformer Störung.
- Versagensgefühl, Selbstunsicherheit; Lebenskrisen.
- Chronische Konfliktsituationen; Partnerschaftsprobleme.

Begleitwirkungen, Komplikationen, Kontraindikationen

- **Begleitwirkungen, Komplikationen:** Nicht bekannt, allenfalls Enttäuschung bei überzogenen Erwartungen.
- **Kontraindikationen:** Schizophrene und affektive Psychose, psychotisches Defektsyndrom, Hirnschädigung bzw. Oligophrenie, schwere Neurose und ausgeprägtere Persönlichkeitsstörung.

Vorgehen

- Selbstexploration: Aufforderung an den Patienten („Klienten") zu freier Schilderung und Mitteilung der ihn beeinträchtigenden Beschwerden und damit zusammenhängender Gedanken und Vorstellungen.
- Kennzeichnung der pathogenen Lebensbedingungen durch den Therapeuten, der das Verstandene zusammenfaßt, hierbei jedoch auf weiterführende Deutungen und analysierendes Hinterfragen verzichtet.
- Widerspiegelung des emotionalen Gehalts der Äußerungen des Patienten, darüber hinaus werden auch Widersprüchlichkeiten aufgedeckt. Ratschläge werden dabei nicht erteilt.
- Dauer: Ca. 10–30 Sitzungen à 50 Minuten.

Grundlagen

- **Definition, Komponenten:** Die Gestalttherapie ist eine Form der ganzheitlichen Psychotherapie, orientiert am Selbstverständnis der „humanistischen Psychologie“, entwickelt aus Gestaltpsychologie, Psychoanalyse, Existentialismus und Lernpsychologie. Besonderes Merkmal ist die Einbeziehung der Körpersprache (sogenannte Erlebnistherapie).
- Krankheitsmodell: Entstehung neurotischer Störungen aus Desintegration, Abspaltung und unbewußter Vermeidung von Wünschen oder Vorstellungen, die Unbehagen oder Angst erzeugen könnten.
- Voraussetzung von seiten des Patienten: Bereitschaft zur vollen Selbstwahrnehmung, insbesondere des eigenen Körpers und der mit Hilfe des Therapeuten intensiv und bewußt durchlebten aufsteigenden Phantasien, Gefühle und Vorstellungen.
  (Einzel- und Gruppenbehandlung möglich.)
- **Wirkhypothese:** Aufgrund der zugrundegelegten Neurosentheorie (s.o.) wird eine „Reorganisation“ der desintegrierten Persönlichkeit angestrebt, indem vermiedene, nicht abgeschlossene, unerledigte Impulse und Handlungsansätze aufgedeckt, wahrgenommen und „abgeschlossen“ werden.

Indikationen

- Depressionen und Ängste im Rahmen neurotischer und Anpassungsstörungen.
- Persönlichkeitsstörung.
- Suchterkrankung.
- Additiv bei psychosomatischer und somatoformer Störung.
- Grundsätzlich Anwendung als Hilfe zur Selbsterkennung und Selbstentfaltung.

Begleitwirkungen, Komplikationen, Kontraindikationen

- **Begleitwirkungen, Komplikationen:** Emotional belastendes Verfahren, daher bei mangelnder Ich-Stärke oder unzureichend trainiertem Therapeuten Unruhe- und Angstzustände, Erregtheit, Aggressivität, Suizidalität, Niedergeschlagenheit, Erschöpfungsgefühl und Schlafstörungen möglich. Im Einzelfall ist die Aktivierung einer latenten Psychose zu beobachten.
- **Kontraindikationen:**
  - Psychose, psychotisches Residuum.
  - Oligophrenie, hirnorganisches Psychosyndrom bzw. Demenz.
  - Konversionsneurotische Störung.
  - Asthenische, hypochondrische und histrionische Persönlichkeitsstörungen.
  - Depression, Zwangskrankheit.

Vorgehen

- In einer Serie von Sitzungen wird zunächst der Einstieg in die Problematik gesucht („Initialphase“), gefolgt von einer vertieften und akzentuierten Wiederholung („Aktionsphase“).

18.12 Gestalttherapie

- Während der „Integrationsphase" erfolgt die Durcharbeitung der sich einstellenden Vorstellungen und Gefühle in aktiver und direktiver Form. Im „Hier und Jetzt" und in voller Aufmerksamkeit („awareness") von Seiten des Patienten wie auch des Therapeuten werden die spontan auftauchenden Gefühle geäußert, geklärt oder im Rollenspiel (s. S. 435) dargestellt.
- Daran anschließend wird verhaltensmodifiziertes Erproben („Neu-Orientierung") erarbeitet (z. B. Aushalten einer unangenehmen bzw. angsterzeugenden Situation).
  (Der Therapeut versteht sich als „Katalysator" und begleitet die Sitzungen aufmerksam und aktiv.)
- Dauer, Umfang: Mehrere Sitzungen über 1 – 2 Stunden.

Grundlagen

- **Definition:** Das autogene Training ist eine autohypnotische Entspannungsmethode bzw. autosuggestive Methode zur Körperselbstbeeinflussung („konzentrative Selbstentspannung") und stellt die am weitesten verbreitete Form von systematisierten Entspannungsübungen dar. (Als Einzel- und Gruppenbehandlung möglich).
  (Äußere Ähnlichkeit besteht mit der „progressiven Relaxation" (s. S. 417).)
- **Wirkhypothesen:**
  - Mit Hilfe abgestufter Konzentrationsübungen wird ein Zustand von Ruhe und Entspanntheit hergestellt.
  - Darauf aufbauend Übung einer autosuggestiven Beeinflussung der unwillkürlichen Körperfunktionen mit einer Tendenz zur Generalisierung und dem Effekt einer positiv stabilisierenden Einflußnahme auf das Vegetativum.

Indikationen

- Körperlich-vegetative Funktionsstörungen, insbesondere sympathikotone Überreaktionen (z. B. Tachykardie, Hypertonie).
- Additiv bei psychosomatischer Erkrankung und somatoformer Störung.
- Unruhezustände, Ängste, Verstimmtheit, Erschöpfungsgefühl und Abgeschlagenheit, „Streßgefühl".
- Muskuläre Verspannungen, Spasmen, chronischer Schmerz.
- Als Ergänzung zu anderen Psychotherapieverfahren.

Begleitwirkungen, Komplikationen, Kontraindikationen

- **Begleitwirkungen, Komplikationen:** Bei mangelhafter Desuggestion Körpermißempfindungen, Schweregefühl und Mattigkeit möglich.

Hinweis: Ein Abgleiten in Benommenheit und Tiefschlaf ist zu vermeiden!

- **Kontraindikationen:**
  - Schizophrene und floride affektive Psychose.
  - Oligophrenie, Hirnerkrankung bzw. -schädigung.
  - Angstzustände mit Neigung zu hypochondrischer Selbstbeobachtung.
  - Tendenz zu Konversionssymptomen.
  - Schwerere Depressionszustände.

Vorgehen

- **Unterstufe:** Im Liegen oder in „Droschkenkutscherhaltung" Üben von Schweregefühl, Wärmeerlebnis, Herzregulation, Atemeinstellung, Regulierung der Bauchorgane („Sonnengeflecht") und Einstellung des Kopfgebietes („Stirnkühle").
  Dauer, Umfang: Etwa 6 – 10 Sitzungen à 50 Minuten, die fakultativ zur Oberstufe weitergeführt werden können (s. Tab. 111).
- **Oberstufe:** Ausweitung auf meditative Vorstellungen (Ähnlichkeit mit Bilderleben s. S. 407) mit Übergang zur jeweils nächsten Übung etwa alle zwei Wochen. Fortsetzung zu Hause über längere Zeit, etwa 2 – 3 mal täglich für jeweils 10 – 15 Minuten.

18.13 Autogenes Training (AT)

Tabelle 111 Autogenes Training – Unterstufe

Sitzung	Übung	Suggestionsformel
1	Einführung Schwereübung	„ganz ruhig“ „re/li Arm ist ganz schwer…“
2	Wärmeübung	„re/li Arm ist ganz warm…“
3	Herzübung	„Herz schlägt ganz ruhig und regelmäßig…“
4	Atemübung	„Atmung gleichmäßig…“, „es atmet“
5	Bauchübung (Leibübung)	„Sonnengeflecht ist strömend warm…“
6	Kopfübung	„Stirn ist angenehm kühl…“, „Kopf ist klar…“
jeweils	Desuggestion	„Rückkehr“ = bewußte Anspannung – „Augen auf“

18.14 Progressive Relaxation (PME)

Grundlagen

- Synonym: Progressive Muskelentspannung.
- **Definition:** Systematische Methode der Muskelentspannung mit therapeutischer Auswirkung bzw. zur Einleitung verhaltenstherapeutischer Übungen. (Als Einzel- und Gruppenbehandlung geeignet.)
- **Wirkhypothese:** Durch eine schrittweise muskuläre Entspannung wird über Konditionierung und Autosuggestion auch eine psychische Entspannung bzw. Angstreduktion erreicht, die u.a. als Voraussetzung für verhaltenstherapeutische Techniken (systematische Desensibilisierung S. 421) notwendig ist.

Indikationen

- Erschöpfungsgefühl, Unruhe, Angst, Schlafstörungen.
- Leichtere funktionelle Körperstörungen, Befindlichkeitsstörungen.
- Additiv bei Verhaltenstherapie (s. S. 419).

Begleitwirkungen, Komplikationen, Kontraindikationen

- **Begleitwirkungen, Komplikationen:** Nicht bekannt.
- **Kontraindikationen:** Floride Psychose, schwere Oligophrenie oder Demenz, schwere Depression, Zwangserkrankung.

Vorgehen

- Jeweils einige Sekunden lang maximale Anspannung und anschließend Entspannung der Gliedmaßen und Rumpfmuskulatur in folgenden Schritten: Arme, Beine, Atem- und Bauchmuskulatur, Gesichtsmuskulatur (s. Tab. 112).
- Anschließend aktive Zurücknahme (erneutes Anspannen und Ausstrecken).
- Dauer: 6 Sitzungen im Grundkurs.

Tabelle 112 Abfolge einer Sitzung zur PME

Vorbereitung: bequeme Sitzposition
Instruktionen (Anspannung u. anschließende Entspannung):
re Hand, re Unterarm, re Oberarm
li Hand, li Unterarm, li Oberarm
Schultergürtel, Rücken, Brustkorb
Hals und Nacken
Stirn, Augen, Nase
Kiefer, Lippen, Zunge, Backen
Bauch, Flanken
re Bein, re Fuß
li Bein, li Fuß
bewußte Rücknahme, Nachbesprechung

18.15 Hypnose, Hypnoanalyse

Grundlagen

- **Definition:** Durch Fremdsuggestion herbeigeführter schlafähnlicher Zustand mit Bewußtseinseinengung sowie Schwere- und Wärmegefühl. Über die erhöhte Suggestibilität verbleibt der Rapport zum Hypnotiseur. (Auch als Gruppenbehandlung möglich).
- **Wirkhypothese:** Fremdsuggestive Einflußnahme auf autonome Körperfunktionen mit vegetativer Stabilisierung, Abnahme der Schmerzempfindlichkeit und Reduzierung von Angst, Unruhe und Angespanntheit.

Indikationen

- Psychovegetative Beschwerden, Streßreaktionen, Befindlichkeitsstörungen.
- Additiv bei psychosomatischer Erkrankung bzw. somatoformer Störung, psychogene Körperstörung.
- Unruhe- und Spannungszustände, Angstreaktionen, Schlafstörungen.
- Suchterkrankung, chronischer Schmerz.
  (Auch als Hypnokatharsis zur Reaktivierung verdrängter, emotional belastender Erlebnisse.)

Begleitwirkungen, Komplikationen, Kontraindikationen

- **Begleitwirkungen, Komplikationen:** Bei mangelhafter Desuggestion Müdigkeit, Übelkeit, Benommenheit, Kopfschmerz u. Körpermißempfindungen.

Hinweis: Ein sog. „posthypnotischer Auftrag" vermag in gewissem Umfang das auf die Hypnose folgende Verhalten des Patienten zu beeinflussen, jedoch nur so weit, wie dessen eigenes Wertsystem *nicht* tangiert wird.

- Kontraindikationen:
  - Psychose, psychotisches Residuum.
  - Oligophrenie und schwere Hirnerkrankung bzw. -schädigung.
  - Depression, Zwangskrankheit, Neigung zu intensiverer Selbstbeobachtung.
  - Innerer Widerstand des Patienten.

Vorgehen

- Somatische und psychopathologische Diagnostik, Überprüfung der Suggestibilität des Patienten. Besprechung der Methode bzw. zu erwartender Reaktionen.
- Fixationsmethode: Der Patient wird angehalten, einen kleineren Gegenstand unentwegt anzuschauen. Folgen sind Ermüdung, Mydriasis, Augenbrennen, Augenschließen, allmählicher Zustand der Somnolenz. Sodann knappe, einfache, sich wiederholende verbale Suggestionen, die sich auf die angestrebten therapeutischen Ziele richten (z.B. Angstreduktion, Schmerzdämpfung, Verhaltensregulierung). Beendigung durch Desuggestion mit klarer, deutlicher verbaler Rücknahme der Suggestionen.
- Dauer: Ca. 30–40 Min., 1–3 Sitzungen/Woche. Nach Bedarf bis 8 Doppelstunden.

Vorbemerkungen

Nach lerntheoretisch-verhaltenstherapeutischer Auffassung werden psychische Störungen als festgefahrene „Falschgedanken" und/oder „Fehlgewohnheiten" begriffen, die konsequenterweise mit Hilfe systematischer Trainings abgebaut und durch erwünschte Verhaltensweisen ersetzt werden können („Reconditioning"). Im Gegensatz zu den tiefenpsychologisch begründeten Therapiemethoden (s. S. 405) stehen das beobachtbare Verhalten bzw. die störende Kognition im Vordergrund. Nicht die Ursachen, sondern die Bedingungen für die Erkrankung werden genauer untersucht, die individuelle Lebensgeschichte wird als „Lerngeschichte" aufgefaßt.

Krankhaftes, störendes Verhalten entwickelt sich demnach aus dem Einwirken situativer (sozialer) Reize *(S)*, die unter bestimmten (biologischen) Bedingungen *(O)* zu unerwünschten Reaktionen *(R)* führen. Infolge operanter Verstärkungsmechanismen formt sich kontingent aus den Konsequenzen des Verhaltens *(K)* die neurotische Störung. Mittels der funktionalen Verhaltensanalyse $(S \rightarrow O \rightarrow R \rightarrow K)$ ist herauszufinden, welche Bedingungen für Reizeinwirkung, Verstärkung und Konditionierung verantwortlich sind und welche Kognitionen begleitend oder vorlaufend damit einhergehen. (Beispiel der Entstehungsbedingungen einer sozialen Phobie s. Abb. 17.)

Der verhaltensdiagnostische Prozeß (Problemanalyse, Situationsanalyse, Verhaltensanalyse, Bedingungsanalyse und Funktionsanalyse) bietet neben dem erarbeiteten Störungsmodell (aktuelle Symptomatik, Auslöser, Persönlichkeit und Lerngeschichte) die notwendige Grundlage zur Erstellung einer therapeutischen Strategie, die auch eine therapiebegleitende Evaluation einschließt. In der Praxis bedeutet dies: Erhebung der Anamnese (standardisierte Befunderhebung), Diagnosestellung und Indikation zu einer ausgewählten Therapiemethode. Diese kann z. B. auf eine Änderung des Auslösemechanismus, ein Training alternativer Verhaltensweisen oder eine Löschung pathologischer Verhaltensmuster abzielen. Hiermit einhergehend werden Reaktionen positiv verstärkt, die „erwünschtes Verhalten" repräsentieren (s. S. 20 Verhaltensdiagnostik).

Das Spektrum verhaltenstherapeutischer und -modifizierender Methoden umfaßt sowohl einfachere Techniken des klassischen und operanten Konditionierens als auch übende, desensibilisierende, konfrontierende und aversive Verfahren, wobei verschiedene Techniken miteinander kombiniert werden können.

Pathologisch deformierte, unerwünschte Gedanken und Vorstellungen sind Gegenstand der kognitiven Variante, die ursprünglich zur Behandlung neurotischer Depressivität entwickelt wurde. Hierzu gehören z. B. die kognitive Psychotherapie und die rational-emotive Therapie. An dem ihr zugrundeliegenden Konzept wird besonders deutlich, welch hohe Bedeutung kognitiven Vorgängen in der Verhaltenstherapie

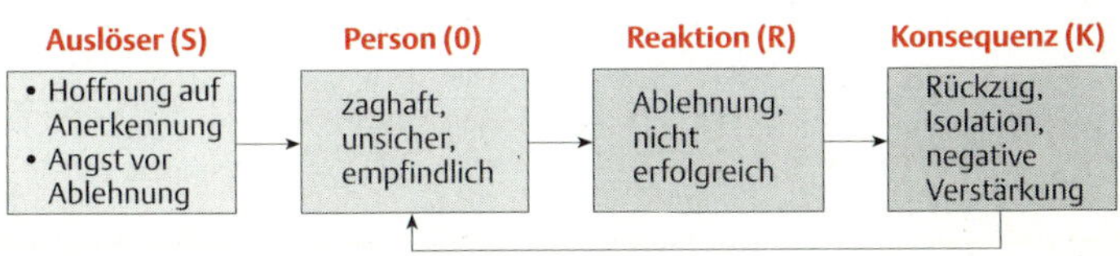

Abb. 17 Entstehungsmodell der sozialen Phobie

pie beigemessen wird (im Gegensatz zu tiefenpsychologisch begründeten Psychotherapiemethoden, die aus unbewußten seelischen Bereichen entstammende, konfliktbesetzte Wünsche, Antriebe und Motivationen als zu bearbeitende „Gegenstände" ansehen). Die Entwicklung der Verhaltenstherapie tendiert allerdings dahin, auch erlebnis-und motivationspsychologische Faktoren mehr als bisher zu berücksichtigen.

Hauptindikationen für Verhaltenstherapie und Verhaltensmodifikation mit den Vorzügen einer strukturierten, ökonomischen Vorgehensweise und eines guten Zugangs empirischer wissenschaftlicher Untersuchungen sind vorzugsweise Mono- und Multiphobien, Zwangsstörungen, neurotische Depressionen (Dysthymia) und Verhaltensabnormitäten. Als Nebenwirkung kann es zu einer Symptomverschiebung kommen.

Gemäß Psychotherapie-Richtlinien beträgt der Leistungsumfang der Krankenkassen derzeit für eine verhaltenstherapeutische Kurzzeitbehandlung 25, für eine Normalbehandlung 45 Sitzungen zuzüglich 5 probatorischer Sitzungen, in besonderem Fall 60 Sitzungen.

Tabelle 113 gibt einen Überblick über die häufigsten verhaltenstherapeutischen Methoden (s.a. Tab. 110).

Tabelle 113 Häufigste verhaltenstherapeutische Methoden

Therapieform	Methode	Indikation	Dauer
Systematische Desensibilisierung	– Anxiolyse durch Entspannung, Gewöhnung bzw. Habituation	– Phobie – Zwänge	Standard: 25 – 45 Sitzungen zuzüglich 5 Probesitzungen
Reizüberflutung, Konfrontation	– (intensive) Reizkonfrontation mit Reaktionsverhinderung – Löschung	– Angsterkrankung – spez. Phobie – Zwänge	Standard: 25 – 45 Behandlungen zuzüglich 5 Probesitzungen
Kognitive Therapie, Rational-emotive Therapie (RET)	– kognitive Umstrukturierung – Einsicht	– Depression – Phobie, Ängste	Standard: 25 – 45 Sitzungen zuzüglich 5 Probesitzungen
Biofeedback	– operante Konditionierung, übend autosuggestiv	– Schmerz – Spasmen – veget. Störungen	ca. 10 – 20 Sitzungen
Aktivitätsplanung	– strukturierend, planend	– Depression – chron. Psychose	ca. 10 – 20 Sitzungen

19.2 Systematische Desensibilisierung

Grundlagen

- **Definition:** Klassische, noch gebräuchliche verhaltenstherapeutische Methode mit dem Ziel eines systematisierten, schrittweisen Abbaus von Angstsymptomen.
- **Wirkhypothese:** Aufgrund reziproker Hemmung schließen sich Angst und angsthemmende Reaktionen gegenseitig aus. Wird der Patient im entspannten, angstfreien Zustand allmählich an angstauslösende Gegenstände oder Situationen herangeführt, kann hierdurch der eingefahrene, reflexhafte Automatismus „Vorstellung – Symptom" gelockert und schließlich aufgelöst werden. Die Verhaltenskette „Angst – Fluchtreaktion – Vermeidung" wird damit durch Re-Konditionierung unterbrochen und entschärft (Habituation durch Gewöhnung).

Indikation

- Isolierte Phobien bzw. situativ gebundene Ängste, Zwänge.

Begleitwirkungen, Komplikationen, Kontraindikationen

- **Begleitwirkungen, Komplikationen:** Ein zu forciertes Vorgehen ist zu vermeiden, da der betreffende, ursprünglich angstauslösende Reiz nicht erneut als unangenehm belastend oder angstauslösend empfunden werden darf.
- **Kontraindikationen:**
  - Akute und subakute Psychose, psychotische Residual- und Defektsymptomatik.
  - Oligophrenie bzw. hirnorganische Schädigung einschließlich Demenz.

Vorgehen

- Zunächst Klärung der Vorgeschichte und Bestandsaufnahme der aktuellen Symptomatik (Störungsmodell) mittels Verhaltensanalyse (s. S. 20). Erklärung des therapeutischen Prinzips und der einzelnen Behandlungsschritte (s. Vorbemerkungen S. 419).
- Aufstellung einer Hierarchie angstauslösender Reize und Einübung von Entspannungstechniken (z. B. als progressive Relaxation, s. S. 417).
- Konfrontation des tief entspannten Patienten mit zunächst sehr schwachen Angstreizen in sensu oder in vivo. Sobald diese angstfrei erlebt werden, Übergang zu jeweils intensiveren Stufen der Angsthierarchie, bis die zuvor anxiogenen Reize ohne begleitende Angst erlebt werden.

Hinweis: Immer ist zu überprüfen, in welcher Form durch Selbstkontrollmethoden Unabhängigkeit des Patienten vom Therapeuten erreicht werden kann!

- Dauer, Umfang: In der Regel sind bis zu 20 – 30 Sitzungen über 10 – 20 Wochen erforderlich, bei Kurzzeittherapie 10 – 20 Sitzungen à 50 Min. (zuzüglich 5 probatorischer Sitzungen). Auch nach Abschluß der eigentlichen Behandlung sind in mehr oder weniger größeren zeitlichen Abständen Auffrischungsübungen empfehlenswert.

19.3 Reizüberflutung, Reizkonfrontation

Grundlagen

- Synonym: Expositionsbehandlung, Implosion (= imaginative Konfrontation), Flooding (= rasche, intensive Konfrontation mit gefürchteter Situation).
- **Definition:** Methode der Verhaltenstherapie zur Behandlung situationsgebundener Ängste.
- **Wirkhypothese:** Infolge physiologisch bedingter Habituation kommt es zur Erschöpfung des Angstpotentials bei längerer Konfrontation mit der spezifischen, angstauslösenden Situation in voller Intensität. Therapeutisch nutzbar, da die vom Patienten befürchteten Konsequenzen (z. B. Kollaps, Ohnmacht) nicht eintreten. (Zusätzlich ermutigendes Vorbild des Therapeuten, „Modell-Lernen").

Indikationen

- (Chronifizierte) situationsgebundene Angstzustände (z. B. Agora- und Klaustrophobie oder andere Monophobien).
- Zwangsgedanken und Zwangshandlungen (in Form von Reaktionsverhinderung).

Begleitwirkungen, Komplikationen, Kontraindikationen

- **Begleitwirkungen, Komplikationen:** Körperlich-vegetative Begleitreaktionen von Angst (s. Leitsymptome S. 108), kathartische Reaktionen, Entmutigung und Depressivität bei vermeintlichem „Versagen".
- **Kontraindikationen:**
  - Akute und latente Psychose, psychotisches Residual- und Defektsyndrom.
  - Oligophrenie, hirnorganische Schädigung bzw. Demenz.
  - Psychosomatische Erkrankung bzw. somatoforme Störung.
  - Herz-Kreislauf-Erkrankung oder andere, gravierendere Körpererkrankung.

Vorgehen

- Erhebung der Lerngeschichte und Entwicklung des Störungsmodells. Verhaltensanalyse (s. S. 20), Festlegung der Behandlungsstrategie, Instruktion. (Voraussetzungen von seiten des Patienten: Körperliche Gesundheit und hohe Motivation, keine Einnahme von Beruhigungsmitteln, von seiten des Therapeuten: Erfahrung, gute Belastbarkeit und Verläßlichkeit, begleitende Motivationsarbeit.)
- **Ablauf:** Der Patient wird der angsterzeugenden Situation ausgesetzt und angehalten, aufkommendes Angstgefühl solange auszuhalten, bis es abklingt (Exposition in vivo). Ablenkung, Vermeidung oder Flucht sind unerwünscht (Reaktionsverhinderung). Nach meist fluktuierendem Anstieg des Angsterlebens schließlich Überschreitung des Kulminationspunktes und allmähliche Abnahme (Habituation) der Angstsymptomatik.
- **Dauer:** 4–6 mehrstündige Behandlungen (Leistungsumfang der Krankenkasse s. Vorbemerkungen S. 419) sind meist ausreichend. In der Regel bereits nach wenigen Übungen drastische Besserung, bisweilen sind jedoch in größeren zeitlichen Abständen Auffrischungsübungen notwendig.

Grundlagen

- Synonym: Kognitives Neubenennen, kognitive Umstrukturierung.
- **Definition:** Variante der Verhaltenstherapie, die auf eine Modifikation störender Kognitionen abzielt.
- **Wirkhypothese:** Psychische Störungen sind Ausdruck verzerrter Gedanken, Vorstellungen und Schlußfolgerungen („dysfunktionale Annahmen"), die durch langjährige Erfahrungen entstehen. „Falschbewertungen" können beispielsweise auftreten in Form von Generalisierung, Selektion, Kausalitätsphantasien, Katastrophenerwartung, Personifizierung und Schwarz-Weiß-Denken. Behandlungsziel ist die Identifizierung dieser negativen Denkstereotypien („automatische Gedanken") durch Selbstbeobachtung und Ersatz durch alternative (gesunde) Denk-und Vorstellungsmuster („kognitive Umstrukturierung").

Indikationen

- Depressive und Angststörung (Dysthymia, Phobie).
- Abhängigkeit und Suchterkrankung.
- Somatoforme bzw. funktionelle Körperstörung.
- Chronische Konfliktsituation.

Begleitwirkungen, Komplikationen, Kontraindikationen

- **Begleitwirkungen, Komplikationen:** Nicht bekannt.
- **Kontraindikationen:**
  - Akute und subakute Psychose, psychotisches Residuum.
  - Oligophrenie, Demenz.
  - Belastungsreaktion.

Vorgehen

- Analyse der pathologischen Kognitionen, Entwicklung des Störungsmodells und einer Therapiestrategie (s. Vorbemerkungen S. 419).
- Verbale Intervention, Selbstinstruktion und positive Umdeutung, wobei der Patient ein Tagebuch zu führen und andere Hausaufgaben zu machen hat.
- **Ablauf:**
  - *Realitätstesten:* Beschreibung der Realität und der eigenen Erfahrungen (der Patient wird angehalten, seine „Falschauffassung" zu belegen).
  - *Reattributierung:* Der Therapeut faßt alle Fakten bezüglich der konkreten Erfahrung zusammen und unterzieht sie zusammen mit dem Patienten einer logischen Analyse.
  - *Alternative Erklärung:* Suchen und Erforschung alternativer Sichtweisen und logischer Schlußfolgerungen als Aspekt des Problemlösens („Kognitives Neubenennen").
  - *Entkatastrophisieren:* Der Patient befaßt sich differenzierter mit seinen „Katastrophengedanken", wodurch diese eingegrenzt u. entschärft werden.
- Dauer: 25 (Kurzzeittherapie) bis 45 Sitzungen (in besonderer Fällen 60 Sitzungen) zuzüglich 5 probatorischer Sitzungen (s. Vorbemerkungen S. 419).

19.5 Gedankenstop

Grundlagen

- **Definition:** Verhaltenstherapeutische Selbstkontrolltechnik mit dem Ziel, störende bzw. krankhafte Gedanken und Vorstellungen abzubauen.
- **Wirkhypothese:** Unterbrechung störender Gedanken durch zeitliche Verknüpfung mit Schreckreaktion, daraus Steuerung des Gedankenablaufs nach Einüben damit verbundener Körperbewegungen.

Indikationen

- Zwangsgedanken, Zwangsvorstellungen, Zwangshandlungen.
- Perseverationen.
- Phobien.

Begleitwirkungen, Komplikationen, Kontraindikationen

- **Begleitwirkungen, Komplikationen:** Bei mangelhafter Verhaltensanalyse Gefahr der Verstärkung statt Löschung.
- **Kontraindikationen:**
  - Akute und subakute Psychose.
  - Psychotisches Residuum.
  - Depression.
  - Demenz.
  - Belastungsreaktion.

Vorgehen

- Nach Kognitions- und Verhaltensanalyse (s. S. 20) sowie Therapieplanung (s. Vorbemerkungen S. 419):
  - Auswahl der zu kontrollierenden Gedanken und Identifizierung des unerwünschten Zielgedankens, Einüben von Entspannungstechniken.
  - Im entspannten Zustand innerliches Reproduzieren des betreffenden Gedankens, dabei Unterbrechung des Gedankenflusses durch den Therapeuten, z. B. durch lautes „Stop" – Rufen).
  - Nach mehrmaliger Wiederholung Kombination mit einer Körperbewegung (z. B. Fingerbewegung), durch weiteres Üben Stabilisierung der Verknüpfung mit dem Ziel einer immer längeren Unterbrechung der unerwünschten Gedankenkette.
- Dauer, Umfang: Nach Einübung regelmäßige Wiederholung, mindestens 2 mal täglich für eine Dauer von 5 – 10 Minuten (meist in Verbindung mit anderen Verfahren).

19.6 Rational-emotive Therapie (RET)

Grundlagen

- **Definition:** Form der gesprächsbezogenen Verhaltensmodifikation. (Variante der kognitiven Therapie, s. S. 423).
- **Wirkhypothese:** Emotionen werden als Resultate von Denkvorgängen angesehen. Demzufolge basieren emotionale Störungen auf irrationalen und fehlgeleiteten Überzeugungen und Vorstellungen („Kognitionen"). Diese krankheitsverursachenden Verzerrungen der Wahrnehmung und Denkmuster werden aufgedeckt und dem Patienten dialogisch verdeutlicht – mit den Zielen der Umorientierung, Einstellungsänderung und Aufgabe der Falschbewertungen (und pathologischen Emotionen).
  (Einsatz auch als Gruppentherapie möglich (s. S. 431).)

Indikationen

- Neurotische Depression (Dysthymia), Anpassungsstörung.
- Angsterkrankung.
- Persönlichkeitsstörung.
- Suchterkrankung und Dissozialität.

Begleitwirkungen, Komplikationen, Kontraindikationen

- **Begleitwirkungen, Komplikationen:** Nicht bekannt.
- **Kontraindikationen:**
  - Akute und latente Psychose.
  - Psychotisches Residuum.
  - Belastungs- und Erlebnisreaktion.
  - Oligophrenie.
  - Demenz.

Vorgehen

- Kognitionsanalyse, Entwicklung von Störungsmodell und Therapiestrategie (s. Vorbemerkungen S. 419).
- Behandlungsstrategien (innerhalb der direktiven und aktiv-didaktisch akzentuierten Therapieform):
  - Zunächst systematische Analyse („rationale Selbstanalyse") des Verhaltens und der begleitenden Denkstereotypien und Emotionen.
  - Der Patient wird mit deren irrationalen Anteilen konfrontiert und angehalten, hierzu eine rationale Alternative zu erarbeiten („sokratischer Dialog"). Er soll sich problematische Situationen vorstellen und versuchen, so zu denken und zu fühlen, wie er dies gern möchte.
  - Als zusätzliche Hilfen kann der Therapeut Übungsaufgaben erteilen und durch den systematischen Einsatz therapiebegleitender Lektüre den Heilungsprozeß intensivieren („Bibliotherapie").
  - Der Patient erhält konkrete Strategien zur Selbstkontrolle und Selbsthilfe.
- Dauer: Üblicherweise 25 – 45 Sitzungen zuzüglich 5 Probesitzungen (s. Vorbemerkungen S. 419).

19.7 Symptomverschreibung

Grundlagen

- Synonym: Paradoxe Intervention, negative Übung (vgl. Logotherapie S. 411).
- **Definition:** Methode der Verhaltensmodifikation in Form paradoxer Verordnungen.
- **Wirkhypothesen:** Durch therapeutisch induzierte Angstreaktion oder eines anderen unerwünschten Verhaltens kommt es zu deren Reduktion (durch Habituation ähnlich der Reizüberflutung, s. S. 422), und damit zur Auflockerung festgefahrener Verhaltensstereotypien sowie Auflösung von Motivationsblockaden.

Indikationen

- Phobie, Zwangsstörung.
- Motorische Störungen (wie z. B. Tics und Stereotypien).
- Somatoforme Störungen.
- Sexuelle Funktionsstörung.
- Schlafstörungen.

Begleitwirkungen, Komplikationen, Kontraindikationen

- **Begleitwirkungen, Komplikationen:**
  - Angst oder Depressivität durch Eskalation unerwünschter Symptome.
  - Ethische Probleme durch (scheinbar) „untherapeutische" Paradoxie (Symptom wird „herbeigerufen" (z. B. Verordnung von „Schlaflosigkeit" bei Schlafstörungen, Koitusverbot bei Impotenz).
- **Kontraindikationen:** Im großen und ganzen wie bei Reizüberflutung (s. S. 422).

Vorgehen

- Nach Verhaltensdiagnostik (s. S. 20) und Therapieplanung:
  - Aufforderung an den Patienten, die symptomauslösende Situation bzw. unerwünschte Kognition und/oder Motivation „herbeizuwünschen" bzw. gezielt aufzusuchen.
  - Entlastung von streßerzeugenden Defiziten im psychophysischen Leistungsbereich durch therapeutisch verordnete paradoxe Verhaltensweise bei Schlafstörung.
- Dauer: Im Prinzip wie bei anderen VT-Verfahren.

Grundlagen

- **Definition:** Verhaltensmodifizierende Methode der operanten Konditionierung zur Beeinflussung autonomer Körperfunktionen. Im Unterschied zu Suggestivverfahren (s. S. 415 ff) wahrnehmbare Rückmeldung biologischer Signale (z. B. Blutdruck, Herzfrequenz, Hauttemperatur, Muskelanspannung.).
- **Wirkhypothese:** Erlernte Selbstkontrolle autonomer Körperfunktionen durch Registrierung der entsprechenden Biosignale und deren Rückmeldung zum Patienten mittels akustischer und/oder optischer Anzeige. Infolge dieser Rückkopplung ist eine mehr oder weniger intensive, willkürliche Beeinflussung autonom gesteuerter physiologischer Funktionskreise möglich.

Indikationen

- Spannungskopfschmerz.
- Muskelspasmen bzw. Spastik, Dystonie, Tics, Tremor (meist in Kombination mit anderen verhaltenstherapeutischen Methoden), chronische Schmerzzustände.
- Hypertonie, Tachykardie, Asthma bronchiale.
- Schlafstörungen.
- erniedrigte Krampfschwelle bei Epilepsie.

Begleitwirkungen, Komplikationen, Kontraindikationen

- **Begleitwirkungen, Komplikationen:** Selten Übersteuerung in Richtung gegenläufiger Reaktionen (z. B. Hypotonie, Bradykardie).
- **Kontraindikationen:**
  - Akute und subakute Psychose, psychotische Residualsymptomatik.
  - Hypochondrie, insbesondere Herzphobie.
  - Psychogene Körperstörung bzw. Konversionssymptome.
  - Oligophrenie.
  - Demenz.

Vorgehen

- Analyse der aktuellen Symptomatik (Störungsmodell) (s. S. 20) und Erstellen eines Therapieplans. Instruktion des Patienten.
- Applikation entsprechender Sensoren (z. B. Elektroden, Temperaturfühler) und Vorgabe der anzustrebenden Meßwertveränderung, evtl. mit Vorgabe zusätzlicher Strategien (z. B. Entspannungstechniken).
- Mehrere Durchgänge (auch in Abwesenheit des Therapeuten) mit Aufzeichnung des Ergebnisses.
- Dauer, Umfang: in Abhängigkeit von Erkrankung ca. 10 – 20 Sitzungen à 50 Minuten.

19.9 Aversionstherapie

Grundlagen

- **Definition:** Form der Verhaltensmodifikation, bei der unerwünschte, störende Handlungen oder Vorstellungen durch Sanktionen („Bestrafung") gelöscht und gleichzeitig erwünschte Verhaltensweisen durch positive Verstärkung („Belohnung") gefördert werden (s. a. Entwöhnungsbehandlung S. 387).
- **Wirkhypothese:** Nach dem Prinzip der negativen Verstärkung kommt es zur Löschung eines unerwünschten, störenden Verhaltens, wenn dessen Auftreten obligat mit für den Patienten unangenehmen Reizen verknüpft wird (klassisches oder operantes Konditionieren). Der Patient muß dabei Handlung und Reaktion als kontingent erleben, d. h. beides als zusammengehörig empfinden. Bei der „einfachen Löschung" wird unerwünschtes Verhalten lediglich ignoriert.

Indikation

- Nur noch selten verwendete Methode zur Behandlung von Alkoholismus oder anderen Suchterkrankungen.
- Sexuelle Deviation (Fetischismus und Exhibitionismus).
- Selbstverletzendes Verhalten.

Begleitwirkungen, Komplikationen, Kontraindikationen

- **Begleitwirkungen, Komplikationen:** Angstgefühl, Depressivität.
- **Kontraindikationen:**
  - Fehlende Motivation und Compliance.
  - Akute und subakute Psychosen, psychotisches Residuum.
  - Oligophrenie.
  - Hirnorganische Schädigungen und Demenz.
  - Neigung zu Hypochondrie und Selbstbeobachtung.
  - Angst und Depressivität.

Vorgehen

- Bestandsaufnahme der aktuellen Symptomatik und Verhaltensanalyse (s. S. 20).
- Anwendung von Aversivreizen bei oder unmittelbar nach Auftreten des unerwünschten Verhaltens (z. B. Verabreichung von Disulfiram bei Alkoholtrinken, s. S. 387). Hierdurch kommt es zu Übelkeit, Brechreiz und anderen vegetativen Symptomen. Andere Aversivreize sind z. B. unangenehme elektrische Schläge.
- Dauer: Bedarfsabhängig.

Grundlagen

- Synonym: Pleasant activities, scheduling activities.
- **Definition:** Verhaltenstherapeutische Methode in Form gestaffelter Aktivitäten zum allmählichen Erreichen eines bestimmten Stimmungs- und Leistungsniveaus.
- **Wirkhypothese:** Durch positive Verstärkung mit Hilfe eines regelmäßigen Einübens festgelegter Aktivitäten wird eine Verbesserung der psychischen Allgemeinverfassung (vor allem von Antrieb, Stimmungslage und Leistungsfähigkeit) erreicht.

Indikation

- Vorrangig bei chronifizierter Depression oder psychotischem Residuum als Hilfsmittel innerhalb anderer verhaltenstherapeutischer Methoden.

Begleitwirkungen, Komplikationen, Kontraindikationen

- **Begleitwirkungen, Komplikationen:** Überforderung des Patienten ist zu vermeiden.
- **Kontraindikationen:**
  - Akute Psychose.
  - Schwerere Oligophrenie und Demenz.
  - Belastungsreaktion.

Vorgehen

- Verhaltensanalyse (s. S. 20) und Erstellen eines Aktivitätsprogramms mit ansteigendem Schwierigkeitsgrad.
- Der Patient wird angehalten, die festgelegten Handlungs- und Verhaltensweisen zu trainieren und diese durch Wiederholungen zu stabilisieren. Die Ergebnisse werden schriftlich fixiert: Die jeweiligen Fortschritte werden festgehalten und besprochen; die einzelnen Schwierigkeitsgrade werden zusammen mit dem Patienten ermittelt.
- Dauer: Bedarfsabhängig.

19.11 Münzverstärkungssystem

Grundlagen

- Synonym: Token economy.
- **Definition:** Methode der Verhaltensmodifikation, bei der erwünschte Verhaltensweisen systematisch und kontingent mit Münzen oder Wertmarken („Token") oder anderen Vergünstigungen belohnt werden. Umgekehrt können auch störende, unerwünschte Verhaltensweisen durch Entzug der Belohnungen „bestraft" und dadurch abgeschwächt werden.
- **Wirkhypothese:** Duch positive (operante) Verstärkung Aufbau und Stabilisierung des erwünschten Verhaltens unter der Voraussetzung, daß die angestrebten Ziele bekannt und definiert sind und daß Verhalten und Belohnung kontingent aufeinanderfolgen.

Indikationen

- Patienten mit Oligophrenie und Abhängigkeitserkrankung.

Begleitwirkungen, Komplikationen, Kontraindikationen

- **Begleitwirkungen, Komplikationen:** Nicht bekannt.
- **Kontraindikationen:** Weniger geeignet bei differenzierten und schwerer geistig behinderten Patienten sowie allen akuten Erkrankungen.

Vorgehen

- Abklärung der Lerngeschichte, Verhaltensanalyse, Therapieziel? (s. S. 20) Erklärung des therapeutischen Prinzips.
- Aufstellung eines Therapieprogramms mit Festlegung und Definition des Behandlungsziels.
- Sodann regelmäßige (kontingente) Verstärkung durch Belohnung mit Wertmarken, Münzen, Chips, Pluspunkten u.ä., die gegen Privilegien eingetauscht werden können.
- Dauer: Bedarfsabhängig.

Vorbemerkungen

Unter dem Begriff „Gruppentherapie" werden global alle Methoden der Psychotherapie zusammengefaßt, die in einer Gruppe von 6–9 Teilnehmern angewendet werden. Gruppentherapie stellt insofern mehr dar als eine Summe von Einzelbehandlungen, als kommunikations- und gruppendynamische Gesetzmäßigkeiten zusätzliche therapeutische Wirkungen entfalten, die der Einzeltherapie verschlossen bleiben (s. Abb. 18).

Während zudeckend-direktiv arbeitende Gruppen schwerpunktmäßig wie in der Einzeltherapie supportiv-adaptive Zielsetzungen haben und hierzu über Interaktionsprozesse, Rollenspiel , freie Aussprache und Modell-Lernen Elemente einer „gegenseitigen Therapie" beinhalten, stellt bei aufdeckend-analytisch arbeitenden Gruppen die Sichtbarmachung unbewußter Konflikte über eine Bearbeitung von Abwehrmanövern das therapeutische Medium dar. Bei der analytischen Gruppenpsychotherapie kommt es zusätzlich auch zu einem tiefergreifenden regressiven Prozeß.

Bei den verhaltenstherapeutischen Gruppen handelt es sich in der Regel um problem- und zielorientierte Trainings- und Arbeitsgruppen, bei denen Patienten mit ähnlichen Störungen zusammengefaßt werden. Diese werden auf der Grundlage lerntheoretischer Erkenntnisse nach multimodaler Verhaltensanalyse einer gemeinsamen Bearbeitung unterzogen. Hilfsmittel sind hier nicht Katharsis, Selbsterfahrung, Regression oder Übertragungsphänomene, sondern Realitätserfahrung, Konfrontation, Übung und kognitive Umorientierung.

Nicht therapeutisch im engeren Sinn arbeiten sogenannte Erlebnisgruppen aus der „Encounter-Bewegung" und den „Sensitivity-Trainings". Sie dienen der Selbsterfahrung und dem persönlichen Wachstum („growth movement").

Paar- und Familientherapie bzw. systemische Therapie haben die „Beziehung" bzw. das „System" als einen einheitlichen Organismus zum Gegenstand („Patient Familie"), der sowohl auf der Grundlage aufdeckender wie lernpsychologischer Konzepte therapeutisch bearbeitet werden kann. Die bereits beschriebenen suggestiven und übenden Verfahren wie autogenes Training, Relaxation und Hypnose (s. o.) sind ebenfalls in Gruppenform anwendbar.

Die Zusammenstellung einer Gruppe bedarf großer Sorgfalt – bei der Auswahl der Teilnehmer ist auf Motivation, Verläßlichkeit, Introspektionsfähigkeit, Verbalisierungsvermögen und Belastbarkeit zu achten. (Zur Gruppendynamik/Gruppenstruktur s. Abb. 18.)

Die Leistungspflicht der Krankenkassen ist bei tiefenpsychologisch fundierter Therapie auf 25 (Kurzzeittherapie) bzw. 40 (Normaltherapie) Doppelstunden beschränkt, im besonderen Fall auf 60 Doppelstunden (bei einer Höchstgrenze von 80 Doppelstunden). Analytische Gruppenpsychotherapie wird im Normalfall von den Krankenkassen bis zu 80 Doppelstunden bewilligt, im besonderen Fall bis zu 120 Doppelstunden (bei einer Höchstgrenze von insgesamt 150 Doppelstunden). Für die Kurzzeitverhaltenstherapie in Gruppen umfaßt der Leistungsumfang 25 Doppelstunden, für die Regelgruppentherapie 45 Doppelstunden, im besonderen Fall 60 Doppelstunden (bei einer Höchstgrenze von 80 Doppelstunden).

Tabelle 114 gibt einem Überblick über die am häufigsten praktizierten Gruppentherapien.

20.1 Gruppentherapie

Tabelle 114 Häufigste Gruppentherapieformen

Gruppenform	Methode	Indikation	Dauer
psychiatrische Gruppe	beratend-supportiv, klärend (offene Gruppe)	– aktuellere psychot. Störung – Sucht – Persönlichkeitsstörung	bedarfsabhängig (ca. 15 – 30 Stunden)
Rollenspiel	übend, trainierend (offene Gruppe)	– Belastungsreaktion, Anpassungsstörung – soz. Ängste	bedarfsabhängig (ca. 10 – 20 Stunden)
Psychodrama	aufdeckend, kathartisch, konfliktzentriert (geschlossene Gruppe)	– neurot. Störung – Ängste, Depression – Persönlichkeitsstörung	bedarfsabhängig (ca. 15 – 30 Stunden)
tiefenpsychologisch orientierte Gruppe	aufdeckend unter Nutzung v. Widerstand und Übertragung (geschlossene Gruppe)	– neurot. Störung – Ängste – Depression – Persönlichkeitsstörung	Standard: 40 – 80 Stunden
systemische Therapie	aufdeckend-konfliktzentriert (geschlossene Gruppe)	– Familien- und Partnerschaftskrise	ca. 15 – 30 Stunden
themenzentrierte Interaktion (TZI)	lernend-reflektierend (geschlossene bis halboffene Gruppe)	– Kommunikations- und Interaktionsdefizite – soziales Lernen	ca. 30 – 40 Stunden

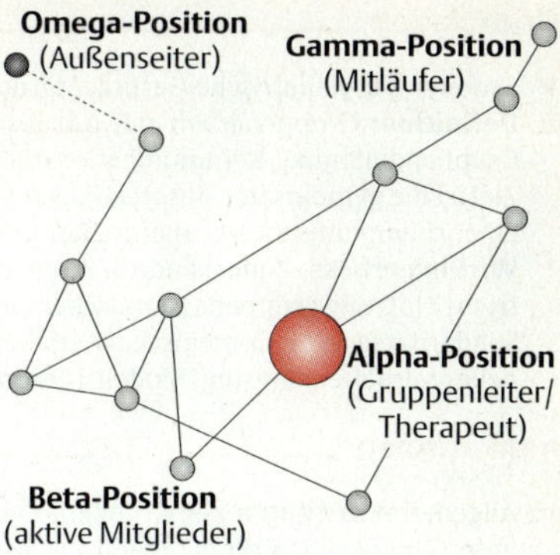

Abb. 18 Kommunikationsstruktur innerhalb einer Gruppe (Soziodynamik)

20.2 Psychiatrische Gruppenarbeit

Grundlagen

- Synonym: Psychiatrische Gesprächsgruppe.
- **Definition:** Gruppenarbeit mit psychisch Kranken, die auf Erkenntnissen der Gruppendynamik, Kommunikationstheorie und Sozialwissenschaft aufbaut. Ziel ist die gemeinsame Besprechung und Bearbeitung von Problemen innerhalb einer therapeutischen Gemeinschaft in Form offener Gruppen.
- **Wirkhypothese:** Zudeckend-direktive bzw. supportiv-pädagogische therapeutische Nutzung gruppendynamischer Einwirkungen wie soziale Wahrnehmung, Solidaritätsgefühl, Gemeinschaftserleben, Übernahme vorbildhafter interaktioneller Verhaltensmuster (Modell-Lernen).

Indikationen

- Allgemeine institutionelle Gruppenarbeit bei Patienten mit nach Art und Dauer unterschiedlichen Erkrankungen, z. B. psychotische Störungen, Suchterkrankungen, Anpassungsstörungen.

Begleitwirkungen, Komplikationen, Kontraindikationen

- **Begleitwirkungen, Komplikationen:** Vermeidung von Überforderung einzelner Patienten infolge Gruppendrucks („Sündenbock"-Omegaposition), hier gegebenenfalls Eingreifen des Gruppenleiters (attackiert werden häufig ängstliche, Ich-schwache oder gehemmte Patienten wie auch unbequeme, unkonventionelle und individualistische Personen).
- **Kontraindikationen:**
  - Akute Psychose.
  - Ausgeprägtes hirnorganisches Psychosyndrom.
  - Schwere Demenz.
  - Schwere Verhaltensstörung.

Vorgehen

- Primär festzulegen sind die therapeutischen Leitlinien, der äußere Rahmen, die Gruppengröße sowie die Dauer und der Zeitpunkt der regelmäßigen Zusammenkünfte.
- Besprechung und Bearbeitung individueller und kollektiver aktueller Probleme.
- Rollenspiel (s. S. 435) oder Einsatz anderer verhaltenstherapeutischer Gruppentrainings.

Hinweis: Kein Teilnahmezwang um jeden Preis. Bei beharrlichem Fernbleiben einzelner Patienten sind die Beweggründe jedoch abzuklären.

- Dauer: Bedarfsabhängig.

Grundlagen

- **Definition:** In der Verhaltenstherapie (s. S. 419) verwendetes übendes Gruppenverfahren, das im Unterschied zum Psychodrama (s. S. 437) keine aufdeckende Funktion hat. In der Kinderpsychiatrie als Spieltherapie praktiziert.
- **Wirkhypothese:** Geleitete Übungen führen zum Erlernen und Trainieren erwünschter sozialer Verhaltensweisen, insbesondere zur Selbstbehauptung und zu sozialer Kompetenz.

Indikationen

- **Indikationen für sozialtherapeutisches Training:**
  - Postpsychotisches Residuum.
  - Milieubedingte psych. Schäden.
  - Leichtere intellektuelle Einbußen und Sozialisationsdefizite.
- Allgemein Stärkung von Selbstsicherheit und kontrolliertem Durchsetzungsvermögen.

Begleitwirkungen, Komplikationen, Kontraindikationen

- **Begleitwirkungen, Komplikationen:** Bei überängstlichen und scheuen Patienten allmähliches Heranführen an das Spiel bzw. zunächst Zuweisung unverfänglicherer, einfacherer Rollen.
- **Kontraindikationen:**
  - Akute Psychose.
  - Schwere Depression und Zwangserkrankung.
  - (Fortgeschrittene) Demenz.
  - Schwere Oligophrenie.

Vorgehen

- In einer Gruppe von 8 – 12 Personen werden unter Anleitung des Gruppenleiters und des Kotherapeuten Rollen aus dem Alltagsleben gespielt (z. B. Einkäufe, Stellensuche, Behördengespräch, Prüfungen).
- Die Darstellungen werden anschließend in der Gruppe besprochen, wobei der Hauptdarsteller vorrangig seine Erlebnisse aus den gespielten Szenen mitteilen soll. Die übrigen Patienten korrigieren oder ergänzen den Ablauf.
  (Zur Selbstkontrolle Videoaufnahmen zu empfehlen.)
- Dauer: Zwischen 20 und 40 Minuten.

20.4 Selbstsicherheitstraining, Selbstbehauptungstraining

Grundlagen

- Synonym: Assertiveness training.
- **Definition:** Verhaltensmodifizierendes Trainingsprogramm zum Aufbau sozialer Kompetenz.
- **Wirkhypothese:** Schrittweises Einüben bestimmter Verhaltensweisen unter kontrollierten Bedingungen führt zu Aufbau und Ausweitung von Ich-Stärke und Durchsetzungsvermögen. Durch Wiederholung Stabilisierung und Verfestigung erwünschter sozialer Verhaltensweisen.

Indikationen

- Soziale Ängste, Soziophobie.
- Defizite im Sozialverhalten bei folgenden Erkrankungen: Anpassungs- und Persönlichkeitsstörung (Ausnahmen siehe Kontraindikationen), chronische Psychose, psychotisches Residuum, Abhängigkeit bzw. Suchterkrankung, leichtere Oligophrenie.

Begleitwirkungen, Komplikationen, Kontraindikationen

- **Begleitwirkungen, Komplikationen:** Überforderungsreaktion in Form von Frustration und Depressivität.
- **Kontraindikationen:** Akute und subakute Psychose, deutliches psychotisches Residuum, ausgeprägte Minderbegabung bzw. Demenz, Persönlichkeitsstörung mit Neigung zu narzißtischen oder histrionischen Verhaltensweisen.

Vorgehen

- Verhaltensanalyse, Beschreibung des Störungsmodells, Therapieplanung, Instruktion des Patienten (s. S. 20). Entwicklung eines standardisierten Trainingsprogramms mit ansteigendem Schwierigkeitsgrad bezüglich der problematischen sozialen Situation, die eingeübt werden soll.
- **Rollenspiel:** Anwendung bei schon größerer Selbständigkeit. Training der erwünschten interaktionellen Verhaltensmuster mit anschließender Besprechung in der Gruppe (s. S. 435).
- **Modell-Lernen:** Nachspielen der vom Therapeuten demonstrierten beispielhaften Verhaltensweisen.
- Wichtig (positive und negative) Rückmeldungen (Feedback, Motivation und Ermutigung) durch Therapeuten und Gruppenmitglieder und Unterstützung durch Verhaltensanweisungen („Coaching“).
- Therapieziele: Sich spontan verhalten, eigene Wünsche vortragen, Wünsche anderer abschlagen, Forderungen stellen, widersprechen und angreifen, Fehler und Kritik ertragen.
- Dauer: Von den Krankenkassen werden – in Verbindung mit Einzeltherapie – für die Kurzzeitbehandlung 25, für den Normalfall 45 und den besonderen Fall 60 Doppelstunden (max. 80) akzeptiert.

Grundlagen

- **Definition:** Methode der Gruppenpsychotherapie aus psychoanalytischen, sozialpsychologischen und gruppendynamischen Erkenntnissen: Nachspielen bestimmter vorgegebener oder frei gewählter, konfliktbesetzter Rollen.
- **Wirkhypothese:** Aufdeckung verborgener Gefühle und Konflikte mit dem Ziel der therapeutischen Entlastung durch Selbsterkennung, Katharsis und Wandlung. Die Gruppengemeinschaft fungiert dabei als Spiegel der realen Umwelt.

Indikationen

- Depressive und angstneurotische Störungen.
- Suchterkrankung, Abhängigkeit.
- Persönlichkeitsstörung (Ausnahme: Histrionische Persönlichkeitsstörung).
- Interaktionstraining, soziales Lernen, Selbsterfahrungs- und Selbstwahrnehmungstraining.

Begleitwirkungen, Komplikationen, Kontraindikationen

- **Begleitwirkungen, Komplikationen:** Überforderung mit daraus resultierenden depressiven und Angstreaktionen, Aktivierung einer latenten Psychose.
- **Kontraindikationen:** Akute und latente Psychosen, psychotisches Residuum, Oligophrenie, Folgezustand einer Hirnschädigung, Demenz, histrionische Persönlichkeitsstörung, schwere Depression.

Vorgehen

- Im Halbkreis der Patienten („Bühne") werden Situationen des Alltags dargestellt, vor allem Themen der eigenen Lebensgeschichte. Wesentlich sind die gegenwärtigen innerseelischen Abläufe im „Hier und Jetzt". Dabei werden die „Erwärmungsphase" (Einstimmung), die „Spielphase" (Darstellung) und die „Abschlußphase" (Bearbeitung von Übertragungswiderständen) durchlaufen.
- Der jeweilige Akteur („Protagonist") soll seine Phantasien und Gefühle im Verhalten sichtbar werden lassen. Im abschließenden Gespräch werden die Darstellungen gemeinsam besprochen und analysiert.
- Mögliche Techniken:
  - *Rollenwechsel:* Zwei Personen vertauschen gegenseitig ihre Rollen.
  - *Spiegeltechnik:* Ein anderer („Hilfs-Ich") übernimmt die aktive Rolle und imitiert den Protagonisten, der passiv-zuschauend in der Gruppe verbleibt.
  - *Doppelgängertechnik:* Dem Protagonisten wird ein anderes Gruppenmitglied als „Hilfs-Ich" an die Seite gestellt, das sich in jenen so gut wie möglich hineinversetzen soll.
- Gruppengröße: 8 – 10 Teilnehmer mit regelmäßigen Sitzungen 1 – 2mal pro Woche. (Im Soziodrama Großgruppen von 20 – 100 Personen mit verschiedenen Haupt- und Nebenakteuren).

20.6 Tiefenpsychologische Gruppenpsychotherapie

Grundlagen

- Synonym: Gruppenanalyse.
- **Definition:** Psychotherapie in Gruppenform auf der Grundlage der Psychoanalyse (s. S. 403) bzw. tiefenpsychologischer Konzepte mit zusätzlicher Anwendung gruppendynamischer Erkenntnisse. Die tiefenpsychologisch fundierte Variante entspricht bezüglich Psychodynamik, Methode und Therapieziel der tiefenpsychologisch fundierten Einzeltherapie (s. S. 405).
- **Wirkhypothesen:**
  - Zusammenwirken psychoanalytischer und gruppendynamischer Effekte zu kollektiver Affektabfuhr und Übertragung.
  - Aufdeckung und Bearbeitung von Abwehrmechanismen.
  - Training sozialer Wahrnehmung, Rollenverhalten und Modell-Lernen. (Die tiefenpsychologisch fundierte Gruppenpsychotherapie intendiert keine weitergehende Regression der Teilnehmer.)

Indikationen

- Neurotische Angst und Depressivität (Dysthymia).
- Abhängigkeit und Suchterkrankung.
- Additiv bei psychosomatischer Erkrankung bzw. somatoformer Störung.

Begleitwirkungen, Komplikationen, Kontraindikationen

- **Begleitwirkungen, Komplikationen:**
  - Belastung einzelner Teilnehmer durch Modifikationsdruck der Gruppe mit Frustration und Depressivität.
  - Fixierung auf die Gruppe: Tendenz zu Unselbständigkeit und Abhängigkeit.
  - Auslösung einer bis dahin latenten Psychose (bei fehlerhafter Indikationsstellung).
- **Kontraindikationen:** Akute und chronische Psychose, psychotisches Residuum, schwerere Depression, Zwangserkrankung, histrionische und asthenische Persönlichkeitsstörung, Oligophrenie, hirnorganisches Psychosyndrom, Demenz.

Vorgehen

- Klärung von Psychodynamik, Therapieziel und Eignung (s. S. 431 Vorb.), Zusammenstellung einer geschlossenen Gruppe von 6 – 9 Patienten.
- Reinszenierung unbewußter intrapsychischer Konflikte durch Deutung und freie Assoziation, Bearbeitung von Widerstand und Übertragung.
- **Analytisches Vorgehen:** Therapeut mehr beobachtend im Hintergrund („Abstinenzregel").
- **Tiefenpsychologisch orientiertes Vorgehen:** Therapeut aktiver und mehr gruppendynamisch integriert.
- Dauer, Umfang nach Richtlinien:
  - *Analytische Gruppe:* 1 – 2 Sitzungen pro Woche bei einem Gesamtumfang von 80, im besonderen Fall 120 Doppelstunden (max. 150 Doppelstunden).
  - *Tiefenpsychologisch fundierte Gruppe:* 40 (– 60) Doppelstunden (max. 80).

20.7 Familientherapie, systemische Therapie

Grundlagen

- **Definition:** Die Familientherapie wurde aus der psychoanalytischen Entwicklungslehre, den Sozialwissenschaften sowie aus der Lern- und Kommunikationstheorie entwickelt. Ihr Behandlungsgegenstand ist das familiäre Beziehungssystem des Patienten.
- Folgende Modelle sind zu unterscheiden:
  - *Strukturmodell:* Kennzeichnend sind (teils provozierende) Eingriffe der Therapeuten in die familiären Beziehungsmuster mit zeitweiliger Parteinahme – „Heilung durch aktive Umstrukturierung".
  - *Systemmodell:* Kennzeichnend ist die Intensität des therapeutischen Teams mit spezifischen Interventionen wie auch paradoxen Verschreibungen – „Heilung durch Systemänderung".
  - *Begegnungsmodell:* Kennzeichnend ist der rasche Einstieg in einen befreienden Dialog über alle bisher tabuisierten Themen in der Familie – „Heilung durch Begegnung".
- **Wirkhypothese:** Zugrunde liegt die Vorstellung, daß die Familie als therapeutische Einheit angesehen wird, in der die Erkrankung eines Mitgliedes das gesamte Beziehungsmuster modifiziert. Umgekehrt kann eine therapeutische Veränderung des Patienten mit einer Verwerfung der gesamten Familienstruktur verbunden sein und erhebliche Störungen verursachen. Die Bestandsaufnahme und Bearbeitung der daraus resultierenden globalen Konfliktsituationen sollen zu einer zufriedenstellenden Stabilisierung der Familie führen.

Indikationen

- Problemfamilien (Familie mit spannungsreichem Milieu, Partnerschaftsproblemen, sozialen Belastungen).
- Partnerschafts (z. B. Ehekrisen)- und Generationskonflikte.

Hinweis: Bei Erkrankung eines Mitgliedes sollte die Familie immer mit einbezogen werden, wenn pathologische Interaktionsmuster erkennbar sind. Eine notwendige Einzelbehandlung des Patienten sollte gleichzeitig weitergeführt werden.

Begleitwirkungen, Komplikationen, Kontraindikationen

- **Begleitwirkungen, Komplikationen:**
  - Vorübergehende Verschärfung familiärer Spannungen bis zur passageren Trennung einzelner Mitglieder möglich.
  - Depressive und aggressive Reaktionen.
- **Kontraindikationen:**
  - *Relativ:* Nur partielle Motivation einzelner Familienmitglieder.
  - Verfestigte, irreversibel pathologisch-deformierte Familien- und Beziehungsstruktur.

20.7 Familientherapie, systemische Therapie

Vorgehen

- Abklärung der pathologischen Ausgangssituation durch Erstinterview (s. S. 4) und umfassende Anamnese, Überprüfung der notwendigen Motivation der einzelnen Familienmitglieder zur Behandlung.
- Zusammen mit Kotherapeuten Identifizierung und Aufarbeitung der zugrundeliegenden Konfliktkonstellationen unter Einbeziehung von Rollenspiel, Psychodrama, Transaktionsanalyse, Kommunikationstraining und anderen gruppentherapeutischen Übungen.
- Mögliche Varianten:
  - *Familienkonferenz:* Regelmäßiges Zusammentreffen der Familie zum konfliktzentrierten Gespräch mit aktivem Zuhören der einzelnen Mitglieder. Hierdurch Auflösung von Widersprüchlichkeiten und Abbau von intrafamiliären Machtkämpfen sowie Klärung pathologischer Verklammerungen. (Dauer, Frequenz: 1 – 4 Sitzungen pro Monat zu festen Zeiten mit nicht festgelegter Dauer.)
  - *Familienberatung:* Mehr beratend und zudeckend-supportiv orientierte Gesprächstherapie (durch einen Familientherapeuten) für Familienmitglieder bei schwerer Erkrankung eines Angehörigen (Dauer bedarfsabhängig).

20.8 Themenzentrierte Interaktion (TZI)

Grundlagen

- **Definition:** Gruppenverfahren, entwickelt aus der sogenannten humanistischen Psychologie auf der Grundlage von Psychoanalyse, Ich-Psychologie, Gruppendynamik und Feldtheorie zur Verbesserung von Selbstwahrnehmung, sozialer Kompetenz, Verantwortlichkeit und Kommunikationsfähigkeit.
- **Wirkhypothese:** Zuwachs an sozialer Wahrnehmungsfähigkeit, Autonomie, Selbstverantwortlichkeit und Partnerschaftlichkeit durch die sozialtrainierende Funktion der Gruppe unter den Bedingungen des interaktionellen Gruppenprozesses. Zentraler Wirkmechanismus unter dem Leitsatz „lebendiges Lernen" ist die dynamische Balance zwischen dem „Ich" der einzelnen Person, dem „Wir" der Gruppe und dem „Es" – dem Gruppenthema.

Indikationen

- Einsatz beschränkt auf Kontakt- und Kommunikationsstörungen, besonders in multiprofessionellen therapeutischen Teams, Wohngemeinschaften und Organisationseinheiten.

Begleitwirkungen, Komplikationen, Kontraindikationen

- **Begleitwirkungen, Komplikationen:** Passager zunehmende Spannungen innerhalb des betroffenen Teams.
- **Kontraindikationen:** Schwerer gestörte Personen, die empfindlich auf Gruppendruck reagieren, insbesondere solche mit asthenischer, ich-schwacher und histrionischer Persönlichkeitsstruktur und Psychosegefährdung sind auszuschließen.

Vorgehen

- Innerhalb einer Gruppe von 8 – 12 Teilnehmern Konfrontation der einzelnen Mitglieder mit einem aktuellen, realitätsbezogenen Thema, zu dem sich jeder individuell, authentisch und spontan äußern soll. Jedes Gruppenmitglied fungiert als sein eigener „Chairman".
- Überwachung und Rückspiegelung der Gruppenprozesse vom aktiv-partizipierenden Gruppenleiter.
- „Störungen" (z. B. Ärger, Langeweile, Angst) werden vorrangig mitgeteilt und bearbeitet.
- Dauer: Bedarfsabhängig.

20.9 Balint-Gruppe

Grundlagen

- **Definition, Komponenten:** Die Balint-Gruppe dient einer tiefenpsychologisch orientierten Bearbeitung des Arzt-Patient-Verhältnisses im Rahmen der Selbsterfahrung(„Sprechstundenpsychotherapie"). Die Arbeit ist zentriert auf die therapeutische Aufgabe am Patienten unter Supervision eines erfahrenen und geschulten Psychotherapeuten. Sie ist Bestandteil der Ausbildung zum ärztlichen Psychotherapeuten.
- **Wirkhypothese:** Mit Hilfe regelmäßiger und kontinuierlicher Besprechungen lernen die Teilnehmer der Balint-Gruppe, den interaktionellen Kontext der vom Patienten gezeigten Beschwerden und Symptome zu erfassen („Beziehungsdiagnostik "). Damit sollen gegebenenfalls eigene Wahrnehmungsverzerrungen und Fehlhaltungen gegenüber dem Patienten korrigiert werden (Gegenübertragung).

Indikationen

- Schulung von psychosozialer Kompetenz und Training in Besonderheiten der Situationsdiagnostik von Ärzten.
- Geeignet als patientenzentrierte Selbsterfahrung.
- Kontrolle der Gegenübertragung.

Begleitwirkungen, Komplikationen, Kontraindikationen

- **Begleitwirkungen, Komplikationen:** Fehlinterpretationen möglich, wenn gruppendynamische Prozesse fehlgedeutet oder nicht erkannt werden.
- **Kontraindikationen:** Nicht bekannt.

Vorgehen

- In üblicher Gruppengröße von 6 – 9 Personen, die ärztlich bzw. therapeutisch tätig sind, werden unter Anleitung Besonderheiten im Umgang mit Problempatienten besprochen, wobei sich der Gruppenleiter interpretierend und verdeutlichend beteiligt.
- Dauer, Umfang: Wöchentlich oder 14-täglich Sitzungen von 1 – 2 Stunden Dauer über etwa 1 Jahr.

Grundlagen

- **Definition:** Aus Tiefenpsychologie, Kommunikationswissenschaft und verhaltenstherapeutischen Elementen abgeleitetes Training mit dem Ziel der Selbstverantwortlichkeit und Autonomie der eigenen Person. (Transaktionen bedeuten Regeln sozialer Beziehungen. Diese werden zum Gegenstand entsprechender Analysen.)
- Hierzu gehören:
  - *Strukturanalyse:* Erhellung der Ich-Zustände.
  - *Transaktionsanalyse:* Erhellung der Kommunikationsprozesse.
  - *Spielanalyse:* Erhellung des spezifischen Umgehens mit Gefühlen.
  - *Skriptanalyse:* Erhellung des individuellen Lebensplanes.
- **Wirkhypothese:** Ziel ist die Aufdeckung krankmachender, unbewußter Lebenspläne („Skript") und daraus resultierender krankmachender Transaktionen („Spiel"). Destruktive „Skripts" werden dabei auf Prägungen in der frühen Kindheit zurückgeführt (z. B. fehlende Zuwendung, Mißachtung, Vermeidung oder Enttäuschung). Aus Wahrnehmung und Reflexion dieser Vorgänge soll das „Erwachsenen-Ich" resultieren, d. h. der Patient soll zu angemessenen und realistischen Wahrnehmungen und Verhaltensweisen gelangen.

Indikationen

- Innerhalb familientherapeutischer Aktivitäten (s. Familientherapie S. 439).
- Soziales Lernen und soziales Interaktionstraining in Seelsorge, Erziehung und Heilpädagogik.

Begleitwirkungen, Komplikationen, Kontraindikationen

- **Begleitwirkungen, Komplikationen:**
  - Unter zu großem Modifikationsdruck Gereiztheit, Depressivität oder Angstgefühl einzelner Mitglieder.
  - Abhängigkeit von der Gruppe.
- **Kontraindikationen:** Akute und latente Psychose, psychotisches Residuum, schwere Angst-, depressive und Zwangsneurose.

Vorgehen

- Beginn mit erklärendem Vortrag.
- Mittels Struktur- und Spielanalyse werden innerhalb der Gruppe Transaktionen verifiziert, insbesondere Reaktionen wie Hilflosigkeit, Ärger, Schuldgefühl und Abwehr („Gefühlsmaschen"). In Verbindung hiermit wird eine Bestandsaufnahme des gesamten Lebensplanes angestrebt.
- Der Therapeut greift aktiv ein und leistet durch Bekräftigung, Verdeutlichung und Ermutigung Hilfestellung.
- Dauer: Bedarfsabhängig.

21.1 Soziotherapie

Vorbemerkungen

Neben Somatotherapie und Psychotherapie stellen sozialtherapeutische Angebote ein weiteres Gebiet psychiatrischer Behandlung und Versorgung dar, die ebenso wie jene sowohl für den einzelnen Patienten eine unverzichtbare individuelle Hilfe darstellen wie auch enorme gesundheitspolitische Bedeutung haben. Die Einbeziehung des sozialen Umfeldes und der Lebenswelt des Patienten ist sowohl hinsichtlich therapeutischer und Coping-Strategien wie auch aus rehabilitativer Sicht von großer Bedeutung.

Die besonderen Ziele sozialpsychiatrischer Behandlung umfassen medizinische Rehabilitation und berufliche Wiedereingliederung, nachgehende Fürsorge, Vermeidung von Hospitalisierung, Sekundär- und Tertiärprävention. Theorie und Praxis der Sozialpsychiatrie beruhen auf Erkenntnissen der Epidemiologie, Entwicklungspsychologie, Kommunikationsforschung, Pädagogik und Sozialpsychologie.

Soziotherapeutische Maßnahmen erstrecken sich vorrangig auf die ambulante und teilstationäre psychiatrisch-psychotherapeutische Beratung und Betreuung sowie auf vielfältige Formen extramuraler Therapie in beschützten Lebensräumen des Patienten. Im folgenden Kapitel werden entsprechende Einrichtungen mit therapeutischen Angeboten beschrieben. Außerdem werden Formen der Beschäftigungs- und kreativen Therapien erläutert, die bereits definierte psychotherapeutische Elemente wie Entspannung, Affektabfuhr und Beruhigung enthalten und daher in Einzel- oder Gruppentherapie integriert werden können (s. Tab. 115) oder Teile der Milieutherapie sind. Eine nicht zu unterschätzende soziotherapeutische Funktion kommt allen Arten der Selbsthilfe und Laienarbeit zu, die sich allerdings der professionellen Beratung versichern sollte.

Psychiatrische Soziotherapie erfordert neben Engagement Erfahrungen und Fachkenntnisse multiprofessionell arbeitender Teams, die oft zur Vermeidung von Burn-out-Auswirkungen Supervision benötigen. Im sozialpsychiatrischen Netzwerk sind Ärzte, Psychologen, Sozialarbeiter, Beschäftigungstherapeuten, Pflegepersonal, Seelsorger und Laienhelfer tätig, eingebunden in verschiedene Organisationen unterschiedlichster Träger Die betreuten Patienten sind überwiegend Personen mit chronischer Psychose, Suchterkrankung, geistiger Behinderung und Demenz.

Tabelle 115 Häufigste Formen der kreativen und Arbeitstherapie

Therapieform	Methode	Indikation	Dauer
Arbeitstraining	elementar erprobend, einfache handwerkliche Arbeitseinheiten	– Rehabilitation nach akuter Psychose o. bei längerer psych. Erkrankung – Demenz	Wochen bis Monate
Arbeitstherapie	syst. Belastungserprobung in handwerklicher o. Industriearbeit	– chron. Psychose – Suchterkrankung – Anpassungsstörung/Neurose – hirnorg. Psychosyndrom/Demenz	Monate bis Jahre
Ergotherapie	Aktivierung u. Schulung psychomotorischer + sensorischer Fähigkeiten, Kreativitätstraining	– Entaktualisierte Psychose – Suchterkrankung – Anpassungsstörung/Neurose – hirnorg. Psychosyndrom/Demenz	Tage bis Wochen
Musiktherapie	Auflockerung, Entspannung, Katharsis	– chron. Psychose – Anpassungsstörung/Neurose – Persönlichkeitsstörung – leichtere Oligophrenie	Tage bis Wochen
Kunsttherapie	Förderung von Kreativität u. Phantasie, Entfaltung, persönl. Entwickung	– Anpassungsstörung/Neurose – Persönlichkeitsstörung – chron. Psychose	Monate bis Jahre

21.2 Arbeitstherapie

Grundlagen

- **Definition:** Therapeutisches Arbeiten als Teil des Behandlungsplanes, das ergebnis- und produktorientiert ist.
- Therapeutisches Kernelement ist die Arbeitsleistung, wobei entweder leichtere Industriearbeit, Bürotätigkeit oder auch handwerkliche und landwirtschaftliche Tätigkeit verrichtet wird.
- Therapeutische Ziele: Wecken und Befriedigen von Motivation und Bedürfnissen, persönliche Entfaltung, Training von Anpassung und Ausdauer (Arbeitstraining), Förderung von Gruppenaktivität.

Indikationen

- Entaktualisierte psychiatrische Erkrankungen, insbesondere solche mit Mängeln an Ausdauer, Selbständigkeit, Sorgfalt, Durchhaltevermögen und Pünktlichkeit, zum Beispiel:
  - Chronische Psychose, Defektsyndrom.
  - Hirnorganische Psychosyndrome, Demenz.
  - Oligophrenie.
  - Suchterkrankung.

Hinweis: Bei sozialer Desintegration gleichzeitig Aufenthalt in halbstationärer Einrichtung, beschützter Wohnung oder Familienpflege in Erwägung ziehen.

Begleitwirkungen, Komplikationen, Kontraindikationen

- **Begleitwirkungen, Komplikationen:** Überforderung durch ungewohnt anspruchsvolle Tätigkeit mit begleitender Verstimmtheit oder Reizbarkeit.
- **Kontraindikationen:**
  - Akute oder subakute schwerere psychische Erkrankung.
  - Fortgeschrittene Demenz.
  - Schlechte körperliche Allgemeinverfassung.

Vorgehen

- Indikationsstellung und Belastungserprobung, Festlegung von Umfang und Art des Aktivitätsprogramms mit den Arbeitstherapeuten.
- Grundsätzlich stufenweise Steigerung von einfacheren Betätigungen ohne besondere Anforderungen an Selbständigkeit und Aufmerksamkeit bis hin zur „Entlassungsstufe“, während der die durchschnittliche Leistungsfähigkeit eines Gesunden (nahezu) erreicht sein soll.
- Arbeitseinsatz und -verteilung wie auch finanzielles Entgelt müssen mit dem Patienten geregelt werden. Außer finanzieller Entlohnung ist auch die persönliche Anerkennung für den Patienten wichtig.
- Dokumentation!

Grundlagen

- **Definition:** Form der Werk- und Beschäftigungstherapie mit folgenden Unterschieden zur Arbeitstherapie: Weniger produktzentrierte als handlungs- und personenorientierte Tätigkeit mit kreativen und musischen Elementen. Die Betätigung des Patienten erfolgt unter heilpädagogischen und sozialpsychiatrischen Gesichtspunkten.
- Therapeutisches Kernelement: Aktivierung und Schulung psychomotorischer und sensorischer Fähigkeiten des Patienten.
- Therapeutische Ziele: Auflockerung einer erstarrten Motorik (wichtig bei begleitender Pharmakotherapie!), Verbesserung des Antriebsverhaltens, Anhebung der Stimmungslage, Wecken von Phantasie und Kreativität sowie Freude am eigenen Schaffen, Stärkung von Selbstvertrauen, Beruhigung und Affektabfuhr durch Gestalten.
- Wirksame gruppendynamische Faktoren: Kontaktpflege, Förderung von Kommunikation und Solidarität, soziale Wahrnehmung, Verantwortungsgefühl.

Indikationen

- Sämtliche psychische Erkrankungen, insbesondere solche mit Einschränkungen an Antrieb, Belastbarkeit, Selbstwertgefühl, Kontakt- und Kommunikationsfähigkeit (außer in akuter Form).

Kontraindikationen

- Akute Erregtheit (z. B. im Rahmen schizophrener und affektiver Psychose).
- Ausgeprägtere (endogene) Depression, deutlichere Oligophrenie oder Demenz.

Vorgehen

- Indikationsstellung, Besprechung mit Ergotherapeuten, ergotherapeutisches Angebot in einer Gruppe von 10 – 15 Teilnehmern nach festem Stundenplan.
- **Beschäftigungsschwerpunkt:**
  - *Bei hirnorganischen Krankheiten:* Akzent mehr auf Koordinations- und kognitiven Leistungen, z. B. Draht-, Web- und Flechtarbeiten bzw. Lese- Schreib- und Zeichenübungen.
  - *Bei psychotischen Störungen:* Eher Entspannungs- und Auflockerungsübungen, z. B. Modellieren, Töpfern, Schnitzen, Malen.
  - *Bei sozialen und Persönlichkeitsstörungen:* Eher Gemeinschaftsarbeiten, z. B. kreative und spielerische gemeinsame Betätigung (Kochgruppe, Musikhören, kollektives Gestalten).
- Nach Beendigung der Therapiestunde Besprechung von Gemeinschaftsarbeiten in der Patientengruppe, gegebenenfalls therapeutische Interpretationen.
- Dokumentation!

21.4 Musiktherapie, Kunsttherapie

Grundlagen

- **Definition:** Systematische und gezielte Anwendung von Musik und künstlerischer Tätigkeit zur positiven Beeinflussung psychischer Störungen.
- Therapeutischer Ansatz:
  - *Aktive Musiktherapie:* Förderung von Kreativität, Spontaneität, Affektabfuhr und Ich-Stärkung. (Gemeinsames Musizieren bzw. Singen verstärkt darüber hinaus soziale Aktivitäten und Kommunikationsverhalten).
  - *Passive Musiktherapie:* Affektive Auflockerung und Entspannung, Phantasieanregung.
  - *Künstlerische Arbeit:* Aktivierung von Phantasie und Emotionen, Bearbeitung von Konflikten.

Indikationen

- Persönlichkeitsstörung. Suchterkrankung.
- Kommunikationsgestörte, emotional eingeengte und gehemmt-aggressive Patienten.
- Begleittherapie bei Entspannungstherapien, Bilderleben, Gruppenverfahren und bewegungstherapeutischen Maßnahmen.

Begleitwirkungen, Komplikationen, Kontraindikationen

- **Begleitwirkungen, Komplikationen:** Bei aufpeitschend-rhythmischer Musik Unruhe und Erregtheit.
- **Kontraindikationen:** Nicht bekannt.

Vorgehen

- Indikationsstellung und Therapieplanung.
- Unter den oben genannten Vorstellungen aktives Musizieren (z. B. mit Orffschen Instrumenten) oder gemeinsames Singen, in passiv-rezeptiver Form auch Einsatz von Tonträgern.
- Bildnerisches oder plastisches Gestalten unter Anleitung (s. Ergotherapie S. 447).

Grundlagen

- **Definition:**
  - *Tagesklinik:* Einrichtung der teilstationären Übergangsbehandlung für Patienten, bei denen eine ambulante Behandlung nicht mehr ausreicht oder die für die ambulante Nachsorge noch nicht ausreichend stabilisiert sind. Therapeutisches Team wie bei stationärer Behandlung (s. Abb. 19).
  - *Tagesstätte:* Einrichtung zur Beaufsichtigung und Betreuung der (häufig gerontopsychiatrischen) Patienten mit weniger gezieltem Therapieangebot.
- Therapeutischer Ansatz:
  - Vorbeugung einer stationären Aufnahme und den damit verbundenen Belastungen.
  - Soziales Training, Tagesstrukturierung, Vermeidung sozialer Isolation,.
  - Rehabilitation durch schrittweise Reintegration in das häusliche Umfeld.
  - Vermeiden von Hospitalisierung durch frühestmögliche Entlassung aus der vollstationären Behandlung.

Indikationen

- Patienten mit weitgehend entaktualisierter Psychose bzw. leichterem psychotischen Residuum, neurotischer bzw. Anpassungsstörung oder Suchterkrankung.
- Intervallbehandlung bei chronifizierten Erkrankungen verschiedenster Art.

Begleiterscheinungen, Komplikationen, Kontraindikationen

- **Begleiterscheinungen, Komplikationen:** Belastung des Patienten bei erheblichen atmosphärischen Unterschieden zwischen Tagesklinik bzw. -stätte und häuslichem Milieu (Familientherapie? s. S. 439).
- **Kontraindikationen:**
  - *Tagesklinik:* Akute und subakute Psychose, ausgeprägteres Residuum, Oligophrenie, Demenz, schwere Persönlichkeitsstörung. Sucht.
  - *Tagesstätte:* Floride Psychose, ausgeprägte hirnorganische Störung.

Vorgehen

- Indikationsstellung im therapeutischen Team und Belastungserprobung bzw. Probeurlaub.
- Der Patient verbleibt von frühmorgens bis zum Nachmittag in der Einrichtung. Die restliche Zeit einschließlich der Wochenenden wird im gewohnten häuslichen Milieu verbracht. Eventuell Fahrdienst regeln!

Hinweis: In der Tagesklinik sollte das Behandlungsangebot verpflichtend sein.

- Aufenthaltsdauer: In der Tagesklinik meist zwischen 1 – 2 Wochen bis zu 3 Monaten, in der Tagesstätte bedarfsabhängig.

21.6 Nachtklinik

Grundlagen

- **Definition:** Einrichtung, in der sich die Patienten nachts aufhalten und tagsüber ihrer normalen Tätigkeit nachgehen oder zu Hause sind. (Im Gegensatz zur Tagesklinik (s. S. 449) stellen Nachtkliniken eher eine Ausnahme dar. Sie sind weitgehend durch Übergangswohnheime und beschützte Wohnungen ersetzt worden (s. Abb. 19).)
- Zielgruppe: Patienten, die wegen ungünstiger Familien- oder Wohnverhältnisse vorübergehend partiell beschützt leben müssen. Geeignet auch im Rahmen einer Tätigkeit an einem beschützten Arbeitsplatz oder einer Behindertenwerkstatt. Der Patient sollte einen strukturierten Tagesablauf haben.
- Therapeutischer Ansatz:
  - Überbrückende Maßnahme der Rehabilitation. Der therapeutische Akzent liegt auf dem beschützten Wohnen.
  - Die übrigen Behandlungsmöglichkeiten bleiben beschränkt auf den Abend.

Indikationen

- Siehe oben.

Begleitwirkungen, Komplikationen, Kontraindikationen

- **Kontraindikationen:** Entaktualierte und chronische, leichtere bis höchstens mittelschwere psychiatrische Erkrankungen aller Art.

Vorgehen

- Unter oben genannten Bedingungen Aufnahme nach Festlegung des therapeutischen Programms.
- Parallel hierzu gezielte Bemühungen um die weitere Wiedereingliederung und Verselbständigung des Patienten.

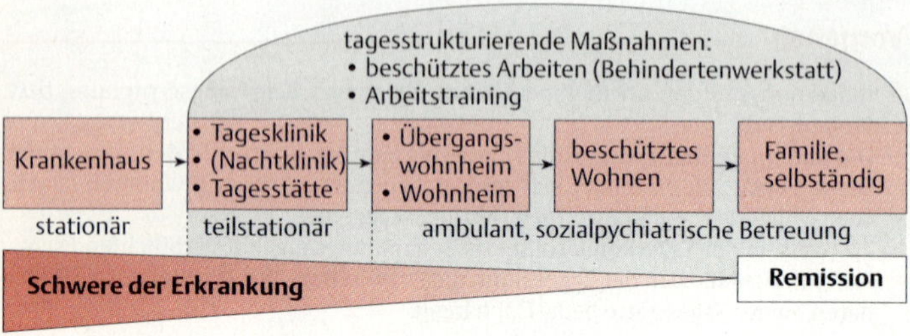

Abb. 19 Psychiatrisches Netzwerk zur Rehabilitation

Grundlagen

- **Definition:** Vertraglich geregelte Unterbringung von Patienten in fremden Familien gegen Entgelt. Sinnvolle Alternative zur stationären Langzeitbehandlung oder Heimunterbringung, falls Eignungskriterien positiv (s. unten).
- Voraussetzungen von seiten der Pflegefamilien:
  - Angebot handwerklicher, gärtnerischer, landwirtschaftlicher oder anderer Arbeitsmöglichkeiten, in die der Patient ohne größere Belastungen einbezogen werden kann.
  - Die Unterbringungsmöglichkeiten müssen denen eines anderen Familienmitglieds gleichwertig sein.
  - Verständnis, Toleranz, Einfühlungsvermögen und Warmherzigkeit wie auch andererseits Festigkeit gegenüber dem Patienten.
- Therapeutischer Ansatz: Durch die Aufnahme und Annahme wie ein Familienmitglied erlebt der Patient eine Umgebung, die vergleichsweise zufriedenstellend Möglichkeiten an Geborgenheit, Kontakt, Freiraum, Selbständigkeit und gleichzeitiger Verantwortlichkeit bieten kann.

Indikationen

- Leichte bis mittelschwere Oligophrenie oder chronische Psychose. (Allgemein sozial entwurzelte Patienten, die nicht imstande sind, sich selbst zu versorgen, jedoch ohne Pflegebedürftigkeit im engeren Sinne.)

Begleitwirkungen, Komplikationen, Kontraindikationen

- **Begleitwirkungen, Komplikationen:** Spannungen innerhalb der Familie, Gefahr der Ausnutzung des Patienten.
- **Kontraindikationen:**
  - Akute und subakute psychische Erkrankung, schwere geistige oder seelische Behinderung. Demenz, deutlichere Oligophrenie.
  - Suchtkrankheit. Sexuelle Devianz.

Vorgehen

- Ärztliche, sozialdienstliche, administrative Eignungsüberprüfung der Familie.
- Nach Auswahl der Familie bzw. Abklärung der Formalitäten Besprechung der Situation mit dem Patienten und Vorbereitung zur Aufnahme. Mehrtägiges oder -wöchiges Probewohnen.
- Wünschenswert ist eine sinnvolle Beschäftigung des Patienten in Abhängigkeit von dessen verbliebener Leistungsfähigkeit.
- Taschengeld erforderlich!
- Die weitere fachliche Betreuung des Patienten erfolgt entweder innerhalb der ambulanten Sprechstunde oder im Rahmen der Außenfürsorge, anfangs engmaschig, später in größeren Abständen. (Die Möglichkeit zur Krisenintervention muß jederzeit gegeben sein.)

21.8 Therapeutische Gemeinschaft

Grundlagen

- **Definition:** Verbund von Patienten, Pflegepersonal und therapeutischem Personal als milieutherapeutisches Behandlungselement innerhalb einer Institution.
- Therapeutischer Ansatz:
  - Stärkung von Selbständigkeit, Mitverantwortung durch Integration und Mitbestimmung.
  - Durch Kommunikation und Mitarbeit trainierende Belastung und Vorbereitung im Rahmen von Rehabilitation.

Indikationen

- Rahmen für Interaktions- und Kommunikationstrainings bei sämtlichen Patienten innerhalb einer Institution (z.B. Krankenhausstation, Tagesklinik, Wohnheim).
- Zielgruppen:
  - Patienten mit weitgehend remittierter Psychose und geringem, stabilem Residuum.
  - Suchtkranke. Persönlichkeitsgestörte.
  - Patienten mit leichterer Ausprägung von Oligophrenie bzw. Demenz.

Begleitwirkungen, Komplikationen, Kontraindikationen

- **Begleiterscheinungen, Komplikationen:**
  - Rezidivgefahr bei latenter Psychose.
  - Vermehrt Spannungen und Unruhe.
  - Vermischung von Kompetenz und Verantwortung mit der Folge einer therapeutischen Beliebigkeit (Vernachlässigung einer individuellen Therapie).
- **Kontraindikationen:** Relative Kontraindikationen:
  - Psychose.
  - Schwere Persönlichkeitsstörung.
  - Oligophrenie und Demenz.

Vorgehen

- Patienten und therapeutisches Team (in der Regel 15–20 Personen) treffen sich zu Gemeinschaftssitzungen, in denen allgemeine interne Probleme besprochen werden einschließlich geplanter therapeutischer Maßnahmen.
  (In größeren Abteilungen werden Patientenvertreter (Patientenrat) gewählt. Festlegung einer Tagesordnung, Diskussion.)

Grundlagen

- **Definition:** Einrichtung innerhalb der komplementären Versorgung zum vorübergehenden (Übergangswohnheim) oder langfristigen Aufenthalt (Wohnheim, beschützte Wohngruppe) chronisch psychisch Kranker.
- Vorrausetzung: Die Patienten sollten in der Lage sein, mit Unterstützung der Mitbewohner und sozialpsychiatrischer Außendienste ihre wesentlichen Angelegenheiten selbst zu regeln.
- Therapeutischer Ansatz: Als Maßnahme der fortgeschrittenen Rehabilitation Vermeidung einer Dauerhospitalisierung in stationären Einrichtungen, gleichzeitig Training der weiteren Verselbständigung des Patienten.

Indikationen

- Geeignet sind Patienten in einer schon fortgeschrittenen Rehabilitationsphase mit noch verbliebener, leichterer geistiger und/oder seelischer Behinderung nach folgenden Erkrankungen:
  - Psychose (auch mit noch verbliebenem, geringem Residualsyndrom).
  - Hirnerkrankung.
  - Sucht nach Abschluß einer entsprechenden Entwöhnungsbehandlung.
  - Persönlichkeitsstörung mit sozialer Entwurzelung.

Begleitwirkungen, Komplikationen, Kontraindikationen

- **Begleitwirkungen, Komplikationen:**
  - Soziale Überforderung mit folgender Dekompensation des Patienten.
  - Bei mangelhafter Aufsicht Tendenz zu Verwahrlosung und sozialer Desintegration sowie möglicherweise Übersehen eines drohenden Rezidivs.
- **Kontraindikationen:**
  - Sämtliche akuten Erkrankungen.
  - Schwere geistige Behinderung, fortgeschrittener hirnorganischer Abbau, Demenz.
  - Manifeste Drogenabhängigkeit bzw. Suchterkrankung.
  - Persönlichkeitsstörung mit Soziopathie und Neigung zu Delinquenz.

Vorgehen

- Indikationsstellung und Probewohnen, Zusammenfassung von 3–5 Patienten zu einer Wohngruppe, wobei zentrale Einrichtungen wie Küche, Toilette und Aufenthaltsräume gemeinsam benutzt werden. Erstrebenswert ist die Anbindung an (beschütztem) Arbeitsplatz oder Behindertenwerkstatt.

Hinweis: Wichtig ist der fortlaufende Kontakt zu sozialtherapeutischen Bezugspersonen. Zusätzlich ist ärztliche Supervision empfehlenswert, gegebenenfalls regelmäßige Sprechstunde.

- Aufenthaltsdauer im Übergangsheim: 1–2 Jahre.

21.10 Beschütztes Arbeiten

Grundlagen

- **Definition:** Berufliche Tätigkeit eines Patienten auf einem speziellen Arbeitsplatz oder in einer Einrichtung unter sozialpädagogischer Supervision (z.B. Behindertenwerkstatt).
- Therapeutischer Ansatz: Durch strukturiertes Arbeitstraining unter den Bedingungen der gegenwärtigen Industrie- und Arbeitswelt zunächst Erprobung von Ausdauer und Belastbarkeit mit dem Ziel der schrittweisen Wiedereingliederung in das frühere Erwerbsleben (s. Arbeitstherapie S. 446). Alternativ kommt das Verbleiben in beschützter Einrichtung in Frage, wenn die volle Arbeitsfähigkeit nicht (wieder) erreicht wird.

Indikationen

- Patienten, welche aufgrund ihrer Erkrankung nur eingeschränkt qualitativ oder quantitativ belastbar sind und nicht ohne Aufsicht arbeiten können, andererseits die oben genannte Selbständigkeit aufweisen.

Begleitwirkungen, Komplikationen, Kontraindikationen

- **Begleitwirkungen, Komplikationen:** Überforderung und Ausnutzung des Patienten möglich.
- **Kontraindikationen:** Akute psychische Erkrankung sowie schwerere geistige oder seelische Behinderung.

Vorgehen

- Zunächst genaue Abklärung, inwieweit der Patient ein Mindestmaß an wirtschaftlich vertretbarer Arbeitsleistung erbringen kann. (Belastungserprobung). Die Kombination von beschütztem Wohnen mit Tätigkeit auf einem beschützten Arbeitsplatz ist möglich.
- Der Patient sollte so weit wiederhergestellt sein, daß eine stationäre Behandlung nicht mehr notwendig ist.

21.11 Sozialpsychiatrischer Dienst, Außenfürsorge

Grundlagen

➤ **Definition, Komponenten:**
- Von den Gesundheitsämtern der Städte und Kreise betriebene extramurale Dienste zur Betreuung und nachgehenden Fürsorge chronisch psychisch Kranker.
- Auch Krisenintervention und – bei fehlender Krankheitseinsicht – notfalls Hilfe zur Unterbringung in einer Fachklinik.

➤ Therapeutischer Ansatz:
- Die Überwachung und Betreuung dient vor allem Patienten mit fehlender Krankheitseinsicht und mangelhafter Compliance, insbesondere alleinstehenden und/oder alten Menschen.
- Erstrebt werden insbesondere die Sicherstellung einer Langzeitbehandlung, die Rezidivprophylaxe und die rasche Versorgung bei psychiatrischen Notfällen.

Indikation

➤ Nachsorge von chronisch psychisch Kranken, älteren Patienten und Suchtkranken, sofern es keine ausreichende hausärztliche Betreuung gibt oder eine solche nicht ausreicht.

Begleitwirkungen, Komplikationen, Kontraindikationen

➤ **Begleitwirkungen, Komplikationen:** Gelegentlich erhebliche Widerstände gegen Besuche.

➤ **Kontraindikationen:** Nicht bekannt.

Vorgehen, Organisation

➤ Die betreffenden Problempatienten werden vom sozialpsychiatrischen Dienst erfaßt und in Form von Hausbesuchen durch ein mobiles Team (Arzt, Psychologe, Sozialarbeiter, Pflegepersonal) betreut.

21.12 Selbsthilfegruppe

Grundlagen

- **Definition:** Zusammenschluß von Patienten zum Zweck gegenseitiger Aussprache, Beratung und Hilfeleistung.
- Therapeutischer Ansatz:
  - Prinzip der wechselseitigen Hilfe mit den Merkmalen des gegenseitigen Verständnisses, der Solidarität und gegenseitigen Akzeptanz.
  - Die Gruppe dient als Hilfsmittel der Selbstwahrnehmung und Verarbeitung von Krankheitssymptomen und ihren Folgen.

  (Bekannteste Beispiele: Anonyme Alkoholiker (AA), Synanon.)

Indikationen

- Psychotisches Residuum. Abhängigkeitserkrankung.
- Chronische Belastung mit persönlichen Schwierigkeiten.
- Suizidprophylaxe. Anpassungsstörung.

Begleitwirkungen, Komplikationen, Kontraindikationen

- **Begleitwirkungen, Komplikationen:**
  - Überschätzung der „Selbsttherapie".
  - Nichterkennen möglicher Rezidive.
- **Kontraindikationen:**
  - Akute und subakute psychische Erkrankung.
  - Dissoziale, narzißtische und histrionische Persönlichkeitsstörung.
  - Schwere geistige und seelische Behinderung.
  - Demenz.

Vorgehen, Organisation

- Kontinuierliche, wöchentliche oder 14-tägliche Zusammenkünfte, die jeweils von einem Gruppenmitglied organisiert werden.
- Besprechung aktueller Probleme und gegenseitige Beratung, außerhalb der Gruppensitzungen auch durch Einzelkontakte.

  (Supervision oder Unterstützung durch Sozio- oder Psychotherapeuten ist empfehlenswert.)

Vorbemerkungen

Forensische Themen berühren sowohl Rechte und Zumutbarkeiten für den Patienten und für die Allgemeinheit wie auch Pflichten und Handlungserfordernisse des Arztes und des Gesetzgebers. Hierfür gibt es zahlreiche Beispiele.
Die ärztliche Schweigepflicht gilt umfassend, auch gegenüber nahen Angehörigen eines Patienten und über dessen Tod hinaus. Sie impliziert gleichzeitig ein Schweigerecht des Therapeuten und ist normiert in den einschlägigen Bestimmungen der ärztlichen Berufsordnung wie auch im Strafgesetzbuch. Das Einsichtsrecht des psychisch Kranken in seine Krankenunterlagen ist demgegenüber nicht unbeschränkt: Belange Dritter und persönliche Anmerkungen des Arztes zu Verlauf und Prognose sind beispielsweise nicht offenbarungspflichtig.
Psychiatrie und Rechtsprechung haben zahlreiche weitere Schnittstellen im Sozial- und Verwaltungsrecht wie auch im Zivil- und Strafrecht. So können krankheitsuneinsichtige Patienten unter bestimmten Bedingungen auch gegen ihren Willen nach den Unterbringungsgesetzen oder im Rahmen einer Betreuung einer Behandlung zugeführt werden.
Im Zivilrecht können sich Fragen nach der Geschäfts- und Testierfähigkeit (z. B. bei Errichtung eines Testamentes oder Vertragsabschlüssen) ergeben, wenn es Hinweise auf krankheitsbedingte psychische Ausfallserscheinungen gibt. Die Beurteilung der Fahreignung wird im Verwaltungsrecht gefordert, falls eine psychische Erkrankung vorliegt oder vermutet wird.
Nicht selten wird ein psychisch Kranker straffällig, kann aber wegen seiner Störungen nicht wie ein Gesunder verurteilt und bestraft werden. In diesen Fällen ist über eine psychiatrische Begutachtung zu klären, ob und wie weit die betreffende Erkrankung zu Beeinträchtigungen der Schuldfähigkeit geführt haben kann. Laut § 75 StPO besteht die Pflicht zur Gutachtenerstattung bei entsprechendem gerichtlichem Auftrag, der das Schweigerecht außer Kraft setzt. Falls die strafrechtliche Verantwortlichkeit krankheitsbedingt eingeschränkt ist, stellen sich gegebenenfalls Fragen nach weiteren Maßregeln.
Im Zusammenhang mit Gerichtsverfahren, insbesondere solchen strafrechtlicher Art, ist gelegentlich psychiatrisch-psychologisch zu überprüfen, ob ein psychisch Kranker vernehmungs-, verhandlungs- und/oder prozeßfähig ist. Haftunfähigkeit kann vorliegen, wenn der Inhaftierte infolge einer akuten oder schwereren psychischen Erkrankung, insbesondere solche mit Suizidalität, möglicherweise einer erhöhten Lebensgefahr ausgesetzt ist. Kann aufgrund der Straftat die Haft nicht unterbrochen werden, ist eine Verlegung in ein Justizvollzugskrankenhaus in Erwägung zu ziehen.
Eine große Rolle spielt die psychiatrische Sachkunde im Sozialrecht, insbesondere zur Beurteilung von Invalidität, Berufs- und Erwerbsfähigkeit. Zu beachten ist, daß Rehabilitationsmaßnahmen voll auszuschöpfen sind.

22.2 Schweigepflicht

Allgemeines

➤ Nach §203 StGB macht sich strafbar, wer unbefugt ein zu seinem persönlichen Lebensbereich gehörendes Geheimnis offenbart. Die Schweigepflicht gilt u.a. für Ärzte, Psychologen und Psychotherapeuten, Apotheker, Berater und andere Angehörige eines Heilberufs (auch schon während deren Ausbildungszeit). Das mögliche Strafmaß reicht von einer Geldstrafe bis zu einer Freiheitsstrafe von bis zu 1 Jahr.

Anwendung

➤ Zusätzlich zum StGB legt die ärztliche Berufsordnung fest, daß darüber zu schweigen ist, was der Patient dem Arzt anvertraut hat. Dazu gehören mündliche und schriftliche Mitteilungen des Patienten, Aufzeichnungen über ihn einschließlich Röntgenaufnahmen und sonstiger apparativer und Labor-Befunde, die sorgfältig aufzubewahren sind.

Folgerungen

➤ Geheimhaltungspflichtig sind sogar die Identität des Patienten und die Tatsache, daß er sich überhaupt in Behandlung befindet. Nur der Patient selbst kann von der Schweigepflicht entbinden.
➤ Gegenüber den gesetzlichen Krankenkassen besteht insoweit eine Auskunftsverpflichtung, als Fragen zur Überprüfung der Leistungspflicht zu beantworten sind (z.B. Diagnose und Daten des Ablaufes einer Erkrankung). Bezüglich privater Krankenversicherungsträger und Lebensversicherungsgesellschaften besteht keine unmittelbare Auskunftspflicht. Im Interesse des Patienten sind jedoch notwendige Angaben zu machen, sofern dessen Entbindung von der Schweigepflicht vorliegt. (Pauschale Ermächtigung nicht ausreichend!).
➤ Bei „rechtfertigendem Notstand" (§34 StGB) ist ein Bruch der Schweigepflicht erlaubt, wenn dies zum Schutz eines höherwertigen Rechtsgutes erforderlich ist (z.B. wenn ein Patient Auto fährt, obgleich er aufgrund seiner Erkrankung verkehrsuntüchtig ist). Auch in Fällen von Kindesmißhandlung oder sexuellem Mißbrauch von Kindern besteht keine Schweigepflicht.
➤ Offenbarungsbefugnis gegenüber Mitbehandelnden und Mitarbeitern besteht nur dann, wenn sie in die Behandlung des betreffenden Patienten eingebunden sind. (Ausnahme: Verpflichtung zur Gutachtenerstattung gemäß §75 StPO).

Hinweis: Den Mitarbeitern einer Krankenhausverwaltung dürfen ärztliche oder andere patientenrelevante Aufzeichnungen nicht zugänglich gemacht werden! (Zunehmende Probleme bereiten allerdings die ausufernden und immer schwerer zu kontrollierenden Möglichkeiten der elektronischen Datenverarbeitung, die den Schutz persönlicher Daten zu unterlaufen drohen („gläserner Patient").)

Allgemeines

- Laut Urteilen des BGH ist das Einsichtsrecht eines Patienten in seine Krankenunterlagen insofern beschränkt, als bei deren Offenlegung Rechte Dritter zu berücksichtigen sind.

Anwendung

- Volles Einsichtsrecht besteht gegenüber „objektiven Befunden" (Ergebnisse körperlicher und labortechnischer Untersuchungen).
- Vom Einsichtsrecht sind ausgenommen:
  - Inhalte von Explorationen.
  - Fremdanamnese.
  - Verlaufsprotokolle.
  - Differentialdiagnostische Erwägungen.
  - Persönliche, wertende und schlußfolgernde Notizen des Therapeuten.

Folgerungen

- Auch aus therapeutischen Gründen kann dem Patienten eine uneingeschränkte Einsichtnahme verweigert werden (therapeutisches Privileg), wenn dadurch ein Rückfall befürchtet werden muß.
- Den Patienten sollte stets angeboten werden, in einem persönlichen Gespräch die Aufzeichnungen der Krankengeschichte kontrolliert darzulegen und zu erläutern.

22.4 Gutachtenerstattung

Allgemeines

➤ Der psychiatrische Sachverständige hat dem Gericht nach bestem Wissen und Gewissen die Kenntnisse zu vermitteln, die eine sachgerechte Beurteilung eines forensischen Problems ermöglichen. Der Ernennung zum Sachverständigen ist grundsätzlich Folge zu leisten (Ablehnungsgründe wie Zeitmangel, Erkrankung, Überforderung, Befangenheit oder mangelnde Kompetenz sind dem Gericht überzeugend darzustellen!).

Anwendung

➤ Der entsprechende schriftliche Auftrag des Gerichts enthält die spezifischen Fragen, zu denen eine fundierte Antwort erwartet wird.

➤ Nach – meist ambulanter – umfassender psychopathologischer, psychiatrischer und körperlicher Untersuchung, welche eine ausführliche Exploration und Anamneseerhebung, gegebenenfalls auch apparative Diagnostik einschließt, wird unter Einbeziehung der Aktenlage ein vorläufiges schriftliches Gutachten erstattet. Dieses muß – im Strafrecht fast immer, sonst nicht obligat – in der Hauptverhandlung erläutert werden.
(Nach § 81 StPO kann jemand auch gegen seinen Willen zum Zweck der psychiatrischen Begutachtung bis zu maximal sechs Wochen geschlossen untergebracht werden.)

Hinweis: Die mündlich vorgetragene Bewertung in der Hauptverhandlung kann vom schriftlichen Gutachten abweichen, wenn zwischenzeitlich neue Gesichtspunkte bekannt wurden.

Folgerungen

➤ Aufbau und Komponenten eines schriftlichen Gutachtens:
- Adressat mit Aktenzeichen.
- Einleitung mit Fragestellung.
- Vorgeschichte nach Aktenlage.
- *Untersuchungsergebnisse:*
  - Anamnese: Angaben des Patienten, Fremdangaben, Biographie.
  - Psychischer, allg.-körperlicher und neurologischer Befund.
  - Eventuell Ergebnisse einer entsprechenden Zusatzdiagnostik (technische Zusatzuntersuchungen, Testpsychologie).
- Diagnose, Differentialdiagnosen.
- Schlußfolgerungen.
- Beurteilung mit Beantwortung der Fragen.
- Zusammenfassung.

➤ Zu vermeiden sind:
- Überdehnung des Beweisauftrages („ungefragte Stellungnahme").
- Überschreiten der Kompetenz.
- Schwerverständliche Fachsprache.
- „Therapeutische" Intentionen.
- Zu geringe kritische Distanz zu schulenabhängigen Hypothesen.
- Fehlender Abstand zu allen Prozeßbeteiligten.

Allgemeines

- In der Sozialgerichtsbarkeit kann eine psychiatrische Beurteilung der Invalidität, Erwerbs- oder Berufsfähigkeit notwendig werden (nicht zu verwechseln mit Arbeits- und Dienstfähigkeit!).
- **Berufsunfähigkeit (BU)** liegt nach § 1246 RVO dann vor, wenn die Erwerbsfähigkeit auf nicht absehbare Zeit infolge einer Erkrankung auf weniger als die Hälfte derjenigen eines Gesunden mit ähnlicher Ausbildung und gleichwertigen Kenntnissen herabgesunken ist, bezogen auf den früher ausgeübten Beruf.
- **Erwerbsunfähigkeit (EU):** Erwerbsunfähig nach § 1247 RVO ist jemand, der wegen einer Krankheit oder anderer Gebrechen auf nicht absehbare Zeit eine regelmäßige Erwerbstätigkeit nicht mehr ausüben kann oder nicht mehr als nur geringfügige Einkünfte erzielen kann.
- **Invalidität** besteht nach § 1254 RVO dann, wenn infolge Krankheit oder Gebrechen keine Tätigkeit mehr ausgeübt (oder zugemutet) werden kann, die mindestens der Hälfte der früheren Erwerbsfähigkeit entspricht – bezogen auf den allgemeinen Arbeitsmarkt.
- **Minderung der Erwerbsfähigkeit (MdE):**
  - Diese bezieht sich auf die Auswirkungen einer Behinderung oder Schädigungsfolge mit Einschränkungen im Erwerbsleben (grundsätzlich unabhängig vom ausgeübten oder angestrebten Beruf!).
    (Voraussetzung ist eine länger als 6 Monate dauernde Gesundheitsstörung.)
  - Liegen mehrere Behinderungen oder Schädigungsfolgen vor, wird die Gesamt-MdE gewichtet ermittelt (nicht durch einfache Addition!). Maßgebend sind dabei die Auswirkungen der einzelnen Behinderungen in ihrer Gesamtheit unter Berücksichtigung ihrer Beziehungen zueinander.

Anwendung

Hinweis: Stets Rehabilitation vor Rente!

- Berufs- oder Erwerbsunfähigkeit begründen einen Anspruch auf Berentung nach dem Schwerbehindertengesetz (SCHwbG), außerdem auf andere Vergünstigungen.

Hinweis: Berufs- oder Erwerbsunfähigkeit sind nicht identisch mit der „Minderung der Erwerbsfähigkeit" (MdE) des sozialen Entschädigungsrechts! (BVG = Bundesversorgungsgesetz, BEG = Bundesentschädigungsrecht, SGB = Soziales Gesetzbuch)!

- Mit dem ärztlichen Attest zum Rentenantrag sollen beurteilt werden:
  - Anamnese, Befunde und Diagnosen.
  - Einschränkung der Leistungsfähigkeit im zuletzt ausgeübten Beruf und allgemeinen Erwerbsleben.
  - Verbliebene Leistungsfähigkeit im bisherigen Beruf und auf dem allgemeinen Arbeitsmarkt.
  - Prognose unter Berücksichtigung des bisherigen Krankheitsverlaufes.
  - Erfolgswahrscheinlichkeit von medizinischen und beruflichen Rehabilitationsmaßnahmen.

22.5 Rentenverfahren, Sozialrecht

(Bei Widerspruchs- bzw. Sozialgerichtsverfahren kann auf Antrag des Betroffenen ein medizinisches (psychiatrisches) Gutachten eingeholt werden).

➤ **Einbußen der Erwerbsfähigkeit sind auf psychiatrischem Gebiet am ehesten bedingt durch:**
- Chronische Psychose (vor allem mit Residuum oder Persönlichkeitsveränderung).
- Hirnorganische Leistungsminderung nach Trauma oder anderer Schädigung.
- Demenz (bei früh einsetzender Systemerkrankung).
- Suchterkrankung (v. a. Schädigungen durch chronischen Alkoholabusus).

Hinweis: Wenn Aussicht besteht, daß durch Reha-Maßnahmen Einschränkungen der Erwerbsfähigkeit behoben werden können, kann eine Zeitrente (in der Regel über 3, im Sonderfall für 6 Jahre) gewährt werden.

➤ Bezüglich psychischer Erkrankungen gelten folgende MdE-Sätze: siehe Tabelle 116.

Tabelle 116 MdE-Sätze bei psychischen Erkrankungen

Erkrankung	MdE (in %)
Hirnleistungsschwäche, Wesensänderung, Anpassungsstörung bei Hirnschädigung	40–60
vegetative Symptome, Schwindel, Schlafstörungen bei Hirnschädigung	30–60
leichte bis mittelschwere Lern- und geistige Behinderung	30–70
schwerer bis hochgradiger Intelligenzmangel	80–100
floride Psychose	50–100
postpsychotisches Residuum	0–100
bipolare Störung mit häufigen Phasen	30–50
bipolar-affektives Residuum	30–50
neurotische bzw. Anpassungs- und Persönlichkeitsstörung (je nach Ausprägung)	0–100
Alkoholkrankheit: Abhängigkeit	50
nach Entwöhnungsbehandlung über 2 Jahre	30
Drogensucht: Abhängigkeit je nach Ausmaß	50–100
nach Entwöhnungsbehandlung über 2 Jahre	30

Allgemeines

- Ansprüche auf Pflegeleistungen sind im Pflege-Versicherungsgesetz vom 26.05.94 geregelt. Leistungsträger sind die Krankenkassen.

Anwendung

- Nach Antrag zunächst Beurteilung der Pflegebedürftigkeit und ggf. Einstufung in eine der drei Pflegeklassen. Kriterien sind Art und Schwere der Erkrankung einerseits und Zeitaufwand und Häufigkeit der beantragten Pflegeleistungen andererseits. Die Beurteilung der Pflegebedürftigkeit sollte in Kenntnis der Lebensgewohnheiten und des Lebensraumes des zu Pflegenden erfolgen.
- **Pflegestufe I:**
  - Mindestens 1 × täglich bei 2 Verrichtungen Hilfe in Körperpflege, Ernährung oder Mobilität notwendig.
  - Mehrfach wöchentlich Hilfe im Haushalt notwendig.
  - Zeitaufwand für erforderliche Pflege von mindestens 1,5 Stunden täglich.
- **Pflegestufe II:**
  - Mindestens 3 × täglich Hilfe bei Körperpflege, Ernährung oder Mobilität notwendig.
  - Mehrfach wöchentlich Hilfe im Haushalt notwendig.
  - Zeitaufwand für geleistete Pflege von mindestens 3 Stunden täglich.
- **Pflegestufe III:**
  - Rund um die Uhr Hilfsbedürftigkeit.
  - Zeitaufwand für tatsächlich geleistete Pflege von mindestens 5 Stunden täglich.
    (Nach Urteil des Bundessozialgerichts vom 19.02.98 reicht die Rund-um-die-Uhr-Pflegebereitschaft alleine nicht aus, wesentlich ist der Nachweis, daß pflegerische Maßnahmen auch über 24 h täglich notwendig sind und erbracht werden.)

Folgerungen

- Je nach Pflegestufe gestaffelte finanzielle Unterstützung durch den Kostenträger, wobei psychisch Kranke allerdings aufgrund mangelnder Grundpflegebedürftigkeit häufig benachteiligt sind.

22.7 Fahrtüchtigkeit, Fahrtauglichkeit (-eignung)

Allgemeines

- **Fahr- und Verkehrstüchtigkeit** beinhalten die *aktuelle* körperliche und psychische Leistungsfähigkeit:
  - Nach § 24 a StVG handelt *ordnungswidrig*, wer mit mehr als 0,5‰ Blutalkohol im Straßenverkehr ein Fahrzeug führt.
  - Nach §§ 315 und 316 StGB macht sich *strafbar*, wer ein Fahrzeug führt, obwohl er infolge des Genusses alkoholischer Getränke oder anderer berauschender Mittel nicht in der Lage ist, das Fahrzeug sicher zu steuern.
  - Nach § 323 a StGB macht sich *strafbar*, wer sich vorsätzlich oder fahrlässig durch alkoholische Getränke oder andere berauschende Mittel in einen Rausch versetzt, wenn er in diesem Zustand eine rechtswidrige Tat begeht und ihretwegen nicht bestraft werden kann (s. S. 475).
  (Zu den Auswirkungen häufig verwendeter Psychopharmaka auf die Fahrtüchtigkeit siehe Tabelle 117.)

Tabelle 117 Der Einfluß häufig verwendeter Psychopharmaka auf die Fahrtüchtigkeit (alphabetisch) (TÜV Rheinland)

Wirkstoff	Dosierung (mg)	Risiko	
		akut	*> 8–12 h*
Alprazolam	0,5	+++	*
Amitriptylin	12,5–75	++++	*
Bromazepam	3	+++	*
Clomethiazol	300–600	++++	*
Clomipramin	25	+++	*
Clonazepam	0,5	++++	*
Chloralhydrat	500	++++	+
Chlordiazepoxid	10	+++	*
Chlorprothixen	20	++++	*
Clozapin	100	+++	*
Diazepam	5–20	++++	++–++++
Doxepin	25–50	+++–++++	*
Fluoxetin	20–40	+–++	*
Flupentixol	1	+	*
Fluvoxamin	50	++	*

Tabelle 117 Fortsetzung

Wirkstoff	Dosierung (mg)	Risiko	
		akut	*> 8 – 12 h*
Haloperidol	1 – 10	++–+++	*
Imipramin	25 – 50	+++–++++	*
Levomepromazin	10 – 25	++++	*
Lorazepam	0,5 – 5	++++	++++
Maprotilin	25 – 75	++–+++	*
Mianserin	10 – 20	+++–++++	*
Moclobemid	100 – 200	+	*
Oxazepam	10 – 20	+++	+++
Paroxetin	20	+	*
Promethazin	25	++++	++++
Thioridazin	25 – 100	++++	*
Tiaprid	100	+	*
Trazodon	50 – 100	+++–++++	*
Triflupromazin	5	+++	*
Zolpidem	10 – 20	++++	+–+++
Zoplicon	7,5	++++	++
Zuclopenthixol	10	++++	*

Beeinträchtigung des Leistungsvermögens:
+ keine/gering; ++ leicht; +++ deutlich; ++++ stark; * wurde nicht untersucht

- **Fahrtauglichkeit bzw. Fahreignung** bezieht sich auf die *grundsätzliche* Befähigung, ein Kraftfahrzeug sicher zu führen (Erteilung der Fahrerlaubnis), d. h. hier auf die körperliche und psychische Fähigkeit, am Straßenverkehr teilzunehmen. Bei psychischen Erkrankungen erfolgt deren Beurteilung durch einen Nervenarzt bzw. Psychiater (s. u.).
- Laut §4 StVG kann die Fahrerlaubnis von der Verwaltungsbehörde entzogen werden, wenn sich jemand als ungeeignet zum Führen von Kraftfahrzeugen erweist. Die Behörde kann Fristen und Bedingungen für die Wiedererteilung festsetzen.

22.7 Fahrtüchtigkeit, Fahrtauglichkeit (-eignung)

- Wiedererteilung oder -erlangung der Fahrerlaubnis werden bisweilen von der Vorlage eines Gutachtens abhängig gemacht, d. h. bei psychischen Erkrankungen ist eine fachpsychiatrische Beurteilung einschließlich prognostischer Erwägungen notwendig, ggf. unter Einbeziehung fachpsychologischer Kompetenz.

Hinweis: Etwa 5% der Untersuchungsfälle in den medizinisch-psychologischen Untersuchungsstellen des TÜV betreffen psychiatrische Fragestellungen, alkoholbedingte Verkehrsdelikte nicht eingerechnet.

Folgerungen

- Die psychiatrische Beurteilung der **Verkehrstüchtigkeit (Fahrtüchtigkeit)** bezieht sich vorrangig auf aktuelle kognitive, voluntative und psychophysische Leistungen wie Vigilanz, Wahrnehmung, Reagibilität und Affektivität, emotionale Steuerung, Impulskontrolle einschließlich Selbst- und Fremdgefährdungsrisiko.
- Bezüglich der **Fahrtauglichkeit (Fahreignung)** sind im Rahmen eines umfassenderen Gutachtens Akuität und Ausprägung der Erkrankung wie auch die Gesamtpersönlichkeit (Charakter, Belastbarkeit, Ressourcen, Alter), der weitere Krankheitsverlauf, mögliche Therapien einschließlich deren Auswirkungen und Prognose einzubeziehen.
- Mögliche Tauglichkeitsgrade:
  - Voll gegeben (geeignet).
  - Bedingt gegeben (teilweise geeignet).
  - Nicht vorhanden (nicht geeignet).

Anwendung

- **Akute Psychose:**
  - *Fahruntauglichkeit:*
    - Grundsätzlich bei akutem Schub.
    - Während der ersten Wochen einer neuroleptischen oder antidepressiven Behandlung.
    - Nach Remission, wenn jederzeit mit dem Ausbruch einer Psychose gerechnet werden muß.
  - *Fahrtauglichkeit:* Einmalige psychotische Episode mit 6 monatiger Symptomfreiheit. (Bei Wiedererkrankung ist ein 3- bis 5-jähriges krankheitsfreies Intervall abzuwarten. Ein Rezidiv wird nach einer Frist von mehr 10 Jahren wie eine Ersterkrankung bewertet).
- **Psychotisches Residuum** (bei geringer Ausprägung mit guter sozialer Anpassung): Fahrtauglichkeit.
- **Psychopharmaka-Langzeitbehandlung** (falls keine Einschränkung von Vigilanz und sensomotorischer Leistungsfähigkeit vorliegt): (Eher) Fahrtauglichkeit. Hierbei positiv unterstützend: Lebenstüchtige und robuste Primärpersönlichkeit, gutartiger Krankheitsverlauf und günstige peristatische Faktoren.
- **Suizidalität:** Fahruntauglichkeit, Verkehrsuntüchtigkeit

  Hinweis: Hohe Dunkelziffer depressiver Patienten, die mit dem Kfz Suizid begehen – nach Schätzungen zwischen 0,15 und 3% aller tödlichen „unklaren Unfälle".

22.7 Fahrtüchtigkeit, Fahrtauglichkeit (-eignung)

- **Persönlichkeits- und Anpassungsstörung:**
  - *Fahruntauglichkeit:* Bei Mißachtung der Grenzen eigener Leistungsfähigkeit in unkritischer, egoistischer oder zerstörerischer Weise (wegen der daraus resultierenden undisziplinierten Fahrweise mit erheblichem Risiko für die Verkehrssicherheit).
  - *Fahrtauglichkeit:* Bei selbstunsicheren, übervorsichtigen und zwanghaften Persönlichkeiten mit ausreichenden psychomotorischen und apperzeptiven Leistungen (testpsychologische Diagnostik!).
- **Suchterkrankung:** Fahruntauglichkeit (nach Entwöhnungsbehandlung Fahrtauglichkeit).

  Hinweis: 50% aller Verkehrsdelikte und 95% aller Entziehungen der Fahrerlaubnis durch Fahren unter Alkoholeinfluß! 2–3% aller Verkehrsdelinquenten stehen schätzungsweise unter Drogen- oder Medikamenteneinfluß!
- **Intelligenzminderung:**
  - *Fahruntauglichkeit:* In der Regel bei IQ < 70 (besonders negativ: Oligophrenie mit Gemütsarmut, Reizbarkeit, vermehrter Erregbarkeit und Umtriebigkeit).
  - *Fahrtauglichkeit:* Bei IQ $> 70–90$ und prognostisch günstigen Faktoren (Ausgeglichenheit, Stabilität, Selbständigkeit, Zuverlässigkeit und Selbstkontrolle).

  Hinweis: Analphabetentum schließt Fahrtauglichkeit grundsätzlich nicht aus, wenn Beschilderungen korrekt erkannt werden!

22.8 Vernehmungs-, Verhandlungs- und Prozeßfähigkeit

Allgemeines

- **Vernehmungsfähigkeit** (etwa gleichbedeutend mit Einwilligungsfähigkeit für ärztliche Eingriffe): Die betroffene Person soll in der Lage sein, die ihr gegenüber erhobenen Vorwürfe zu verstehen und sich zu ihnen zu äußern, d.h. sie muß die Bedeutung und Tragweite der Vernehmung begreifen (Freiheit zur Willensbildung und die Fähigkeit zu einer inhaltlich geordneten Kommunikation).
- **Verhandlungsfähigkeit** (Voraussetzung für Prozeßfähigkeit): Fähigkeit, einer Verhandlung verständig zu folgen und selbständig Stellung zu nehmen.
- **Prozeßfähigkeit:** Laut §71 SGG ist prozeßfähig, wer sich durch Verträge verpflichten kann. (s. Geschäftsfähigkeit S. 474).

Hinweis: Eine nicht prozeßfähige Person kann laut §57 ZPO durch einen Betreuer oder Prozeßpfleger vertreten werden!

Anwendung

- Vernehmungs-und Verhandlungsfähigkeit können bei folgenden Ursachen dauernd oder vorübergehend aufgehoben sein:
  - Schwere körperlicher Erkrankung.
  - Akute Psychose bzw. wahnhafte Störung.
  - Postpsychotisches Residuum.
  - Schwere Depression.
  - Oligophrenie und Demenz.

Hinweis: Prozeßfähigkeit hiervon nicht betroffen!

Folgerungen

- **Vernehmungsunfähigkeit** wird durch ein ärztliches Attest aufgrund persönlicher Untersuchung dokumentiert, die Entscheidung liegt beim Richter.
- **Verhandlungsunfähigkeit:** Feststellung durch eine fachärztliche Begutachtung des Beschuldigten. Liegt sie vor, kann das Verfahren vorläufig (§205 StPO) oder endgültig (§206a StPO) eingestellt werden.

  Hinweis: Bei selbstverschuldeter Vehandlungsunfähigkeit eines Angeklagten kann die Hauptverhandlung auch ohne ihn durchgesetzt oder fortgeführt werden!
- **Prozeßunfähigkeit:** Feststellung einer gravierenden Beeinträchtigung der Einsichts-, Urteils- und Willensfähigkeit, die Geschäftsunfähigkeit (s. S. 474) impliziert.

Allgemeines

- Die Unterbringung psychisch Kranker in einem entsprechenden Krankenhaus oder einer Abteilung gegen deren Willen ist gesetzlich geregelt, wobei die entsprechenden Verfügungen der einzelnen Bundesländer teilweise voneinander abweichen.
- Wenn der Patient einerseits nicht von der Notwendigkeit der Behandlung zu überzeugen ist, aufgrund seiner Erkrankung andererseits nicht einsehen kann, daß er sich selbst oder andere gefährdet, kann eine stationäre Einweisung nach den Landesunterbringungsgesetzen herbeigeführt werden.
  (Zur rechtlichen Situation in Österreich und der Schweiz siehe unten.)

Anwendung

- Voraussetzungen für die Notwendigkeit von Unterbringungsbeschlüssen:
  - *Allgemein:* Schwerer Erregungszustand oder Suizidalität, vor allem unter Drogen- oder Alkoholeinfluß bzw. im Rahmen wahnhafter, depressiver oder manischer Psychosen, wenn Selbst- oder Fremdgefährdung bzw. eine aktuelle Gefahr für die öffentliche Sicherheit und Ordnung vorliegen (siehe Tabelle 118).

Tabelle 118 Indikationen zur Unterbringung bzw. Zwangseinweisung

Suizidalität
Erregungszustand
Aggressivität
delirantes Syndrom
Dämmerzustand
maniformes Syndrom
pathologischer Rausch
schwerer Stupor
Wahn

  - *Allgemeine Voraussetzungen entsprechend den Ländergesetzen:*
    - Psychose oder in ihrer Auswirkung einer Psychose gleichkommende psychische Störung.
    - Ohne adäquate Therapie keine Aussicht auf Heilung oder Besserung.

Hinweis: Die bloße Verwahrlosung eines psychisch Kranken ist nicht gleichbedeutend mit einer aktuellen Selbstgefährdung. Eine Alternative besteht dann in der Einrichtung einer Betreuung (s. S. 472). Steht der Erkrankte bereits unter Betreuung, so ist der Betreuer miteinzubeziehen, sofern er nicht selbst die Unterbringung betrieben hat.

- **Ablauf:** In der Regel wird aufgrund einer aktuellen ärztlichen Untersuchung über die zuständige Ordnungsbehörde (Polizei, Amt für öffentliche Ordnung) die Zwangsunterbringung beim Amtsgericht beantragt, wobei bis zum Ablauf des auf die Unterbringung folgenden Tages eine richterliche Entscheidung erfolgen muß.

22.9 Zwangseinweisung, Unterbringung

➤ **Zu unterscheiden sind:**
- *Sofortige Unterbringung:* Diese kann bei entsprechendem ärztlichem Zeugnis (Vollapprobation!) auch ohne vorherige richterliche Entscheidung durch die Ordnungsbehörde herbeigeführt werden. Die richterliche Entscheidung ist jedoch unverzüglich nachträglich einzuholen.
- *Einstweilige Unterbringung:*
  - Diese wird vom Gericht bis zu einer Dauer von 2 Monaten angeordnet, wenn die Voraussetzungen (s. o.) vorliegen. Der Richter sollte den Patienten persönlich anhören. In den meisten Bundesländern wird ein Rechtsanwalt hinzugezogen.
  - Nach Anhörung eines Sachverständigen kann die Unterbringungsdauer auf 3 Monate ausgedehnt werden.
  - Wird die Unterbringung nicht aufgehoben, muß ein entsprechendes fachärztliches Gutachten vorgelegt werden.

Folgerungen

➤ Der Patient wird gegen seinen Willen auf einer geschlossenen Station untergebracht, unverzüglich untersucht und behandelt. Stets sollte jedoch versucht werden, ihn zu einem freiwilligen Verbleiben zu bewegen (durch schriftliche Erklärung zu bestätigen!).

➤ Entscheidend für die Notwendigkeit der Unterbringung ist nicht die medizinische Diagnose, sondern die Charakterisierung der psychopathologischen Auffälligkeiten, aus denen eine Fremd- oder Selbstgefährdung abgeleitet werden kann (s. o.). Von medizinischer Seite ist umgehend beim Gericht eine Aufhebung der Unterbringung zu beantragen, wenn aufgrund einer Besserung die rechtlichen Voraussetzungen entfallen. Nach Ablauf der vom Gericht bestimmten Dauer für die einstweilige Unterbringung ist der Patient zu entlassen, falls bei Gericht keine Verlängerung beantragt und verfügt wurde. Die Verlängerungsdauer liegt in der Regel zwischen einigen Wochen und Monaten.

➤ Während der Unterbringung sind ärztliche Zwangsmaßnahmen zur Heilung und Gefahrenabwehr erlaubt, insbesondere die körperliche Untersuchung, Maßnahmen zur Ernährung und gesundheitlichen Betreuung, Verabreichen von Sedativa und mechanische Fixierung. Zulässig sind nach allgemeiner Rechtsauffassung nur solche Therapien, die nicht zu erheblichen und unzumutbaren Gefahren für Leben und Gesundheit des Untergebrachten führen.

Hinweis: Alle anderen Maßnahmen bedürfen grundsätzlich der Einwilligung des Untergebrachten oder seines Betreuers!

➤ **Sonstige Unterbringungsmodalitäten:**
- Eine einstweilige Unterbringung in einem psychiatrischen Krankenhaus nach § 126 a StPO kann von der Staatsanwaltschaft bei einem psychisch kranken Straftäter verfügt werden, sofern angenommen werden kann, daß die zur Last gelegten rechtswidrigen Taten im Zustand der verminderten Schuldfähigkeit (s. S. 475) oder Schuldunfähigkeit begangen wurden.
- Im Zusammenhang mit einem Strafverfahren kann nach §§ 81 StPO und 73 JGG eine Unterbringung zur Vorbereitung eines Gutachtens veranlaßt werden (s. a. S. 460).
- Unterbringungen nach §§ 63 und 64 StGB s. S. 477 ff. Maßregeln.

➤ **Situation in der Schweiz:**
- Fürsorgerische Freiheitsentziehung (Zivilgesetzbuch ZGB, Art. 397 a–f). Zuständig sind Vormundschaftsbehörden.
- Indikationen: Geisteskrankheiten, Geistesschwäche, Trunksucht, andere Suchterkrankungen, schwere Verwahrlosung.
  (Fürsorge für den Betroffenen steht im Vordergrund, Voraussetzung ist die Einweisung in eine „geeignete Anstalt".)
- Keine Fristen, der Zustand des Patienten ist entscheidend.
- Der Betroffene hat ein Widerspruchsrecht (hier eine Frist von 10 Tagen).

Hinweis: Kantonale Gesetze können andere Regelungen enthalten!

➤ **Situation in Österreich:**
- Im Unterbringungsgesetz UbG, BGBl 155/1990 geregelt.
- Indikationen: Psychische Erkrankung mit Selbst- oder Fremdgefährdung, eine Unterbringung auf Verlangen ist möglich.
- Beschränkung auf Krankenanstalten und Abteilungen für Psychiatrie.
- Benachrichtigung des zuständigen Bezirksgerichts, Bestellung eines Patientenanwalts. Das Gericht muß binnen 4 Tagen die Voraussetzungen der Unterbringung prüfen, 14 Tage nach der Anhörung erfolgt eine mündliche Verhandlung.
- Wenn die Unterbringung bestätigt wird, gilt eine maximale Frist von insgesamt 3 Monaten.

22.10 Betreuung

Allgemeines

- An die Stelle des früheren Vormundschafts- und Pflegeschaftsrechtes ist seit dem 01.01.1992 das Betreuungsgesetz (BtG) getreten.
- Demnach kann laut § 1896 BGB vom Vormundschaftsgericht ein Betreuer für einen psychisch kranken Volljährigen auf seinen Antrag hin oder von Amts wegen bestellt werden, wenn dieser aufgrund einer psychischen Erkrankung oder anderer Behinderungen nicht in der Lage ist, seine Angelegenheiten ganz oder teilweise zu besorgen. Der Antrag kann auch von einem Geschäftsunfähigen gestellt werden. Das Gericht holt hierzu ein psychiatrisches Gutachten ein. Der Betreuer darf nur für Aufgaben bestellt werden, in denen die Betreuung erforderlich ist (anderen, privaten oder öffentlichen Hilfen gegenüber nachrangig).
- **Sog. Eilbetreuung:** Bei drohender Gefahr ist über eine einstweilige Anordnung die umgehende Einrichtung einer Betreuung möglich, allerdings nur für 6 Monate bzw. maximal 1 Jahr.

Anwendung

- Bei Vorliegen einer psychischen Krankheit oder körperlichen, geistigen oder seelischen Behinderung, bzw. wenn die Erforderlichkeit einer Betreuung gegeben ist, werden vom Vormundschaftsgericht Betreuer und Aufgabenbereich festgelegt. Wünsche des Betroffenen werden berücksichtigt; der Betreuer soll – sofern möglich und sinnvoll – Angehöriger sein.

Hinweis: Betreuung hat keinen Einfluß auf die Geschäftsfähigkeit des Betreuten! Der Betroffene ist in allen Verfahren, die sich auf die Betreuung beziehen, auch dann verfahrensfähig, wenn er geschäftsunfähig ist!

- Die Dauer der Betreuung darf das erforderliche Maß nicht überschreiten. Sie muß bis zum Ablauf einer Frist von 5 Jahren überprüft werden. Soll sie verlängert werden, sind ihre Voraussetzungen in einem entsprechenden Verfahren erneut festzulegen.
- Der Betreuer hat mindestens einmal jährlich dem Vormundschaftsgericht über die persönlichen Verhältnisse des Betreuten zu berichten. Über die Bestellung des Betreuers hat das Gericht den Betroffenen persönlich anzuhören.

Folgerungen

- Nach § 1904 BGB bedarf die Zustimmung des Betreuers zu Untersuchung, Heilbehandlung oder ärztlichem Eingriff der Genehmigung des Vormundschaftsgerichtes, wenn Gefahr besteht, daß der Betreute aufgrund der Maßnahme sterben oder einen schweren gesundheitlichen Schaden erleiden könnte. Ohne eine solche Genehmigung darf nur untersucht oder behandelt werden, wenn mit dem Aufschub Gefahr verbunden ist.
- Alle ärztlichen Maßnahmen dürfen nur mit Einwilligung des Betroffenen (s. Tabelle 119, 120) vorgenommen werden. Über Risiken und alle anderen Umstände ist dieser aufzuklären (s. Tabelle 119). Fehlt es an der Einwilligungsfähigkeit, so bedarf es der oben angegebenen Maßnahmen nach § 1904 BGB.

Tabelle 119 Aufklärung eines Patienten vor einer geplanten Behandlung

- genaues Vorgehen bei Diagnostik und Therapie
- mögliche Folgen einer Behandlung inklusive der Folgen von Behandlungsalternativen
- Risiken einer Behandlung
- Folgen einer Nichtbehandlung
- Überprüfung der Einwilligungsfähigkeit (s. Tabelle 120)
- schriftliche Dokumentation des Aufklärungsgesprächs mit Unterschrift des Patienten und evtl. Zeugen

Tabelle 120 Merkmale der Einwilligungsfähigkeit von Patienten (nach Helmchen u. Lauter 1995)

- Fähigkeit, einen bestimmten Sachverhalt zu verstehen (Verständnis)
- Fähigkeit, bestimmte Informationen in angemessener Weise zu verarbeiten (Verarbeitung)
- Fähigkeit, die Information angemessen zu bewerten (Bewertung)
- Fähigkeit, den eigenen Willen auf der Grundlage von Verständnisverarbeitung und Bewertung der Situation zu bestimmen (Bestimmbarkeit des Willens)

➤ Die Unterbringung in einer geschlossenen Einrichtung kann vom Betreuer zusammen mit dem Vormundschaftsgericht veranlaßt werden, wenn eine Selbstgefährdung des Patienten besteht (s. S. 477, 478 Unterbringung) bzw. eine Untersuchung oder Heilbehandlung notwendig, der Patient jedoch nicht krankheitseinsichtig ist. Ohne Genehmigung des Vormundschaftgerichtes ist eine Unterbringung ausnahmsweise dann zulässig, wenn mit deren Aufschub Gefahr verbunden ist.

Hinweis: Eine Unterbringung im Interesse Dritter (fragliche Fremdgefährdung!) ist nach dem Betreuungsgesetz nicht möglich.

➤ Die Unterbringung ist auf maximal 2 Jahre befristet. Eine Verlängerung ist nur über eine erneute Begutachtung möglich. Ihre Aufhebung ist unverzüglich zu beantragen, wenn die Voraussetzungen weggefallen sind.

➤ Unterbringungsähnliche Maßnahmen (sedierende Medikation, Fixierung) in Heimen oder sonstigen Einrichtungen sind der Unterbringung gleichgesetzt.

22.11 Geschäftsfähigkeit, Testierfähigkeit

Allgemeines

- **Geschäftsunfähigkeit:** Gemäß § 104 BGB ist geschäftsunfähig, wer sich in einem die freie Willensbestimmung ausschließenden Zustand krankhafter Störung der Geistestätigkeit befindet, sofern nicht der Zustand seiner Natur nach ein vorübergehender ist. (Ebenfalls geschäftsunfähig sind Minderjährige bis zur Vollendung des 7. Lebensjahres).
- **Unbeschränkte Geschäftsfähigkeit:** Erwachsene nach Vollendung des 18. Lebensjahres.
- **Beschränkte Geschäftsfähigkeit:** Minderjährige zwischen dem 7. und 18. Lebensjahr.
- **Testierunfähigkeit:** Gemäß § 2229 BGB (4) ist die Fähigkeit zur Abfassung eines Testamentes nicht gegeben, wenn der Betreffende wegen krankhafter Störung der Geistestätigkeit, Geistesschwäche oder Bewußtseinsstörung nicht in der Lage ist, die Bedeutung einer von ihm abgegebenen Willenserklärung einzusehen und nach dieser Einsicht zu handeln.

Anwendung

- Das Vorliegen einer Geschäfts- oder Testierunfähigkeit muß positiv erwiesen sein, wobei strenge Maßstäbe anzulegen sind. Bloße Zweifel an der Geschäfts- oder Testierfähigkeit oder nur die Wahrscheinlichkeit des Vorliegens reichen nicht aus! Die Gründe sind in einem ausführlichen psychiatrischen Gutachten überzeugend darzulegen.
  (Problematisch ist allerdings, daß oft nur nach Aktenlage (z.B. Krankenblatt) und Zeugenaussagen beurteilt werden kann.)
- Erkrankungen (in der Regel):
  - Hirnorganisches Psychosyndrom bzw. Demenz.
  - Oligophrenie bzw. geistige Behinderung.
  - Ausgeprägtes maniformes Syndrom.
  - Erhebliche Persönlichkeitsveränderung bei chronischer Psychose.
  - Schwere Suchterkrankung.

Hinweis: Entscheidend für die Beurteilung ist weniger die Art der Erkrankung als vielmehr deren Schwere, Form und Verlauf.

Folgerungen

- Laut § 105 BGB sind Willenserklärungen eines Geschäftsunfähigen ungültig (1), ebenso eine Willenserklärung, die im Zustand der Bewußtseinsstörung oder vorübergehenden Störung der Geistestätigkeit abgegeben wird (2).

22.12 Schuldunfähigkeit, verminderte Schuldfähigkeit

Allgemeines

- **Schuldunfähigkeit** nach §20 StGB bzw. **verminderte Schuldfähigkeit** nach §21 StGB liegen vor, wenn der Täter wegen einer krankhaften seelischen Störung, einer tiefgreifenden Bewußtseinsstörung, Schwachsinns oder einer anderen seelischen Abartigkeit unfähig bzw. in seiner Fähigkeit erheblich eingeschränkt war, das Unrecht der Tat einzusehen und nach dieser Einsicht zu handeln (sogenannte gemischte psychisch-normative Methode).
  (Zu unterscheiden vom zivilrechtlichen Begriff der „Deliktfähigkeit" – §§827 und 828 (2) BGB).

Anwendung

- **Eingangsmerkmale** (als psychopathologische Parameter zu erfassen und zu beurteilen):
  - Einsichtsfähigkeit (intellektueller Faktor, s. Tab. 121).
  - Steuerungsfähigkeit zur Tatzeit (voluntativer Faktor, s. Tab. 122).

Tabelle 121 Ursachen für eine Minderung der Einsichtsfähigkeit (Beispiele)

- erheblicher Schwachsinn
- schwere Demenz
- psychotisches Erleben (Wahn, Halluzination), (psychotische) Verkennung der Situation
- Rausch, Intoxikation
- schwere Belastungsreaktion mit Bewußtseinseinengung

Tabelle 122 Ursachen für eine Minderung der Steuerungsfähigkeit (Beispiele)

- hochgradige Erregtheit („Affektsturm")
- hochgradige Gereiztheit und Angespanntheit
- erhebliche emotionale Belastung mit Impulskontrollschwäche
- Alkohol-, Drogen- oder Medikamenteneinfluß
- hochgradige Willensschwäche

- In diesem Zusammenhang wichtig:
  - Persönlichkeit, Biographie und Erkrankung.
  - Psychopathologischer Befund und körperlicher Status.
  - Äußere Einflüsse.
  - Entwicklung zu und Verhalten unmittelbar vor, während und nach der Tat.
  - Sogenannte „Anknüpfungstatsachen" (Ereignisse, Verhalten, Beobachtungen Dritter im Vorlauf; Aktenstudium!).
- Vom psychiatrischen Sachverständigen ist zu klären, welchem der psychischen Merkmale der §§20, 21 StGB die vorliegende Erkrankung zuzuordnen ist: Siehe hierzu Tabelle 123.

22.12 Schuldunfähigkeit, verminderte Schuldfähigkeit

Tabelle 123 Zuordnung der psychiatrischen Diagnosen zu psychischen Merkmalen der §§ 20, 21 StGB

juristische Merkmale	psychiatrisch-psychologisch (Beispiele)
krankhafte seelische Störung	– exogene Psychose o. Persönlichkeitsveränderung – endogene Psychose – Zyklothymie, affektive Psychose, Depression, Manie – Alkoholismus + Folgekrankheiten – Epilepsie
tiefgreifende Bewußtseinsstörung	– Affekt, affektive Erregung – Übermüdung, Erschöpfung
Schwachsinn	– intellektuelle Minderbegabung unbekannter Genese – Oligophrenie, Debilität, Imbezillität, Idiotie
schwere andere seelische Abartigkeit	– Persönlichkeitsstörung – Anpassungs- bzw. neurotische Störung – Sexualdeviation – Suchterkrankung

Folgerungen

- Bei Schuldunfähigkeit aufgrund einer psychiatrischen Erkrankung kann der Täter nicht bestraft werden.
- Bei erheblich geminderter Schuldfähigkeit möglicherweise Minderung des Strafmaßes (nach Ermessen des Gerichtes).

Hinweis: Entscheidend sind nicht diagnostische Einzelheiten, sondern das Erleben und Verhalten des Täters vor und während der Tat.

- Wenn zu erwarten ist, daß die vorgefundene psychische Störung längerdauernd bestehen bleiben wird und dadurch weitere Straftaten zu befürchten sind, können Maßregeln (s. S. 477 und S. 478) der Besserung und Sicherung gemäß § 63 oder § 64 StGB in Erwägung gezogen werden.

Hinweis: Bei beabsichtigten Maßregeln müssen die Voraussetzungen des § 21 StGB sicher festgestellt sein. Die bloße Wahrscheinlichkeit genügt hier nicht!

22.13 Maßregeln: Psychiatrische Unterbringung

Allgemeines

- Nach §63 StGB kann jemand gegen seinen Willen in einem psychiatrischen Krankenhaus oder einer Abteilung untergebracht werden, wenn er eine rechtswidrige Tat im Zustand der Schuldunfähigkeit (s.S. 475) oder gesichert erheblich verminderten Schuldfähigkeit begangen hat, und wenn weitere erhebliche Delikte zu erwarten sind.

Anwendung

- Vor allem bei chronischen Psychosen, Persönlichkeitsstörungen und anderen schweren seelischen Abartigkeiten bei gleichzeitiger Allgemeingefährlichkeit infolge Delinquenz.

Folgerungen

- Der Täter wird auf unbestimmte Zeit in einer geeigneten psychiatrischen Einrichtung untergebracht. Nach §136 StVollzG richtet sich die Behandlung nach ärztlichen Gesichtspunkten.
- Auf Antrag des Untergebrachten, mindestens jedoch jährlich, ist aufgrund eines psychiatrischen Gutachtens eine Entscheidung über die weiteren Unterbringungsvoraussetzungen herbeizuführen.
- Die Entlassung erfolgt, sobald zu erwarten ist, daß außerhalb des Maßregelvollzugs keine weiteren rechtswidrigen Taten mehr begangen werden (Kriminalprognose).

Hinweis: Aus psychiatrischer Sicht ist die Maßregelung nach §63 StGB wenig erfolgversprechend, wenn keine psychische Erkrankung im engeren Sinne (z.B. Psychose) vorliegt!

22.14 Maßregeln: Unterbringung in Entziehungsanstalt

Allgemeines

- Nach §64 StGB kann jemand in einer Entziehungsanstalt (z. B. Fachklinik) untergebracht werden, der aufgrund seiner Trunk- oder Rauschmittelsucht rechtswidrige Taten begangen hat und wenn die Gefahr besteht, daß er wegen seiner Suchterkrankung weitere Straftaten begehen wird.

Anwendung

- Delinquente, chronisch trunksüchtige oder rauschmittelabhängige Täter, insbesondere Abhängige von harten Drogen und Alkohol. (Zwischen Sucht und Straftaten muß ein unmittelbarer Zusammenhang bestehen.)
- Die Unterbringung kann bis zu zwei Dritteln der Haftstrafe dauern. Sie unterbleibt, wenn eine Entwöhnungsbehandlung von vornherein aussichtslos erscheint.

Hinweis: Bei fehlender Motivation bzw. Freiheitsstrafe über 2 Jahre sollte diese vorgezogen werden!

Folgerungen

- Die Unterbringung kann maximal für eine Dauer von zwei Jahren bei gleichzeitiger Entziehungs- und Entwöhnungsbehandlung durchgeführt werden. Vor Ablauf der Frist kann das Gericht die Unterbringung zur Bewährung aussetzen.
- Nach Ablauf von mindestens einem Jahr kann das Gericht nachträglich die Beendigung bestimmen, wenn der beabsichtigte Zweck nicht erreicht wurde (§67 [d] StGB).

Hinweis: Die Anwendung des §64 StGB ist unabhängig vom eventuellen Vorliegen einer Einschränkung der Schuldfähigkeit (s. S. 475).

Allgemeines

➤ Laut § 174 StGB wird sexueller Mißbrauch von Schutzbefohlenen (z. B. Auszubildenden, Patienten, Gefangenen u.ä.) mit Geld- oder Freiheitsstrafe von bis zu 5 Jahren geahndet. Ebenfalls unter Strafe gestellt ist pädophiles Verhalten (§ 176 StGB) mit Geld- oder Haftstrafe bis zu 10 Jahren.
(Bei Exhibitionismus kommt es zur Strafverfolgung nur bei Belästigungen durch sexuelle Handlungen bzw. auf Antrag (§ 183 StGB) mit Geld- oder Haftstrafe von bis zu einem Jahr.)

Anwendung

➤ Bei sexueller Devianz mit Straftaten, vor allem in Kombination mit Schwachsinn oder Demenz. Hier stellt sich häufig die Frage nach der Schuldfähigkeit (s. S. 475).

Folgerungen

➤ Geld- oder Freiheitsstrafe wie oben oder Einweisung in eine psychiatrische Klinik oder Abteilung.

23.1 Nootropika: Handelsnamen und Dosierungen

Tabelle 124 Nootropika (Antidementiva)

Freiname (Generic)	Handelsname (Beispiele)	mittlere orale Tagesdosis (mg)
vasoaktive Substanzen		
Dihydroergotoxin	– Circanol – Dacoren – DCCK – Defluina N – Enirant – Ergodesit – Ergohydrin (CH) – Ergomed (A) – ergoplus – Hydergin – Nehydrin – Orphol – Sponsin	4–6
Nicergolin	– ergobel – Ergotop (A) – Memoq – Nicergolin Neuraxpharm – Nicergolin-ratiopharm – Sermion	30–60
Ginkgo-Extrakte	– Ceremin (A) – Demonatur Gingko (CH) – Duoginkg – Gingosol (CH) – Ginkgiloba – Ginkgo-Heumann – Ginkgo-Stada – Ginkgo-ratiopharm – Kaveri – Rökan – Tebonin	Dosierung von Art des verwendeten Präparates abhängig
Nimodipin	Nimotop	30–90
hirnstoffwechselaktive Substanzen		
Piracetam	– Avigelen – Cerebro forte – Cerebryl (A) – Cerepa – Nootrop	3 × 800–4 × 1200

23.1 Nootropika: Handelsnamen und Dosierungen

Tabelle 124 Fortsetzung

Freiname (Generic)	Handelsname (Beispiele)	mittlere orale Tagesdosis (mg)
Piracetam	– Nootropil (A, CH) – Normabrain – Novocetam – Piracetam Heumann – Piracetam Verla – Piracetam-neuraxpharm – Piracetam-ratiopharm – Piracetrop	3 × 800 – 4 × 1 200
Pyritinol	– Ardeyceryl – Encephabol – Logomed	400 – 800
Vincamin	– Aethroma-30 (CH) – Aethroma retard (A) – Cetal – Oxygeron (CH) – Vincamin-ratiopharm	30 – 60
Cinnarizin	– Cerepar (CH) – Cinnabene (A) – Cinnageron (CH) – Cinnarizin-ratiopharm – Stutgeron – Pericephal (A)	75 – 150
Memantin	– Akatinol Memantine	10 – 30
Cholinesterasehemmer		
Tacrin	– Cognex	40 – 160
Donepezil	– Aricept	5 – 10
Rivastigmin	– Exelon	6 – 10
Metrifonat	(noch nicht im Handel)	30 – 60

A: Österreich; CH: Schweiz

23.2 Neuroleptika: Handelsnamen und Dosierungen

Tabelle 125 Neuroleptika

Freiname (Generic)	Handelsname (Beispiele)	mittlere orale Tagesdosis (mg)
niedrigpotente Neuroleptika		
Alimemazin	– Repeltin	10 – 75
Chlorprothixen	– Truxal – Taractan	150 – 300
Levomepromazin	– Levomepromazin-neurax – Minozinan (CH) – Neurocil – Nozinan (A, CH) – Tisercin	100 – 200
Melperon	– Eunerpan – Buronil (A)	100 – 150
Pipamperon	– Dipiperon	240 – 360
Promazin	– Prazine (CH) – Protactyl – Sinophenin	100 – 300
Promethazin	– Atosil – Linervidol (CH) – Phenergan (CH) – Promethazin-neuraxpharm – Prothazin Liquid – Soporil	100 – 300
Prothipendyl	– Dominal-forte	80 – 160
Thioridazin	– Melleril – Thioridazin-neurax	75 – 250
Trifluoperazin	– Jatroneural retard	8 – 10
Triflupromazin	– Psyquil	50 – 150
mittelpotente Neuroleptika		
Amisulprid	– Solian	300 – 500
Olanzapin	– Zyprexa	5 – 20
Perazin	– Taxilan	100 – 300

23.2 Neuroleptika: Handelsnamen und Dosierungen

Tabelle 125 Fortsetzung

Freiname (Generic)	Handelsname (Beispiele)	mittlere orale Tagesdosis (mg)
Sertindol	– Serdolect	12–20
Zotepin	– Nipolept	75–300
Zuclopenthixol	– Ciatyl-Z – Cisordinol (A) – Clopixol (CH)	40–80
hochpotente Neuroleptika		
Benperidol	– Benperidol-neurax – Glianimon	3–8
Bromperidol	– Impromen – Tesoprel	4–8
Clopenthixol	– Ciatyl	50–150
Clozapin*	– Leponex	150–200
Flupentixol	– Fluanxol	5–10
Fluphenazin	– Dapotum – Amphenazin-neurax – Lyogen – Lyorodin – Omca	5–15
Haloperidol	– Buteridol – Haldol-Janssen – Haloperidol-GRY – Haloperidol-ratiopharm – Haloperidol-Stada – Sigaperidol	5–15
Perphenazin	– Decentan – Perphenazin-neurax – Trilafon (CH)	8–16
Pimozid	– Antalon – Orap (forte)	4–8
Risperidon	– Risperdal	6–10
Trifluperidol	– Triperidol	1,0–1,5

*eingeschränkte Verschreibung, nicht Mittel der ersten Wahl
A: Österreich; CH: Schweiz

23.2 Neuroleptika: Handelsnamen und Dosierungen

Tabelle 126 Depot-Neuroleptika

Freiname (Generic)	Handelsname (Beispiele)	Dosis (mg) i. m.
Flupentixol-Decanoat	– Fluanxol-Depot (2%)	alle 2 – 4 Wochen 20 – 100
Fluphenazin-Decanoat	– Dapotum-D – Dapotum Depot (A) – Fluphenazin-neurax-D – Lyogen-Depot – Lyorodin-Depot	alle 2 – 3 Wochen 25 – 50
Fluspirilen	– Imap	jede Woche 4 – 6
Haloperidol-Decanoat	– Haldol-Janssen-Decanoat – Haldol Decanoat (A)	alle 3 – 4 Wochen 100 – 150
Perphenazin-Enantat	– Decentan-Depot	alle 2 Wochen 100
Zuclopenthixol-Azetat	– Acuphase – Ciatyl-Z – Cisordinol-Acutard (A) – Clopixol-Acutard (A)	alle 2 – 3 Tage 50 – 100
Zuclopenthixol-Decanoat	– Ciatyl-Z-Depot – Cisordinol-Depot (A) – Clopixol-Depot (CH)	alle 2 – 4 Wochen 200 – 400

A: Österreich; CH: Schweiz

23.3 Antidepressiva: Handelsnamen und Dosierungen

Tabelle 127 Antidepressiva

Freiname (Generic)	Handelsname (Beispiele)	mittlere orale Tagesdosis (mg)
Tri- und Heterozyklika		
Amitriptylin	– Amineurin – Amitriptylin-Desitin – Amitriptylin-neurax – Laroxyl – Novoprotect – Saroten – Tryptizol (A, CH)	100 – 150
Amitriptylinoxid	– Equilibrin	90 – 180
Clomipramin	– Anafranil – Hydephen	75 – 150
Desipramin	– Pertofran – Petytyl	75 – 150
Dibenzepin	– Noveril – Noveril retard (A)	240 – 480
Dosulepin	– Harmomed (A) – Idom – Protiaden (CH) – Xerenal (A)	75 – 100
Doxepin	– Aponal – Doxepin-neurax – Sinquan – Sinequan (A)	50 – 150
Imipramin	– Imipramin-neurax – Pryleugan – Tofranil	75 – 150
Lofepramin	– Gamonil – Tymelyt (A)	70 – 140
Maprotilin	– Aneural – Deprilept – Kanopan – Ludiomil – Mapro-Gry – Maprolu – Mapro-Tablinen – Maprotilin-neurax – Maprotilin-ratiopharm	75 – 100

Fortsetzung Tabelle 127 ▶

23.3 Antidepressiva: Handelsnamen und Dosierungen

Tabelle 127 Fortsetzung

Freiname (Generic)	Handelsname (Beispiele)	mittlere orale Tagesdosis (mg)
Maprotilin	– Mirpan – Psymion	
Mianserin	– Miabene (A) – Mianserin-neurax – Prisma – Tolvin – Tolvon (A, CH) – Mianserin-Desitin	30 – 60
Nortriptylin	– Notrilen	75 – 150
Trimipramin	– Herphonal – Stangyl – Surmontil (CH) – Trimipramin-neurax	100 – 200
Serotoninwiederaufnahmehemmer (SSRI)		
Cipramil Sepram	– Citaprolam	20 – 40
Fluoxetin	– Felicium (A) – Fluctin – Fluctine (A, CH) – Fluocim (CH) – Mutan (A)	20 – 40
Fluvoxamin	– Fevarin – Floxyfral (A, CH)	100 – 200
Paroxetin	– Deroxat (CH) – Seroxat – Tagonis	20 – 40
Sertralin	– Gladem – Tresleen (A) – Zoloft	50
Monoaminoxidasehemmer (MAOH)		
Moclobemid	– Aurorix	300 – 450
Tranylcypromin	– Jatrosom N – Parnate	15 – 20

Tabelle 127 Fortsetzung

Freiname (Generic)	**Handelsname (Beispiele)**	**mittlere orale Tagesdosis (mg)**
Sonstige		
Mirtazapin	– Remergil – Remeron (A)	15 – 30
Nefazodon	– Nefadar	200 – 400
Sulpirid	– Arminol – Dogmatil – Meresa – Neogama	150 – 200
Trazodon	– Thombran – Trittico (A, CH)	200 – 300
Venlafaxin	– Efexor (CH) – Trevilor	75 – 150
Viloxazin	– Vivalan	200 – 300

A: Österreich; CH: Schweiz

Tabelle 128 Antidepressive Langzeitprophylaxe

Wirkstoff (Generic)	**Handelsname (Beispiele)**	**orale Tagesdosis (mg)**
Carbamazepin	– Carbamazepin-Heumann – Carbamazepin-neurax – Carbamazepin-ratiopharm – Carbamazepin rivopharm (CH) – Finlepsin – Fokalepsin – Neurotop (A) – Sirtal – Tegretal – Timonil	nach Blutspiegelkontrolle (≈ 8 – 12 µg/ml) (ca. 400 – 600)
Lithium-Acetat	– Quilonum-Retard – Quilonorm (A, CH)	nach Blutspiegel (≈ 0,6 – 0,8 mmol/l)

Fortsetzung Tabelle 128 ▸

23.3 Antidepressiva: Handelsnamen und Dosierungen

Tabelle 128 Fortsetzung

Wirkstoff (Generic)	Handelsname (Beispiele)	orale Tagesdosis (mg)
Lithium-Carbonat	– Hypnorex-Retard – Leukominerase – Li 450 „Ziethen“ – Lithium Apogepha – Lithiumeel (A) – Neurolepsin (A) – Priadel (CH) – Quilonorm retard (A, CH)	nach Blutspiegel (≈ 0,6 – 0,8 mmol/l)
Lithium-DL-Hydrogen-aspartat	– Lithium-Aspartat	nach Blutspiegel (≈ 0,6 – 0,8 mmol/l)
Lithium-Sulfat	– Lithium-Duriles – Lithiofor (CH)	nach Blutspiegel (≈ 0,6 – 0,8 mmol/l)

A: Österreich; CH: Schweiz

23.4 Tranquilizer: Handelsnamen und Dosierungen

Tabelle 129 Tranquilizer

Freiname (Generic)	Handelsname (Beispiele)	mittlere orale Tagesdosis (mg)
Benzodiazepine		
Alprazolam	– Cassadan – Tafil – Xanax – Xanor (A)	0,5 – 1,0
Bromazepam	– Bromazanil – Bromazepam „Genericon" (A) – Bromazepam neuraxpharm – Durazanil – Gityl – Lexostad – Lexotanil – neo-OPT – Normoc	3 – 6
Chlordiazepoxid	– Librax (CH) – Librium – Limbitrol (A, CH) – Multum – Pantrop (A) – Radepur	10 – 30
Clobazam	– Frisium – Urbanyl (CH)	20
Clotiazepam	– Trecalmo	10 – 15
Diazepam	– Diazepam Desitin – Diazepam ratiopharm – Diazepam-Stada – Diazepam-Woelm – Diazepam-Weimer – Duradiazepam – Faustan – Gewacalm (A) – Lamra – Paceum (CH) – Psychopax (A, CH) – Stesolid – Tranquase – Valiquid – Valium – Valocordin	5 – 10

Fortsetzung Tabelle 129 ▶

23.4 Tranquilizer: Handelsnamen und Dosierungen

Tabelle 129 Fortsetzung

Freiname (Generic)	Handelsname (Beispiele)	mittlere orale Tagesdosis (mg)
Dikaliumclorazepat	– Tranxilium	10 – 20
Lorazepam	– Duralozam – Laubeel – Lorasifar (CH) – Lorazepam-neurax – Merlit (A) – Pro Dorm – Punktyl – Somagerol – Somnium (A) – Tavor – Temesta (A, CH) – Tolid	1,5 – 2,0
Metaclazepam	– Talis	10 – 15
Oxazepam	– Adumbran – Anxiolit (A, CH) – Azutranquil – Durazepam – Noctazepam – Oxahexal (A) – Oxa-Puren – Oxazepam-neurax – Oxazepam-atiopharm – Oxazepam-Stada – Praxiten – Seresta (CH) – Sigacalm – Uskan	10 – 30
Prazepam	– Demetrin	10 – 20
Sonstige		
Buspiron	– Bespar – Buspar (A, CH)	10 – 30
Hydroxyzin	– Atarax – Diligan (A) – Elroquil	30 – 60
Beta-Rezeptorenblocker		
Auswahl des Betablockers und Dosierung abhängig von Grunderkrankung bzw. Zielsymptomatik, Nebenwirkungsprofil, Unverträglichkeit		

A: Österreich; CH: Schweiz

23.5 Hypnotika: Handelsnamen und Dosierungen

Tabelle 130 Hypnotika

Freiname (Generic)	Handelsname (Beispiele)	abendliche orale Einzeldosis (mg)
Benzodiazepine		
Brotizolam	– Lendormin – Lendorm (A)	0,125 – 0,25
Flunitrazepam	– Rohypnol – Somnubene (A)	5 – 20
Flurazepam	– Dalmadorm – Staurodorm N	15 – 30
Loprazolam	– Sonin	1 – 2
Lormetazepam	– Ergocalm – Loramet (CH) – Loretam – Noctamid – Repocal	0,5 – 1,0
Nitrazepam	– Dormalon – Dormo-Puren – Eatan N – Mogadan – Mogadon (A, CH) – Nitrazepam-neura – Novanox – Radedorm	2,5 – 10,0
Temazepam	– Levanxol (A) – Neodorm – Norkotral – Normiscon (CH) – Planum – Remestan – Temazep – Temazepam-ratiopharm	20 – 40
Triazolam	– Halcion	0,125 – 0,25
Sonstige		
Zolpidem	– Bikalm – Ivadal (A) – Stilnox	10 – 20
Zopiclon	– Imovane (CH) – Ximovan	7,5 – 10,0

Fortsetzung Tabelle 130 ▶

23.5 Hypnotika: Handelsnamen und Dosierungen

Tabelle 130 Fortsetzung

Freiname (Generic)	Handelsname (Beispiele)	abendliche orale Einzeldosis (mg)
Chloralhydrat	– Chloraldurat – Medianox (CH) – Nervifrène (CH)	250 – 500
Diphenhydramin	– Bedorma (CH) – Benocten (CH) – Dibondrin (A) – Dobacen (CH) – Dolestan – Dormutil – Halbmond – Evert-Dorm – Logomed – Lupovalin – nervo OPT – Nytol – S. 8 – Sediat – Sedopretten – Sedovegan – Novo – Vivinox	25 – 50
Doxylamin	– doxilamin von ct – Gittalun – Hoggar N – Mereprine – Munleit – Sanalepsi N (CH) – Sedaplus – Wick (A)	25 – 50
Phytotherapeutika		
Extrakte von Baldrian/Hopfen/Melisse/Kavain Dosierung von Art des verwendeten Präparates abhängig		

A: Österreich; CH: Schweiz

Deutschland

NAKOS (Nationale Kontakt- und Informationsstelle zur Anregung und Unterstützung von Selbsthilfegruppen)
Albrecht-Achilles-Straße 65
D-10709 Berlin
Tel. (00 49)-(0)30/8 91 40 19
Fax (00 49)-(0)30/8 93 40 14
Internet: www.zdfmsn.de (hier unter „PRAXIS")
Information:
Kontaktadressen/Verzeichnisse von Selbsthilfevereinigungen auf Bundesebene sowie von lokalen/regionalen Selbsthilfe-Unterstützungsstellen, gegliedert nach Krankheits-Gruppen. Informationsmaterial, Fortbildungen, Veröffentlichung einer vierteljährlich erscheinenden Zeitschrift.

Österreich

SIGIS (Service- und Informationsstelle für Gesundheitsinitiativen und Selbsthilfegruppen im Fonds Gesundes Österreich)
Ausstellungsstraße 44
A-1020 Wien
Tel. (00 43)-(0)1/7 26 02 60
Fax (00 43)-(0)1/7 26 02 60 – 20
Internet: www.fgoe.org
Information:
Dachverbände und Kontaktstellen von Selbsthilfe-Unterstützungseinrichtungen auf Bundesebene sowie lokal/regional zu allen möglichen Krankheitsbildern. Informations- und Arbeitsmaterial, Fachtagungen.

Schweiz

Arbeitsgemeinschaft **KOSCH** – Selbsthilfezentrum Hinterhuus
Feldbergstraße 55
CH-4057 Basel
Tel. (00 41)-(0)61/6 92 81 00
Information:
Anschriften und Ansprechpartner von Selbsthilfegruppen und deren Dachorganisationen. Unter Umständen wird auf kantonale Organisationen verwiesen, die dann eine konkrete regionale Adresse bieten können.

25 Fachzeitschriften

Fachzeitschriften

Tabelle 131 Wichtige Fachzeitschriften auf psychiatrisch-psychotherapeutischem Gebiet

deutschsprachig
Der Nervenarzt
Familiendynamik
Forensische Psychiatrie und Psychotherapie
Fortschritte der Neurologie - Psychiatrie
Fundamenta Psychiatrica
Gruppenpsychotherapie und Gruppendynamik
Krankenhauspsychiatrie
Nervenheilkunde
Neurotransmitter
Persönlichkeitsstörungen
Psychiatrische Praxis
Psychopharmakotherapie
Psychotherapeut
Psychotherapie
Psychotherapie, Psychosomatik, Medizinische Psychologie
Recht und Psychiatrie
Schweizer Archiv für Neurologie und Psychiatrie
TW Neurologie, Psychiatrie
Verhaltenstherapie
Verhaltenstherapie und psychosoziale Praxis
Zeitschrift für Gerontopsychologie und -psychiatrie
Zeitschrift für klinische Psychologie, Psychiatrie und Psychotherapie
international
American Journal of Psychiatry
British Journal of Psychiatry
Brain
European Archives of Psychiatry and Clinical Neuroscience
Journal of Clinical Psychiatry
Journal of Nervous and Mental Diseases
Psychiatry Research
Psychopharmacology
Behaviour Therapy
Psychosomatics

Abasie: Unfähigkeit zu gehen.
Absence: Kurzzeitige Bewußtseinsstörung bei Epilepsie.
Abstinenzregel: Neutral-distanziertes (therapeutisches) Verhalten des Psychoanalytikers.
Abulie: Willensschwäche.
Abwehr: Konstrukt eines Schutzmechanismus des „Ichs" gegen vom „Über-Ich" nicht gebilligte Triebregungen (→ Psychoanalyse).
Acid: → LDS (Drogenjargon).
Affektabfuhr: Intensivere Gefühlsreaktion. Form der → Katharsis.
Affekt: Kurzdauerndes, intensives Gefühl.
Affektinkontinzenz: Verminderte Gefühlskontrolle.
Affektive Psychose: Unipolare, rezidivierende Depression oder bipolare manisch-depressive Erkrankung.
Affektive Resonanz: Gefühlsmäßiges Mitschwingen.
Affektivität: Gesamtheit der → Affekte.
Affektlabilität: Rasch wechselnde → Affekte.
Affektstarre: Nicht erkennbare affektive Regung.
Affektverarmung: Mangel an Gefühlen.
Aggravation: (Zielgerichtete) Übertreibung von Krankheitssymptomen.
Aggressivität: Angriffslust → Hostilität.
Agitiertheit: Unruhe bzw. Umtriebigkeit.
Agnosie: Wahrnehmungsstörung aufgrund umschriebener Hirnschädigung.
Agoraphobie: Raumangst, Angst vor freien (großen) Plätzen.
Agraphie: Unfähigkeit zu schreiben.
Aichmophobie: Krankhafte Angst vor spitzen oder scharfen Gegenständen.
AIDS-Demenz: Subkortikale → Demenz infolge HIV-Infektion.
Akalkulie: Unfähigkeit zu rechnen.
Akathisie: Bewegungsdrang, meist als Begleiterscheinung neuroleptischer Behandlung.
Akinese: Bewegungslosigkeit (→ Stupor).
Akoasmen: Unstrukturierte akustische Halluzinationen.
Akrophobie: Höhenangst.
Akustische Halluzinationen: Gehörstäuschung.
Alexie: Unfähigkeit zu lesen.
Alexithymie: Unfähigkeit, Gefühle wahrzunehmen oder auszudrücken.
Alternativpsychose: Psychotische Störung im anfallsfreien Intervall bei (medikamentös erfolgreich behandelter) Epilepsie.
Altgedächtnis: Erinnerungsvermögen für länger zurückliegende Ereignisse.
Alzheimer-Demenz: Primär degenerative, auf Hirnabbau beruhende → Demenz.
Ambitendenz: Gleichzeitiges Auftreten gegenläufiger Handlungsimpulse.
Ambivalenz: Gleichzeitiges Auftreten gegenläufiger Wünsche oder Vorstellungen.
Amnesie: Gedächtnislücke, Gedächtnisverlust.
Amphetamin: Stimulierende psychotrope Substanz, „Weckamin" (→ speed).
Anale Phase: Psychosexuelle Entwicklungsphase zwischen 2. und 4. Lebensjahr.
Analyse: → Psychoanalyse.
Analytische Psychologie: Von C. G. Jung entwickeltes, aufdeckendes → Psychotherapieverfahren.
Anamnese: Vorgeschichte.
Anankasmus: Zwang bzw. Zwangsstörung, Zwanghaftigkeit.
Anankastische Depression: Depression mit Zwangssymptomatik.
Angehörigengruppe: → Selbsthilfegruppe für Angehörige und Bezugspersonen psychisch Kranker.
Angst: Unlustbetonter Gefühlszustand. Gefühl von Bedrohung (→Panik).
Angst-Glücks-Psychose: Psychotische Störung mit sich abwechselnden Angst-und Glückserlebnissen (→ zykloide Psychose).
Angststörung, Angstneurose: Psychische Erkrankung mit Auftreten von → Ängsten und Phobien.
Anhedonie: Unfähigkeit zu genießen.
Alkoholhalluzinose: Halluzinationen und Verfolgungswahn bei chronischem Alkoholismus.
Anonyme Alkoholiker (AA): Selbsthilfegruppe Alkoholabhängiger.
Anonyme Spieler: Selbsthilfegruppe bei → pathologischem Spielen.
Anorexia nervosa: Magersucht.
Anorgasmie: Fehlender Orgasmus beim Geschlechtsverkehr.
Anpassungsstörung: Längerzeitige psychische Reaktionen auf anhaltende Belastungen.
Antidepressivum: Medikament gegen depressive Störungen.
Anxiolytikum: Angstreduzierendes Medikament.
Aphasie: Sprachstörung infolge umschriebener Hirnschädigung.
Aphonie: Nichtorganisch bedingter Verlust der Stimme.
Apraxie: Unfähigkeit zu strukturiertem Handeln infolge umschriebener Hirnschädigung.
Arachnophobie: Krankhafte Angst vor Spinnen.
Arbeitstherapie: Produktives Arbeiten als Form von → Soziotherapie.

26 Psychiatrisches Glossar

Archetyp: In der → analytischen Psychologie instinktive Verhaltensform, teils geknüpft an irrationale mythische Vorstellung.
Arteriosklerotische Demenz: → vaskuläre Demenz.
Astasie: Unfähigkeit zu stehen.
Asthenie: Schwäche.
Asthenische Persönlichkeit: Person mit verminderter Belastbarkeit und Neigung zu Befindlichkeitsstörungen.
Ataxie: Koordinationsstörung (z. B. Gehunsicherheit).
Aufdeckende Psychotherapie: Psychotherapiemethode, bei der unbewußte Konflikte bewußt gemacht werden (→ Psychoanalyse).
Außenfürsorge: Extramurale Betreuung psychisch Kranker als Form der → Soziotherapie.
Autismus: Form schwerer Introversion mit begleitenden Verhaltensstörungen.
Autogenes Training: Entspannungsübung in Form autosuggestiver Behandlung.
Autohypnose: Selbsthypnose.
Automatismen: Vom Willen unabhängige, unbewußt gesteuerte Handlungen.
Automutilation: Selbstverstümmelung.
Autosuggestion: Von der eigenen Person ausgehende (Selbst-) Suggestion.
Aversionstherapie: „Bestrafung" als Technik der → Verhaltenstherapie.
Balint-Gruppe: Patientenbezogene Selbsterfahrungsgruppe als Form der Supervision.
Bazillophobie: Krankhafte Angst vor Bazillen (→ Phobie).
Bedeutungswahn: Vorstellung von unbegründeter Bedeutung.
Beeinträchtigungswahn: Sich fälschlicherweise beeinträchtigt fühlen.
Behaviorismus: Forschungsrichtung der Lernpsychologie, die Grundlage der → Verhaltenstherapie wurde.
Belastungsreaktion: Psychische Reaktion auf außergewöhnliche körperliche und/oder seelische Belastung.
Benton-Test: Zeichentest zum Nachweis von Hirnschädigungen.
Beschaffungskriminalität: Delinquentes Verhalten zur Beschaffung von Suchtstoffen.
Beschäftigungstherapie: → Ergotherapie.
Beschütztes Wohnen: Wohnen psychisch Kranker in beschützten, betreuten Einrichtungen (→ Wohnheim).
Beta-down-Regulation: Verminderung postsynaptischer Beta-Rezeptoren unter längerer antidepressiver Behandlung.
Betreuung, gesetzliche: Von Amts wegen eingerichtete Betreuung eines psychisch Kranken.
Bewegungsstereotypie: Schablonenhaft anmutender Bewegungsablauf.
Bewußtseinsstörung: Quantitative und/oder qualitative Veränderung des Bewußtseins.
Bewußtseinstrübung: Quantitative Beeinträchtigung der Bewußtseinsklarheit (→ Vigilanz).
Bewußtseinsverschiebung: Qualitative Bewußtseinsveränderung mit veränderten Bewußtseinsinhalten.
Beziehungswahn: Wahnhafte Verknüpfung von äußeren Ereignissen mit der eigenen Person ohne sinnvollen Anlaß.
Bildstreifendenken: Freies Assoziieren imaginativer Bildsequenzen (→ katathymes Bilderleben).
Biofeedback: Rückmeldung autonomer Körperfunktionen mit dem Ziel ihrer willkürlichen Beeinflussung (operante Konditionierung). Form der → Verhaltenstherapie.
Bipolare Psychose: Affektive Erkrankung mit manischen und depressiven Phasen.
Blepharospasmus: Krampfartiges Zusammenziehen der Augenmuskulatur.
Blickkrampf: → Blepharospasmus.
Borderline-Persönlichkeitsstörung: Abnorme Persönlichkeitsstruktur mit vermehrter (Auto-)Aggressivität, Abhängigkeit, Suizidalität, dissozialem Verhalten und Beziehungsstörungen.
Boxerdemenz: → Demenz infolge gehäufter Schädeltraumata.
Broken home: Zerrüttete Familienverhältnisse während der Kindheit.
Bruxismus: Zähneknirschen.
Bulimie: Krankhaftes übermäßiges Essen (Hyperphagie). → Eßstörung.
Case work: Sozialarbeiterische Einzelbetreuung. Form der → Soziotherapie.
Charakterneurose: → Persönlichkeitsstörung.
Chorea Huntington: Dominant-erbliche, degenerative Hirnerkrankung mit schweren Bewegungsstörungen und → Demenz.
Cold turkey: Opiatentzug ohne medikamentöse Stütze (Drogenjargon).
Compliance: Mitarbeit des Patienten.
Coping: Art und Umfang der Bewältigung (und Verarbeitung) einer Erkrankung
Crack: Mischung aus Kokain, Alkohol und Streckmittel (z. B. Backpulver - Drogenjargon).
Craving: Dranghaftes Verlangen nach Alkohol oder Drogen („Drogenhunger").
Creutzfeldt-Jakob-Krankheit: Diffuse infektiöse Hirnerkrankung mit rasch voranschreitender → Demenz.

Dämmerzustand: Qualitative (und quantitative) → Bewußtseinsstörung mit erhaltener Handlungsfähigkeit und anschließender Erinnerungslosigkeit.

DAT: Demenz vom Alzheimer-Typ. → Alzheimer-Demenz.

Debilität: Leichte Intelligenzminderung → Oligophrenie.

Déjà-entendu-Erlebnis: Erinnerungstäuschung im Bereich des Hörens (Paramnesie).

Déjà-vecu-Erlebnis: Erinnerungstäuschung im Bereich des Erlebens (Paramnesie).

Déjà-vu-Erlebnis: Erinnerungstäuschung im Bereich des Sehens (Paramnesie).

Delir: Hirnorganisch begründbare → Psychose mit Desorientiertheit, Wahrnehmungstäuschungen und Unruhe.

Delirium tremens: Frühere Bezeichnung für → Delir nach Alkoholentzug bzw. bei chronischem Alkoholismus.

Dementia simplex: Symptomarme, schleichende Psychose.

Demenz: Abbau kognitiver Leistungen aufgrund von Himfunktionsstörungen.

Denkhemmung: Formale → Denkstörung mit verlangsamtem Denken.

Denksperre: Gedankenabreißen.

Denkstörung (formale): Krankhaft gestörte Art des Denkens.

Denkstörung (inhaltliche): Krankhaft veränderter Denkinhalt.

Dependenz: → Abhängigkeit.

Depersonalisation: Gefühl der Ich-Entfremdung, meist Symptom von → Depression, Angsterkrankung oder Psychose.

Depravation: Persönlichkeitsnivellierung mit Selbstvernachlässigung und Verwahrlosung.

Depression: Psychische Störung in Form von Niedergeschlagenheit, Energieverlust und Gehemmtheit.

Depression, endogene: Depressives Syndrom aufgrund gestörter → Neurotransmission im Gehirn. Form der affektiven Psychose.

Depression, hypochondrische: Depressivität mit vorrangig → hypochondrischen Befürchtungen.

Depression, hysteriforme: Depression mit → histrionischer Symptomatik.

Depression, larvierte: Durch Körpermißempfindungen und Schmerzen gekennzeichnete Depression.

Depression, neurotische: Depressivität aufgrund erlebnisreaktiver Fehlentwicklung (→ Dysthymia).

Depression, pharmakogene: Unter Behandlung mit → Neuroleptika auftretende Depressivität.

Depression, phobische: Depressivität mit vorherrschenden phobischen Symptomen.

Depression, psychotische: Depressivität mit psychotischen Symptomen (z. B. synthymer Wahn).

Depression, reaktive: Belastungs- bzw. Erlebnisreaktion in Form von Depressivität.

Depression, unipolare: Rezidivierende Phasen (endogener) Depression.

Depressio sine depressione: → Depression, larvierte.

Deprivation: Wegfall äußerer Sinnesreize.

Derealisation: Gefühl der Entfremdung gegenüber vertrauten Gegenständen und Personen.

Dermatozoenwahn: Wahnhafte Befürchtung, Parasiten in der Haut zu haben.

Designer drugs: Synthetisch hergestellte Aufputschmittel und Halluzinogene („Partydrogen").

Desuggestion: Gezielte Auflösung einer Suggestion durch äußere Anweisung oder eigene Gegenvorstellung.

Desynchronisation: In der Psychiatrie Entkopplung von biologischer Eigenrhythmik und äußerem Zeitgeber.

Diathese: Anlage, Konstitution.

Dipsomanie: Periodische Trinkexzesse bei Alkoholabhängigkeit.

Dissimulation: Vortäuschung von Gesundheit.

Dissozialität: Mißachtung sozialer Regeln mit Tendenz zur Verwahrlosung und Kriminalität.

Dissoziation, dissoziative Störung: → Hysterie, → Konversion.

Dopaminhypothese: Erklärung psychotischer Störungen aufgrund gestörter Neurotransmission des biogenen Amins Dopamin im Gehirn.

Drogeninduzierte Psychose: Durch Drogen ausgelöste psychotische Störung.

Drogenscreening: Untersuchung von Blut oder Urin auf psychotrope Substanzen.

Drug monitoring: Blutspiegelkontrollen unter Psychopharmakotherapie.

DSM-IV: Diagnostisches und statistisches Manual Nr. IV der Amerikanischen Psychiatrischen Gesellschaft. Klassifikationssystem psychischer Störungen → ICD-10.

Durchgangssyndrom: Organisch begründbare, reversible Psychose nach primärer oder sekundärer Hirnfunktionsstörung (exogener Reaktionstypus).

Dyskinesie: Bewegungsstörung.

Dyslexie: Leseschwäche.

Dysmorphophobie: Zwanghafte Vorstellung, mißgestaltet zu sein.
Dyspareunie: Durch Schmerz behinderter Geschlechtsverkehr.
Dysphorie: Mißmutig-gereizte Verstimmtheit.
Dyssomnie: Schlafstörung.
Dysthymia: Neurotische → Depression bzw. depressive → Persönlichkeitsstörung.
Dysthymie: Subdepressive Verstimmtheit, leichtere Form von → Depressivität.
Dystonie: Bewegungsstörung (z. B. infolge neuroleptischer Behandlung).
Echolalie: Echohaftes Nachsprechen von Wörtern und Sätzen.
Echopsychose: Wiederaufflackern psychotischer Symptomatik bei → drogeninduzierter Psychose (→ Horror-Trip).
Echopraxie: Mechanisches Nachahmen von Bewegungen.
Ecstasy: Aufputschdroge (2.5-Dimethoxy-4-Methyl-Amphetamin). Halluzinogen (→ designer drugs).
Ego: → Ich.
Eifersuchtswahn: Wahnhafte Vorstellung, vom Sexualpartner betrogen zu werden.
Einsichtsfähigkeit: Forensisches Kriterium zur Beurteilung der → Schuldfähigkeit.
Einwilligungsfähigkeit: Nicht (infolge psychischer Störung) beeinträchtigte Zustimmung zu Diagnostik und Therapie (z. B. → Elektrokrampfbehandlung).
Elektrokrampftherapie (EKT): Behandlung schwerer psychotischer Störungen mittels künstlich herbeigeführtem epileptischem Anfall durch elektrischen Strom.
Emotionspsychose: Zykloide Psychose. Form der → schizoaffektiven Psychose.
Empathie: Sichhineinversetzenkönnen in die Psyche anderer. Mitempfinden.
Endogene Psychose: Psychotische Störung ohne nachweisbare körperliche Ursache (z. B. Schizophrenie, affektive Psychose).
Endokrines Psychosyndrom: Durch hormonelle Störung hervorgerufene psychische Veränderungen.
Engramm: Gedächtnisspur.
Enterozoenwahn: Wahnhafte Befürchtung, Parasiten im Körper zu haben.
Entfremdungserlebnis: Gefühl von Verfremdung und Unvertrautheit.
Entgiftung: Entzug von Suchtstoffen bei Abhängigkeitserkrankung.
Enthemmung: Absenkung der Hemmschwelle (mit Steuerungsschwäche).
Entlastungsdepression: Depressivität nach Beendigung längerer psychischer und/oder physischer Belastung.
Entwöhnung: Im Anschluß an → Entgiftung durchgeführte, längere Behandlung bei Suchterkrankung.
Entziehung: → Entgiftung.
Entzugssymptome: Unter → Entgiftung auftretende körperliche und/oder psychische Beschwerden und Funktionsstörungen.
Enzephalopathie: Diffuses Bild einer allgemeinen Hirnfunktionsstörung.
Epileptische Psychose: In Verbindung mit Epilepsie auftretende psychotische Störungen (→ Alternativpsychose).
Erethisch: Vermehrt erregbar, reizbar.
Ergotherapie: Arbeits- und Beschäftigungstherapie psychisch Kranker unter fachlicher Anleitung.
Erlebnisreaktion: → Belastungsreaktion.
Erschöpfungsdepression: → Depressivität aufgrund anhaltender psychischer Belastung.
Erstgespräch, Erstinterview: Ausführliches exploratives diagnostisches Gespräch.
Erwartungsangst: → Phobophobie.
Es: „Unterste Schicht" der Psyche (unbewußte Wünsche, Impulse und Triebregungen).
Eßstörung: → Anorexia nervosa, → Bulimie.
Euphorie: Hochgestimmtheit (z. B. bei → Manie).
euthym: gut gestimmt.
Exhibitionismus: Impulskontrollstörung in Form einer zwanghaften Entblößung der männlichen Geschlechtsteile (→ sexuelle Devianz).
Existenzanalyse: Therapeutische Analyse der Biographie unter Aspekten des Lebenssinnes und der Wertvorstellungen (→ Logotherapie).
Exogener Reaktionstypus: Organisch begründbare Psychose, → Durchangssyndrom.
Exploration: Psychodiagnostisches Gespräch.
Expositions-Reaktions-Verhinderung: Therapeutisch kontrolliertes, gezieltes Unterlassen zwanghaft auftretender Handlungen. Methode der → Verhaltenstherapie.
Expressed emotions: Akzentuierte Affekte in Familien mit einem schizophrenen Mitglied (z. B. Aggressivität, Hyperprotektivität).
Extrapyramidale Störung (EPS): Unter Behandlung mit → Neuroleptikum auftretende Nebenwirkungen in Form von Parkinson-Symptomen und → Hyperkinesen.
Extraversion: Kontaktsuchende, nach außen gerichtete Persönlichkeitseigenschaft.
Fahrkarte: Auf Papier oder Würfelzucker aufgetropftes LSD (Drogenjargon).
Familienpflege: Versorgung psychisch Kranker in einer Pflegefamilie.
Familientherapie: → Systemische Therapie.

Faxensyndrom: Grimassieren und Clownerien bei organisch begründbarer Psychosen oder Schizophrenie.

Fehlleistung: Unbeabsichtigt fehlerhaft ausgeführte Handlung als Ausdruck unbewußten Impulses.

Fetischismus: Sexuelle Befriedigung durch Anblick oder Berührung von Kleidungsstücken (oder Gegenständen) geliebter Person (→ sexuelle Devianz).

Flash back: Wiederaufflackernde Drogeneinwirkung (→ Horror-Trip).

Flexibilitas cerea: „Wachsartige Biegsamkeit" der Gliedmaßen bei → Katalepsie.

Flooding: → Reizkonfrontation.

Fokaltherapie: Form aufdeckender (Kurzzeit-) psychotherapie.

Folie à deux: → Induzierter Wahn.

Fremdanamnese: Von Bekannten oder Bezugspersonen eines Patienten erhobene Angaben zu dessen Erkrankung.

Fremdbeeinflussung: Wahnhaftes Erleben der Kontrolle eigenen Denkens und Verhaltens durch Fremde (→ Ich-Erlebensstörung).

Frigidität: Fehlen sexueller Erregung beim Geschlechtsverkehr.

Frontalhirnsyndrom: → Stirnhirnsyndrom.

Frustration: Enttäuschung durch Versagung.

Funktionelle Körperstörung: Körperliches Symptom ohne organische Ursache.

Ganser-Syndrom: Vortäuschen einer psychischen Störung (→ Pseudodemenz).

Gedankenabreißen: Abriß der kognitiven Assoziationskette, formale Denkstörung (vorzugsweise bei Schizophrenie).

Gedankenausbreitung: Wahnhafte Vorstellung, daß eigene Gedanken von anderen „mitgedacht" werden. Symptom 1. Ranges bei Schizophrenie (→ Ich-Erlebensstörung).

Gedankeneingebung: Wahnhafte Vorstellung, daß fremde Gedanken eingegeben werden. Symptom 1. Ranges bei Schizophrenie (→ Ich-Erlebensstörung).

Gedankenentzug: Wahnhaftes Erleben, daß eigene Gedanken entzogen werden. Symptom 1. Ranges bei Schizophrenie (→ Ich-Erlebensstörung).

Gedankenlautwerden: Hören der eigenen Gedanken. Symptom 1. Ranges bei Schizophrenie.

Gedankenstop: → Verhaltenstherapeutisches Verfahren zur Behandlung von Zwangsdenken.

Gedankenzerfall: Strukturverlust von Denkinhalten (→ formale Denkstörung).

Gefühl der Gefühllosigkeit: Gefühl der inneren Leere bei (endogener) → Depression.

Gefühlsverarmung: Verlust an Emotionalität (z. B. bei Schizophrenie oder Demenz).

Gegenübertragung: Projektion (unbewußter) Einstellungen und Bedürfnisse des Therapeuten auf den Patienten.

Gelernte Hilflosigkeit: → Passivität aufgrund eines allmählichen Verlustes eigener Kräfte und Fähigkeiten.

Generalisierte Angst: Diffuse, nicht objektgebundene Angststörung.

Gereizte Manie: Maniformes Syndrom mit Gereiztheit und Aggressivität.

Gerontopsychiatrie: Diagnostik und Therapie psychischer Störungen älterer Patienten.

Geruchshalluzination: Sinnestäuschung im Bereich des Riechens (olfaktorische Halluzination).

Geschäftsunfähigkeit: Durch Krankheit bedingte Unfähigkeit, rechtsgültig Geschäfte abzuschließen.

Geschmackshalluzination: Sinnestäuschung im Bereich des Schmeckens (gustatorische Halluzination).

Gesprächstherapie: Klientenzentrierte (personenzentrierte) → Psychotherapie.

Gestalttherapie: Humanistisch fundierte, erlebnisorientierte → Psychotherapie.

Gewöhnung: Vorstufe von → Abhängigkeit mit Toleranzerhöhung.

Globusgefühl: Kloßgefühl im Hals (z. B. bei Depression).

Glossolalie: Unverständliches Wortgemisch.

Glückspsychose: → Angst-Glücks-Psychose.

Gilles-de-la-Tourette-Syndrom: → Tourette-Syndrom.

Gras: Marihuana (Drogenjargon).

Größenidee: Vorstellung mit unrealistisch überhöhtem Inhalt.

Größenwahn: Wahnhafte Selbstüberschätzung (z. B. bei Manie).

Grübelzwang: Zwanghaftes Nachdenken (s. a. → Perseveration).

Gruppendynamik: Interaktionsmuster zwischen Gruppenmitgliedern aufgrund soziometrischer Gesetzmäßigkeiten.

Gruppenkohäsion: Zusammengehörigkeitsgefühl von Gruppenmitgliedern

Gruppenpsychotherapie: → Psychotherapie in Gruppenform.

Haften: Krankhaftes Festhalten eines Gedankens als Ausdruck einer → formalen Denkstörung. Klebenbleiben an einem Thema.

Halluzination: Sinnestäuschung.

Halluzinogen: Psychotrope Substanz, die Sinnestäuschungen hervorruft (z. B. Meskalin, LSD, Psylocybin).

26 Psychiatrisches Glossar

Halluzinose: Psychotische Störung, die vorrangig durch kontinuierliche Sinnestäuschungen gekennzeichnet ist.

Haltungsstereotypie: Krankhaftes Beibehalten einer bestimmten Körperhaltung oder -stellung.

Hamburg-Wechsler-Intelligenztest für Erwachsene (HAWIE): Weltweit verbreiteter, standardisierter Test zur Messung verbaler und nonverbaler Intelligenz Erwachsener.

Hangtäter: Straftäter mit schwer korrigierbarer Neigung zu bestimmten Straftaten.

HAWIK: → Hamburg-Wechsler-Intelligenztest für Kinder.

Hebephrenie: → Schizophrenie im Jugendalter.

Heilpädagogik: Erziehung und Förderung geistig und körperlich behinderter Kinder.

Herzphobie: Panikanfälle mit der Befürchtung, an einem plötzlichen Herztod zu sterben (Herzangstsyndrom, Herzhypochondrie, Herzneurose).

Hirnleistungsschwäche: Kognitive Leistungsminderung infolge Hirnschädigung.

Hirnorganisches Psychosyndrom: Psychische Veränderungen infolge Hirnschädigung.

Histrionische Persönlichkeit: Person mit Neigung zu demonstrativ-theatralischen Verhaltensweisen (→ Hysterie).

Höhenangst, Akrophobie: Form der → Agoraphobie.

Horror-Trip: Angstanfall infolge Drogeneinwirkung.

Hospitalismus: Folge längerer Heimpflege oder Krankenhausbehandlung.

Hostilität: Feindseligkeit.

Hyperkinese: Krankhaft gesteigerte Motorik.

Hypermnesie: Gesteigertes Erinnerungsvermögen.

Hyperphagie: Eßsucht.

Hypersomnie: Gesteigertes Schlafbedürfnis.

Hyperthym: Umtriebig, überaktiv.

Hypervigilanz: Gesteigerte Bewußtseinshelligkeit (→ Vigilanz).

Hypnose: Durch Fremdsuggestion herbeigeführter Trancezustand mit Bewußtseinseinengung.

Hypochondrie: Übertriebene Besorgnis um die eigene Gesundheit.

Hypochondrischer Wahn: Wahnhafte Vorstellung, an schwerer, unheilbarer Krankheit zu leiden.

Hypokinese: Bewegungsarmut.

Hypomanie: Leichtere Form der → Manie.

Hypomimie: Mangel an mimischem Ausdrucksverhalten.

Hysterie: Umwandlung intrapsychischer Konflikte in (ausdrucksstarke) psychogene Körperstörungen (→ histrionisch).

IDC-10: Internationale Klassifikation von Krankheiten Nr. 10. Klassifikationssystem körperlicher und psychischer Erkrankungen der WHO.

Ich: In der → Psychoanalyse Steuerungssystem bewußter und unbewußter Funktionen mit Vermittlung zwischen → Über-Ich- und → Es-Anforderungen einerseits sowie zur Außenwelt andererseits.

Ich-Erlebensstörung: Störung des Ich-Erlebens in Form wahnhafter Fremdbeeinflussungserlebnisse (Ich-Störung). Symptom 1. Ranges bei Schizophrenie.

Idee, fixe: hartnäckige, übermächtige Vorstellung.

Ideenflucht: Beschleunigtes Denken als Ausdruck → formaler Denkstörung.

Illusion, illusionäre Verkennung: Wahrnehmungsverfälschung.

Impulskontrollstörung: Kontrollverlust über impulsive Handlungen (z.B. → Exhibitionismus, → Poriomanie, → Pyromanie; s.a. → Enthemmung).

Individualtherapie: Aus der Individualpsychologie Adlers entwickelte aufdeckende Psychotherapieform, die Überwindung von Minderwertigkeitsgefühlen anstrebt.

Indoktrinationssyndrom: Psychische Folgen von „Gehirnwäsche".

Induzierter Wahn: Von einer nahestehenden Person übernommener Wahn (Folie à deux).

Inkohärenz: Verlust einer zusammenhängenden Ordnung von Denkabläufen als Ausdruck → formaler Denkstörung.

Insomnie, Hyposomnie: Schlafstörung mit Schlafmangel.

Intelligenzalter: Der jeweiligen Altersklasse (eines Kindes) entsprechende Intelligenzleistung.

Intelligenzquotient (IQ): Verhältnis von Intelligenz zu Lebensalter x 100.

Intention: Absicht mit innerer Zielsetzung.

Internalisierung: Verinnerlichung.

Introjektion: Verinnerlichung eines Bildes von einer anderen Person.

Introspektion: Selbstbeobachtung mit selbsterkennender Funktion.

Introversion: Wendung nach innen.

Involutionsdepression: → Depression im Rückbildungsalter (2. Lebenshälfte).

Involutionspsychose: Im Rückbildungsalter auftretende → Psychose.

Inzidenz: Neuerkrankungsziffer innerhalb eines bestimmten Zeitraums.

26 Psychiatrisches Glossar

Poriomanie (Fugue): Dranghaftes Fortlaufen, „Wandersucht" als Form der → Impulskontrollstörung.

Posttraumatische Belastungsreaktion: Psychische Störungen im Anschluß an überwältigendes bedrohliches Erlebnis.

Posttraumatische Belastungsstörung: Verändertes Erleben und Verhalten im Anschluß an außergewöhnliche Bedrohung.

Prädelir: Symptome eines beginnenden → Delirs.

Prägenitale Phase: Entwicklungsstadium, umfassend → orale Phase und → anale Phase.

Präsuizidales Syndrom: Allmähliche psychische Veränderungen in der Vorphase eines → Suizids oder → Parasuizids.

Prävalenz: Krankheitshäufigkeit zu einem bestimmten Zeitpunkt.

Prävention: Maßnahmen zur Verhinderung bzw. Wiederauftreten psychischer Störungen.

Primärpersönlichkeit: Individuelle Persönlichkeit vor Ausbruch oder Entwicklung einer psychischen Krankheit.

Primitivreaktion: Unkontrollierte, impulsive emotionale Reaktion (z.B. Aufschreien. Stupor).

Probetherapie: Probatorisch (vorläufig) durchgeführte therapeutische Sitzungen (Probesitzung) zur weiteren diagnostischen und differentialdiagnostischen Abklärung bzw. zur Einleitung einer → Psychotherapie.

Progressive Muskelrelaxation: → Relaxation.

Projektiver Test: Persönlichkeitsdiagnostisches Deutungsverfahren auf der Grundlage der → Projektion.

Projektion: Unbewußtes Hinausverlagern eigener Vorstellungen und Wünsche auf Personen der Umgebung.

Pseudodemenz: Nichtorganisch bedingte (reversible) oder vorgetäuschte → Demenz (z.B. bei Depression oder als → Zweckreaktion) → Ganser-Syndrom.

Pseudohalluzination: Sinnestäuschung, die als solche erkannt wird.

Psilocybin: Halluzinogen aus mexikanischem Pilz.

Psychagogik: Erzieherische Psychotherapie.

Psychalgie: Nichtorganisch bedingter Schmerz.

Psychoanalyse: Aufdeckende Form der → Psychotherapie, die auf Bearbeitung unbewußter Konflikte abzielt.

Psychodrama: Form der → Gruppentherapie mit Rollenspiel und szenischen Darstellungen.

Psychodynamik: Entwicklung bzw. Entwicklungsbedingungen einer (neurotischen) psychischen Störung.

Psychogene Körperstörung: Psychisch bedingte körperliche Symptome.

Psychologie, analytische: Aus der → Psychoanalyse entwickelte aufdeckende Therapie, die einen individuellen Reifungs- und Wandlungsprozeß intendiert.

Psychologie, humanistische: Therapieansätze, die Selbstentfaltung und persönliches Wachstum intendieren.

Psychometrie: Testpsychologische Erfassung psychischer Leistungen.

Psychomotorik: Psychische Steuerung der Körperbewegungen.

Psychopathologie: Lehre von den krankhaften Erlebens- und Verhaltensweisen.

Psychopharmakotherapie: Behandlung psychischer Störungen mit Substanzen, die auf das zentrale Nervensystem einwirken.

Psychose: Schwerere psychische Erkrankung (z.B. Schizophrenie), die ursächlich nicht auf äußeren Einflüssen beruht.

Psychose, affektive: Schwerere Gemütserkrankung (→ manisch-depressive Erkrankung).

Psychose, endogene: Psychische Störung aufgrund bislang nicht genau bekannter zentralnervöser Ursachen (z.B. Schizophrenie, affektive Psychose).

Psychose, exogene: Psychische Störung aufgrund körperlicher bzw. Hirnerkrankung.

Psychose, paranoide: → Psychose mit Wahnvorstellungen.

Psychose, schizoaffektive (zykloide Psychose): Psychische Störung mit Symptomatik einer → Schizophrenie und Verlauf einer → affektiven Psychose.

Psychose, symbiontische: → Induzierter Wahn.

Psychosomatisch: Durch psychische Einflüsse mitbedingte körperliche Erkrankung.

Psychosomatische Grundversorgung: Bestandteil der allgemeinärztlichen Basisversorgung zur Identifizierung und vorläufigen Diagnostik psychischer Krankheiten.

Psychosyndrom, endokrines: → Endokrines Psychosyndrom.

Psychosyndrom, hirnorganisches: → Hirnorganisches Psychosyndrom.

Psychotherapie: Krankheitsbehandlung mit psychologischen Methoden.

Psychotherapie, analytische: → Analytische Psychotherapie.

Psychotherapie, individualpsychologische: → Individualpsychologie.

Iteration: Wiederholung derselben Wörter oder Sätze (Verbigeration).

Jammerdepression: Form der agitiert-ängstlichen → Depression.

Karzinophobie: Hartnäckige Befürchtung, an Krebs zu leiden.

Katalepsie: Abnorm langes Verharren in bestimmter Körperhaltung.

Katathymer Wahn: Wahnentwicklung in Verbindung mit intensiven Erlebnissen.

Katathymes Bilderleben: Aus dem Bildstreifendenken entwickelte imaginative psychotherapeutische Technik, die auf eine Interpretation induzierter Tagträume abzielt.

Katatonie: → Psychose mit überwiegend motorischen Störungen.

Katecholamine: Neurotransmitter Adrenalin und Noradrenalin.

Katharsis: Abreagieren von Gefühlen (→ Affektabfuhr).

Kernneurose: → Persönlichkeitsstörung.

Kinästhetische Halluzination: Sinnestäuschung auf dem Gebiet der Bewegungsempfindung.

Klaustrophobie: Angst in geschlossenen oder engen Räumen.

Kleine-Levin-Syndrom: Krankheitsbild mit → Hypersomnie und Heißhungerattacken, Verlangsamung und Gedächtnisschwäche.

Kleptomanie: Zwanghaftes Stehlen (→ Impulskontrollstörung).

Klientenzentrierte (personenzentrierte) Gesprächstherapie: Nichtaufdeckende Form der → Psychotherapie, die auf persönliches Wachstum und Selbstentfaltung zielt.

Kognition: Erkenntnisvorgang (z. B. Wahrnehmung, Gedanke, Vorstellung, Erinnerung).

Kognitive Therapie: Form der → Verhaltenstherapie mit dem Ziel pathologische, störende → Kognitionen („dysfunktionale Annahmen") durch erwünschte zu ersetzen.

Koks: Kokain (Drogenjargon).

Kollusion: Unbewußtes Zusammenspiel von Partnern oder Familienmitgliedern (→ Familientherapie).

Koma: Tiefe Bewußtlosigkeit, Form der → Bewußtseinstrübung.

Konditionierung: Erzeugen bedingter Reflexe.

Konfabulation: Mehr oder weniger sinnvolles sprachliches Auffüllen von Erinnerungslücken (→ Korsakow-Syndrom).

Kontamination: Verschmelzung von mehreren Begriffen.

Kontraphobisch: Eigene Angst überwindende Verhaltensweise.

Kontrollzwang: Zwangsstörung in Form kontrollierender, sich wiederholender Handlungen.

Kontusionpsychose: Psychotische Störung im Anschluß an Schädelhirntrauma.

Konversion: Umwandlung intrapsychischer Konflikte in körperliche Funktionsstörungen (→ Hysterie).

Konversionsneurose: Neurotische Störung mit → Konversionssymptomen.

Korsakow-Syndrom: Schwere Defizite des Neugedächtnisses mit → Konfabulation.

Krankheitsgewinn: Soziale Vorteile infolge einer Erkrankung.

Kreuztoleranz: Gegenseitige „Vertretung" von Suchtstoffen (z. B. Alkohol, Benzodiazepin und Barbiturate).

Krisenintervention: Notfallbehandlung bei akuter psychischer Störung. Krisengespräch.

Kurzzeitgedächtnis: Erinnerungsvermögen über Sekunden (bis Minuten).

Langzeitgedächtnis: Erinnerungsvermögen für länger zurückliegende Ereignisse.

Latenzperiode: Entwicklungsphase vom 5./6. Lebensjahr bis zur Pubertät.

Lehranalyse: Eigenanalyse als Bestandteil der Ausbildung zum Psychoanalytiker.

Leibhalluzination: Sinnestäuschung auf dem Gebiet der Körperempfindung.

Leidensdruck: Psychische Belastung durch eine Erkrankung.

Libido: Psychische Energie als Quelle von Trieben und Impulsen.

Lichttherapie: Behandlung von (saisonaler) → Depression mit Licht (Fototherapie).

Liebeswahn: Wahnhafte Vorstellung, von jemand anderem geliebt zu werden.

Life event: (Krankheitsauslösendes) bedeutsames Lebensereignis.

Lithiumprophylaxe: Rückfallverhütung affektiver Psychosen durch Einnahme von Lithiumsalzen.

Logopädie: Stimm- und Sprecherziehung.

Logorrhoe: Ausufernder, unkontrollierter Redefluß.

Logotherapie: Methode der → Psychotherapie mit → Existenzanalyse und Erarbeitung einer persönlichen Werteskala.

LSD-Psychose: Durch Lysergäurediäthylamid hervorgerufene psychotische Störung.

Lustprinzip: Strebung nach Lustgewinn und Vermeidung von Unlust (→ Realitätsprinzip).

Magersucht: → Anorexia nervosa.

Major tranquilizer: In den USA Bezeichnung für → Neuroleptikum.

Makropsie: Wahrnehmungsstörung, bei der Gegenstände größer erscheinen.

Malignes neuroleptisches Syndrom: Schwere Komplikation unter Behandlung mit → Neuroleptikum (Rigor, → Dyskinesien, → Extrapyramidale Störungen, → Bewußtseinstrübung, Tachykardie, Hypertonie).

Manie: Krankhafte Hochgestimmtheit, Antriebssteigerung und Selbstüberschätzung (z. B. bei affektiver Psychose).

Manie, gereizte: Manie mit Gereiztheit und Depressivität.

Manie, verworrene: → Manie mit kognitiver Desorganisation.

Manieriertheit: Gestelztes, verschrobenes Ausdrucksverhalten.

Manisch-depressive Erkrankung: Form der affektiven Psychose mit sich abwechselnden depressiven und manischen Phasen (manisch-depressive Psychose. Zyklothymie).

MAO-Hemmer: Antidepressivum mit hemmender Wirkung auf das Enzym Monoaminoxydase.

Maßregel: Gerichtlich angeordnete psychiatrisch-psychotherapeutische Behandlung psychisch kranker Straftäter.

Megalomanie: Größenwahn.

Melancholie: → Depression mit tiefer Traurigkeit.

Meskalin: Rauschdroge mit hallzinogener Wirkung aus mexikanischem Kaktus.

Methadon-Substitution: Regelmäßige Verabreichung von R-L-Polamidon an Opiatabhängige zur Resozialisierung und Rehabilitation („Methadon-Programm")

Mikropsie: Wahrnehmungsstörung, bei der Gegenstände kleiner erscheinen.

Milieutherapie: Therapeutisches Medium zur Behandlung psychisch Kranker mit milieugestaltenden Mitteln.

Minussymptome: Mangel an Initiative, Schwingungsfähigkeit, Spannkraft mit Durchhaltevermögen infolge chronischer psychischer Erkrankung (z. B. Schizophrenie).

Mischpsychose: → Schizoaffektive Psychose.

Modell-Lernen: Lernen am Vorbild.

Modellpsychose: Künstlich durch Rauschdrogen hervorgerufene Psychose.

Mongolismus: Chromosomal bedingte Entwicklungsstörung mit Oligophrenie.

Monophobie: Isolierte → Phobie.

Motilitätspsychose: Psychotische Störung mit vorrangiger hyperkinetischer Symptomatik.

Münchhausen-Syndrom: Vorgetäuschte Körperbeschwerden mit häufigen ärztlichen Untersuchungen und Eingriffen (→ Simulation).

Münzverstärkung: Methode der → Verhaltenstherapie in Form standardisierter Belohnung (z. B. Münzen, Chips).

Multiinfarkt-Demenz: → Demenz aufgrund zerebraler Arteriosklerose mit vaskulärer Enzephalopathie.

Musiktherapie: Systematische und gezielte Anwendung von Musik in der Behandlung.

Mutismus: Krankhaftes Schweigen.

Nachhallpsychose: → Echopsychose.

Nachtklinik: Teilstationäre Behandlung über den Abend und die Nacht.

Narkolepsie: Schlafattacken am Tag.

Narzißmus: Selbstverliebtheit.

Negativismus: Ablehnendes Verhalten, Verweigerung.

Neologismus: Neubildung oder ungewöhnliche Verwendung eines Begriffes.

Neopsychoanalyse: Moderne Variante der Psychoanalyse mit dem Entstehungsmodell der Antriebshemmung bezüglich neurotischer Störungen.

Neurasthenie: Anhaltendes Gefühl körperlicher und psychischer Erschöpfung und Schwäche.

Neuroleptikum: Antipsychotisch wirksames Medikament.

Neuroleptische Potenz: Wirkungsfaktor eines Neuroleptikums, gemessen an der Standardsubstanz Chlorpromazin (= 1).

Neurose: Lebensgeschichtlich ableitbare, früh entstandene Störung (z. B. Angstneurose, neurotische Depression) aufgrund eines psychischen Konfliktes.

Neurotizismus: Prädisposition zur → Neurose.

Neurotransmitter, Neurotransmission: Informationsvermittlung durch chemische Substanzen im zentralen Nervensystem.

Niedrigdosisabhängigkeit: Abhängigkeitsentwicklung bei längerem Gebrauch auch niedrigdosierter Suchtstoffe. (Low dose dependence).

Nihilismus: Durchgehend negativ-ablehnende Haltung aufgrund depressiv-pessimistischer Vorstellungen.

Nihilistischer Wahn: Wahnhafte Angst der Nichtexistenz seiner selbst und/ oder der Umgebung.

Non-REM-Schlaf: Traumarme Tiefschlafphase, „Orthodoxer Schlaf".

Noogene Neurose: Neurose aufgrund einer Lebenskrise (→ Logotherapie).

Nosophobie: Angst vor Krankheit (→ Hypochondrie).

Nyktophobie: Angst vor Dunkelheit.

Ödipale Phase: → phallisches Stadium.

Ödipus-Komplex: Liebe zum gegengeschlechtlichen bei gleichzeitiger Ablehnung des gleichgeschlechtlichen Elternteils.

Psychotherapie, supportive: → Supportive Psychotherapie.
Puerilismus: Bewußt kindliches Verhalten.
Puerperalpsychose: Psychotische Störung im Wochenbett.
Pyromanie: Zwanghaftes Brandstiften als Form einer → Impulskontrollstörung.
Querschnittsbild: Sich in der Untersuchungssituation darbietender psychopathologischer Befund.
Querulantenwahn: Fortgesetzter Kampf um vermeintliches Recht aufgrund sich ausweitender, schließlich wahnhafter Überzeugung, Unrecht erlitten zu haben.
Rapid cycler: Rasch aufeinanderfolgende manische und/oder depressive Phasen.
Raptus melancholicus: Unerwartetes, abruptes Umschlagen schwerer depressiver Gehemmtheit in (oft autoaggressive) Erregtheit.
Rational-emotive Therapie: Form der → kognitiven Psychotherapie mit dem Ziel, irrationale, „verzerrte" Vorstellungen (dysfunktionale Annahmen) durch gesunde zu ersetzen.
Reaktionsverhinderung: Form (konfrontativer) → Verhaltenstherapie (→ Expositions-Reaktions-Verhinderung).
Realitätsprinzip: Dem → Lustprinzip entgegengesetzte Orientierung und Anpassung an die Anforderungen des Alltagslebens.
Realitätsprüfung: In der → kognitiven Therapie verwendete Methode zur Identifikation verzerrter Kognitionen.
Rededrang: → Logorrhoe.
Regression: Rückfall auf frühere Entwicklungsstufe mit infantilen Verhaltensweisen.
Rehabilitation: Soziale Wiedereingliederung nach schwererer psychischer Erkrankung (→ Soziotherapie).
Reizkonfrontation, Reizüberflutung: Gezieltes Aufsuchen und Aushalten angsterzeugender Situation als Methode der → Verhaltenstherapie.
Relaxation, progressive: Übendes Entspannungsverfahren.
Reliabilität: Zuverlässigkeit eines Testverfahrens bei Wiederholung.
REM-Schlaf: Schlafphasen mit intensiveren Träumen, desynchronisierter Schlaf.
Rentenneurose: Ausdauerndes, kämpferisches Bemühen um eine Rente (z.B. nach Unfall oder Krankheit).
Residualsyndrom: Verbleibende → Minussymptomatik bzw. → Persönlichkeitsveränderung nach oder bei psychotischer Erkrankung.
Resonanz, affektive: → Affektive Resonanz.
Retardierung: Entwicklungsverzögerung.
Rezeptor: Informationsempfänger des postsynaptischen Neurons (→ Neurotransmission).
Richtungsprognose: Prognose über den vermutlich weiteren Verlauf einer psychischen Erkrankung.
Rigidität: Psychische Starre.
Rollenverhalten: Sozial erwartetes Verhalten in bestimmter Funktion.
SAD (Seasonal affective disorder): Vermehrt im Herbst und Winter auftretende Depressivität mit vermehrtem Hungergefühl und Schlafbedürfnis.
Schizoaffektive Psychose: → Psychose, schizoaffektive.
Schizoid: Persönlichkeitszüge von Introversion, Kontaktscheue und emotionaler Kühle.
Schizophrenie: Psychotische Erkrankung mit Störungen des Denkens, der Wahrnehmung, der Motorik und des Ich-Erlebens. Unberechenbare Prognose infolge Rezidivhäufigkeit und Residualsymptomatik.
Schizophrenie, halluzinatorische: Krankheitsbild der → Schizophrenie mit überwiegend akustischen Sinnestäuschungen.
Schizophreniforme Psychose: Psychotische Störung mit partieller Symptomatik einer → Schizophrenie.
Schizophreniforme Störung: Kurzzeitiges Auftreten schizophrener Symptome.
Schizophrenie, katatone: Krankheitsbild der → Schizophrenie mit vorrangig motorischen Störungen (z.B. Erregtheit, Stupor, Katalepsie) → Katatonie.
Schizophrenie, paranoide: Krankheitsbild der → Schizophrenie mit vorrangig → Wahnsymptomen.
Schizophrenia simplex: Symptomarme Form der → Schizophrenie mit eher ungünstigem Verlauf (s.a. → Minussymptome).
Schizotype Störung: Psychische Auffälligkeiten mit Denk-, Affekt- und Verhaltensstörungen ohne eindeutige schizophrene → Plussymptome.
Schlaf, orthodoxer: → Non-REM-Schlaf.
Schlaf, desynchronisierter: → REM-Schlaf.
Schlafentzug (therapeutischer): Iatrogene Schlafabstinenz bei Patienten mit (endogener) → Depression.
Schlafstörung: → Hyposomnie.
Schlafwandeln: → Somnambulismus.
Schnee: Kokain (Drogenjargon).
Schnüffelsucht: Süchtiges Inhalieren von Lösungsmitteln und anderen, berauschenden Dämpfen.

26 Psychiatrisches Glossar

Schreckreaktion: → Belastungsreaktion.

Schreibkrampf: Schreibstörung infolge nichtorganisch bedingter Verkrampfung der Handmuskulatur.

Schub: Rezidiv einer psychotischen Störung, insbesondere Schizophrenie.

Schuldunfähigkeit, verminderte Schuldfähigkeit: Aufgehobene oder eingeschränkte strafrechtliche Verantwortlichkeit infolge psychischer Erkrankung.

Schwangerschaftspsychose: Während der Schwangerschaft auftretende psychotische Störung.

Sedativum: Beruhigungsmittel.

Seelenblindheit: → Agnosie.

Selbst: Begriff der → analytischen Psychologie als Beschreibung aller geistigen und seelischen Eigenschaften des Menschen.

Selbstbeschädigung: → Münchhausen-Syndrom.

Selbsthilfegruppe: Patientengruppe zur gegenseitigen Beratung und Unterstützung ohne spezielle fachliche Leitung (z. B. anonyme Alkoholiker, Emotions anonymous).

Selbstsicherheitstraining: Methode der → Verhaltenstherapie zur Verbesserung von Selbstbehauptung und Durchsetzungsvermögen.

Serotoninhypothese: Erklärung (endogener) depressiver Störungen aufgrund gestörter Neurotransmission des biogenen Amins Serotonin im Gehirn.

Sexuelle Devianz: Normabweichendes sexuelles Verhalten.

Skopolamin: Halluzinogen aus Belladonnaalkaloid.

Skript: Lebensplanung als Gegenstand der → Transaktionsanalyse.

Sniffing: → Schnüffelsucht.

Somatisierung: Umwandlung psychischer Konflikte in Organerkrankung (→ Psychosomatik).

Somatoform: Nichtorganisch bedingte (funktionelle) Körperstörung.

Somatotherapie: Gesamtheit körperlicher Behandlungsmethoden bei psychischen Erkrankungen.

Somnambulismus: Schlafwandeln als Form der → Parasomnie.

Somnolenz: Leichtester Grad der → Bewußtseinstrübung.

Sopor: Schlafähnliche → Bewußtseinstrübung (Reaktion erst auf Schmerzreize).

Sozialanamnese: → Biographische Anamnese.

Sozialarbeit: Hilfe zur Rehabilitation, sozialen Reintegration und Tertiär-Prävention.

Sozialisation: Hineinwachsen in Sozialverbund und Kultur der zugehörigen Gesellschaft.

Sozialprognose: Voraussichtliche Entwicklung der Lebensbedingungen und -situation (eines psychisch Kranken).

Soziometrie: Ermittlung des emotionalen Beziehungsgeflechtes innerhalb einer Gruppe mit Erstellung eines Soziogramms.

Soziotherapie: Behandlung psychischer Krankheiten mit den Mitteln von Milieu, Arbeit, Wohnen und Prävention (→ Sozialarbeit).

Spätdepression: Im Alter erstmals auftretende → Depression (Involutionsdepression).

Spätdyskinesie: Nach langzeitiger Behandlung mit → Neuroleptikum auftretende Bewegungsstörungen (→ Hyperkinese).

Spätmanie: Im Alter erstmals auftretende → Manie (Involutionsmanie).

Spätschizophrenie: Im Alter erstmals auftretende schizophrene Psychose.

Speed: Amphetamin (Drogenjargon).

Spieler, anonyme: → Anonyme Spieler.

Sprachzerfall: Verlust der Struktur sprachlicher Äußerungen bis zur Verworrenheit (z. B. bei Schizophrenie).

Stehlsüchtigkeit: → Kleptomanie.

Störung der Impulskontrolle: → Impulskontrollstörung.

Störungsmodell: Differenzierte Beschreibung psychopathologischer Symptomatik unter lerntheoretischen Gesichtspunkten zur Einleitung einer → Verhaltenstherapie.

Streckenprognose: Voraussichtlicher Krankheitsverlauf für einen überschubaren Zeitabschnitt.

Streßimpfung: Form der → kognitiven Therapie mit Einübung von Bewältigungstechniken in Belastungssituationen.

Stupor: Reglosigkeit, motorische Erstarrung.

Sublimierung: In der → Psychoanalyse bzw. Tiefenpsychologie Umwandlung libidinöser Energie in sozial allgemein anerkannte Aktivität.

Sucht: Psychische und physische Abhängigkeit von psychotropen Substanzen (z. B. Alkohol, Drogen, Medikamente).

Süchtiges Verhalten: Zwanghaft sich wiederholende, „suchtartig" anmutende Verhaltensweisen (→ Impulskontrollstörung).

Suggestibilität: Vermehrte Empfänglichkeit gegenüber → Suggestion.

Suggestion: Beeinflussung anderer Personen durch Übertragung eigener Vorstellungen und Gefühle (→ Autosuggestion).

Suizid: Selbsttötung.
Suizidalität: Neigung zu Selbsttötung (→ parasuizidales Syndrom).
Suizidversuch: → Parasuizid.
Supportive Psychotherapie: Beratend-stützende Form der → zudeckenden Psychotherapie.
Symptom 1. Ranges: Psychische Störung, die beweisend ist für das Vorliegen einer Schizophrenie (→ Ich-Erlebensstörung).
Symptomverschreibung: Technik der → paradoxen Intention bei → Logotherapie oder → Verhaltenstherapie, iatrogen angeordnete Symptomprovokation.
Synästhesie: Verschmelzen von Empfindungen verschiedener Sinnesmodalitäten.
Synthym: Der Gestimmtheit entsprechendes Erleben und Verhalten.
Synton: Psychisch ausgeglichen.
Systematische Desensibilisierung: Behandlungsmethode bei → Phobie in der → Verhaltenstherapie über eine allmähliche, schrittweise Annäherung an den Angstreiz.
Systemische Therapie: Form der → Psychotherapie zur Behandlung von Mitgliedern eines sozialen Systems (z. B. Familie), basierend auf Kenntnissen der Kommunikationsforschung und Gruppendynamik.
Tagesklinik: Einrichtung zur Behandlung psychisch Kranker tagsüber, Form der → Soziotherapie.
Tagesschwankung: Befindlichkeitsveränderung in Abhängigkeit von der Tagesrhythmik (z. B. Morgentief bei (endogener) Depression).
Tagesstätte: Aufenthaltsmöglichkeit für psychisch Kranke über Tag ohne besondere Behandlungsangebote im Gegensatz zur → Tagesklinik.
Taktile Halluzinose: → Dermatozoenwahn.
Tasikinesie: Bewegungsdrang als Nebenwirkung neuroleptischer Behandlung.
Testierfähigkeit: Fähigkeit, ein rechtswirksames Testament zu errichten (→ Geschäftsfähigkeit).
Therapie, klientenzentrierte: → Klientenzentrierte Therapie.
Therapie, systemische: → Systemische Therapie.
Thymoleptikum: → Antidepressivum.
Tic: Kurzzeitige, unwillkürliche Bewegung.
Tiefenpsychologie: Psychologie des Un- und Vorbewußten (→ Es).
Token economy: → Münzverstärkung.
Toleranz: Gewöhnung an Suchtstoff.
Totstellreflex: Stupor infolge eines Schreckerlebnisses.
Tourette-Syndrom: Psychische Störungen mit Aussprechen vulgärer oder blasphemischer Worte und Bewegungsstörungen.
Training, autogenes: → Autogenes Training.
Trait marker: Genetisches Merkmal bei bestimmter Erkrankung.
Tranquilizer: Medikament zur Behandlung von Angst und Unruhe.
Transaktionsanalyse: Der → Psychoanalyse entstammende psychotherapeutische Methode mit Identifizierung und Analyse (→ Skript) zwischenmenschlicher Beziehungen (Transaktionen) mit dem Ziel von Selbstannahme und Selbstkongruenz.
Transitivismus: Wahnhafte Überzeugung von einer Erkrankung anderer bei eigener Gesundheit, Form der → Ich-Störung (s. a. → Projektion).
Transsexualität: Gefühl, andersgeschlechtlich zu sein.
Transvestismus: Tragen von Kleidung des anderen Geschlechts (→ sexuelle Devianz).
Trema: Verändertes Erleben vor Ausbruch einer akuten Schizophrenie.
Trip: Erlebniswelt unter Drogeneinwirkung (Drogenjargon).
Trotzphase: Frühkindliche Entwicklungsphase vom 2. bis zum 3. Lebensjahr.
Trugwahrnehmung: → Sinnestäuschung.
Über-Ich: In der → Psychoanalyse Repräsentation von Moral und Gesetzen. Gewissen.
Überprotektion: → Overprotection.
Übertragung: → Projektion von Wünschen und Gefühlen auf eine andere Person (z. B. auf den Therapeuten).
Übertragungsneurose: In der → Psychoanalyse iatrogene Neurose mit Wiederbelebung verdrängter bzw. unbewußter Konflikte.
Unbewußtes: Psychische Prozesse außerhalb des Bewußtseins. In der → Psychoanalyse verdrängte Erlebnisinhalte.
Unterbewußtes: → Unbewußtes.
Unterbringung: Stationäre Aufnahme eines psychisch Kranken gegen seinen Willen aufgrund richterlichen Beschlusses.
Unterstützende Psychotherapie: → Supportive Psychotherapie.
Urvertrauen: Während der frühkindlichen Entwicklung sich entwickelndes Grundvertrauen zu sich selbst und gegenüber der Umwelt.
User: Person, die regelmäßig Drogen konsumiert.
Validität: Meßgenauigkeit eines psychologischen Tests.
Vaskuläre Demenz: → Demenz aufgrund Hirndurchblutungsstörungen (→ Multiinfarkt-Demenz).

Verarmungswahn: Wahnhafte Vorstellung von völliger Verarmung (z. B. bei Depression).

Verbale Intervention: Therapeutisches (konfliktzentriertes) Gespräch, therapeutisches Element der → psychosomatischen Grundversorgung. Form der → Psychotherapie.

Verbigeration: Sprachliche Form der → Stereotypie. (→ Iteration).

Verdrängung: In der → Psychoanalyse Folge von Abwehr gegen nicht eingestandene Triebwünsche ins → Unbewußte.

Verfolgungswahn: → Paranoia.

Vergiftungswahn: Wahnhafte Vorstellung, vergiftet zu werden.

Verhaltensanalyse: Identifikation und genaue Beschreibung unerwünschten Verhaltens bzw. psychischer Störung (→ Störungsmodell). Teil der Verhaltensdiagnostik.

Verhaltensmedizin: Anwendung von → Verhaltenstherapie bei der Behandlung körperlicher Funktionsstörungen.

Verhaltensmodifikation: Behandlung unerwünschten Verhaltens bzw. psychischer Störungen durch → Verhaltenstherapie.

Verhaltenstherapie: Aus der Lernpsychologie entwickelte übende, verstärkende oder konfrontative Therapieform, Variante: → kognitive Therapie.

Verkennung, illusionäre: → Illusion.

Vermeidungsverhalten: Angst- oder unlustvermeidendes Verhalten, in der → Verhaltenstherapie wesentliches Hindernis einer erfolgreichen Behandlung.

Verstärker: In der → Verhaltenstherapie Reize, die erwünschte Verhaltensweisen bekräftigen oder abbauen.

Versündigungswahn, Schuldwahn: Wahnhafte Vorstellung, schuldig geworden zu sein (und schwere Strafe zu verdienen).

Verwirrtheit: Informationszerfall oder -konfusion infolge kognitiver Störungen, Desorientiertheit.

Verworrenheit: Zerfahrenes, desorganisiertes Denken.

Vigilanz: Bewußtseinshelligkeit, Wachheit.

Vigilität: Grad von Aufmerksamkeit und Reagibilität.

Vitalgefühl: Diffuses, allgemeines Körpergefühl.

Vitalstörung: Diffuse Befindlichkeitsstörung, aber auch vegetative und andere somatische Funktionsstörungen (z. B. bei Depression).

Vollrausch: Betrunkenheit mit „Black out".

Vorbeireden: Falschantwort auf eine Frage (→ Ganser-Syndrom).

Vulnerabilitätskonzept: Erklärung psychotischer (schizophrener) Störungen aus einem Zusammenwirken von konstitutioneller Sensitivität und psychosozialen (emotionalen) Stressoren (Vulnerabilitäts-Streß-Modell).

Wachtherapie: → Schlafentzug (therapeutischer).

Wahn: Falsche, nicht korrigierbare Überzeugung und Vorstellung (bei psychotischer Störung) mit hohem Grad an Evidenz und Gewißheit.

Wahneinfall: Einzelne Wahnidee.

Wahngedanken: → Wahn.

Wahngewißheit: Nicht zu korrigierende Überzeugung eines Wahnkranken von der Richtigkeit seiner Auffassung.

Wahnideen: → Wahn.

Wahninhalt: Thema des Wahns (z. B. Verfolgungswahn, Vergiftungswahn, Schuldwahn).

Wahnstimmung: Besondere Gestimmtheit in Verbindung mit einem Wahn.

Wahnsystem: Sich aus → Wahnideen entwickelndes, in sich stimmiges Netzwerk mit einem zentralen Wahnthema.

Wahnvorstellung: → Wahnidee.

Wandertrieb: → Poriomanie.

Waschzwang: Dranghafte, sich wiederholende Waschhandlungen.

Weckamin: Stimulierende Substanz (z. B. Amphetamin, Methylphenidat). Abhängigkeitserzeugende Substanz.

Werktherapie: → Ergotherapie.

Wesensänderung: Veränderung des Charakters und der gesamten Person infolge psychischer Erkrankung.

Widerstand: In der → Psychoanalyse Abneigung gegen Bewußtmachung verdrängter Konflikte.

Wochenbettpsychose: In den ersten Wochen nach der Niederkunft auftretende psychotische Störungen.

Wohnheim (psychiatrisches): Beschützende Dauer- oder Übergangseinrichtung für psychisch Kranke.

Wortfindungsstörung: Unvermögen oder Schwierigkeit, für eine bestimmte Vorstellung den passenden Begriff zu finden.

Wortblindheit: Alexie.

Zählzwang: Zwanghaft sich wiederholendes Abzählen als Form der → Zwangsstörung.

Zeitgitterstörung: Unfähigkeit, Erinnertes korrekt zeitlich einzuordnen.

Zerfahrenheit: Verlust der logischen Struktur von Gedankengängen, Form der → formalen Denkstörung.

Zielsymptom: (Psychopharmakologisch) zu behandelndes Hauptsymptom.

Zoenästhesie: Nichtorganisch bedingte Leibmißempfindung, in halluzinatorischer Form: zönästhetische Halluzination (Leibhalluzination).

Zoophobie: Angst vor bestimmten Tieren (→ Phobie).

Zudeckende Psychotherapie: Im Gegensatz zur → Psychoanalyse Vermeidung von Aufdeckung und Bewußtmachung verdrängter Konflikte (→ supportive Psychotherapie).

Zurechnungsfähigkeit: → Schuldfähigkeit.

Zwang, Anankasmus: Gegen den Willen des Betroffenen sich aufdrängende Gedanken, Impulse oder Handlungen.

Zwangsbefürchtung: → Phobie.

Zwangseinweisung: → Unterbringung.

Zwangskrankheit: Psychiatrische Störung mit schwererer → Zwangssymptomatik.

Zwangsneurose, Zwangsstörung: Nichtpsychotische psychische Störung mit → Zwangssymptomatik.

Zwangsvorstellung: → Zwang.

Zweckreaktion: Verhalten, mit dem ein bestimmtes Ziel (z. B. Entschädigung) erreicht werden soll.

Zwei-Zügel-Therapie: Gleichzeitige Behandlung psychotischer Störung mit Neuroleptikum und Antidepressivum.

Zykloide Psychose: → Psychose, schizoaffektive.

Zyklothymie: → Manisch-depressive Erkrankung.

Zyklothymia: Stimmungslabile Persönlichkeit.

A

Halbfette Seitenzahlen = Haupttextstelle.

B

Halbfette Seitenzahlen = Haupttextstelle.

C

D

E

Halbfette Seitenzahlen = Haupttextstelle.

F

G

H

I

J

K

L

Halbfette Seitenzahlen = Haupttextstelle.

M

Halbfette Seitenzahlen = Haupttextstelle.

N

O

P

Halbfette Seitenzahlen = Haupttextstelle.

Halbfette Seitenzahlen = Haupttextstelle.

Q

R

S

Halbfette Seitenzahlen = Haupttextstelle.

T

Halbfette Seitenzahlen = Haupttextstelle.

W

X

Y

Z